W0095710

BEST OF DAVID KIRSCH

DER ULTIMATIVE
NEW YORK BODY PLAN

DIE ULTIMATIVE
NEW YORK DIÄT

riva

Bibliografische Information der Deutschen Nationalbibliothek:

Die Deutsche Nationalbibliothek verzeichnet diese Publikation in der Deutschen Nationalbibliografie; detaillierte bibliografische Daten sind im Internet über http://d-nb.de abrufbar.

Wichtiger Hinweis

Sämtliche Inhalte dieses Buches wurden – auf Basis von Quellen, die der Autor und der Verlag für vertrauenswürdig erachten – nach bestem Wissen und Gewissen recherchiert und sorgfältig geprüft. Trotzdem stellt dieses Buch keinen Ersatz für eine individuelle Fitnessberatung und medizinische Beratung dar. Wenn Sie medizinischen Rat einholen wollen, konsultieren Sie bitte einen qualifizierten Arzt. Der Verlag und der Autor haften für keine nachteiligen Auswirkungen, die in einem direkten oder indirekten Zusammenhang mit den Informationen stehen, die in diesem Buch enthalten sind.

Für Fragen und Anregungen:

davidkirsch@rivaverlag.de

1. Auflage 2012

© 2012 by riva Verlag, ein Imprint der Münchner Verlagsgruppe GmbH

Nymphenburger Straße 86

D-80636 München

Tel.: 089 651285-0

Fax: 089 652096

Der Ultimative New York Body Plan

Die amerikanische Originalausgabe erschien 2005 bei The McGraw-Hill Companies, Inc., New York, unter dem Titel *The Ultimate New York Body Plan*. © 2005 by David Kirsch. Fotografien der Übungen: © by Shonna Valeska. All rights reserved.

Übersetzung: Nada Afra unter Mitarbeit von Horst Fugger und Rainer Weber

Redaktion: Rainer Weber

Sporttechnische Beratung: Florian Münch

Layout: Druckerei Joh. Walch, Augsburg

Die Ultimative New York Diät

Die amerikanische Originalausgabe erschien 2006 bei The McGraw-Hill Companies, Inc., New York, unter dem Titel *The Ultimate New York Diet*. © 2006 by David Kirsch. Fotografien der Übungen: © by Shonna Valeska. All rights reserved.

Übersetzung: Dr. Kimiko Leibnitz

Redaktion: Rainer Weber

Sporttechnische Beratung: Florian Münch

Design und Layout: Judith Wittmann

Alle Rechte, insbesondere das Recht der Vervielfältigung und Verbreitung sowie der Übersetzung, vorbehalten. Kein Teil des Werkes darf in irgendeiner Form (durch Fotokopie, Mikrofilm oder ein anderes Verfahren) ohne schriftliche Genehmigung des Verlages reproduziert oder unter Verwendung elektronischer Systeme gespeichert, verarbeitet, vervielfältigt oder verbreitet werden.

Umschlaggestaltung: Kristin Hoffmann

Druck: Konrad Triltsch GmbH, Ochsenfurt

Printed in Germany

ISBN 978-3-86883-163-4

Weitere Informationen zum Verlag finden Sie unter
www.rivaverlag.de
Gerne übersenden wir Ihnen unser aktuelles Verlagsprogramm

SIE BRAUCHEN KEINE SCHÖNHEITSOPERATION!
SIE BRAUCHEN NUR 14 TAGE!

DER ULTIMATIVE
NEW
YORK
BODY
PLAN

Das revolutionäre Ernährungs- und Fitness-System, das die Pfunde wegschmilzt und Sie schnell in Form bringt!

DAVID KIRSCH

Für Bonnie.

Glaube an dich, wie ich an dich glaube.

DER ULTIMATIVE
NEW YORK BODY PLAN

DAVID KIRSCH

riva

INHALT

Kenna verlor 4,5 Kilo, ihr Taillenumfang
nahm um 5 cm ab, ihre Hüften um 4 cm,
ihr Armumfang um 2,5 cm

Michel verlor 7 Kilo, ihre
Kleidergröße rutschte
von Größe 44 auf 36

VORWORT

Es ist bereits einige Jahre her, seit ich mein erstes Buch, *Sound Mind, Sound Body*, geschrieben habe. Als das zweite Buchprojekt anstand, war mir angst und bange. Ich war zwar kein Neuling mehr auf diesem Gebiet, doch je mehr man darüber weiß, wie man ein Buch schreibt, desto mehr ist man bei dem Gedanken verunsichert, ein weiteres zu schreiben. In meinem ersten Buch hatte ich so viele Informationen vermittelt, dass ich mir nicht sicher war, ob ich überhaupt noch mehr zu sagen hätte. Das Gegenteil war der Fall, wie Sie bald feststellen werden, und so kurz das Programm, das ich für den Ultimativen New York Body Plan entwickelt habe, auch sein mag: Die Ergebnisse sind definitiv von langer Dauer.

Ich habe mich diesem Vorhaben – wie vielen anderen in meinem Leben – auf eine methodische und organisierte Weise genähert. Als ich mir damals überlegte, ob ich das Projekt annehmen sollte, dachte ich über dieselben Fragen nach, die mich bereits beim ersten Buch beschäftigt hatten: Welche Ziele verfolge ich mit diesem Buch? Welche Gedanken und Empfindungen möchte ich vermitteln, die auch dann noch nachhallen, wenn das Buch schon lange zugeklappt ist?

Auch nach meinem Auftritt in der in den USA sehr populären TV-Show „Extreme Makeover" (etwa: *Schönheitskur extrem*) grübelte ich über diesen Fragen. In dieser Show werden Männer und Frauen mit Personal Trainern und plastischen Chirurgen zusammengebracht. Die Experten haben dann die Aufgabe, aus schwabbeligen, dicken Körpern fitte, schlanke Körper und aus sonnengeschädigter Haut eine strahlende Haut zu machen. Und dies innerhalb sehr kurzer Zeit. Durch die Arbeit bei „Extreme Makeover" wurde mir klar, dass viele Männer und Frauen – vielleicht gehören Sie auch dazu – eine rasche Lösung und eine schnelle Methode für körperliche Veränderungen suchen.

Jahrelang hatte ich nicht an schnelle Lösungen geglaubt. Ich erzählte meinen Klienten, dass sie mindestens sechs Wochen bei mir durchhalten müssten, um exzellente Resultate zu erzielen. Die Herausforderung von „Extreme Makeover", vier Frauen in kürzester Zeit zu trainieren und sie durch einen regelrechten Verwandlungsprozess zu führen, öffnete mir neue Welten. Ich stellte fest, dass viele Menschen, wenn sie den richtigen Trainings- und Ernährungsplan befolgen, in nur zwei Wochen sensationelle Ergebnisse erzielen können. Und was noch wichtiger ist: Wenn sie danach einem geeigneten „Wartungsplan" für ihren neuen Körper folgen – ein Aspekt, der bei „Extreme Makeover" nicht thematisiert wird –, dann können sie diese Ergebnisse ein Leben lang bewahren!

Bei „Extreme Makeover" arbeitete ich mit vier Frauen zwischen 32 und 56 Jahren, deren Körpergewicht von 45 bis 79 Kilo und deren Körperfettanteil von 25 bis 38 Prozent reichte. Auch ihre körperliche Kondition war sehr unterschiedlich. Die eine trieb seit mehreren Jahren keinen Sport mehr, die andere war eine halbprofessionelle Tennisspielerin.

Eine weitere hatte mit schweren Gewichten trainiert, während die letzte nur 45 Kilo wog und an Gewicht und Muskeln zulegen musste. Jede hatte einen anderen sozialen Hintergrund und andere Lebensumstände. Zwei waren allein erziehende Mütter, eine war Mutter von zwei kleinen Kindern.

So verschieden sie auch sein mochten, eines hatten sie dennoch gemeinsam: Jede von ihnen hatte Probleme mit ihrem Körper und mit ihrer Selbstachtung. Was den körperlichen Aspekt betraf, hatten sie unterschiedliche Ziele und Voraussetzungen, aber alle sehnten sich danach, gut auszusehen und sich gut zu fühlen, und waren bereit, auch extreme Wege zu gehen, um das gewünschte Aussehen zu erlangen. Es überrascht deshalb nicht, dass sie sich bereits umfassenden Schönheitsoperationen unterzogen hatten, bevor ich ihnen zum ersten Mal begegnete.

Zunächst traf ich Michel. Sie stammt aus dem Nordosten der USA und hatte früher intensiv trainiert. Beim ersten Blick auf ihre Muskelstrukturen war sofort klar, dass sie sich mit Powerlifting auskannte. Um ihr zur gewünschten Figur zu verhelfen, musste ich ihre Trainingsgewohnheiten umstrukturieren. Wie auf vielen anderen Gebieten ist auch beim Training das Abgewöhnen schlechter Gewohnheiten oder fehlerhafter Trainingsmethoden schwieriger, als jemandem etwas Neues beizubringen, wie etwa den Unterschied zwischen Ausfallschritt und Kniebeuge. (Wer mich vor einigen Jahren auf dem Tennisplatz gesehen hat, der weiß, wovon ich rede.) Zu Michels Gunsten sprach, dass sie die Entschlossenheit und grundsätzlich auch die notwendige Willensstärke hatte, um durchzuhalten. Neben ihren unzulänglichen Workouts ließ allerdings auch ihre Ernährung zu wünschen übrig. Sie mochte ihre Kohlenhydrate, ihr Fast Food, ihre Softdrinks und, wie ich bald feststellte, die Hot Dogs der New Yorker Würstchenstände. So würde das natürlich nicht funktionieren. Meine Philosophie beruht auf der Integration von Geist und Körper bei guter Ernährung und diszipliniertem, konsequentem Training. Zusammen mit der schlechten Ernährung hatte Michels wenig hilfreicher Trainingsstil zu steifen, maskulinen Muskeln und viel zu viel Körperfett geführt. Ich musste ihr helfen, ihre Muskeln zu trainieren und zu formen und gleichzeitig das Fett zu reduzieren, damit sie sich weiblicher fühlte, weiblicher aussah und einen schönen, straffen und sexy Körper bekam. Es ist natürlich kein leichtes Unterfangen, sich mit vorgefassten Meinungen darüber auseinanderzusetzen, wie jemand aussehen will. Doch auch der größte Skeptiker kann mit der richtigen Einstellung, mit harter Arbeit und mit Ausdauer bekehrt werden.

Wegen der Rehabilitationsphase nach Michels Schönheitsoperation standen mir nur zweieinhalb Wochen zur Verfügung, um ein kleines Wunder zu vollbringen. Es kam uns allerdings zugute, dass Michel bereits vor der Operation meinen Ernährungsplan befolgt hatte und diesen durch das ganze Programm hindurch beibehielt. Der ziemlich strikte Ernährungsplan kombiniert mit meinem Kraftausdauertraining (siehe Kapitel 3, Abschnitt „Die Cardio-Sculpting-Revolution") führte zu erstaunlichen Resultaten. In nur gut zwei Wochen harten Trainings wurde Michel zu einem meiner größten Triumphe. Sie verlor über 13 Kilo und 10 Prozent ihres Körperfetts. Nun trägt sie Größe 36 statt 46.

Skeptiker, die der Meinung sind, dass es sich hierbei bloß um eine weitere Modeerscheinung handle, deren unglaubliche Resultate so schnell verschwinden wie sie kommen, hätten das Telefongespräch mithören sollen, das ich einen Monat nach dem Training mit Michel führte. Ich hatte sie angerufen, um mich nach ihrem Befinden zu erkundigen. Und ich war nicht wenig begeistert, als sie mir erzählte, dass sie unserer gemeinsamen harten Arbeit treu geblieben war und nun eine noch kleinere Kleidergröße trug (Größe 34)! Eine weitere Kleidergröße in einem Monat, wobei sie allein, aber unter Befolgung der Grundsätze meines Ernährungsplans trainierte, den ich für sie erstellt hatte. Jetzt, ein Jahr nach dem Programm, hat sich Michel die Resultate immer noch bewahrt. Sie ist die Verkörperung all dessen, worum es bei meiner Ultimativen Rundumerneuerung geht. Als wir uns trafen, hatte sie das Ziel, sich femininer zu fühlen und auch femininer auszusehen, mehr Energie zu haben, und herauszufinden und zu verstehen, wie sie diese Ernährungs- und Trainingsprinzipien in ihren Alltag integrieren konnte. Ich behaupte, und das nicht ohne Stolz, dass sich Michels Leben von Grund auf verändert hat.

Samantha war meine nächste „Extreme Makeover"-Klientin. Eine allein stehende Mutter in den 50ern, die seit Jahren nicht mehr viel für sich getan hatte – wenn überhaupt jemals. Als junge ledige Mutter hatte sie sich auf die Erziehung und Betreuung ihrer Kinder konzentriert, was ihr wenig Zeit ließ, sich auch um ihr körperliches und damit auch mentales Wohlbefinden zu kümmern. Als ich sie zum ersten Mal sah, war sie verängstigt, zaghaft und irgendwie skeptisch gegenüber dem geplanten Veränderungsprozess. Sie freute sich auf die Ergebnisse, die sie sich von ihrer Schönheitsoperation erwartete, und auch mit meiner Ernährungsphilosophie konnte sie sich problemlos anfreunden. Aber die Übungskomponente war eine andere Geschichte. Im Unterschied zu Michel begegnete Samantha der Trainingskomponente mit Skepsis und bezweifelte, dass körperliche Übungen ihren mehr als fünfzig Jahre alten Körper noch spürbar verändern konnten.

Als wir zu trainieren begannen, befolgte Samantha schon beinahe drei Wochen meinen Ernährungsplan. Ich fasste sie mit Samthandschuhen an, als ich ihr mein Trainingsprogramm erklärte, weil ich fürchtete, wenn ich mit ihr über „Sumo"-Ausfallschritte und Plié Squats (eine seitliche Kniebeuge) redete, sie auf der Stelle davonlaufen würde. Ich bat sie um eine nähere Erläuterung ihrer Erwartungen – wenn sie überhaupt welche hätte –, die sie in mich und in das Programm setzte. Durch diese Frage-und-Antwort-Runden bemerkte ich, dass es mir durchaus möglich war, Samanthas Angstbarriere zu durchbrechen.

Von all den Frauen, mit denen ich arbeitete, war Samantha die sensibelste. Das Leben hatte sie nicht eben verwöhnt, und ihre Verletzlichkeit und die damit einhergehenden Emotionen machten auch vor unseren Trainingsstunden nicht Halt. Es war für Samantha nicht ungewöhnlich, mitten im Training zusammenzubrechen und zu weinen. Manchmal waren ihre Tränen Ausdruck von Angst und Besorgnis, doch je weiter wir fortschritten, um so öfter wurden sie zum Ausdruck von Wertschätzung und Jubel. Samantha erinnerte mich an viele meiner Klienten. Nach Jahren der Untätigkeit – wegen der Kindererziehung, der Beanspruchung durch den Job, oder ganz einfach wegen der fehlenden Zeit, um sich ihrem Wohlbefinden zu widmen – machen sie zunächst nur widerwillig mit, sind am Ende aber doch wie ausgewechselt. Zum ersten Mal im Leben verband Samantha Körper und Seele. Sie fühlte sich wieder lebendig und jung, so als sei sie jahrelang in ihrem alten Körper gefangen gewesen. In 15 Tagen Training mit mir verlor sie beinahe 4,5 Kilo Gewicht und reduzierte ihr Körperfett von 38 Prozent auf 28 Prozent. Insgesamt verlor sie erstaunliche 9,5 Kilo Fett. Das ist nicht schlecht für eine 56-jährige Frau, die über 30 Jahre lang nicht mehr trainiert hatte! Das Spannendste für mich war, dass ich es fertig brachte, eine unsportliche Person für Training und richtige Ernährung zu begeistern und in jemanden zu verwandeln, der die Vorteile von Bewegung, Training und vernünftiger Ernährung nicht nur erkannte, sondern auch nutzte. Die Vorstellung, dass Samantha mit Begeisterung ihren Freundinnen von den Veränderungen berichten wird und diese wiederum anderen Freundinnen davon erzählen werden, macht mich stolz.

Kenna, eine ehrgeizige Tennisspielerin, hatte eine klassische Apfelform. Obwohl sie athletisch war, musste sowohl an ihren Fitness-Bemühungen als auch an ihrer Ernährung einiges verändert werden. Eifrig und mit großer Sorgfalt übernahm Kenna meine Prinzipien und veränderte so ihr Leben und ihren Körper. Jetzt ist sie mit neuer Energie zurück auf dem Tennisplatz – und trifft sich dank ihres neu gewonnenen Selbstvertrauens auch wieder gern mit Männern.

Denise, die vierte Frau, mit der ich arbeitete, war die jüngste von allen und hatte ein einzigartiges Problem. Im Gegensatz zu den anderen musste sie an Gewicht zulegen (in Form von Muskeln) und bessere Konturen bekommen. Sie wog kaum 45 Kilo und wurde oft für einen Jungen gehalten. Da ich selber auch einen eher schmalen Körper habe, konnte ich ihr Leid und ihre Frustration durchaus nachvollziehen. Sie hatte sich einer umfassenden Schönheitsoperation inklusive Brustvergrößerung unterzogen, und so waren wir gezwungen, uns auf ihre untere Körperhälfte zu konzentrieren. Am Ende des Programms nahm sie ganze 3 Kilo zu, während ihr Körperfett sich um beinahe 3,5 Kilo reduzierte, mit dem Resultat einer wesentlich kurvenreicheren Figur.

Michel, Samantha, Denise und Kenna profitierten körperlich, mental und seelisch von meinem Ultimativen „Makeover" – und das können Sie auch. Nach dem Programm war allen vier Frauen bewusst, dass sie ihr körperliches und seelisches Gleichgewicht wiedererlangt hatten, und dass dies der wirkliche Erfolg war. Alles, was sie in dieser kurzen Zeit bei mir im Madison Square Club lernten, wird ihnen ihr Leben lang von Nutzen sein. Sie haben mehr als nur oberflächliche Schönheit gewonnen (die mit der Zeit verblassen kann). Dieses Programm hat ihnen vielmehr ermöglicht, in jedem erdenklichen Bereich des Lebens aktiver und produktiver zu sein und insgesamt gesünder zu leben. Zudem haben diese Erfahrungen auch mein Leben verändert.

Nach der Arbeit mit den „Extreme Makeover"-Frauen begann ich mit meiner Klientel anders zu arbeiten, indem ich jedem, der schnellen Erfolg wollte, dieses neue Zwei-Wochen-Programm anbot. In jedem einzelnen Fall konnten die Teilnehmer erstaunliche Mengen an Körperfett abbauen, schöne Muskeln formen und innerhalb von nur zwei Wochen die beste körperliche Verfassung ihres Lebens erreichen. Einige dieser unglaublichen Erfolgsgeschichten finden Sie in Kapitel 5.

Welches Ziel Sie auch haben, ob Sie sich in letzter Minute auf ihre Hochzeit vorbereiten möchten, für das Bikini-Wetter schön sein wollen oder ein Rückbildungstraining nach der Schwangerschaft brauchen, mein Ultimativer New York Body Plan wird Sie zum

Ziel führen. Dieses Programm bietet ein Maximum an seelischer und körperlicher Veränderung.

Um das Programm zu schaffen, müssen Sie allerdings enorm diszipliniert sein, eine enorme Zielstrebigkeit an den Tag legen und eine hohe Bereitschaft haben, Ihren Körper über Grenzen hinauszuführen, die er noch nie überschritten hat. Sie müssen davon überzeugt sein, dass eine gute Gesundheit, mehr Energie sowie das Gefühl gut auszusehen (und auch tatsächlich gut auszusehen!) sämtlich zu Ihrer Willenskraft und Motivation beitragen. Diese Grundlagen brauchen Sie unbedingt für das Zwei-Wochen-Programm des Ultimativen New York Body Plan. Dieses Buch wird Ihnen alles vermitteln, was Sie zum Erfolg brauchen.

Obwohl das Zwei-Wochen-Programm extreme Anforderungen stellt und sehr harte Ernährungs- und Trainingsrichtlinien beinhaltet, steht an erster Stelle eine vernünftige Gesamtphilosophie. Die Prinzipien dieses Programms basieren auf denjenigen meines Buchs *Sound Mind, Sound Body*. Sie werden erstaunliche Ergebnisse in kürzester Zeit erzielen, Sie werden sich aber auch gesund ernähren und Gewicht verlieren, ohne gesundheitliche Schäden davonzutragen. Der Ultimative New York Body Plan wird Ihnen das nötige Wissen vermitteln, Ihre Motivation antreiben und Ihnen die körperliche wie auch die geistige Kraft und das Selbstvertrauen geben, um die erzielten Ergebnisse ein Leben lang bewahren zu können.

■ ■ ■

Nachdem ich die Arbeit an meinem Buch *Sound Mind, Sound Body* abgeschlossen hatte, tat ich mich schwer mit den Danksagungen. Meine größte Befürchtung war, jemanden, der erwähnt werden sollte, unbeabsichtigt zu vergessen. Ich versprach mir selbst, dass, sollte ich je eine zweite Chance bekommen – was keine Selbstverständlichkeit ist –, das Ganze anders anzupacken. Das Problem: Je mehr ich daran dachte, desto zermürbender wurde die Angelegenheit. Die Lösung: In der Kürze liegt die Würze.

In den letzten zwei Jahrzehnten habe ich mich zum größten Teil der Aufgabe gewidmet, Menschen dabei zu helfen, ihr Leben und ihre Körper zu verändern. Der Ultimative New York Body Plan ist dabei nur eines der Programme, die ich entwickelt habe. In diesem Prozess veränderte ich mich auch selbst. Ich hatte die große Ehre und das Privileg, mit Menschen zu arbeiten, die an meine Fähigkeiten glaubten und mir Vertrauen schenkten. Mit ihrem Vertrauen und ihrer Loyalität gaben sie mir die Kraft, den Mut und die Motivation, meine Leidenschaft zu entdecken und sie weiter auszubauen. Ihre Großzügigkeit, Freundlichkeit und Treue machten all dies möglich und bereicherten mein Leben über alle Maßen. Ich bin jedem einzelnen meiner Klienten (ehemaligen, jetzigen und zukünftigen) zu ewigem Dank verpflichtet – denn ohne sie wäre all dies nicht möglich. Natürlich gehören die 14 Frauen und Männer dazu, die in diesem Buch speziell erwähnt sind. Mit ihrem Schweiß und ihrer Beharrlichkeit bekam der Ultimative Body Plan ein Gesicht. Amy, Bonnie, Danielle, Debra, Gali, Heidi, Jonathan, Kenna, Kenny, Marcy, Michel, Pam, Sam und Todd – euch gilt meine Liebe und meine immerwährende Dankbarkeit. Danke, dass ihr an mich geglaubt habt, so wie ich stets an euch geglaubt habe.

Ich habe den Madison Square Club vor 15 Jahren mit der Idee gegründet, dass New York für einen Fitness-Club mit Vollservice bereit sei. Fitnesstraining auf persönlicher Basis braucht Fitnesstrainer – schließlich konnte ich unmöglich alles allein übernehmen. Ich hatte das Glück, die besten Trainer zu finden. Mit ihrer Intelligenz, Hingabe, Loyalität und mit ihren breiten Kenntnissen trugen sie dazu bei, den Status des Clubs als einem der besten im Land aufrechtzuerhalten. Mein aufrichtiger Dank und meine Hochschätzung gelten Adam, Alex, Alfonso, David, Dawn, Mike, Robert, Ronnie, Sean und Steve. Auch Abul, Aktar, Anna, Aurelio,

Avital, Elie, Jessica, Meital und Sheffie möchte ich dafür danken, dass sie mich bei der Führung des Clubs unterstützen und mir das Leben einfacher machen.

Ich möchte allen bei McGraw-Hill für die harte Arbeit an diesem Buchprojekt und für das Verständnis dafür danken, worum es beim Ultimativen New York Body Plan geht. Ich bin stolz, einer ihrer Verlagsautoren zu sein und hoffe, dass sie stolz auf mich sein werden. Ich möchte mich bei Nancy Hancock bedanken, dass sie mich zu McGraw-Hill brachte und einmal mehr an mich glaubte. Und ich möchte es nicht versäumen, Michele Pezzuti zu danken, die mir als Lektorin zur Seite stand. Ihre Leistungen verdienen meine volle Anerkennung. Ich werde unser erstes Fotoshooting nie vergessen. Und da wir gerade von Fotoshootings sprechen, möchte ich meiner lieben Freundin Shonna meine große Wertschätzung aussprechen. Deine Fotos sind wie immer perfekt.

Mein Dank gilt auch meiner Freundin Alisa Bauman, sozusagen mein zweites Gehirn, für ihr unermüdliches Wirken und ihre ausgezeichnete Unterstützung beim Schreiben dieses Buches. Ohne sie wäre das Buch nicht zustande gekommen. Sie half mir dabei, eine verständliche Linie zu finden. Mein Dank geht auch an meine Freundin Jennifer, das Geschmacksknospen-Genie, die trotz Krankheit (Kehlkopfentzündung) durchhielt, aus Teelöffeln Esslöffel machte und jedes einzelne Rezept für dieses Buch ausprobierte und einer geschmacklichen Überprüfung unterzog.

Bei Marcy und den Mitarbeiterinnen bei Engelman and Co. sowie bei Desiree und den Mädchen bei Full Picture möchte ich mich für ihre Freundschaft, Unterstützung, Anleitung und für ihre Wertschätzung bedanken. Ich schätze mich glücklich, euch zu kennen.

Faith, Heidi, Linda und Liv danke ich für ihre freundlichen und hilfreichen Worte und ihre wertvolle Unterstützung, die ich sehr zu schätzen weiß.

An Penelope und Leslie geht mein Dank dafür, dass sie mein Heim in ein gemütliches Zuhause verwandelt haben. Ihr habt möglich gemacht, was mir sonst niemand ermöglichen konnte – einen friedlichen Ort, an den ich mich zurückziehen kann.

Nicht zuletzt möchte ich meinen Eltern und meiner Familie danken für ihre Unterstützung, Förderung und Liebe durch all die Jahre, die in meiner Fähigkeit zu lieben und zu geben fortleben.

David Kirsch

Website: *www.davidkirsch.com*

1

DIE ELEMENTE IHRES
ULTIMATIVEN ERFOLGS

Als der US-Fernsehsender ABC mich bat, als Fitness- und Wellness-Experte an seiner beliebten TV-Show „Extreme Makeover" mitzuwirken, fühlte ich mich geehrt, geriet aber gleichzeitig in einen Zwiespalt. Denn die grundlegende Philosophie der Sendung beschränkte sich nicht nur auf Ernährung und Bewegung – wofür ich zuständig sein sollte –, sondern beinhaltete auch umfangreiche Eingriffe der plastischen Chirurgie wie Nasenkorrekturen, Lifting und natürlich Fettabsaugen. Ich bin nicht grundsätzlich gegen die plastische Chirurgie (was nicht heißen soll, dass sie für mich persönlich je eine Option war oder jemals sein wird), aber ich wollte auch nicht den Eindruck bestärken, dass sich jemand solchen drastischen und oft schmerzhaften Operationen unterziehen muss, nur um gut auszusehen. Mit meiner Philosophie als Trainer und Wellness-Coach ist das schlicht nicht vereinbar.

Ich nahm das Angebot dennoch an, und dieser Erfahrungsprozess half mir das Programm zu entwickeln, aus dem schließlich dieses Buch entstand. Meine Entscheidung stützte sich auf meinen Wunsch, nicht nur die Körper dieser Frauen zu verändern, sondern auch ihr Leben. Ich hatte das Gefühl, dass ich diesen Frauen und zugleich Millionen von Zuschauern zeigen konnte, dass man eine umfassende und positive Veränderung erzielen kann, indem man sich an die fundierten Ernährungs- und Trainingsprinzipien meines Programms hält. Ich wollte nicht bloß ihre Körper verändern. Ich wollte sie darüber hinaus auch befähigen, ihre Erfolge das ganze Leben lang beizubehalten.

Gali verlor 4 Kilo, ihr Taillenumfang nahm um 11,5 cm ab, Oberschenkel und Hüften um 2,5 cm

Vier Wochen nach der Geburt ihrer Tochter begann Heidi zu trainieren. Innerhalb von zwei Wochen kam sie wieder in Form

Danielle bringt 3 Kilo weniger auf die Waage, um die Taille verlor sie 12,5 cm

Jonathan verlor 3,5 Kilo, um die Taille nahm er 9,5 cm ab, sein Armumfang misst 5 cm und sein Brustumfang 2 cm weniger

Meine konkrete Aufgabe bei der „Extreme Makeover"-Show war allerdings nicht sehr ermutigend. Ich sollte Frauen helfen, ihre Körper in nur 14 bis 21 Tagen vollkommen zu verändern. In der Regel schlage ich für solche massiven Veränderungen ein wesentlich längeres Programm vor, das etwa sechs Wochen dauert. Weil die „Extreme Makeover"-Show optimale Resultate in kürzester Zeit verlangte, war ich gezwungen, mein standardgemäßes Ernährungs- und Fitnessprogramm zu modifizieren. Grundsätzlich wurde das damit erreicht, dass der Ernährungs- und Fitnessplan wesentlich intensiver gestaltet wurde. Obwohl diese Frauen sich bereits Schönheits-operationen unterzogen hatten, sind sie sich darin einig, dass allein das Training und der Ernährungsplan nach wie vor in ihrem Alltagsleben nachwirken. Alle befolgen bis heute mein Trainingsprogramm – wenn auch vielleicht nicht ganz so streng – und zu einem gewissen Grad auch meinen Ernährungsplan.

Diese Resultate regten mich zum Nachdenken an. Wie wäre es, wenn ich auch andere davon überzeugen könnte, dass unglaubliche körperliche Veränderungen mit Schweiß und Entschlossenheit erreichbar sind – ganz ohne plastische Chirurgie? Der Ultimative New York Body Plan war geboren.

WAS UNTERSCHEIDET *ULTIMATIVE* RESULTATE VON *EXTREMEN* RESULTATEN?

Es geht mir nicht darum, die „Extreme Makeover"-Show schlecht zu machen. Allein schon der menschliche Aspekt sorgte für eine spannende und gute Sendung. Ich sah die Show nicht oft, aber ich schaute sie mir an dem Abend an, als ich dieses Kapitel verfasste. Es gab drei Kandidatinnen, und die Ergebnisse waren extrem gut. Einerseits freute es mich zu sehen, dass die Produzenten dem Körpertraining endlich mehr Beachtung schenkten. Andererseits war ich enttäuscht, dass sie es versäumten, die Ernährung als wichtigen Teil der Gleichung zu erkennen. Es gab noch ein weiteres eklatantes Versäumnis: Ein weiterführendes Programm zum Erhalt der Resultate fehlte. Es ist in Ordnung, die Veränderungen als solche in den Mittelpunkt zu stellen, aber wenn man den Betreffenden nicht das nötige Rüstzeug mitgibt, um die Ergebnisse auch aufrechtzuerhalten, erweist man ihnen letztlich einen schlechten Dienst.

Wie gelangen Menschen überhaupt an einen Punkt, an dem ihnen drastische Schönheitskuren unausweichlich scheinen? Warum gibt es so viele Übergewichtige in den USA? Weshalb ist die Fettleibigkeitsrate bei Kindern so alarmierend gestiegen? Wenn man die eigene Unzufriedenheit im Leben nicht an der Wurzel packt – und hier ist nicht die Rede von großen Nasen oder schlaffen Pos – dann werden Sie auch nicht in der Lage sein, irgendwelche oberflächlichen Resultate, egal wie spektakulär, dauerhaft aufrechtzuerhalten.

Die Ernährung trägt bis zu 70 Prozent zu unserem ganzheitlichen Wohlbefinden bei. Es ist mir egal, wie viele Liegestütze Sie machen. Solange Sie nach Hamburgern und Pommes Frites greifen, hält Sie alles Fettabsaugen der Welt nicht schlank. Für dieses Programm ist der Ernährungsplan genauso wichtig wie der Fitnessplan – wenn nicht wichtiger. Der große Unterschied zwischen meinem Ultimativen Body Plan und dem „Extreme Makeover"-Programm liegt darin, dass ich Sie nicht nur trainiere, sondern Ihnen auch beibringe, wie Sie die Ernährungsprinzipien in Ihren Alltag integrieren. Denken Sie daran, dass es bei „Rundumerneuerungen" darum geht, dass Sie selbst stärker werden. Mit dieser Stärke werden Sie auch den Mut, den Willen und die innere Kraft aufbringen, um den Kurs zu halten.

DER ULTIMATIVE WEG ZU EINEM SCHÖNEREN KÖRPER

Nachdem ich bei „Extreme Makeover" mitgearbeitet hatte, führte ich dieses schnellere und härtere Programm auch bei der Arbeit mit meinen Klienten ein. Viele von ihnen waren bereits sehr fit und ernährten sich gesund, wollten aber mit ihren Körpern eine weitere Stufe erreichen. Sie wollten in der Bikinisaison großartig aussehen, oder für eine Hochzeit oder ein bevorstehendes Klassentreffen in Bestform kommen. Oft sahen sie mich verlegen an, wenn sie mir ihre Ziele verrieten und dann sagten: „Es findet aber schon in zwei Wochen statt."

Bevor ich an dem Programm für „Extreme Makeover" arbeitete und damit begann, meine Erkenntnisse auch bei meiner eigenen Klientel anzuwenden, hätte ich jedem gesagt, dass zwei Wochen kaum reichen werden, um in Form zu kommen. Ich hätte ihnen den Wunsch ausgeredet, auf die Schnelle Resultate zu erzielen, und sie davon zu überzeugen versucht, in ein längeres, sechs Wochen dauerndes Programm einzusteigen, dessen Resultate ein Leben lang anhalten können. Sogar bei der Show war ich zunächst einmal skeptisch, wie viel in so kurzer Zeit eigentlich erreicht werden kann. Ich werde die Gesichter der von mir betreuten Frauen nie vergessen, als ich bei der letzten Kandidatin die Messung ihres Körperfetts vornahm. Wir brachen alle in Tränen aus! Die Prozentzahl – obwohl beeindruckend – war aber nur einer der Gründe. Es steckt etwas Kraftvolles und Aufbauendes darin, einem Menschen zu helfen, sein Leben zu verändern. Die Gelegenheit, mit diesen erstaunlichen Frauen zu arbeiten, war ein Geschenk für mich. Sie waren es, die einen Skeptiker (mich) zu einem Gläubigen bekehrten. Sogar nach all diesen Jahren als Trainer lernte auch ich eine wertvolle Lektion: Jeder kann seinen Körper verändern! Niemand ist zu klein oder zu groß, zu jung oder zu alt! Wenn die Veränderung als Erfahrung betrachtet wird, die das ganze Leben umwandelt, liefert sie auch den Treibstoff, den man braucht, um selbst die härtesten Mühen und Herausforderungen zu bewältigen.

Ich glaube, dass es Zeiten gibt, in denen eine Intensivierung der Fitness-Übungen und des Ernährungsplans dabei hilft, die nächsthöhere Stufe zu erreichen.

Solange Sie akzeptieren, dass eine Veränderung – egal welche – immer zugleich körperliche, mentale und seelische Veränderung bedeutet, können Sie es tun.

Vielleicht fragen Sie sich, warum ich mich beim Ultimativen New York Body Plan gerade für eine Zeitspanne von zwei Wochen entschieden habe. Das passierte nicht willkürlich, obwohl ich auch nicht glaube, dass dies unbedingt die ideale Zeitspanne für ein lebensveränderndes Programm ist. Wichtig ist vor allem, dass es funktioniert! Innerhalb von zwei Wochen habe ich nicht nur die „Extreme Makeover"-Frauen mit diesem Plan verändert, sondern auch viele Männer und Frauen, über die Sie in späteren Kapiteln dieses Buches lesen werden. Zweitens wählte ich zwei Wochen, weil dieser Zeitraum lang genug ist, um die erwünschte Wirkung zu entfalten, aber doch nicht so lang, dass Überdruss und Langeweile aufkommen. Nach 16 Jahren Trainingserfahrung mit unzähligen Menschen jeden Typs – Männer und Frauen, alt und jung, Berühmtheiten und Normalsterbliche – weiß ich, dass viele von uns (mich eingeschlossen) häufig eine eingeschränkte Aufmerksamkeitsspanne haben. In meinem Buch *Sound Mind, Sound Body* habe ich ein lebensveränderndes Sechs-Wochen-Programm vorgestellt. Diese

Veränderung funktionierte bei vielen Menschen. Mittlerweile weiß ich aber, dass nicht alle Menschen derart viel Zeit oder Willenskraft mitbringen, um zum Ziel zu kommen.

Sind Sie dazu bereit, Ihren Körper zu formen, Gewichte zu heben, Fett zu verbrennen und so zu essen, dass Sie innerhalb von nur 14 Tagen eine extreme körperliche Verbesserung erreichen? Es ist ein relativ schwieriges und rigoroses Programm, das nichts für schwache Herzen ist – und das meine ich im wörtlichen wie im übertragenen Sinn. Wenn Sie noch nie zuvor trainiert haben, dann ist mein Hauptprogramm nichts für Sie. Es erfordert ein starkes Engagement – zwischen einer und eineinhalb Stunden Training an den meisten Tagen. Auch eine gewisse Trainingserfahrung ist erforderlich, um das Programm anzupacken. Aber selbst wenn Sie gegenwärtig ein Stubenhocker sind, der noch nie im Leben trainiert hat, bedeutet dies nicht, dass Sie nicht bald mit dem Hauptprogramm beginnen können. Hier in diesem Kapitel habe ich ein abgewandeltes Programm zusammengestellt, das Ihnen helfen wird, erst einmal in Form zu kommen. Ihre Muskeln werden besser aussehen. Sie werden stärker und schlanker. Sie werden aber nicht mit der Intensität arbeiten, die das Hauptprogramm erfordert. Ob Sie zuvor trainiert haben oder nicht, Sie bekommen hier trotzdem alles, was Sie brauchen, um Ihre Reise zu beginnen. Sie müssen nur in kleinen Schritten vorwärts gehen und ein wenig körperliche und mentale Arbeit leisten, bevor Sie in das Hauptprogramm einsteigen.

In diesem Kapitel finden Sie auch eine Reihe von Fragen und Eignungstests, die Sie beantworten und zufriedenstellend bestehen müssen, bevor Sie mit dem 14-Tage-Programm wirklich beginnen können. Obwohl es sich dabei wie gesagt um ein extremes Programm handelt, ist es für die meisten Menschen definitiv ungefährlich. Wie bei jedem sportlichen Programm ist es sinnvoll, einen Arzt zu konsultieren, bevor Sie damit beginnen. Sollten Sie in Bezug auf Ihre körperliche Leistungsfähigkeit Zweifel hegen, dann seien Sie bei der Entscheidung, wann Sie mit dem Intensivprogramm beginnen, eher konservativ. Denken Sie daran, dass es keine Schande ist, sich einem Eignungstest zu unterziehen und das Vorprogramm zu absolvieren, bevor Sie aufs Ganze gehen. Dieses Programm wird Geist und Körper systematisch trainieren. Sie werden ein Niveau erreichen, das Sie zuvor für unmöglich gehalten haben.

DER ULTIMATIVE NEW YORK BODY PLAN

Sie stehen kurz davor, den Drei-Punkte-Angriff gegen die Schlaffheit zu starten – mit Ultimativer Fitness, Ultimativer Ernährung und Ultimativer Motivation, gefolgt von einem Ultimativen *Body Maintenance Plan* (maintain = beibehalten, wahren, in Stand halten, pflegen).

Ultimative Fitnesss Der Ultimative New York Body Plan ist eine Kombination aus Cardio-Sculpting (siehe Seite 62) und Training zur Muskelstraffung (leichte Gewichte, viele Wiederholungen). Um die Übungen auszuführen, benötigen Sie leichte Kurzhanteln, einen Gymnastikball, einen Medizinball und Ihr eigenes Körpergewicht.

Ultimative Ernährung Die Ernährungskomponente des Ultimativen New York Body Plan ist eindeutig etwas extremer als bei meinem Sechs-Wochen-Programm in *Sound Mind, Sound Body*. Weil dieses Programm nur 14 Tage dauert, müssen Sie sowohl Ihren Kalorienkonsum herabsetzen als auch die Fett- und Kalorienverbrennung maximieren. Um dies zu erreichen, müssen Sie wiederum die Punkte A bis F des Ernährungsplans befolgen: Das heißt: kein Alkohol, kein Brot, keine stärkehaltigen Kohlenhydrate, keine Milchprodukte, keine Süßigkeiten, keine Früchte und fast keine Fette. Wie Sie sehen, ist es ein extremer Plan. Sie werden 14 Tage lang auf viele Ihrer Lieblingsspeisen verzichten müssen. Zudem müssen Sie täglich zwei proteinhaltige Shakes trinken, eine vollständige Mahlzeit und zwei Snacks essen (Anmerkung: Wenn Sie Ihre Kalorien lieber in fester als in flüssiger Form zu sich nehmen, gibt es eine Alternative zu den Shakes).

Da Ihr Körper aufgrund der umfangreichen Workouts und des rigorosen Ernährungsplans unter enormer Belastung steht, empfehle ich Ihnen die zusätzliche Einnahme von Nahrungsergänzungsmitteln, einschließlich Antioxidantien, Mineralstoffe, Aminosäuren und chinesischer Kräuter. Sollten Sie noch nie solche Nahrungsergänzungsmittel verwendet haben, dann lesen Sie sorgfältig Kapitel 8 (Bezugsquellen), in dem ich die derzeit erhältlichen Produkte beschreibe und einige meiner Präferenzen darlege. Falls Sie bereits Nahrungsergänzungsmittel zu sich nehmen, werden Sie es möglicherweise als notwendig erachten, Ihren Konsum zu steigern.

Ultimative Motivation Das tägliche Training über eineinhalb Stunden und der Verzicht auf Ihre Lieblingsspeisen stellen eine Herausforderung dar. Aus diesem

Grund gebe ich Ihnen in Kapitel 2 das nötige Rüstzeug mit, um Mogeleien, „Fressattacken" und Rückfälle zu vermeiden. Ich versuche oft meine eigenen Klienten in Telefongesprächen zu motivieren, um ihnen zu helfen, standhaft zu bleiben. Kapitel 2 basiert auf vielen solchen Gesprächen.

Ein Beispiel: Als ich kürzlich für einige Tage eine Geschäftsreise antreten wollte, bekam ich eine Art von Notruf. Michel, eine der „Extreme Makeover"-Kandidatinnen, hatte Kartoffelbrei, Hot Dogs und ein Häagen-Dazs-Eis verschlungen. Da wir so wenig Zeit zur Verfügung hatten und dennoch extrem gute Resultate erreichen wollten, war mir natürlich klar, dass ein eindringliches Gespräch unvermeidlich war. Wir arbeiteten beide einfach zu hart, um den Erfolg unter Kartoffelbrei und Hot Dogs zu ersticken. Die Fast-Food-Dämonen hatten wieder Besitz von ihr ergriffen – und ich wusste, dass ich auf der Stelle reagieren musste.

Nachdem ich mit dem Training fertig war, rief ich sie spät am Abend zu mir ins Büro. Wir hatten ein gutes Verhältnis zueinander entwickelt, also sprach ich sie direkt darauf an: „Was ist mit dem Kartoffelbrei und den Hot Dogs?" Man muss ihr hoch anrechnen, dass sie gar nicht erst versuchte ihre kleinen Verfehlungen abzustreiten. Sie meinte, dass sie Mühe damit habe, sich an die strengen Richtlinien meiner Ernährungsvorgaben zu halten. Ich entgegnete: „Wenn es nicht auf meiner Einkaufsliste steht, dann gehört es auch nicht in deinen Magen." Ich gab ihr zu verstehen, dass sie keine Wahl hatte. Um weiterhin bei mir trainieren zu können, musste sie nach den Buchstaben des Gesetzes handeln. Für ihre kleinen Vergnügungen gab es weder Platz noch Zeit. Es tut mir leid, wenn ich mich wie ein Schleifer beim Militär anhöre. Aber meine Botschaft war, ganz ehrlich, auch in viel Liebe verpackt. Durch diese Erfahrung wuchs Michels Respekt mir gegenüber, sie schätzte meine Unterstützung und direkte Art. Ich wiederum schätzte ihre Offenheit und dass sie meine strengen Richtlinien letztlich akzeptierte. Sie verstand, worum es ging, und dieses Thema stand auch nie mehr zur Diskussion.

Meine Ernährungsregeln und Richtlinien sind nicht für die Ewigkeit gedacht, aber wie ich bereits erwähnt habe, handelt es sich um ein strenges Zwei-Wochen-Programm, das äußerste Disziplin verlangt. Vergewissern Sie sich, ob Sie psychisch in der Lage sind, drastische körperliche Veränderungen durchzumachen und auch bereit sind (wie Michel), ein Opfer zu bringen – es ist der Mühe wert, das verspreche ich Ihnen!

Ultimative Body Maintenance – Wie Sie das Erreichte bewahren Es wäre fahrlässig, Sie mit dem Ultimativen Body Plan anfangen zu lassen, ohne Ihnen das nötige Rüstzeug mitzugeben, das Sie für die Verteidigung der erzielten Resultate brauchen. Auch wenn Sie dann den Ernährungsplan oder das Fitnessprogramm nicht mehr so streng wie in diesen 14 Tagen einhalten werden, bedeutet dies nicht, dass Sie zu den alten Gewohnheiten zurückkehren können. Während des Programms werden Sie Ihren Körper über seine Grenzen hinausführen. Warum sollten Sie also – nachdem Sie das Programm abgeschlossen haben oder zu irgendeinem anderen Zeitpunkt – wieder ins alte Fahrwasser zurückkehren? In Kapitel 6 werden Sie die Grundlagen kennen lernen, um auf dem richtigen Kurs zu bleiben. Sie werden lernen, wie Sie einige Ihrer Lieblingsspeisen in Ihren Ernährungsplan aufnehmen können, und wie Sie etwas lockerer mir Ihrem Fitnessprogramm umgehen können – ohne die hart erarbeiteten Resultate zu gefährden. Ich werde Sie mit vielseitigen Rezepten und einer Liste mit einer breit gefächerten Palette an Lebensmitteln versorgen, die Sie nach und nach in Ihre Ernährungsgewohnheiten einbauen können. Dazu zählen auch Nahrungsmittel, die während des Zwei-Wochen-Programms nicht zugelassen sind. Sie werden sehen, wie leicht es in Zukunft sein wird, Ihre Lieblingsspeisen wieder essen zu können – nur dass Sie dann auch das Wissen und das Selbstvertrauen haben werden, um intelligenter zu essen.

EIN LOHNENDER PROZESS

In Kapitel 2 werde ich Sie bitten, sich Ziele zu setzen. Auch wenn sich einige dieser Ziele vielleicht rein auf den Körper beziehen, so hoffe ich doch, dass Ihr Gesamtziel auf eine umfassendere Lebensveränderung abzielt. Jaime King, eine Freundin und Klientin von mir, sagte einmal: „Mit David Kirsch zu trainieren war ein lohnender Prozess." Sie meinte damit, dass sie sich der Notwendigkeit bewusst war, sich trotz des Berufsalltags Zeit für sich selbst zu nehmen. Das Training gab ihr die Kraft und die Stärke, den Herausforderungen anderer Aspekte ihres Lebens zu begegnen.

Ich glaube, die persönliche Komplettveränderung ist dann möglich, wenn man sich fest an gewisse Grundsätze hält. Selbstakzeptanz und Selbstzuwendung sind überaus wichtig und tragen dazu bei, die Sensibilität für das eigene Wohlbefinden zu stärken und, wenn Sie so wollen, einen gesunden Geist in einem gesunden Körper zu erreichen. Große Nasen, Brüste (groß oder klein), Falten und so weiter gehören zu uns. Wir haben die Wahl, entweder damit zu leben und sie sozusagen als Zeichen unserer körperlichen Vergänglichkeit zu akzeptieren, oder wir können jeden wahrgenommenen Mangel und den offensichtlichen Verlust unserer Jugend betrauern. Der Unterschied besteht lediglich in unserer Einstellung und ob wir für etwas dankbar sind oder nicht. Wir können unser Leben und dessen Umstände sehr wohl auch annehmen. Veränderung auf körperlicher Ebene, auch wenn sie manchmal erschreckend sein mag, ist nicht immer negativ. Entscheiden Sie sich, nur die Dinge zu ändern, die wirklich von Belang sind. Lernen Sie, sich auf das Wesentliche zu konzentrieren, und seien Sie dankbar für das Glück in Ihrem Leben. Egal, wie sehr Sie Ihre Falten auch hassen mögen, das bringt sie nicht zum Verschwinden.

Jede Falte und jedes graue Haar erzählen eine Geschichte. Das Problem ist, dass die meisten von uns ihr Augenmerk zu sehr auf Oberflächliches richten (wie Falten und Ähnliches) und nicht auf die tiefere Bedeutung von Gesundheit, Fitness und guter Ernährung schauen. Wir haben das Wesentliche aus den Augen verloren und verfangen uns stattdessen im Treibsand des Fettabsaugens. Ich hoffe, dass Sie nach der Lektüre dieses Buches einsehen werden, dass es nicht nötig ist, sich unters Messer zu legen, um die beschriebenen Resultate zu erzielen. Ich bin der festen Überzeugung, dass eine gesunde Veränderungsstrategie drastische physische Veränderungen zur Folge haben kann. Statt sich für einen operativen Eingriff zu entscheiden, nehmen Sie lieber den Gedanken von Jaime

auf: Nehmen Sie sich trotz des hektischen Berufsalltags die Zeit, um sich selbst zu belohnen – und zwar indem Sie Ihre körperliche Betätigung und Ihre Ernährung in einer Weise gestalten, die Ihnen bei der Seelenfindung hilft und wohltuend ist für Körper und Geist. Sie können und werden einige Zentimeter, Kilos und einen gewissen Prozentsatz an Körperfett verlieren. Ihre Kleider werden besser sitzen, Sie werden Energie und eine gute Kondition haben. Aber das Wichtigste dabei ist, dass Sie es ohne die Hilfe der plastischen Chirurgie erreichen können. Sie werden auf eine ganzheitliche und positive Weise schöner.

Der Ultimative New York Body Plan kann (und wird voraussichtlich) Ihr Verlangen nach mehr wecken. Dieses Mehr äußert sich in Bewegung und guter Ernährung. Sie werden feststellen, dass die besten und anhaltendsten Ergebnisse auf diesen beiden Faktoren beruhen.

Sind Sie bereit?

In den folgenden Kapiteln, werden Sie jedes Element dieses Programms kennen lernen: Motivation, Fitness und Ernährung. Zunächst einmal sollten Sie jedoch Ihre Eignung testen, dieses Programm anzupacken. Der Ultimative Body Plan stellt mit seinem Fitness- und Ernährungsprogramm hohe Anforderungen. Sie müssen über eine gewisse Kondition und ein gewisses Ernährungs-Know-how verfügen, um mit dem Hauptprogramm beginnen zu können und Erfolg zu ernten. Die folgenden Tests werden Ihnen helfen, Ihre körperliche, mentale und ernährungsbezogene Bereitschaft für das Hauptprogramm des Ultimativen New York Body Plan zu überprüfen.

Seien Sie realistisch und ehrlich. Dies ist der einzige Weg, der zum erfolgreichen Abschluss des Programms führt. Wenn Sie feststellen, dass Sie noch nicht so weit sind, dann verzweifeln Sie nicht. In den nächsten Abschnitten werden Sie Programme finden, mit denen Sie sich auf Ihre ganz persönliche Ultimative Veränderung vorbereiten können.

Fitnesstest

Beantworten Sie folgende Fragen, um Ihre körperliche Eignung für den Übungsteil des Ultimativen New York Body Plan zu prüfen:

1 Sind Sie in der Lage, eine Kniebeuge im Stand 10- bis 15-mal am Stück auszuführen?

(Anmerkung: Um die Kniebeuge auszuführen, stehen Sie schulterbreit. Verteilen Sie das Gewicht auf beide Füße und beugen Sie die Knie, bis Sie mit dem Gesäß auf Fersenhöhe sind. Sobald die Hüften parallel zum Boden sind, kehren Sie zur Ausgangsposition zurück.)

Ja   Nein

1a   1b

2a

2b

2 Können Sie am Stück 10 Liegestütze auf den Zehen machen?

Ja   Nein

3 Können Sie sich mindestens für 10 Sekunden in der tiefen Position eines Liegestützes halten?

Ja   Nein

4 Können Sie ein Körperbrett – die obere Position des Liegestützes – für mindestens 10 Sekunden halten ?

Ja   Nein

5a

5b
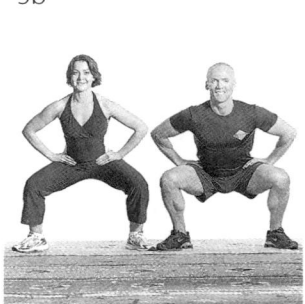

5 Können Sie 15 tiefe Kniebeugen am Stück ausführen?

Ja   Nein

6a

6b
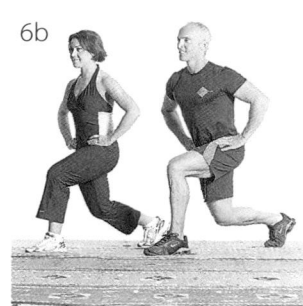

6 Können Sie mit jedem Bein je 15 Ausfallschritte am Stück ausführen?

Ja   Nein

7a

7b

7 Können Sie 20-mal einen Jumping Jack (Hampelmann) ausführen, ohne dabei Schmerzen in den Knien oder im Rücken zu spüren?

Ja   Nein

8 Können Sie mit gebeugten Knien und den Füßen auf dem Boden auf einem Gymnastikball sitzen, ohne das Gleichgewicht zu verlieren?

Ja   Nein

9 Können Sie auf dem Gymnastikball aus einer sitzenden Position heraus in die so genannte Bankdrück-Position kommen, indem Sie sich mit den Füßen vorwärts bewegen, bis Sie mit der oberen Hälfte des Rückens und mit den Schultern auf dem Ball liegen, und sich dann mit den Füßen rückwärts bewegen, bis Sie wieder aufrecht auf dem Ball sitzen, und zwar ohne das Gleichgewicht zu verlieren?

Ja   Nein

10 Können Sie die folgende Cardio-Übungsserie (Herz-Kreislauf-Übungen) fünf Minuten lang ohne Unterbrechung ausführen? (Siehe Abschnitt „Das Fitness-Vorprogramm")

Ja   Nein

Eine Minute Jumping Jacks (Hampelmann) mit Kurzhanteln (1,5 Kilo)

8

9

(Anmerkung: Um zur Bankdrück-Position zu gelangen, gehen Sie vorwärts, während Sie den Rücken nach vorne bewegen, bis die Knie im rechten Winkel gebeugt sind und nur der obere Teil des Rückens, die Schultern und der Kopf auf dem Ball liegen. Um wieder in die Sitzstellung zu kommen, bewegen Sie sich rückwärts, bis Sie wieder aufrecht sitzen.)

10a   10b

Eine Minute Schattenboxen
(Crossover Punches) mit Kurzhanteln (1,5 Kilo) (10c)

10c

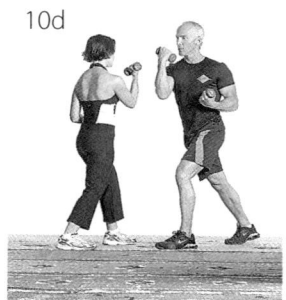

10d

Eine Minute Aufwärtshaken
schlagen (Uppercut Punches)
mit Kurzhanteln (1,5 Kilo) (10d)

10e

Eine Minute Seitwärtshaken
schlagen (Hook Punches) mit
Kurzhanteln (1,5 Kilo) (10e)

15 bis 20 Strecksprünge nach
hinten (Squat Thrusts)
(10f–10h)

10f

10g

10h

30 Sekunden „Bergklettern"
(10i)

10i

Nach Beendigung dieser fünfminütigen Übungseinheit notieren Sie auf einer Skala von 1 bis 5, wie Sie sich fühlen:

(5) Ich konnte die Übungsserie nicht zu Ende führen.
(4) Die Übungsserie war anstrengend, mit der Zeit werde ich aber in der Lage sein, sie problemlos auszuführen.
(3) Der Workout war etwas anstrengend, aber auch kräftigend.
(2) Mein Puls war zwar hoch, ich hätte mich während der Übung aber noch mit jemandem unterhalten können.
(1) Das soll ein Workout sein??

Auswertung: Wenn Sie auf irgendeine Frage von 1 bis 9 nicht positiv antworten konnten und Ihre Bewertung zur zehnten Frage bei 4 oder 5 liegt, dann sind Sie körperlich noch nicht bereit für das Hauptprogramm. Gehen Sie zum Abschnitt „Das Fitness-Vorprogramm" in diesem Kapitel und führen Sie das dort beschriebene Zwei-Wochen-Vorbereitungsprogramm aus, das Sie in Form bringen, aber nicht so sehr anstrengen wird wie das Programm des Ultimativen Body Plan. Beginnen Sie den Ultimativen Ernährungsplan gleichzeitig mit dem Vorbereitungsprogramm. Nach zwei Wochen werden Sie dramatische Ergebnisse erzielt haben – und dann können Sie Ihre körperliche Bereitschaft für das Hauptprogramm erneut überprüfen. Sollten Sie noch nicht so weit sein, dann führen Sie das Vorprogramm eben noch einmal durch. Testen Sie sich immer jeweils nach zwei Wochen, bis Sie das anspruchsvollere Programm anpacken können. Verlieren Sie nicht den Mut, auch wenn Sie heute oder in zwei oder auch in sechs Wochen körperlich noch nicht bereit sind. Immerhin trainieren Sie Ihre Fitness – und Ihren Körper – mit Übungsserien, die mit Ihrer körperlichen Verfassung Schritt halten. Sie werden ohne Zweifel auf jedem Niveau Ergebnisse sehen.

Essgewohnheiten

1. **Wie viele Mahlzeiten nehmen Sie täglich zu sich?**
   A Zwei oder weniger
   B Drei
   C Vier oder mehr

2. **Wie oft trinken Sie Diät- oder gewöhnliche Limonade oder Fruchtsaft?**
   A Keine Stunde vergeht, ohne dass ich einen Softdrink in der Hand halte
   B Ich trinke Limonadengetränke oder Fruchtsaft zu jeder Mahlzeit
   C Ich trinke Limonadengetränke oder Fruchtsaft nur selten

3. **Wie stehen Sie zu Fast Food?**
   A Ich kann kaum an einem Fast-Food-

Restaurant vorbeifahren, ohne in die Einfahrt einzubiegen

B Ich bin beruflich sehr angespannt und esse gezwungenermaßen drei- oder viermal in der Woche Fast Food

C Ich esse selten Fast Food, und wenn überhaupt, dann nur Salat und Sandwich mit gegrilltem Hühnchen

4. Wie oft essen Sie noch eine Kleinigkeit nach 19.30 Uhr?

A Fast jeden Abend

B Nur wenn ich im Kino bin, gönne ich mir etwas Popcorn

C Selten, wenn überhaupt

Auswertung: Wenn Sie bei jeder Frage A angekreuzt haben, werden Sie sich mit dem recht rigorosen Ernährungsprogramm ziemlich schwer tun. Falls Sie B zweimal oder öfter angekreuzt haben, werden Sie immer noch Mühe mit dem Programm haben. Gehen Sie zum Abschnitt „Der vorbereitende Ernährungsplan zum Ultimativen Body Plan" am Ende dieses Kapitels. Falls die Auswertung bei den Übungen gut ausgefallen ist, können Sie mit dem Ultimativen Body Plan beginnen, während Sie gleichzeitig das Ernährungs-Vorprogramm durchlaufen.

DAS FITNESS-VORPROGRAMM

Dieser Plan hilft Ihnen in Form zu kommen und bereitet Sie auf das Hauptprogramm vor, wenn Sie die Einstiegstests nicht bestanden haben. Mit dem folgenden 14-Tage-Programm werden Sie fit, ohne sich gleich zu überanstrengen. Den Workout sollten Sie wöchentlich viermal ausführen, und zwar wenn möglich ohne Unterbrechungen. Die gesamte Übungsserie wiederholen Sie zwei- bis dreimal. Legen Sie dazwischen nur möglichst kurze Pausen ein und trainieren Sie insgesamt etwa 30 Minuten lang.

1 Cardio-Sculpting
Folgendes ist zu tun (siehe Bebilderung auf den Seiten 26 bis 28):

■ Eine Minute Jumping Jacks (Hampelmann) mit Kurzhanteln (1,5 Kilo).

■ Eine Minute Schattenboxen mit Kurzhanteln. Sie halten in jeder Hand eine Kurzhantel. Sie stehen mit angespannten Bauchmuskeln und geradem Rücken. Boxen Sie mit der linken Faust diagonal und führen Sie einen Punch auf Rumpfhöhe nach rechts aus. Beim Zurückziehen des Arms gehen Sie mit einer Kniebeugung in eine geduckte Haltung, als wollten Sie einem entgegenkommenden Punch ausweichen. Wiederholen Sie die Übung auf der anderen Seite, wobei Sie jeweils das gebeugte Bein von den Fersen her bis ins Gesäß strecken.

■ Eine Minute Aufwärtshaken mit Kurzhanteln. Während der linke Ellbogen an den Rippen anliegt und die Fingerknöchel nach oben zeigen, schlagen Sie mit der Faust aufwärts, als würden Sie jemandem einen Kinnhaken verpassen und versuchen, ihn vom Boden hoch zu heben. Weichen Sie mit einer Kniebeugung zurück, indem Sie das Gewicht auf die Fersen verlagern. Wiederholen Sie die Bewegung mit dem anderen Arm, wobei Sie jeweils das gebeugte Bein strecken.

■ Eine Minute Seitwärtshaken mit Kurzhanteln. Heben Sie Ihren gebeugten Arm an, sodass der Oberarm parallel zum Boden ist. Führen Sie einen Seitwärtshaken aus, so als würden Sie jemandem einen Schlag seitlich am Kiefer versetzen wollen. Weichen Sie zurück, während Sie die Knie beugen und das Gewicht auf die Fersen verlagern. Wiederholen Sie die Übung auf der anderen Seite, wobei Sie jeweils das gebeugte Bein strecken.

■ 15 bis 20 Strecksprünge nach hinten (Squat Thrusts). Sie stehen etwas weiter als Hüftbreite. Beugen Sie Ihre Knie, strecken Sie Ihr Gesäß nach hinten und kommen Sie in eine Hocke. Halten Sie die Knie nach wie vor gebeugt, während Sie sich von den Hüften aus nach vorn beugen und die Handflächen auf den Boden unter Ihrem Brustbein positionieren. Stützen Sie die Hände gegen

den Boden, während Sie sprungartig Ihre Beine nach hinten strecken, sodass Sie in die Liegestütz-Position kommen. Die Bauchmuskeln bleiben die ganze Zeit angespannt. Stoßen Sie Ihre Beine in die Ausgangsposition zurück.

■ 30 Sekunden „Bergklettern". Sie beginnen in der oberen Liegestütz-Position, beugen das rechte Knie und ziehen es an. Der rechte Oberschenkel befindet sich nun unter der rechten Rumpfseite. Springen Sie mit dem rechten Bein zurück, während Sie gleichzeitig das linke Knie anbeugen. Fahren Sie 15 bis 30 Sekunden links und rechts abwechselnd fort.

2 Liegestütze

Machen Sie 10 bis 15 Liegestütze mit Ihren Knien auf dem Boden (wenn Sie kräftig genug sind, versuchen Sie die Liegestütze natürlich mit gestreckten Beinen!) Gehen Sie mit Ihren Handflächen auf dem Boden

2a

2b

unterhalb der Brust in Position, wobei Sie Ihren Rücken gerade, Ihre Bauchmuskeln angespannt und Ihre Knie, Schienbeine und Füße auf dem Boden halten. Atmen Sie ein, während Sie Ihre Ellbogen nach außen beugen und Ihre Brust zum Boden hin absenken. Sobald Sie knapp über dem Boden schweben, drücken Sie sich nach oben in die Ausgangsposition und atmen Sie dabei aus.

3 Körperbrett

Halten Sie Ihren Körper für 30 Sekunden in einer Brett-Position, gleich der oberen Position eines Liegestützes. Halten Sie die ganze Zeit Ihre Bauchmuskeln angespannt und Ihren Rücken gerade. Versuchen Sie, Ihren ganzen Körper von den Fersen über Ihre Kopfspitze in die Länge zu ziehen (Anmerkung: Sobald Sie in der Brett-Position sicher genug sind, versuchen Sie dieselbe Übung mit Ihren Händen auf einem Gymnastikball).

3

4 Fliegende Kurzhanteln (Dumbbell Flies)

Legen Sie sich mit dem Rücken auf den Boden. Nehmen Sie in jede Hand eine Kurzhantel und strecken Sie die Arme auf

Brusthöhe gerade nach oben zur Decke. Beugen Sie die Ellbogen und senken Sie Ihre Arme zur Seite ab. Atmen Sie aus, während Sie Ihre Arme wieder gestreckt zusammenbringen, so als würden Sie eine dicke Eiche umarmen. Machen Sie 15 bis 20 Wiederholungen.

4a

4b

5 Trizepsdrücken liegend

Legen Sie sich mit dem Rücken auf den Boden. Nehmen Sie in jede Hand eine Kurz-

5a

5b

hantel und strecken Sie Ihre Arme gerade nach oben zur Decke. Beugen Sie Ihren rechten Ellbogen und senken Sie dadurch Ihre rechte Hand hinter Ihrem Kopf Richtung Boden ab. Atmen Sie aus, während Sie den Arm zurück in die Ausgangsposition strecken. Machen Sie 15 bis 20 Wiederholungen und wechseln Sie dann zum linken Arm.

6 **Crunches**
Legen Sie sich auf den Rücken und stellen Sie mit gebeugten Knien Ihre Fußsohlen auf den Boden. Legen Sie Ihre Fingerspitzen an den Hinterkopf. Ziehen Sie dann Ihren Bauchnabel zur Wirbelsäule hin ein, kippen Sie Ihr Becken nach vorne und atmen Sie aus, während Sie Ihre Schultern anheben. Atmen Sie ein, wenn Sie sich wieder zurücklegen. Machen Sie 15 bis 20 Wiederholungen.

6

7 **Bauchpressen** (Reverse Crunches)
Legen Sie sich auf den Rücken. Strecken Sie Ihre Beine zur Decke und bilden Sie dadurch einen 90°-Winkel zu Ihrem Oberkörper. Atmen Sie aus, während Sie Ihr Steißbein und damit Ihr Gesäß aus dem unteren

Bauch heraus aufrollen und anheben und so die Füße Richtung Decke strecken. Atmen Sie beim Ablegen des Gesäßes ein. Machen Sie 15 bis 20 Wiederholungen.

7a

7b

8 **Bizeps-Curls**
Sie stehen mit leicht gebeugten Knien federnd stabilisierend und hüftbreit mit einer Kurzhantel in jeder Hand und spannen gleichzeitig Ihren Bauch an. Atmen Sie aus,

8a   8b

während Sie die Kurzhanteln zu den Oberarmen aufrollen und gleichzeitig Ihre Oberarme eng am Oberkörper halten. Beim Herablassen atmen Sie ein. Wiederholen Sie dies 15- bis 20-mal.

9 **Schulterseitheben** (Lateral Raises)
Sie stehen mit leicht gebeugten Knien federnd stabilisierend und hüftbreit mit einer Kurzhantel in jeder Hand und spannen gleichzeitig den Bauch an. Atmen Sie aus, während Sie Ihre Arme gestreckt seitlich auf Schulterhöhe anheben. Atmen Sie beim Herablassen in die Ausgangsposition wieder ein. Wiederholen Sie dies 15- bis 20-mal.

9a

9b

10 **Schulterseitheben nach vorn** (Front Raises)
Sie stehen mit leicht gebeugten Knien federnd stabilisierend und hüftbreit mit einer Kurzhantel in jeder Hand und spannen gleichzeitig Ihren Bauch an. Atmen Sie aus, während Sie Ihre Arme gestreckt nach vorne auf Schulterhöhe anheben. Beim Herablassen in die Ausgangsposition

atmen Sie ein. Wiederholen Sie dies 15- bis 20-mal.

10a   10b

11 **Ausfallschritte** (Lunges)
Sie stehen hüftbreit und machen einen großen Schritt mit dem rechten Fuß vorwärts, senken sich gleichzeitig in einen Ausfallschritt ab und bilden dadurch in beiden Beinen einen rechten Winkel. Atmen Sie aus, während Sie sich in die Ausgangsposition zurückbringen. Dann machen Sie einen Ausfallschritt mit dem linken Bein nach vorne. Machen Sie wechselweise links und rechts insgesamt 10 bis 15 Wiederholungen.

11a   11b

12 **Kniebeugen** (Squats)
Sie stehen im hüftbreiten Stand und halten in jeder Hand eine Kurzhantel. Strecken Sie Ihre Arme nach vorne aus, um das Gleichgewicht zu halten. Beugen Sie

Ihre Knie und strecken Sie Ihr Gesäß nach hinten, bis Ihre Knie 45 bis 90° gebeugt sind. Richten Sie sich durch Fersendruck wieder auf. Wiederholen Sie dies 10- bis 15-mal.

12a   12b

13 **Plié Squats** (Seitliche Kniebeugen)
Stehen Sie deutlich mehr als hüftbreit auseinander. Drehen Sie Ihre Zehen

nach außen und Ihre Fersen nach innen. Wenn Sie nun mit anbeugenden Knien in die Hocke gehen, verlagern Sie Ihr Körpergewicht auf die Fersen und strecken Ihr Gesäß heraus. Atmen Sie beim Zurückgehen in die Ausgangsposition aus. Machen Sie 10 bis 15 Wiederholungen.

13

DER VORBEREITENDE ERNÄHRUNGSPLAN ZUM ULTIMATIVEN BODY PLAN

Dieses Vorprogramm wird Ihnen helfen, schrittweise zum Ultimativen Ernährungsplan zu gelangen. Es ermöglicht Ihnen eine sachte Umstellung Ihrer Ernährung. Falls Sie beim Fitnesstest gut abgeschnitten haben, jedoch noch eine Weile für die Umstellung auf die Ernährungskomponenten des Body Plan brauchen, dann teilen Sie den vollen Ernährungsplan in zwei Phasen auf:

Woche 1 Beginnen Sie während der ersten Woche damit, regelmäßig zu essen und den größten Teil Ihrer Mahlzeiten selbst zuzubereiten. Verzichten Sie auf Fast Food, reservieren Sie Zeit fürs Kochen und nehmen Sie Ihr Essen von zu Hause mit. Softdrinks, Fruchtsäfte und alle Arten von künstlich gesüßten Getränken sollten Sie meiden. Steigen Sie um auf Kräutertee oder Mineralwasser mit Zitrone oder einer Limette. Sie müssen sich daran gewöhnen, regelmäßige Mahlzeiten zu sich zu nehmen, das heißt drei Hauptmahlzeiten und zwei kleine Zwischenmahlzeiten. Sollten Sie normalerweise das Frühstück weglassen, dann ändern Sie diese Gewohnheit und fangen Sie an regelmäßig zu frühstücken, bevor Sie das Hauptprogramm in Angriff nehmen.

Woche 2 Während der zweiten Woche gehen Sie von den industriell verarbeiteten Nahrungsmitteln (alles, was abgepackt ist, sei es in Schachteln, Konservendosen, Tüten oder Plastikfolien) zu Vollwertkost über. Ich will Sie dazu bringen, gesund zu essen. Essen Sie so viel Gemüse wie möglich. Geben Sie fettarmen Proteinquellen den Vorzug vor fettreichen Proteinquellen. An Stelle eines T-Bone-Steaks nehmen Sie beispielsweise Hühnchenbrust ohne Haut. Bei Getreide nehmen Sie Vollkornvarianten wie Quinoa oder Vollkornreis, statt weißen Reises oder Pasta.

DIE SECHS ULTIMATIVEN ERFOLGSSTRATEGIEN

1. Wenn Sie das nächste Mal eine Mahlzeit einpacken oder kaufen, sorgen Sie dafür, dass diese reich an Gemüse und Vollwertbestandteilen ist.
2. Wenn Sie Proteinhaltiges aussuchen, halten Sie sich an alles, was schwimmt oder fliegt (Fisch oder Geflügel).
3. Das Training sollten Sie bewusst und konzentriert angehen. Fühlen Sie, wie sich die Muskeln zusammenziehen und entspannen. Seien Sie stets auch gedanklich an der Körperstelle, an der Sie gerade arbeiten.
4. Stellen Sie Mahlzeiten zusammen, die leicht sind und viel Grünes enthalten – immer fettarme proteinhaltige Nahrungsmittel mit Gemüse kombinieren.
5. Trainieren Sie wann immer es möglich ist, indem Sie zum Beispiel statt des Lifts oder der Rolltreppe herkömmliche Treppen benutzen. Nehmen Sie zwei Treppenstufen auf einmal, sobald Sie körperlich so weit sind. Auf diese Weise stärken Sie Gesäß und Oberschenkel. Treppen hinauf und hinunter zu joggen ist *anspruchsvoller*, als an einer Fitnessmaschine zu trainieren.
6. Legen Sie sich jedesmal wenn Sie mogeln oder beim Programm nachlässig werden, eine kleine Strafe auf: 25 Liegestütze und 15 Ausfallschritte.

ULTIMATIVE MOTIVATION

So lange ich zurückdenken kann, sagte meine Mutter immer, dass ich mit einer besonderen Gabe zur Welt gekommen sei. Ich verstand lange nicht, was sie damit meinte, oder um welche Gabe es sich handelte. Jetzt, im reifen Alter von 43 Jahren, begreife ich es wohl endlich. Ich denke, dass ich die Fähigkeit habe, Menschen zu inspirieren und zu motivieren. Ich bin zu der Ansicht gelangt, dass man seine Motivationsquelle vor allem in einem vernünftig abgestimmten Leben findet – körperlich, mental und spirituell. Je mehr ich mich als Individuum weiterentwickle, desto besser verstehe ich auch die Wichtigkeit, das Gleichgewicht zwischen meiner eigenen Motivation und der Aufgabe zu finden, durch meine Lebensführung andere Menschen zu motivieren.

Motivation, wie ich sie auffasse, stellt den Antrieb dar, alle Hindernisse zu überwinden – und die Bereitschaft, sich Herausforderungen zu stellen. Wenn Mittelmaß und Durchschnittlichkeit nicht mehr reichen, dann ist es die Motivation, die Sie den Rest des Weges leiten wird. Mir wurde Motivation in die Wiege gelegt. Aber keine Sorge, auch Sie können jederzeit in Ihrem Leben ein Gespür für Motivation entwickeln und schärfen. Dieses Kapitel wird Ihnen zeigen, wie Sie genau das erreichen können.

Sie müssen diese Motivation entwickeln, *bevor* Sie mit dem 14-tägigen Ultimativen New York Body Plan beginnen. Zu oft wird die Wichtigkeit der mentalen Bereitschaft unterschätzt, um ein Fitness- und Ernährungsprogramm überhaupt angehen zu können. Der Übungsteil setzt eine große Bereitschaft voraus – eine bis eineinhalb Stunden Training an den meisten Tagen. Wie ich bereits erwähnt habe, beinhaltet der Ultimative New York Body Plan eine Kombination aus Cardio-Sculpting (siehe Seite 62) und Training zur Muskelstraffung (leichte Gewichte/viele Wiederholungen). Sie brauchen leichte Kurzhanteln, einen Gymnastikball, einen Medizinball und Ihr eigenes Körpergewicht, um diese Übungen ausführen zu können. Der Ernährungsteil dieses Programms ist in jedem Fall extremer als derjenige, den ich in *Sound Mind, Sound Body* beschrieben habe. Sie werden Ihren Kalorienkonsum reduzieren und die Fett- und Kalorienverbrennung ankurbeln müssen. Um dies zu erreichen, müssen Sie sich wiederum strikt an meine in Kapitel 4 beschriebenen Ernährungsvorschriften A, B, C, D, E und F halten. Im Klartext bedeutet dies, dass Sie auf Alkohol, Brot, stärkehaltige Kohlenhydrate, Milchprodukte, Süßigkeiten und Süßspeisen, Früchte und die meisten Fette verzichten müssen.

Keine Frage: Es erfordert Engagement, Motivation, Kraft und Ausdauer, um all dies zu schaffen. Die Entscheidung für den Ultimativen New York Body Plan ist die Entscheidung, Ihr Leben zu ändern. Sie werden schwitzen und Ihren Körper fordern wie nie zuvor, so wie es das alte Sprichwort fordert, mit dem ich groß geworden bin: *Vor dem Laufen muss man das Gehen lernen.* Wenn es um ganzheitliche Wellness geht, dann gibt es keinen einfachen Weg zum Erfolg, keine

schnellen Pillen und auch keine Zaubertränke, die sofortige Ergebnisse bringen. Um möglichst umfänglich von diesem Programm zu profitieren, müssen Sie tief in Ihrem Innersten den Antrieb, die Zielstrebigkeit und die Motivation finden, die Sie zum erfolgreichen Abschluss führen werden.

Sowohl der geistige als auch der körperliche Einsatz sind unabdingbar, damit Sie nach zwei Wochen sicher ins Ziel gelangen und die erreichten Ergebnisse auch danach verteidigen können. Kraft, Ausdauer und Motivation werden Sie in derselben Weise zum Ziel bringen, wie diese Faktoren es auch bei einem erfolgreichen Marathonlauf tun. Sobald Sie diese Aufgabe annehmen, gibt es kein Kneifen und kein Zurück mehr. Jeder Schritt, jede Meile, wird Sie diesem wertvollen Ziel näher bringen. All die Trainingsetappen, Schmerzen, Leiden und Entbehrungen werden der Mühe wert sein, sobald das Ziel erreicht ist.

Wie bei jeder schwierigen Aufgabe im Leben gilt auch bei diesem Programm: Sie müssen den Prozess von Beginn an mit Entschlossenheit angehen – ohne Wenn und Aber. Eineinhalb Stunden täglich bedeuten einen großen Zeitaufwand. An manchen Tagen werden Sie sich schlapp fühlen. Vielleicht werden Sie Muskelkater haben. Trotzdem können Sie nicht einfach einen Tag auslassen oder erforderliche Bewegungsab-läufe desinteressiert herunterspulen. Dasselbe gilt für den Ultimativen Ernährungsplan. Sie werden vielleicht manchmal ein heftiges Verlangen nach einem Nusshörnchen oder einem belegten Brot haben. Wenn Sie aber ein festes Ziel vor Augen haben, werden Sie solchen Versuchungen widerstehen können.

Ich sehe diesen zwei Wochen dauernden Prozess auch als ein Programm, das Ihnen dabei hilft, Ihren Körper gegen Suchtverhalten zu immunisieren. Denken Sie über Ihr Verlangen nach Brot, Süßwaren und anderen kohlenhydrathaltigen Lebensmitteln so, wie Sie über Alkohol-, Drogen- oder Nikotinsucht denken. Sie können jede Sucht mit fester Entschlossenheit und einer hohen Dosis an Motivation überwinden. Die kommenden 14 Tage werden hart sein. Manche Tage sogar härter als andere. Seien Sie sich aber der Tatsache bewusst, dass es mit der Zeit einfacher wird. Wie bei jeder Sucht wird die Gier nach bestimmten Lebensmitteln nachlassen. Während Ihr Körper in Form kommt, werden Muskelkater und Müdigkeit einem reichen Vorrat an Energie und Selbstvertrauen weichen. Sie werden, wie die meisten meiner Klienten auch, nach 14 Tagen feststellen, dass das Verlangen nach Brot, Bagels, Käse oder Kartoffelchips immer weniger wird. Nach 14 Tagen werden Sie sich auf Ihr Training freuen. Stellen Sie sich

vor, es sei ein Ausbildungslager, eine temporäre Hürde, deren Überwinden Sie für den Rest Ihres Lebens fit und gesund halten wird. Sie schaffen es! Ich jedenfalls glaube an Sie.

Ich werde nie den Fitness-Trip nach Capri in Italien vergessen. Es war eine zwar exotische, aber körperlich genauso anstrengende Version dieses Programms. Die Teilnehmer trainierten den ganzen Tag – unter anderem Yoga, Herz-Kreislauf- und Krafttraining. Ich legte ihnen auch ziemlich strikte Ernährungsregeln auf. Am Ende unseres Aufenthalts griffen wir dennoch nicht nach Pasta und Biscotti, sondern nach Protein und frisch gegrilltem Gemüse. Wir hatten unsere Körper so trainiert und getrimmt, dass uns der bloße Gedanke, sie mit Junk-Food (auch italienischem Junk-Food) zu „verschmutzen", geradezu sündhaft erschien. Unsere Körper wurden gleichsam zu heiligen Tempeln, und sie derart zu verunreinigen wäre einfach Frevel gewesen.

In diesem Kapitel werden Sie sieben wichtige Vorbereitungsschritte finden, die Ihnen helfen werden, Ihre Motivation und Ihr Engagement zu festigen. Daher ist es wichtig, dass Sie dieses Kapitel durchlesen und diese Schritte ausführen, bevor Sie mit dem Programm beginnen. Zwar verleihen diese mental „toughen" Übungen Ihren Beinen, Ihrem Po und Ihrem Bauch keine besseren Konturen, sie helfen aber, den Ultimativen

New York Body Plan durchzuhalten, ohne zu mogeln oder rückfällig zu werden. Die Erfüllung dieser Aufgaben wird Sie aber auch dabei unterstützen, die erzielten Veränderungen aufrechtzuerhalten und die positiven Effekte über die zwei Wochen hinaus in Ihren Alltag zu integrieren. Der Ultimative New York Body Plan verändert Ihr Leben. Körper, Geist und Seele müssen dabei ineinander greifen, um echte, sinnvolle und dauerhafte Veränderungen herbeizuführen. Man kann von Ihnen nicht erwarten, Ihre zweifelsohne begeisternden Ergebnisse zu bewahren, wenn Sie nicht über einen soliden Ansatz verfügen, der Sie über die zwei Wochen hinausführt.

Schritt 1
FINDEN SIE DIE WAHRE QUELLE IHRER MOTIVATION

Ansporn, Inspiration, Enthusiasmus, Antrieb, Anreiz, Impuls und treibende Kraft sind nur einige der vielen Synonyme, die ich im Wörterbuch unter dem Begriff Motivation gefunden habe. Motivation ist eine der Voraussetzungen, um jede Hürde erfolgreich zu überwinden. Ohne Motivation wird sich jede Hürde, die man nehmen muss, um ein Ziel zu erreichen, als zu hoch erweisen.

Ob es sich um die „Extreme Makeover"-Frauen, eines meiner Victoria's-Secret-Models oder um Sie handelt, bei allen Menschen ist die Herausforderung gleich. Wir alle müssen diese besondere Kraft finden, die uns über das Gewöhnliche hinausführt. Wir müssen fliegen, nicht nur gleiten. Das mag klischeehaft klingen, ich kann aber die Bedeutung Ihres Bestrebens, Ihr Bestes zu geben, nicht stark genug betonen. Genau diese Einstellung werden Sie während der Ausführung dieses Programms brauchen, und sie wird Sie auch dann nicht im Stich lassen, wenn es richtig hart wird.

Die Kunst besteht darin, eine Herausforderung zu finden und zu erkennen – etwas, das Leidenschaft und Sinn in Ihrem Leben hervorruft. Es ist wichtig zu erkennen, ob ein äußerer Grund – wie die Vorbereitung auf ein Klassentreffen oder auf Ihre Hochzeit – besteht, oder ob Sie selbst motiviert und hauptsächlich daran interessiert sind, sich selbst zu verbessern. Ich warne Sie jedoch davor, sich nur auf eine bestimmte Zahl auf der Waage zu fixieren. In diesem Programm werden Sie Fett gegen Muskeln tauschen. Viele meiner Klienten haben erstaunliche Anteile an Fett verloren, ihr Gewicht aber purzelte nicht so dramatisch. Muskeln wiegen mehr als Fett. Jedes Pfund, das Sie an Muskeln zulegen, verbrennt zusätzlich 35 bis 50 Kalorien täglich, um sich selbst zu erhalten. Auch wenn Sie immer noch das gleiche Gewicht auf die Waage bringen, die Verwandlung kleiner Fettanteile in Muskeln lässt den Körper schlanker, straffer und mehr sexy werden! Im Verlauf dieser zwei Wochen wird sich Ihr Körper in eine effiziente Fettverbrennungsmaschine verwandeln. Und dadurch wird er auch die Fähigkeit erlangen, Ihr neues Aussehen zu bewahren.

Möglicherweise werden Sie sich anfangs nur deshalb dazu entschieden haben, das Programm anzupacken, um im Badeanzug großartig auszusehen oder beim nächsten Klassentreffen Ihre ehemaligen Schulkameraden zu beeindrucken. Sie müssen tiefer schauen, um die wahre Quelle Ihrer Motivation aufzudecken. Der Stolz, im Badeanzug großartig auszusehen, verblasst neben dem Stolz und dem Selbstbewusstsein, das durch die erfolgreiche Ausführung des Programms gewonnen wird – ohne zu mogeln oder rückfällig zu werden. Stellen Sie sich vor, wie selbstbewusst und erfolgreich Sie sich erst fühlen werden, wenn Sie Ihre Ergebnisse auch noch bewahren können.

Um die wahre Quelle Ihrer Motivation zu entdecken, beantworten Sie folgende Fragen:

❶ Weshalb nehme ich die Herausforderung dieses Programms an?

❷ Was hoffe ich, innerhalb von 14 Tagen zu erreichen?

❸ Was hoffe ich, während der nächsten 14 Tage über mich selbst zu erfahren?

❹ Welche mentalen und inneren Stärken hoffe ich während der nächsten 14 Tage zu entwickeln?

Derzeit mögen Ihnen die letzten beiden Fragen noch fehl am Platz vorkommen. Vielleicht denken Sie: „Ich will gut im Badeanzug aussehen. Was hat das mit Selbstentdeckung zu tun?" Lassen Sie es mich erklären: Einen Po in Form zu bringen, ist motivierend, aber das wahre Ziel besteht darin, das „Licht" in Ihrem Innersten zu finden, das Sie, wenn es einmal leuchtet, auch durch die größten Anstrengungen führen wird. Ich habe es meinen Klienten bereits unzählige Male gesagt, bei der einen oder anderen Gelegenheit: „Es geht nicht um den knackigen Po!" Die Entdeckung dieses Ortes in unserem Inneren verkörpert das Geheimnis der Verwandlung und der Aufrechterhaltung großartiger körperlicher, mentaler und geistiger Errungenschaften.

Innerer Friede ist oft schwierig zu erfassen und zu beschreiben, aber leicht zu erkennen. Ich war kürzlich in Eile, weil ich Freunde zum Dinner treffen wollte. Ich war mit Schreiben beschäftigt und hatte die Zeit vergessen. Ich fühlte mich ziemlich unter Druck und konnte noch dazu kein Taxi finden. Ich befand mich also in einer typischen

New Yorker Situation – nicht allzu angenehm –, als ein Obdachloser mich ansprach und fragte, ob ich etwas Kleingeld für ihn hätte. In diesem Sekundenbruchteil wurde mir bewusst, dass dieses Geschehen seinen Grund hatte. Ich griff in meine Brieftasche, und die kleinste Banknote, die ich bei mir trug, war ein 20-Dollar-Schein. Ich war kaum fünf Minuten draußen, aber ich fror. Dieser Mann war Tag und Nacht unter freiem Himmel. Ich gab ihm die 20 Dollar gerne und riet ihm, sich irgendwo ein warmes Plätzchen zu suchen. Dieser kleine Akt der Wohltätigkeit verband mich wieder mit meinem Inneren und ermöglichte mir, die ungewollte negative Energie mit positiver Energie zu ersetzen, die ich regelrecht durch meinen Körper pulsieren spürte.

Meine Mutter entdeckte ihr inneres Licht und ihre Inspiration zu körperlichem Training vor kurzem, als sie wegen einer Operation ins Krankenhaus musste. Als sie die Narkose bekam, forderte die Krankenschwester sie auf, tief zu atmen und an etwas Beruhigendes zu denken. Meine Mutter dachte an meine Tante (ihre jüngste Schwester), die ihre beste Freundin gewesen war und die sie vor 13 Jahren zu früh verloren hatte. Meine Mutter hörte meine verstorbene Tante sagen, dass alles gut gehen werde, und dass ihre Zeit noch nicht gekommen sei. Mit diesem angenehmen Gedanken schlief meine Mutter friedlich ein und erwachte zwar etwas benommen aus der Narkose, aber voller positiver Energie.

Sie bestand darauf, noch am selben Tag, nach Hause gehen zu dürfen. Als ich sie besuchte, sprühte sie nur so vor Leben. Ich glaube, an diesem Tag hatte sie auf dem Operationstisch eine Art Erleuchtung. Wenn sie mit ihren 67 Jahren genug Kraft, Mut und Tapferkeit aufbringen konnte, um diese Situation (und den Schmerz) zu überstehen, dann war es an der Zeit, die Dinge, die ihr wichtig erschienen, zu überdenken und neue Prioritäten zu setzen. Wir schauten uns den ganzen Tag Fotos an und erinnerten uns an alte Zeiten und an Menschen, die uns über die Jahre hinweg etwas bedeutet hatten. Das tun wir zwar öfters, aber diesmal war es anders. Es war eher erbaulich und positiv als wehmütig oder gar traurig. Jedes Erlebnis und jede Person auf diesen alten Bildern erinnerte an eine Zeit und an Augenblicke, die etwas Besonderes waren. Diese Momente bildeten ein ganzes Leben der Liebe, des Lernens und des Wachsens, das uns bereicherte und uns Kraft verlieh.

Schon auf dem Heimweg rief ich meine Mutter an und sagte ihr, wie stolz ich auf ihre Kraft und ihren Mut war. An diesem Tag begann meine Mutter, sich besser zu ernähren und schwor, wieder zu trainieren. Ich kaufte ihr einen neuen Liege-Ergometer und setzte sie auf meinen Ernährungsplan. Diese Entwicklung beruhte aber nur auf einem Faktor: der Kraft des positiven Denkens.

Was mich betrifft, halte ich die Macht der positiven Energie für eine der wichtigsten mentalen Einstellungen, die für den Erfolg unabdingbar ist. Sie müssen positiv eingestellt sein, um Ihr Innerstes zu erreichen.

Sie müssen Angst und Selbstzweifel überwinden. So können Sie Geist und Emotion zu einer schlagkräftigen Links-Rechts-Kombination verbinden.

Der erfolgreiche Abschluss des Ultimativen New York Body Plan wird Ihnen die Kraft, den Mut, die Motivation und die Entschlossenheit geben, um jenes innere Licht weiterhin am Leuchten zu halten und sich das ganze Leben hindurch den Herausforderungen Ihres Selbst

Die wahre Quelle der Motivation

Um den Ultimativen New York Body Plan durchzustehen, müssen Sie die Denkweise eines Marathonläufers annehmen. Wenn er eine Meile nach der anderen „runterläuft", denkt er nicht an die Anzahl verbrannter Kalorien oder den abnehmenden Umfang seiner Oberschenkel. Seine Motivation kommt eher aus dem körperlichen Leistungsgefühl, das ihn über seine Grenzen hinausgehen lässt. Diese Motivation rührt nicht einfach nur daher, dass er mit der erfolgreichen Beendigung des Marathonlaufs prahlen kann, sondern daher, dass er in seinem Innersten Stolz empfindet, sobald er mit seinen Dämonen konfrontiert wird und sie überwindet. Dieselbe Sichtweise müssen Sie beim Ultimativen New York Body Plan einnehmen. Sie werden bestimmt den Körper Ihrer Träume formen. Konzentrieren Sie sich aber nicht darauf, Ihre geistige Zufriedenheit nur aus Ihrer körperlichen Erscheinung zu ziehen. Entdecken Sie vielmehr die tiefere Quelle der Motivation, die von innen sprudelt, wenn Sie sich ein anspruchsvolles Programm vornehmen und es durchhalten. Wenn Sie über Ihre Grenzen hinausgehen, werden Sie nicht nur die ersehnten körperlichen Ergebnisse erreichen, sondern auch innere Stärke und wirkliche Motivation entdecken.

zu stellen. Vielleicht werden Sie sich das Ziel setzen, ein besserer Schüler oder Student zu sein, einen besseren Job zu finden oder Ihre persönlichen Beziehungen stabiler zu halten. Wenn Sie Ihrem inneren Licht folgen, werden Sie auf den richtigen Weg geführt. Sie werden neue Gipfel bezwingen und sich als Mensch mit dem Erreichten besser fühlen. Und außerdem werden Sie fantastisch aussehen.

Schritt 2
LERNEN SIE, MIT MISSERFOLGEN GELASSEN UM- ZUGEHEN

Auf den ersten Blick werden Sie denken, dass ich mir selbst widerspreche. Wie wollen Sie sich zum Erfolg motivieren, wenn Sie Misserfolg zulassen?

Nun, die Leute mogeln, wenn sie Angst haben zu versagen. Erinnern Sie sich an die Mathe-Prüfung, die zwischen Ihnen und dem perfekten Zeugnis stand? Wir befanden uns alle schon einmal in der Lage, etwas als ein Ding der Unmöglichkeit zu betrachten und Mogeln als einzige Lösung zu sehen.

Was den Ultimativen New York Body Plan betrifft, so ist die Herausforderung groß und

Ihre Motivation von grundlegender Wichtigkeit. Lassen Sie es nicht zu, dass die Dämonen des Selbstzweifels die Oberhand bekommen, Ihren Erfolg sabotieren und Sie zum Schummeln verleiten. Ebenso wichtig ist, was ich oft als „Angst vor dem Erfolg" bezeichne. Man ist dann von der Aussicht auf Erfolg so überwältigt, dass man das Programm sabotiert und vom rechten Weg abgeht, entweder indem man nicht genau nach Plan trainiert oder indem man dem Verlangen nach Keksen und Schoko-Drinks nachgibt. So oder so sind die Ergebnisse gleich. Kleine Unehrlichkeiten werfen uns aus der Bahn, zumindest vorübergehend, und stellen sich unserer Fähigkeit, motiviert zu bleiben, in den Weg.

Einige meiner Klienten haben im Grunde genommen Angst vor dem Erfolg und auch davor, was er für sie bedeuten könnte. Verstecken Sie sich hinter Ihrem Gewicht? Ist es Ihre Krücke oder die Entschuldigung dafür, dass Sie den gewünschten Job nicht bekommen, den perfekten Partner nicht gefunden haben? Misserfolg an und für sich muss nicht immer schlecht sein. Wenn Sie verstehen, warum Sie in der Vergangenheit versagt haben, können Sie weitere Misserfolge verhindern. Dadurch, dass Sie sich grundlegend verändern, werden Sie die Kraft und den Mut erlangen, den Misserfolg rechtzeitig zu erkennen und zu sagen: „Versagen? Nicht mehr mit mir!" Sie werden sagen können, dass sich Ihr weiteres Leben darum dreht, Positives zu erreichen. Und Sie werden die Kraft, den Mut und das nötige Wissen haben, um durchhalten zu können.

Oft ist ein guter Angriff die stärkste Verteidigung. Folgende Tipps helfen, mit den Dämonen der Angst fertig zu werden:

■ Erkennen und verstehen Sie Ihre Ängste. Denken Sie an früher unternommene Versuche abzunehmen, zu trainieren oder sich gesund zu ernähren. Warum haben Sie gemogelt? Was veranlasste Sie, übermäßig zu essen, ungenügend zu trainieren oder Ihr Vorhaben nicht konsequent zu verfolgen? Über solche Fragen nachzudenken hilft Ihnen, spätere Probleme rechtzeitig zu verhindern. Niemand ist perfekt. Misserfolge sollten als Lernprozesse betrachtet werden, die uns erlauben, mehr über uns selbst zu erfahren und uns zu Erfolgen antreiben.

■ Machen Sie sich selbst klar, dass Misserfolg nicht in Frage kommt. Sie werden erfolgreich sein. Ja, der Ultimative New York Body Plan fordert Sie körperlich wie geistig. Aber wenn Sie die nötige Zeit und Energie investieren, werden Sie Ihre Ziele in den nächsten 14 Tagen erreichen.

■ Denken Sie darüber nach, wie gesunde Ernährung, regelmäßiges Training und Gewichtsverlust Ihr Leben verändern werden. Betrachten Sie Ihre Ängste im Zusammenhang mit Gewichtsverlust und gesunder Lebensweise genauer. Befürchten Sie, dass Sie vielleicht nicht mehr mit Ihren Freunden in der Bar herumhängen können? Könnten sich bestimmte Menschen in Ihrem Leben gegen Ihre Bemühungen stellen? Wenn Sie sich mit solchen Fragen konfrontieren, erhalten Sie nicht nur wertvolle Informationen über sich selbst und Ihre Prioritäten, sondern auch über Ihre Familie und Ihre Freunde. Wer ist Ihnen am wichtigsten? Wer

TESTEN SIE IHRE MOTIVATION

Beantworten Sie folgende Fragen, um Ihre innere Motivation einzuschätzen:

1. Haben Sie jemals zum neuen Jahr den Vorsatz gefasst, in Form zu kommen, eine Diät durchzuführen oder ein Fitnesscenter zu besuchen, ihn aber wieder fallen lassen? **Ja   Nein**

2. Haben Sie schon einmal eine Diät begonnen, dann aber gemogelt oder sie vorzeitig abgebrochen? **Ja   Nein**

3. Haben Sie Kleidungsstücke in mehr als drei verschiedenen Größen, die Sie abwechselnd tragen, je nachdem, wie viel Sie an Gewicht verlieren oder zulegen? **Ja   Nein**

Auswertung: Falls Sie irgendeine der Fragen mit Ja beantwortet haben, dann befolgen Sie jeden Schritt dieses Kapitels ganz genau, bevor Sie den Ultimativen New York Body Plan anpacken.

unterstützt Sie wirklich und wer nicht? Diese Fragen sind lebensübergreifend. Wir alle kennen Menschen, die nur dann auftauchen, wenn man in Not ist oder Probleme hat. Sie scheinen die Vorstellung zu genießen, dass wir alles andere als perfekt sind. Sie fühlen sich offenbar besser, wenn wir versagen.

Schritt 3
NEHMEN SIE IHR LEBEN SELBST IN DIE HAND

Jeder Mensch erfüllt einen Zweck auf dieser Welt und besitzt die Fähigkeit zu wählen, wie er leben will, wie er essen will und wie er im Alltag zurechtkommen will. Die Wahl, die er trifft, beeinflusst nicht nur ihn selbst, sondern auch seine Mitmenschen.

Sie müssen erkennen und akzeptieren, dass jede Aktion eine Reaktion nach sich zieht, deren Folgen Ihren Alltag beeinflussen. Jeder Moment ist kostbar. Entscheiden Sie über jeden Moment Ihres Lebens. Möchten Sie schlafen, in die Glotze starren oder sich bewegen? Sie allein entscheiden darüber. Wenn Sie bewusst in der Gegenwart leben und Ihr Leben selbst in die Hand nehmen, dann werden Sie nicht mehr die passive Opferrolle spielen. Sie werden mit positiver Einstellung und einem strukturierten Plan agieren und nicht reagieren. Sie sind der Regisseur Ihres Lebens, der Architekt Ihrer Zukunft.

Stets die Dinge „realistisch" oder lenkbar zu halten, macht auch das Unmögliche möglich. Achten Sie an jedem Tag auf jeden Moment. Halten Sie während Ihres Trainings Ihren Geist wach. Während Sie einen Ausfallschritt ausführen, versuchen Sie nachzuvollziehen, was dabei mit Ihrem Gesäß geschieht. So werden Sie sicherstellen, dass Sie einen perfekten Ausfallschritt vollziehen. Sie werden nie mehr gedankenlos herumspringen. Auf diese Weise wird, trotz der körperlichen Anstrengung, die Arbeit an einem knackigen Po nicht mehr entmutigend sein.

Seien Sie ebenso bewusst beim Essen. Das wird Sie vom Popcorn-Becher im Kino, vom Korb mit warmem Brot beim Italiener und dem mitternächtlichen Schokoladenriegel mit Mandeln fernhalten. Ich werde nie das

VERTRAGLICHE VEREINBARUNG DARÜBER, WIE ICH MEINEN WUNSCHKÖRPER ERREICHE

Ich, _____ , übernehme die volle Verantwortung für mein Handeln und Nichthandeln. Ich werde es nicht mehr zulassen, dass mich die Vergangenheit oder andere äußere Faktoren darin beeinflussen, wie ich mich fühle oder mich selbst behandle. Ein Streit mit meinem Ehepartner oder eine schwierige Beziehung zu meiner Familie werden nicht als Entschuldigung dafür gelten, eine Packung Donuts zu essen. Indem ich diesen Pakt mit mir schließe, werde ich augenblicklich die vollständige Kontrolle über den von mir eingeschlagenen Weg gewinnen.

Ich verpflichte mich ...

- ■ täglich eineinhalb Stunden für das Training einzusetzen
- ■ meinen Ultimativen Ernährungsplan während der nächsten 14 Tage einzuhalten
- ■ den *Maintenance Plan* des Ultimativen Body Plan zu befolgen, um meine Ergebnisse auf Dauer zu bewahren
- ■ an meine Grenzen und darüber hinaus zu gehen
- ■ bewusst zu trainieren und zu essen

_____ (Unterschrift)

Erlebnis vergessen, als ich mit einem Freund in einem Restaurant in East Hampton war. Ich bestellte einen Salat. Alle folgten meinem Beispiel und bestellten große, gesunde Salate und gegrilltes Gemüse. Ich konnte dem verlockenden, mit warmen, knusprigen Brötchen gefüllten Korb ohne Mühe widerstehen. Mein Freund aber nicht. Er vertilgte in aller Ruhe innerhalb von wenigen Minuten den gesamten Inhalt. Vielleicht tat er es als Unterlage für die drei Martinis, die er kurz nacheinander hintergespült hatte. Ich schaute ziemlich fassungslos zu, wie er ohne mit der Wimper zu zucken Hunderte von überflüssigen Kalorien und Unmengen an leeren Kohlenhydraten konsumierte. Hätte er über sein Tun auch nur kurz nachgedacht, dann hätte er wohl nur ein Stück Brot genommen, aber bestimmt nicht den Korb geleert.

Darüber nachzudenken, was Sie essen, bevor Sie es essen, bewahrt Sie jedenfalls vor Frustration, Enttäuschung, Kummer – und Sodbrennen.

Ab heute haben Sie Ihr Leben im Griff. Der einzige Mensch, der Ihnen diese Verantwortung auferlegt, sind Sie selbst. Sie allein können es schaffen und durchhalten! Beginnen Sie nicht mit dem Programm, wenn Sie im Hinterkopf den Gedanken hegen, nicht alles geben zu können. Sie müssen sich zu 150 Prozent engagieren, um erfolgreich zu sein. Denken Sie daran, dass dieses Programm für Sie ist. Es betrifft Sie allein und niemand anderen. Vergewissern Sie sich, dass Ihr Engagement für dieses Programm ehrlich ist und dass es um Sie geht. Kein anderer kann Sie motivieren und durch die Härten des Ultimativen New York Body Plan führen. Nur wenn Sie das 14-Tage-Programm ganz oben auf Ihre Prioritätenliste setzen, werden Sie in der Lage sein, es ohne Mogeln und Rückfälle durchzuhalten. Ich möchte, dass Sie versuchen, dieses Engagement aufzubringen. Entscheiden Sie, was Sie streichen werden, um die nötige Zeit für das Training zu gewinnen. Merken Sie übrigens, wie sehr Sie von ganz bestimmten Lebensmitteln abhängig sind, auf die Sie nun verzichten werden? Ihr Engagement sollte aus Ihrem tiefsten Inneren kommen. Seien Sie zuversichtlich und bleiben Sie eisern.

Sie müssen nicht nur Zeit für die neuen Gewohnheiten schaffen, sondern sich auch ohne Vorbehalte für diesen Prozess einsetzen. Sie sind im Begriff, eine harte, zwei Wochen dauernde Reise anzutreten. Sobald Sie sich für diesen Prozess wirklich einsetzen, werden Sie in der Lage sein, alle Hindernisse zu überwinden, die sich Ihnen entgegenstellen. Wenn Sie einen Vertrag mit sich selbst schließen, untermauern Sie damit dieses Engagement. Auf diese symbolische Weise wird Ihnen klar, dass Sie es wirklich ernst meinen.

Schritt 4
VERLIEREN SIE NICHT DEN KONTAKT ZU SICH SELBST

Ihre Gefühle und Gedanken festzuhalten und Ihre Fortschritte während der 14 Tage in ein Tagebuch einzutragen, ermöglicht Ihnen, ehrlich zu bleiben. Diese Vorgehensweise wird Ihnen auch helfen, die härtesten Tage zu überstehen, weil Gedanken und Gefühle in Worte zu fassen oft der beste Weg ist, um Probleme zu lösen.

Ich wuchs mit einem Vater auf, der immer ein Tagebuch über sein Training führte. Seine Tagebücher dienen nun zusammen mit seiner Sammlung von Fitnessmagazinen als sich ständig verändernde Referenzbibliothek und als Inspirationsquelle für sein Training. Auch im Zeitalter von Computern, Palm Pilots und anderen Hilfsmitteln bleibt mein Vater seinem Stenoblock und Bleistift treu. Er hat die Zusammenstellung, die Zahl der Wiederholungen und die benutzten Gewichte für jedes Training aufgezeichnet, das er je absolviert hat. Er notiert auch Datum und Tageszeit, wie er sich dabei gefühlt hat und alle Ziele dieses Trainings. Er hält außerdem fest, was er isst, Qualität und Quantität der Nahrung inbegriffen, und zu welcher Tageszeit er es isst.

Ein Tagebuch zu führen mag Ihnen als eine reichlich mühselige Aufgabe erscheinen, aber es wird Ihnen helfen, Ihren Zielen treu zu bleiben und mögliche Hindernisse während der nächsten 14 Tage zu überwinden. Ihr Tagebuch wird Ihnen immer wieder auch als Referenz dienen.

In Kapitel 5 werden Sie Raum finden, um Ihre Gedanken und Ihre Gefühle an jedem Tag des Programms aufzuschreiben. Nutzen Sie diese leeren Zeilen, um Ihr Energieniveau, Ihren täglichen Nahrungsmittelkonsum, Ihre emotionale und psychische Energie, Ihre Kondition, die Zeit, die Dauer und die Intensität Ihres Trainings zu notieren. Der Schreibprozess wird wie eine Therapie für Sie sein. Und seien Sie ehrlich! Warum Sie an einem bestimmten Tag geschummelt haben, ist ebenso wichtig zu wissen wie das „Wie". Um das Problem lösen zu können, müssen Sie sich gründlich damit beschäftigen.

Es gibt keine verbindlichen Regeln beim Schreiben Ihres Tagebuches, solange Sie es jeden Tag tun. Lassen Sie Ihren Gedanken und Gefühlen freien Lauf. Machen Sie sich wegen Grammatik, Rechtschreibung oder Schreibstil keine Sorgen. Keiner außer Ihnen wird es lesen. Diese täglichen Notizen werden die Verbindung zwischen Ihnen und Ihrem Innersten herstellen und Ihnen auf diese Weise helfen, mögliche Probleme zu entdecken, bevor sie Ihren Erfolg zunichte machen.

Schritt 5
LEGEN SIE IHRE TÄG-LICHE TRAININGS-ZEIT FEST

Holen Sie jetzt Ihren Planer oder Palm Pilot und legen Sie für jeden der nächsten 14 Tage die Trainingszeit fest. Indem Sie die Trainings-termine in Ihrem Terminplaner oder Ihrem Kalender eintragen, verhindern Sie „Rück-fälle". Sobald Sie die Termine eingetragen haben und diese Sie „anstarren", sinkt die Wahrscheinlichkeit, dass Sie sich nicht an sie halten.

Kürzlich schloss ich das Zwei-Wochen-Pro-gramm mit Amy Larocca ab, einer Redak-teurin beim Stadtmagazin *New York*. Sie machte sich große Sorgen, als sie mit dem Programm anfing, weil die Fashion Week in New York City auf diese Zeit fiel. Als eine der leitenden Redakteurinnen des Magazins ist sie ständig angebunden. Während der Mo-dewoche ist das noch schlimmer, weil sie von einer Modenschau zur anderen hetzen muss und nur ganz kurze Pausen einlegen kann. Ich war dennoch zuversichtlich, dass Amy das Programm durchführen könnte, wenn wir ihre Trainingseinheiten systema-tisch terminieren würden und ihr die Nah-rungsmittel vor 6.30 Uhr morgens vor die Tür lieferten. Es gehört zu meiner Philoso-phie, Hindernisse aus dem Weg zu räumen (auch die unbewusst selbst in den Weg gelegten), die unsere Tagespläne durchein-ander bringen und uns davon abhalten, unsere Ziele zu erreichen. Statt Amy mit Vorspeisen, Salaten und anderen schwer verdaulichen Dingen zu belasten, setzte ich meinen leichten Hühnchensalat, pasta-freie Lasagne mit Putenfleisch, Lachsbur-ger und Omeletts auf ihren Speiseplan. Indem ich mit Amy bereits zu Beginn be-stimmte Spielregeln festlegte, waren wir in der Lage, sie durch den Wahnsinn der New Yorker Fashion Week und gleichzeitig durch die geforderte Intensität des Ultimativen New York Body Plan zu bringen. Als sie fest-stellte, was sie trotz Modewoche erreicht hatte, bekam sie zusätzlich das nötige Selbstvertrauen, um die großartigen Er-gebnisse auch nach Beendung des Trai-nings beibehalten zu können.

Machen Sie das Training zu einem Ritual wie das Zähneputzen. Trainieren Sie täglich zur selben Zeit, am besten gleich morgens. Erle-digen Sie nichts, bevor Sie trainiert haben. Sie können Ihre Agenda oder Ihren Kalender auch dazu verwenden, Ihre Fortschritte auf-zuzeichnen. Sie können Aufgaben abhaken, nachdem Sie sie erledigt haben. Einige mei-ner Klienten zeichnen gerne Smileys oder kleben einen Stern in ihren Planer. Das dient als kleine Motivation. Außerdem können

Sie während des Essens die Mahlzeiten aufschreiben. So werden Sie kaum vom Ernährungsplan abweichen, weil Sie dann gezwungen wären, auch Ihre Schwächen festzuhalten.

Schritt 6
GEHEN SIE AUF EINEN EINKAUFSBUMMEL

Ich finde es immer sehr motivierend, neue Trainingsschuhe und -bekleidung zu kaufen. Es hilft mir, mich auf den bereits entworfenen Plan einzustellen. Was gab es Besseres als die im August kurz vor Schuljahresbeginn neu gekauften Schuhe? Ich blicke gerne zurück auf diese schöne Zeit. Die neuen Schuhe und Kleidungsstücke versprachen Hoffnung auf ein neues Schuljahr mit spannenden Aussichten. Ähnlich war es mit dem Kauf neuer Aufsatz- oder Ringbücher und dem Aufkleben der Loch- und Eckenverstärker auf diesen Seiten während meiner Grundschulzeit (ich weiß, ich verrate gerade mein Alter). Jedenfalls helfen solche Dinge, sich selbst in Stimmung zu bringen. Im Folgenden sind einige Utensilien aufgeführt, die Sie vor Beginn des Programms brauchen werden.

■ Schuhe Kaufen Sie Trainingsschuhe, die Ihnen einen guten Fußgewölbe- und Seitenhalt bieten. Lassen Sie sich von einer Fachkraft in einem Sportwarengeschäft beraten, wenn Sie Hilfe brauchen.

■ Trainingskleidung Die Kleidung sollte locker und bequem sitzen, Ihre Körperteile sollten aber während des Trainings noch erkennbar sein. Bei mir persönlich ist es so: Je mehr ich sehe, desto besser. Ich beobachte beispielsweise gerne die Bewegungen meiner Beine, während ich sie trainiere. Das ist sowohl lehrreich als auch motivierend.

■ Anregende Musik Ich befürworte Ablenkungen nicht, und dazu gehört auch Musik, weil sie die Verbindung zwischen Geist und Körper stören können. Manchmal aber sind sie ein notwendiges Übel. Ob bewegend und voller Soul oder rhythmisch und schwungvoll, Musik ist oft das Bindeglied, das schlussendlich alles zusammenfügt.

■ Medizinball In Kapitel 3 werden Sie erfahren, weshalb Sie einen Medizinball benötigen.

■ Gymnastikball Mehr über die Auswahl des Gymnastikballs und die richtige Größe erfahren Sie ebenfalls in Kapitel 3.

■ Kurzhanteln Sie benötigen Kurzhanteln zwischen 1,5 und 3 Kilogramm.

Schritt 7
RICHTEN SIE IHR LEBEN SO AUS, DASS SIE ERFOLG HABEN

Ihre Wohn- und Arbeitssituation kann Ihren Programmerfolg positiv oder negativ beeinflussen. Bevor Sie dieses Programm anpacken, sollten Sie durch einige wichtige Maßnahmen Ihr Umfeld so vorbereiten, dass Sie Unterstützung finden. Um Ihre Lebenssituation so zu verändern, dass es Ihnen hilft, machen Sie das Folgende:

■ Eliminieren Sie alle industriell verarbeiteten Nahrungsmittel, Süßigkeiten und anderen Versuchungen aus den Vorratsschränken und ersetzen Sie sie durch frische Nahrungsmittel, Gemüse und ein Proteinpulver Ihrer Wahl mit wenig Kohlenhydraten.

■ Wenn Sie zu Hause trainieren, suchen Sie sich einen Platz aus, den nur Sie benutzen und den Sie nur für diesen Zweck verwenden. Dasselbe gilt für ein Hotelzimmer oder ein Büro.

■ Streichen Sie unnötige Verabredungen, Lunches, Drinks und Dinners aus Ihrem Terminkalender. In einem Restaurant ist es immer schwierig, die Strukturen des Programms beizubehalten.

■ Falls die Möglichkeit besteht, suchen Sie sich einen Freund, der bereit ist, das Programm mitzumachen – im Sinne von „Geteiltes Leid ist halbes Leid"! Ein Trainingspartner (wenn sich der richtige finden lässt) kann motivieren und zu mehr Leistung anspornen – wie viel Gewicht Sie heben oder wie weit Sie bei den Übungen an Ihre Grenzen gehen.

■ Und schließlich: Erklären Sie den Menschen, die Ihnen am nächsten stehen, was Sie zu tun beabsichtigen. Dieses Programm ist extrem fordernd, und die richtige Infrastruktur sowie die nötige Unterstützung durch andere werden Ihnen helfen, die schwierigeren Tage durchzustehen.

DIE WORKOUTS DES ULTIMATIVEN NEW YORK BODY PLAN

Während der letzten 15 Jahre arbeitete ich mit einigen der schönsten Frauen der Welt zusammen und war dabei mit echten Herausforderungen konfrontiert, die sich über die gesamte Bandbreite möglicher Wünsche erstreckten. Wenn Sie jemals eine Modenschau von Victoria's Secret gesehen haben, dann kennen Sie die Ergebnisse meiner Arbeit mit Models wie Heidi Klum, Naomi Campbell oder Bridget Hall. Models, die für Victoria's Secret arbeiten, haben randvolle Terminkalender und können mir in der Regel nur wenige Wochen Zeit geben, um sie in Bestform zu bringen und ihre Körper fantastisch aussehen zu lassen, auch wenn sie nur mit ein paar Federn und Engelsflügeln bekleidet sind.

Die dramatischsten Veränderungen konnte ich allerdings bei den ganz gewöhnlichen Menschen erleben, mit denen zu arbeiten ich das Vergnügen und das Glück hatte. „Normalos" wie wir werden zwar von diesen schönen, engelhaften Supermodels inspiriert, haben aber tatsächlich unsere eigenen Sorgen im Leben. Wir haben Jobs, Kinder, Ehemänner, Ehefrauen, Freunde, Freundinnen und so weiter. Eben weil ich mich zu den Normalsterblichen zähle (mit meinen vielen eigenen Alltagsproblemen), kann ich die Verpflichtungen und Herausforderungen, denen jeder im täglichen Leben ausgesetzt ist, sehr gut nachvollziehen. Rechnungen müssen bezahlt werden, eine breite Palette von Arbeiten muss erledigt werden und Verantwortung muss übernommen werden. Täglich zu trainieren und einen strikten Ernährungsplan zu befolgen, ist dann vielleicht das Letzte, woran man denkt. Aber genau das ist erforderlich, um den attraktivsten Körper zu formen, den Sie je gehabt haben.

Wie würden Sie reagieren, wenn ich Ihnen verspreche, dass ich ein Programm kreiert habe, das Ihr Leben für immer verändern wird? Ja, ich weiß, das haben Sie alles schon einmal irgendwo gehört. Nur: Dieses Mal geht es nicht um Lug und Trug oder Blendwerk. Mein 14-tägiger Ultimativer New York Body Plan gibt Ihnen die Kraft, das Vertrauen und das nötige Rüstzeug, um die sensationellen Ergebnisse ein Leben lang bewahren zu können. Und einmal ehrlich: Wer wünscht sich nicht ein Fitness- und Ernährungsprogramm, das uns aus unseren Grenzen herausführt und uns in Top-Form bringt, sei es für den Strand, für ein Rendezvous, für ein Klassentreffen oder eine Vielzahl anderer Gelegenheiten.

Sollten Sie Sound Mind, Sound Body gelesen haben, dann wissen Sie, dass ich in der Regel nichts von diesen „Schlank-im-Nu"-Programmen halte, weil sie ebenso irreführend wie erfolglos sind. Nach dem Ende eines solchen Programms werden Sie sich selbst überlassen, weil diese Konzepte Ihnen nicht das Rüstzeug bieten, um das Erreichte, was auch immer es sein mag, aufrechtzuerhalten. Bevor ich den Ultimativen New York Body Plan erstellt habe, dachte ich lange und eingehend darüber nach, ob ich den Sprung in diese Fitness-Sparte wagen sollte. Ich habe dann hart daran gearbeitet, ein Programm zu entwerfen, das Ihnen nicht nur die Tür zu unglaublichen körperlichen Veränderungen öffnet (Sie können Ihre Kleider- oder Hosengrößen um einige Nummern reduzieren und Ihren Körperumfang und Ihren Körperfettanteil deutlich verringern). Es ermöglicht Ihnen auch, Ihre Ergebnisse zu halten und den damit einhergehenden inneren Frieden zu wahren.

Geist, Seele und Gefühle müssen eins sein bei allem, was Sie tun. Nie wird das Mantra „Lebe bewusst in der Gegenwart" mehr angebracht sein, als wenn Sie sich in den nächsten 14 Tagen von Workout zu Workout kämpfen. Sie werden ohne Zweifel eine Menge Motivation (siehe Kapitel 2) und fast militärische Disziplin brauchen.

Der Ultimative New York Body Plan bietet Ihnen die Möglichkeit, täglich eine erstaunliche Menge an Kalorien zu verbrennen. Auch wenn die Resultate von Person zu Person variieren, sollten Sie in der Lage sein, täglich 1.500 bis 2.000 Kalorien ersatzlos zu verbrennen. Ihr Körper wird bei dieser Menge mit einem Kaloriendefizit reagieren, sodass Sie mehr und mehr Fett und Gewicht verlieren werden. Sie werden zu einer Fettverbrennungsanlage, und gleichzeitig zu einer Body-Design-Maschine. Denken Sie an einen Ferrari Testarossa! Das Muskel/Fett-Verhältnis wird bedeutend verbessert, was wiederum den Stoffwechsel anregt und dazu führt, dass Ihr „Treibstoff" tagsüber, ja sogar nachts, wenn Sie schlafen, schneller verbrannt wird.

Viele Menschen unternehmen den Versuch, ganz ohne Training irgendwie großartig auszusehen oder werden durch so genannte Experten zu dem Glauben verleitet, ein bisschen Bewegung würde schon ausreichen. Leider nein! Um Ergebnisse zu erzielen, braucht es harte Arbeit. Wenn Sie nur durch eine reine Diät Gewicht verlieren, dann entsteht mehr Muskel- als Fettverlust. Dies verlangsamt den Stoffwechsel, wodurch Sie schnell wieder an Gewicht zulegen und später nur mit Mühe wieder abnehmen können. Um wirklich großartig auszusehen, müssen Sie an Ihren Muskeln arbeiten – und dies ist nur mit Training zu erreichen! Stellen Sie sich vor, Sie wären ein Künstler und arbeiteten an einer schönen Skulptur. Sie brauchen dazu Tonerde – aber Sie brauchen auch das nötige Werkzeug, um sie zu formen und zu gestalten.

Die Trainingsübungen, die Sie in den nächsten 14 Tagen ausführen werden – und die denjenigen sehr ähnlich sind, die ich bei den „Makeover"-Kandidatinnen und anderen Klienten eingesetzt habe – sind die wirkungsvollsten, die es überhaupt gibt. Um Resultate zu erzielen, müssen Sie dennoch ein bis eineinhalb Stunden täglich trainieren. Nicht 10, nicht 30, nicht 45 Minuten, eine volle Stunde bis eineinhalb Stunden müssen Sie für diese schweißtreibenden und buchstäblich körperverändernden Workouts einsetzen. Nur so werden Sie in der Lage sein, den Durchbruch zu schaffen, jene letzten fünf überflüssigen Pfunde zu verlieren und den attraktivsten Körper Ihres Lebens zu formen.

Eine Übungsserie zu kürzen oder zu überspringen oder vom Ernährungsplan abzuweichen kann Ihre Resultate drastisch verschlechtern, deshalb sollten Sie beim Beginn dieses Programms eine klar abgesteckte Vorgehensweise haben. Bevor Sie also weitermachen, möchte ich zunächst einmal, dass Sie Ihren Palm Pilot oder Ihren Terminkalender hervorholen (falls Sie wie mein Vater sind, dann nehmen Sie eben einen Notizblock und einen Bleistift) und Ihre Übungszeiten eintragen. Betrachten Sie diese als oberste Priorität, als tägliches Ritual wie das Zähneputzen. Auf diese Weise wird es Ihnen leichter fallen, sich auch wirklich jeden Tag an diese Zeiten zu halten.

DIE PHILOSOPHIE HINTER DIESEM PROGRAMM

Meine Übungsserien (Workouts) setzen sich aus den wirksamsten Bewegungsabläufen zusammen, um Fett zu verbrennen und Ihren Körper zu formen. Einige dieser Übungen sind ziemlich fordernd. Keine davon ist ein Spaziergang. Sie werden fühlen, wie Ihr Herz pocht, wie Ihre Muskeln vibrieren – und wie Ihre Fettzellen verbrennen. Um in nur 14 Tagen den besten Körper Ihres Lebens zu formen, müssen Sie an Ihre Grenzen gehen und darüber hinaus. Während des Trainingsprozesses müssen Sie diese Grenzen auch immer wieder von neuem definieren. Sie wissen bereits oder werden zumindest schnell lernen, wie man an seine Grenzen stößt. Gleichzeitig werden Sie sich meine durchaus nachvollziehbare Trainingsphilosophie aneignen. Es braucht extreme Workouts, um außergewöhnliche Ergebnisse zu erzielen.

In den nächsten 14 Tagen werden Sie tagtäglich trainieren. Ich weiß, was Sie jetzt denken: „Brauche ich keine Pause, damit meine Muskeln sich erholen können?" Keine Regel ohne Ausnahme. Im vorliegenden Fall habe ich das traditionelle Workout-Programm abgeändert und es an ein 14-Tage-Trainingsformat angepasst. Dabei werde ich Ihren Körper zwar fordern, aber nicht schädigen. Ich habe es schon erwähnt, aber ich wiederhole es nochmals: Es handelt sich um ein sehr anspruchsvolles Programm. Im Allgemeinen empfehle ich meinen Klienten nicht, jeden Tag zu trainieren, ohne eine Pause einzulegen. Normalerweise lege ich ihnen nahe, ein oder zwei Tage pro Woche auszusetzen, um Versäumtes im Leben nachzuholen und um Kräfte zu sammeln. Für die Muskeln ergibt sich dadurch eine Ruhephase. Wenn Sie Ihren Körper an seine Grenzen bringen, überlasten Sie auch das Muskelgewebe. Um sich zu regenerieren und zu stärken, brauchen diese Muskelfasern irgendwann eine Auszeit. Während solcher Pausen sind die so genannten Satellitenzellen für die Reparatur des Muskelgewebes verantwortlich. Dadurch bilden sich dickere und längere Muskeln. Wenn Sie dagegen ohne Ruhepause Woche für Woche trainieren, werden Muskeln und Immunsystem nicht stärker, sondern schwächer, und das Resultat Ihrer bisherigen Bemühungen bricht wie ein Kartenhaus in sich zusammen. Sie könnten sogar Gewicht zulegen.

Genau aus diesen Gründen empfehle ich Ihnen, dieses extreme Trainingsprogramm nur 14 Tage lang auszuführen, und nicht länger. Nach 14 Tagen müssen Sie zur Erholung der Muskeln und des Immunsystems ein paar Tage Pause einlegen.

Normalerweise lege ich meinen Klienten auch nahe, bei Kraftübungen zwischendurch 48 Stunden Pause einzulegen. Das heißt, wenn sie am Montag den Oberkörper trainieren, können sie den unteren Teil ihres Körpers am Dienstag trainieren, aber mit dem Training des Oberkörpers müssen sie wieder bis Mittwoch warten. Dies ermöglicht die Regeneration der Muskeln. Bei meinem Ultimativen New York Body Plan werden Sie zwei Tage hintereinander gezielt mit einigen Muskelgruppen arbeiten. Dabei habe ich aber Übungen zusammengestellt, welche die gleiche Körperzone auf verschiedene Weise beanspruchen. Die Crossover-Ausfallschritte im Cardio-Sculpting (siehe Seite 62) wirken anders auf Beine und Gesäß als beispielsweise die Beinscheren bei den Bein- und Gesäßübungen. Außerdem werden nur die größeren Muskeln mehrere Tage hintereinander trainiert. In diesem Programm schenke ich vor allem den Beinen, dem Po, dem Bauch und den Schultern Beachtung – den Stellen, bei denen meine Klienten mich immer wieder bitten, Ihnen beim Formen, Straffen und Abnehmen zu helfen.

Da Sie eine hohe Anzahl von Wiederholungen bei sehr geringem Widerstand ausführen, werden Sie Ihre Muskeln weit weniger anstrengen, als wenn Sie ein klassisches Krafttraining mit hohem Widerstand durchführen würden. Dies ist in der Tat das Ziel dieses Programms. Wir werden nicht versuchen, große Muskelpakete aufzubauen; wir werden vielmehr das vorhandene Muskelgewebe formen, gestalten und trainieren. Statt den Muskel leer zu trainieren, werden Sie den Körper dazu bringen, mehr Fett effektiver zu verbrennen. Mit der empfohlenen geringen Belastung in diesem Programm sollten Ihre Muskeln jedenfalls in der Lage sein, sich innerhalb von 24 Stunden zu erholen.

Wie ich bereits in Kapitel 1 erwähnt habe, handelt es sich hierbei nicht um ein Programm für Anfänger oder für Menschen mit schwachen Nerven. Sie sollten einigermaßen fit sein, bevor Sie mit dem Hauptprogramm beginnen. Es wäre ideal, wenn Sie bereits 6 Monate trainiert oder sogar schon das Sechs-Wochen-Programm aus meinem Buch *Sound Mind, Sound Body* absolviert hätten. Sie sollten im Stande sein, 45 Minuten Herz-Kreislauf-Training (Cardio) zusammen mit gewöhnlichen Kraft- oder Straffungsübungen auszuführen. Viele der Übungen werden zudem auf einem Gymnastikball oder mit seiner Hilfe ausgeführt, was Rumpfstabilität und Balancegefühl voraussetzt. Ich würde Ihnen unbedingt empfehlen, mit einem Gymnastikball zu arbeiten und sich mit der Balance auf einem solchen Ball vertraut zu machen, bevor Sie das Programm in Angriff nehmen. In Kapitel 1 können Sie nachlesen, wie Sie im Bedarfsfall Ihren Körper auf dieses Programm vorbereiten können.

IHR TAGESPLAN

In den nächsten 14 Tagen werden Sie täglich nach dem folgenden Plan trainieren:

Sie werden 45 Minuten muskelstraffendes Kraftausdauertraining durchführen (nachfolgend Cardio-Sculpting oder Cardio-Sculpting-Workout genannt), gekoppelt mit 45 Minuten eines von mehreren möglichen Herz-Kreislauf-Trainings (nachfolgend auch Cardio oder Cardio-Training genannt), Gesamtzeit also eineinhalb Stunden – und zwar drei Tage in der ersten und vier Tage in der zweiten Woche. Das Herzstück meines Ultimativen New York Body Plan, das 45-minütige Cardio-Sculpting (siehe oben) beinhaltet 35 Übungen, die nacheinander mit hoher Intensität ausgeführt werden. Ich spreche hier von einem einzigartigen Fett- und Kalorienverbrenner, der Ihr Herz auf Touren bringt und Ihnen den Schweiß aus jeder Pore treibt.

Ich habe bei allen meinen Klienten irgendwann im Verlauf des Trainingsprogramms Versionen des Cardio-Sculpting-Workouts eingesetzt, jeweils mit großartigen Ergebnissen. Bei Heidi Klum steht normalerweise das Trainieren der Hüften, des Gesäßes, der Oberschenkel und der unteren Bauchmuskeln im Vordergrund. Der Cardio-Sculpting-Workout, den ich für Heidi kreiert habe, betont und verstärkt ihre positiven Punkte (und davon hat sie einige). Ob Sie es glauben oder nicht, ihr Körper ist eigentlich birnenförmig und benötigt deshalb Übungen wie Sumo-Ausfallschritte mit Sidekicks und Plié Squats, die sich auf die Innen- und Außenseite der Oberschenkel, das Gesäß und die unteren Bauchmuskeln konzentrieren. Liv Tyler hingegen hat einen klassischen apfelförmigen Body mit viel Gewicht im Oberkörper. Ihre Beine sind wunderschön, ideal geformt und sexy. Als ich diesem Buch den letzten Schliff gab, war ich gerade aus Los Angeles zurückgekehrt, wo ich mit Liv trainiert hatte, um sie für den roten Teppich bei der Oscar-Verleihung 2004 fit zu machen. Wir konzentrierten uns natürlich auf das Ganzkörper-Cardio-Sculpting mit Schwerpunkt auf der oberen Rückenpartie, auf den Schultern und auf den Armen. Livs Cardio-Sculpting bestand grundsätzlich aus Übungen wie Kurzhantel-Wraparounds und Bauchpressen mit dem Medizinball, welche die Muskeln ihres Oberkörpers, ihrer Arme und ihres Bauches dehnten, kräftigten und strafften. Während der Schlussarbeiten an diesem Buch erfuhr ich auch, dass Liv und ihr Ehemann Roy ihr erstes Kind erwarteten. Da Liv jung, gesund und in guter Form ist, braucht ihr Workout nicht übermäßig geändert werden. Das Ziel besteht darin, ihre Kondition aufrechtzuerhalten, die angenehmen Konturen zu bewahren und gleichzeitig die Gewichtszunahme (die natürlich zu erwarten ist) in gesunden Grenzen zu halten. Weil sie fest entschlossen ist, während der Schwangerschaft gesund und fit zu bleiben, sollte es für Liv (wie dies auch bei Heidi der Fall war) kein großes Problem sein, nach der Geburt die alte Figur wiederzuerlangen.

Da ich mir sicher bin, dass ein großer Teil meiner Leser „Apfelförmige" und „Birnenförmige" sind, habe ich diese zwei Grundtypen auch in das Cardio-Sculpting des Ultimativen New York Body Plan integriert. Sie werden also sowohl Ihre Muskeln kräftigen und straffen als auch Körperfett verbrennen. Sie können Ihr Cardio-Training und Ihr Cardio-Sculpting entweder in einer langen, eineinhalb Stunden dauernden einzigen Trainingseinheit absolvieren oder aufgeteilt auf zwei Einheiten, die eine morgens, die andere nachmittags oder abends. Wählen Sie die Variante aus, die sich am besten in Ihren Tagesablauf integrieren lässt. Ideal wäre es, wenn Sie das eine oder auch beide Programme gleich morgens auf nüchternen Magen absolvieren, weil dies zu einer maximalen Fettverbrennung führt und den Stoffwechsel für den Rest des Tages in Schwung bringt. Wenn Sie am Morgen allerdings keine Zeit für das Training haben, dann darf dies nicht als Entschuldigung dienen, es überhaupt nicht zu tun.

Vier Tage in der ersten der zweiten Wochen werden Sie (1) 15 Minuten lang Bein- und Gesäßübungen kombiniert mit 45 Minuten Herz-Kreislauf-Training (Cardio) oder (2) 15 Minuten lang Bauch-, Rumpf- und Rückenübungen kombiniert mit 45 Minuten Herz-Kreislauf ausführen (lesen Sie den „Kalender"-Abschnitt in diesem Kapitel oder den 14-Tage-Plan in Kapitel 5, um zu erfahren, welches Training an welchem Tag ausgeführt werden muss). Im Unterschied zum Cardio-Sculpting-Workout werden die Bein- und Bauchübungen Ihre Problemzonen durch wenig intensive Trainingseinheiten formen und straffen und gezielt Innen- und Außenseiten der Oberschenkel, die Hüften, das Gesäß, die untere Bauchmuskulatur, die Taille und den Bauch trainieren. Dieser unglaublich wirksame Workout wird Ihnen helfen, die kräftigen, formschönen Muskeln eines Tänzers oder eines Models auszuformen. Die Philosophie hier ist ganz einfach: Sie führen mit leichten Gewichten eine große Anzahl von Wiederholungen aus, und Sie führen spezifische und exakte Bewegungsabläufe durch, die auf bestimmte Muskelfasern jeder Muskelgruppe abzielen. Während im Cardio-Sculpting mehrere Muskelgruppen gleichzeitig angesprochen werden, zielen diese Muskelstraffungsübungen auf ganz bestimmte Stellen Ihres Körpers ab und kräftigen und formen sie. Ich behaupte nicht, dass jeder kleine Makel sofort verschwinden wird. Sie werden aber auf dem besten Weg sein, Ihren Wunschkörper zu formen. Erinnern Sie sich daran: Sie sind der Künstler, Ihr Körper ist das Rohmaterial.

Neben dem Cardio-Sculpting und dem Bein- und Bauchmuskeltraining werden Sie auch Vorschläge für verschiedene Aufwärm- und Cool-down-Übungen finden. Obwohl diese Übungen weder Kalorien verbrennen noch Muskeln formen, sind sie für Ihren Erfolg unerlässlich. Das Aufwärmen, das Warm-up, hilft dem Herz, allmählich schneller zu schlagen. Dadurch wird die Durchblutung der Muskeln gefördert und das Risiko von Muskelzerrungen reduziert. Das Cool-down, das langsame „Herunterfahren" nach dem Training, schließt wichtige Stretching-Übungen ein, die nicht nur der Lockerung des Körpers, sondern auch der Muskeldehnung dienen. Das Aufwärmen sollte vor Beginn der Übungen, der Cool-down-Workout danach stattfinden.

Alles in allem werden Sie jeden Muskel Ihres Körpers bearbeiten und sich lange, sexy, starke und straffe Muskeln formen. Viele Menschen konzentrieren sich auf nur eine Partie ihres Körpers, wie beispielsweise nur auf die Oberschenkel oder das Gesäß, und vernachlässigen den Rest. Das verhilft ihnen kaum zum Erfolg. Vielmehr wird ihr Aussehen asymmetrisch – zum Beispiel ein straffer Po, aber schlaffe Arme. Es gibt nichts Schöneres als einen symmetrisch geformten Körper, dessen Muskeln alle gleich stark ausgeprägt sind. Mein Programm führt Sie zu genau diesem Ziel. Sobald Sie es abgeschlossen haben, werden Sie einen harmonischen Körper haben.

Diese Ganzkörper-Workouts sind auch hilfreich, um bereits vorhandene Muskel-Asymmetrien auszugleichen. Viele Menschen haben auf der einen Körperseite stärkere Muskeln als auf der anderen. Die Ausrüstungsgegenstände, die Sie für dieses Programm einsetzen werden, zwingen Sie dazu, die schwächeren Muskeln genauso wie die stärkeren zu trainieren. Dadurch werden Sie muskulären Unterschieden entgegenwirken.

IHR KALENDER FÜR DEN ULTIMATIVEN NEW YORK BODY PLAN

Tragen Sie die Workouts der nächsten 14 Tage in Ihren eigenen Kalender ein.

WOCHE 1

MONTAG
Cardio-Sculpting   45 Min.
Cardio (Herz-Kreislauf-Training)   45 Min.

DIENSTAG
Bauch- und Rumpfübungen   15 Min.
Cardio   45 Min.

MITTWOCH
Cardio-Sculpting   45 Min.
Cardio   45 Min.

DONNERSTAG
Bein- und Gesäßübungen   15 Min.
Cardio   45 Min.

FREITAG
Bauch- und Rumpfübungen   15 Min.
Cardio   45 Min.

SAMSTAG
Cardio-Sculpting   45 Min.
Cardio   45 Min.

SONNTAG
Bein- und Gesäßübungen   15 Min.
Cardio   45 Min.

WOCHE 2

MONTAG
Cardio-Sculpting   45 Min.
Cardio   45 Min.

DIENSTAG
Bauch- und Rumpfübungen   15 Min.
Cardio   45 Min.

MITTWOCH
Cardio-Sculpting   45 Min.
Cardio   45 Min.

DONNERSTAG
Bein- und Gesäßübungen   15 Min.
Cardio   45 Min.

FREITAG
Cardio-Sculpting   45 Min.
Cardio   45 Min.

SAMSTAG
Bauch- und Rumpfübungen   15 Min.
Cardio   45 Min.

SONNTAG
Cardio-Sculpting   45 Min.
Cardio   45 Min.

DIE CARDIO-SCULPTING-REVOLUTION

Das Herzstück des Ultimativen New York Body Plan bildet das 45-minütige Cardio-Sculpting, das Sie an drei Tagen der ersten und an vier Tagen der zweiten Woche ausführen werden. Ich habe diese Fitness-methode entwickelt, um die Muskeln zu stärken und zu straffen und gleichzeitig die Körperfettverbrennung zu aktivieren. Cardio-Sculpting, eine Mischung aus hoch-intensiven Aerobic-Übungen und muskel-straffenden Bewegungen, wird Ihr Herz 45 Minuten lang auf Touren halten.

Ich erwähnte bereits einige Male Heidi Klum und die Workouts mit ihr. Ich hatte das Glück, mit einer weiteren Schönheit zu ar-beiten und Ihr dabei zu helfen, ihren Körper in Bestform zu bringen: Linda Evangelista. Linda ist eine Model-Ikone und ist heute so schön wie damals, als ich sie in den 80er Jahren das erste Mal auf dem Laufsteg und auf zahlreichen Titelblättern sah. Sie hat sich meine Cardio-Sculpting-Philosophie zu ei-gen gemacht. Sie brauchen nur einen Blick in die verschiedenen Modemagazine zu werfen, um sich davon zu überzeugen, dass sie nach wie vor eine Klasse für sich ist. Sie ist der beste Beweis gegen die gängige Kli-scheevorstellung, dass Models ab 30 nicht mehr konkurrenzfähig seien und ihre Figur nicht mehr halten könnten. Linda muss ge-zwungenermaßen sehr oft unterwegs und unter Zeitdruck trainieren. Ihre Workouts sind oft nur ein paar schnelle Cardio-Sculp-ting-Übungen in den schlecht eingerichte-ten Fitness-Räumlichkeiten eines Hotels (ähnlich denjenigen, die auch Sie öfter gezwungen sein werden zu benutzen). Sta-bile Stühle und das Bettende als Ersatz für die übliche Trainingsbank oder den Gymnastikball zu verwenden, ist in Ord-nung. Das Entscheidende an meinem Pro-gramm ist: Linda und auch Sie können es jederzeit und an jedem Ort absolvieren! Eines meiner strengsten und wichtigsten Prinzipien lautet dementsprechend: Es gibt keine Entschuldigung, das Training ausfallen zu lassen!

Der 45-minütige Cardio-Sculpting-Workout besteht aus folgenden Komponenten, die in ihrer spezifischen Zusammensetzung nir-gends sonst zu finden sind:

■ Kombinierte Bewegungen: Der Einsatz kombinierter Bewegungsabläufe gehört wahrscheinlich zu den wichtigsten Merk-malen dieser und vieler anderer meiner Übungen. Sie werden feststellen, dass Sie zwei Einzelübungen gleichzeitig ausführen werden. Ich kombiniere beispielsweise Jum-ping Jacks (Hampelmann) mit Schulter-Seitheben oder Schulterdrücken. Das ermöglicht Ihnen, gleichzeitig auf die Arme, die Bauchmuskulatur und/oder auf die Beine einzuwirken und einen wirksamen Workout zu gestalten. Viele Muskelgruppen gleichzeitig zu aktivieren hält die Pulsfrequenz auf Trab, sodass Sie Körperfett verbrennen und Muskeln formen können. Zwei Bewegungsabläufe gleichzeitig auszuführen erfordert zudem Konzentration. Das ist wie Gehen und Kaugummi kauen oder den Bauch reiben und gleichzeitig den Kopf tätscheln. Sie werden kaum vor sich hinträumen können, und genau das hilft Ihnen, sich auf die Übung zu konzentrieren und jede Sekunde optimal zu nutzen.

■ Selbst entwickelte Übungen: Meine eigenen Übungen wie Frog Jump, Kurzhantel-Wraparounds und Sumo-Ausfallschritte mit Sidekicks tragen dazu bei, Muskelmasse aufzubauen, die für die Förderung des Stoffwechsels nach dem Workout benötigt wird, während Sie gleichzeitig pro Workout zwischen 400 und 600 Kalorien verbrennen. Keine andere Fitnessmethode kann auf die Schnelle derart beeindruckende Ergebnisse liefern. Diese Bewegungsabläufe unterscheiden sich von allem, was Sie bislang versucht haben. Sie sind anspruchsvoll und einzigartig – und vor allem machen sie Spaß. Langeweile hat bei diesen Übungen todsicher keinen Platz. Ich habe sie im Verlauf der Jahre entwickelt und optimiert, um sie für die Bedürfnisse meiner Klienten einzusetzen. Viele dieser Übungen machen sich das eigene Körpergewicht als Widerstand zunutze, was sie auf Reisen ideal macht.

■ Hohe Wiederholungszahl, niedriges Gewicht: Andere Fitnessprogramme ermuntern zum Heben von schweren Gewichten mit nur 8 bis 12 Wiederholungen bei jeder Übung. Ein solches Training ist großartig für Männer und Frauen, die Muskelmasse zulegen möchten (denken Sie an Michel vor der Rundumerneuerung ihres Körpers). Für Frauen aber, die sich geschmeidige, sexy Muskeln wünschen, ist das sicher nicht der beste Weg. Um Muskeln zu formen, ohne an Masse zuzulegen, müssen Sie eine relativ hohe Wiederholungsanzahl (etwa 15 bis 20 pro Übung) mit kleinen Gewichten ausführen (in manchen Fällen dürfen die Kurzhanteln nicht schwerer als zwei Kilo sein) und sich auf Form und Technik konzentrieren.

AUSRÜSTUNG

Für dieses Programm benötigen Sie drei Ausrüstungsgegenstände – einen Gymnastikball, Kurzhanteln und einen Medizinball. Jedes dieser Geräte unterstützt Sie, die Hauptmuskeln des Bauchs, des seitlichen Rumpfes oder des Rückens zu belasten, während Sie andere Muskeln isoliert bearbeiten. Auf diese Weise werden Sie mindestens zwei Muskelgruppen gleichzeitig aktivieren – ein sehr wirkungsvolles Training. Die im Folgenden erwähnten Utensilien machen auch nicht viel Arbeit. Sie können sie unter dem Bett oder im Schrank verstauen und bei Bedarf hervorholen.

Gymnastikball

Der Gymnastikball – aus Vinyl und mit Luft gefüllt – kann Ihren Workout revolutionieren. Diese Bälle wurden ursprünglich in der Physiotherapie eingesetzt, um Patienten bei der Heilung einer breit gefächerten Palette von Beschwerden zu unterstützen – von Rückenschmerzen bis hin zu neurologischen Problemen. Die unstabile Oberfläche des Balls zwingt Sie dazu, zahlreiche Muskeln einzusetzen, um das Gleichgewicht zu halten. Untersuchungen haben gezeigt, dass diese Bälle fast jede Übung wirksamer gestalten. In einer Studie wurde anhand einer Übung, in der Personen Bauchpressen (Crunches) auf dem Ball machten, bewiesen, dass sie mehr Muskelfasern der Bauchmuskeln beanspruchten als Personen, welche die Übung am Boden ausführten. Und so funktioniert es: Nehmen wir an, Sie liegen auf dem Ball wie auf einer Bank und führen das traditionelle Brustdrücken aus. Erstens stärken Sie die Brustmuskeln, indem Sie die Kurzhanteln von sich weg nach oben bewegen. Aber auch die Oberschenkel- und Gesäßmuskeln werden gestrafft, da Sie die Hüften in Position halten müssen. Die Bauchmuskeln sind schließlich verantwortlich für die Wahrung des Gleichgewichts. Ist das nicht ein klasse Workout für den ganzen Körper?

Durchmesser des Balls	Körpergröße
53 cm	1,30 m bis 1,60 m
65 cm	1,61 m bis 1,80 m
75 cm	1,81 m +

Gymnastikbälle gibt es von zahlreichen verschiedenen Herstellern – von Gymnic über BodyTrends bis Duraball. Der Ball sollte von guter Qualität und Haltbarkeit sein, auch muss die Größe des Balls zu Ihrer Körpergröße passen.

Wenn Sie auf dem Ball sitzen, mit den Füßen auf dem Boden, sollten die Knie einen 90°-Winkel bilden. Die in der Tabelle angegebenen Balldurchmesser sind im Allgemeinen passend für die angegebenen Körpergrößen.

Kurzhanteln

Sie brauchen Kurzhanteln – zwischen ein und zweieinhalb Kilogramm (oder schwerer, wenn es Ihre Körperkraft erlaubt), um viele Übungen dieses Programms ausführen zu können. Ich arbeite gerne mit Kurzhanteln, weil sie die Verbindung zwischen Geist und Körper herstellen. Sie lassen Mobilität und Flexibilität zu, wodurch die Übungen optimal die spezifischen Bedürfnisse des Körpers abdecken. Durch das Trainieren mit Kurzhanteln ergibt sich zudem eine ausgeglichene Beanspruchung des Körpers. Die meisten von uns haben nämlich eine stärkere Körperhälfte. Wenn Sie beispielsweise Rechtshänder sind, dann ist Ihr rechter Arm vermutlich stärker als der linke. Wenn Sie mit beiden Händen eine Langhantel heben, wird Ihr rechter Arm mehr Kraft brauchen, um die Schwäche des linken zu kompensieren. Mit Kurzhanteln strengt sich dagegen Ihr linker Arm genauso an wie der rechte. Denken Sie daran, dass dieses Programm unzählige Wiederholungen erfordert. Auch wenn Zweieinhalb-Kilo-Kurzhanteln sich zunächst leicht anfühlen, werden sie Ihnen nach 20 Wiederholungen recht schwer erscheinen. Daher empfehle ich Ihnen, zu Beginn mit Kurzhanteln zu trainieren, die nicht mehr als ein bis eineinhalb Kilo wiegen, und erst zu zweieinhalb Kilo schweren Kurzhanteln zu wechseln, wenn Ihnen (falls das je vorkommen sollte) das Training zu leicht erscheint. Suchen Sie sich Kurzhanteln mit einem weichen Mantel aus und wählen Sie eine Farbe, die Sie mögen. Sie setzen sie so vielleicht lieber und vor allem öfter ein.

Medizinball

Dabei handelt es sich um eine neue, verbesserte Version des alten, schweren Lederballs, den Sie aus dem Sportunterricht Ihrer Schulzeit kennen. Die heutigen Medizinbälle bestehen aus weichem Kunststoff und sind in verschiedenen Gewichten und Farben erhältlich. Der Ball bringt Abwechslung und Spaß ins Training. Sie können ihn einsetzen, um jede Körperpartie zu stärken. Das Gewicht der Bälle bewegt sich zwischen ein und elf Kilo. Sie sollten einen Ball wählen, der zwischen ein und vier Kilo wiegt.

DIE WAHL IHRES HERZ-KREISLAUF-TRAININGS

Ihr tägliches Cardio-Training wird dazu beitragen, Kalorien zu verbrennen, die Herz- und Lungenfunktion zu fördern, und auch dazu beitragen, dass Sie selbst das Ziel nicht aus den Augen verlieren. Um die höchste Wirksamkeit zu erreichen, sollten Sie ein Cardio-Training durchführen, das Ihre Herzfrequenz auf Trab bringt – und wenn ich auf Trab sage, dann meine ich das auch so.

Viele Menschen entscheiden sich für Walking als Ihr Cardio-Training. Gut und recht für viele Programme, aber um den Körper in kürzester Zeit optimal zu formen – und da Sie dieses Buch lesen, nehme ich an, dass Sie genau das wollen – wird durch die Gegend marschieren ganz sicher nicht ausreichen. Hin und wieder sehe ich einen echten Power-Walker, der kräftig schreitet, die Arme bewegt und schwer atmet. Das ist aber die Ausnahme von der Regel. Die meisten Walker träumen vor sich hin, bewundern die Landschaft und bewegen sich nicht sehr intensiv, weshalb sie kaum Kalorien verbrennen. Für unser Programm reicht Walking einfach nicht aus, um die Pulsfrequenz auf ein so hohes Niveau zu bringen, dass die gewünschten Mengen an Kalorien verbrannt

und in der Folge Fettpolster zum Verschwinden gebracht werden.

Dasselbe gilt für Hometrainer auf Fahrradbasis. Die meisten Menschen strampeln gedankenlos vor sich hin, während sie gleichzeitig Musik hören oder fernsehen. Das genügt einfach nicht. Zudem bildet man mit Radfahren tendenziell massige Muskeln an den Oberschenkeln – ein weiterer Grund, warum ich es nicht empfehlen kann.

Wenn Sie ein Herz-Kreislauf-Training machen, dann müssen Sie das Gefühl bekommen, außer Atem zu sein. Sie müssen fühlen und hören, wie sich Herz- und Atemfrequenz steigern. Jede Minute zählt bei diesem Programm, und darum müssen Sie sich fordern. Aus diesem Grund schlage ich Ihnen die folgende Auswahl an Cardio-Trainings vor, die entweder den Oberkörper und den unteren Teil des Körpers gleichzeitig ins Training einbeziehen oder Sie einfach nur vor die Herausforderung stellen, Ihre Grenzen zu testen.

Treppensteiger (Gauntlet)

Eine Art Treppensteig-Gerät, das so funktioniert und aussieht wie eine Rolltreppe. Variieren Sie Ihren Schritt, indem Sie abwechselnd eine oder zwei Stufen nehmen. Bei zwei Stufen sollten Sie das Gefühl haben, dass Sie auf der Maschine einen Ausfallschritt ausführen. Strecken Sie das untere

Bein, bevor Sie nach oben steigen. Wenn Sie kleinere Schritte machen, drehen Sie die Geschwindigkeit hoch (auf mindestens 10 oder 11) und wechseln Sie in Ein- oder Zwei-Minuten-Intervallen zwischen der Ein- und der Zwei-Stufen-Variante.

■ Der Ultimative Tipp: *Während Sie auf der Maschine trainieren, verlagern Sie Ihr Gesäß nach hinten. Dies verlagert den Schwerpunkt von den Oberschenkeln und vom Quadrizeps (dem vorderen Oberschenkelmuskel) zum Gesäß und zu den Hüften und wirkt so mehr auf diese Bereiche ein. Wenn Sie bereits ein gutes Koordinations- und Gleichgewichtsgefühl haben, dann können Sie auch etwas ausprobieren, das ich kürzlich in die Workouts meiner Klienten eingebaut habe. Statt geradeaus zu schauen, drehen Sie den Körper komplett zur Seite und schreiten mit dem rechten Bein über Ihr linkes Bein. Wechseln Sie mit jeweils zehn Wiederholungen zwischen einem und zwei Schritten ab und wechseln Sie dann die Seiten. Die Wirkung ähnelt dem eines diagonalen Ausfallschrittes, da Sie über und unter dem Gesäß trainieren. Um den Oberkörper einzubeziehen (Sie dachten bestimmt, dass ich das vergessen hätte!), halten Sie ein Paar Kurzhanteln und führen Schulterdrücken und Kurzhantel-Curls aus, während Sie auf der Maschine trainieren. Nehmen Sie die Kurzhanteln aber erst hinzu, sobald Sie (a) ein gutes Koordinationsgefühl erreicht haben und (b) mit dem Treppensteiger gut zurechtkommen.*

Rudermaschine

Um auf der Rudermaschine die richtige Pulsfrequenz zu erreichen, stellen Sie die Maschine auf eine Stufe zwischen 5 und 7 ein. Rudern Sie nicht weniger als 2500 bis 5000 Meter, wofür Sie (wenn Sie gut in Form sind) 10 bis 30 Minuten brauchen werden.

■ Der Ultimative Tipp: *Wenn Sie korrekt rudern, werden Sie ganz schön spüren, wie es im unteren Teil des Gesäßes brennt – es ist dieser Teil, der, wenn er nicht gestrafft wird, unter dem Badeanzug hängt. Legen Sie also Ihr Herz und Ihren Verstand in diese Stelle und pressen Sie mit den Fersen, wenn Sie Ihre Beine strecken. Dabei muss der Bauch angespannt bleiben, während sich der Trapezmuskel (oberer Rücken zum Kopf) entspannt. So weit es den Oberkörper betrifft, liegt der Fokus dieser Übung im mittleren und oberen Teil des Rückens, wobei Sie von den Schulterblättern aus drücken. Zur Abwechslung können Sie auch mit Ober- oder Untergriff aufwärts oder abwärts Richtung Rumpf ziehen.*

Ellipsentrainer (Crosstrainer)

Meine bevorzugte Marke bei Ellipsentrainern ist der Cybex Arc Trainer. Ich mag die Bewegung und die Art, wie Quadrizeps, Hüften und Gesäß beansprucht werden, ohne die Knie zu belasten. Wie bei anderen Herz-Kreislauf-Maschinen sollten Sie auch hier keine allzu hohe Stufe einstellen. Schließlich wollen Sie Ihre Muskeln nicht verheizen, sondern einen konstant höheren Puls erreichen. Zunächst einmal stehen Zeit und Ausdauer im Vordergrund, erst dann folgt die Intensität.

■ Der Ultimative Tipp: *Verlagern Sie bei dieser Maschine das Gewicht auf Ihre Fersen. Oft sehe ich Leute, die ihren Rumpf gerade aufrichten, was den Schwerpunkt zu stark auf den Quadrizeps legt. Strecken Sie das Gesäß so weit es geht nach hinten, weil dann Gesäß, Kniesehnen und die Innen- und Außenseiten der Oberschenkel einbezogen werden, ohne den Schwerpunkt auf den Quadrizeps zu verlegen. Nehmen Sie diesen Ratschlag bitte sehr ernst, es handelt sich wahrscheinlich um einen verbreiteten Fehler, den ich beim Ellipsentrainer immer wieder beobachte. Denken Sie daran, dass Sie keine dicken Muskeln an den Oberschenkeln wollen (außer, Sie möchten sich für einen Kniebeugen-Wettkampf qualifizieren).*

Sprungseil

Falls Sie gerne Seil springen, dann tun sie das etwa 30 Minuten lang (oder wenn möglich länger). Falls Sie nicht so lange ununterbrochen Seil springen können, dann springen Sie eben in Intervallen und nehmen dafür die folgenden Übungen mit ins Spiel, um den Einsatz zu erhöhen.

■ Der ultimative Tipp: *Um das Cardio-Feuer weiter zu schüren, während Sie mit dem Seilspringen kurz aussetzen, machen Sie ab-* *wechselnd Liegestütze oder Jumping Jacks (Hampelmann) mit Schulterdrücken oder Frog Jumps (Strecksprünge).*

Laufen

Wenn Sie gerne laufen, hier dürfen Sie sich austoben! Aber kein Sightseeing-Jogging bitte! Zeit ist ein Luxus, den Sie nicht haben. Variieren Sie das Tempo und versuchen Sie, falls sich Hügel in der Umgebung befinden, eine Art von Geländelauf zu absolvieren. Machen Sie Sprints über jeweils mindestens 400 Meter mit einer Geschwindigkeit von mindestens neun bis zehn Stundenkilometern. Falls Sie dieses Tempo weder einschlagen noch durchhalten können, dann versuchen Sie eine andere Form von Herz-Kreislauf-Training, die Ihrem Fitness-Niveau besser entspricht (Ellipsentrainer, Rudermaschine, Seilspringen oder auch Jumping Jacks mit Schulterdrücken).

■ Der Ultimative Tipp: *Gestalten Sie Ihr Lauftraining etwas anspruchvoller, indem Sie hin und wieder rückwärts laufen – natürlich nicht auf verkehrsreichen Straßen oder an einem Ort, wo Sie riskieren, in etwas oder in jemanden hineinzulaufen. Sie können auch seitlich versetzt laufen, rechter Fuß über den linken, linker Fuß über den rechten. In den USA kennt man diese Übung vom Football, Baseball oder Feldhockey her. Sie ist extrem anspruchsvoll, aber auch sehr effektiv.*

MACHEN SIE DAS BESTE AUS JEDEM WORKOUT

Damit Sie beim Übungsteil des Ultimativen New York Body Plan das Optimum erreichen, hier ein paar wichtige Ratschläge:

◼ Trainieren Sie bewusst: Der Geist ist bei Workouts ein mächtiger Verbündeter. Die meisten Menschen trainieren unbewusst und schalten irgendwie ab, wenn sie trainieren. Natürlich kann man trainieren, ohne wirklich bei der Sache zu sein. Aber seine Ziele erreicht man auf diese Weise nicht. Falls Sie während des Trainings fernsehen, vor sich hin träumen oder mit einem Freund plaudern, werden Sie die feinen, aber wichtigen Signale, die Ihr Körper aussendet, kaum wahrnehmen. Wenn Sie nicht bewusst trainieren, sondern stattdessen lediglich die Bewegungsabläufe eines dann wenig inspirierenden Workouts „abhaken", dann stumpft das sowohl Geist als auch Muskeln ab. Sobald Sie aber mit Leib und Seele dabei sind, jeden Atemzug hören, jede Muskelbewegung spüren, schaffen Sie auch ein paar zusätzliche Wiederholungen und können sich bis an Ihre Grenzen treiben. Wo die unbeteiligte Seele das Handtuch wirft, steht dem bewussten Geist der Sinn nach mehr. Indem Sie sich wirklich engagieren

und „bewusst in der Gegenwart" bleiben, können Sie Ihre Grenzen gefahrlos nach vorne schieben und Schritt für Schritt jede Herausforderung annehmen. Sie werden Ihre körperliche Verfassung nach und nach verbessern und damit jede Bewegung wirksamer machen. Sie werden sich zudem mit mehr Power und Energie bewegen. Nehmen Sie also den Rat der Yoga-Meister an und trainieren Sie immer bewusst. Spüren Sie jede Bewegung, jeden Atemzug und jeden Herzschlag. Wenn Sie sich bewusst auf die Übungen konzentrieren, werden Sie tatsächlich fühlen, wie sich das Muskelgewebe verändert, wie es Form annimmt und sich in die Länge strafft. Nochmals: Denken Sie daran, Sie sind der Künstler, und Ihr Körper ist das Rohmaterial.

Kürzlich nahm ich eine Klientin zur Seite, die meiner Meinung nach nicht wirklich alles aus Ihrem Training herausholte. Ich hatte eines dieser in solchen Situationen notwendigen Gespräche mit ihr und teilte ihr mit, was meiner Meinung nach bei ihren täglichen Trainingseinheiten geschah beziehungsweise nicht geschah. Während ihres Herz-Kreislauf-Trainings, das oft eine Stunde dauerte, kam sie zwar definitiv ins Schwitzen und verbrannte Kalorien, nahm aber nicht ab und erzielte nicht die Ergebnisse, die sie meiner Meinung nach hätte erreichen müssen. Ich bohrte nach und fand heraus, dass sie nicht nur ein portables E-Mail-Gerät bei sich hatte, sondern auch ihr Handy benutzte, Musik hörte und sich durch das Fernsehprogramm zappte. Ein ziemlich klarer Fall von Teilnahmslosigkeit und Trennung von der inneren Stimme! Darüber hinaus brachte sie auch zu viel Stress aus ihrer Arbeit und ihrem Privatleben mit in den Fitnessraum.

Ich sagte ihr, dass alles seine Zeit und seinen Platz habe. Um aber ihre Trainingseinheiten optimieren zu können, müsse sie ihr ganzes Klimbim am Eingang abgeben! Seit diesem Gespräch habe ich große Fortschritte festgestellt, was ihre Konzentration auf die Trainingseinheiten angeht – auch die TV-Fernbedienung umklammert sie nur noch beim Cardio-Training. Sie ist jetzt auf dem richtigen Weg, um ihre Workouts konzentrierter und weit wirkungsvoller auszuführen.

■ Spüren Sie die Intensität: Für jede Übung dieses Programms habe ich eine Anzahl von Wiederholungen (wie oft eine bestimmte Bewegung wiederholt werden sollte) und „Sets" oder „Sätze" (wie oft eine Übung als solche wiederholt werden sollte) vorgeschlagen. Noch lieber wäre mir aber Folgendes: Tauchen Sie ein in die Einheit von Geist und Körper und finden Sie selbst diejenige Anzahl von Wiederholungen und Sätzen heraus, die Ihrer individuellen körperlichen Verfassung und Ihrem Fitness-Niveau am besten entspricht. Kein Mensch gleicht völlig einem anderen. Zwölf Frog Jumps (Strecksprünge) zwingen den einen für den Rest des Tages auf die Couch, lassen einen anderen dagegen völlig kalt. Und: Auch wenn Sie sich am Montag stark fühlen, könnte sich dies am Dienstag oder Mittwoch ändern. Vielleicht brauchen Sie einmal mehr, einmal weniger Wiederholungen oder Sätze, je nachdem, wie Ihr Körper jeweils reagiert.

Hören Sie auf Ihren Körper, um die individuelle Anzahl von Wiederholungen und Sätzen herauszufinden. Nehmen Sie sich vor, die Muskeln auf eine gesunde Art auszupowern, indem Sie Ihre individuellen „Anstrengungsgrenzen" wahrnehmen. Wenn Sie mit einer Trainingseinheit fertig sind, sollten Sie sich so fühlen, als hätten Sie mit den entsprechenden Muskelgruppen bis ans Limit trainiert. Das könnte mit 15, aber auch erst mit 20 Wiederholungen erreicht sein. Es spielt keine Rolle, wie lange Sie dazu brauchen, wichtig ist, dass Sie den Ehrgeiz entwickeln, so weit zu kommen. Das 45-minütige Cardio-Sculpting ist vor allem eines: eine immer größer werdende Anhäufung von Wiederholungen. Am Anfang mag Ihnen das harmlos erscheinen, aber nur zu bald wird es Ihren Körper zum Sieden bringen und Ihr Herz wie wild pochen lassen. Sie werden nur so sprühen vor Energie. Bleiben Sie stark, konzentriert und beharrlich, dann werden Sie keine großen Probleme haben.

■ Halten Sie Ihre Gelenke locker: Wenn Sie aufrecht stehen, strecken Sie nie Ihre Knie oder Ellbogen durch. Lassen Sie sie immer locker. Das heißt nicht, dass Sie wie ein Fisch auf dem Trockenen herumzappeln sollen. Die Gelenke sollen einfach in leichter Beugehaltung und dennoch fest und federnd flexibel sein. Auf diese Weise können Sie die Muskeln um die Gelenke gut trainieren, ohne diese zu belasten. Dies ist besonders wichtig, wenn Sie springen, wie beispielsweise bei gesprungenen Ausfallschritten, Frog Jumps oder Jumping Jacks. Landen Sie federnd, konzentrieren Sie sich auf Ihr Gesäß und fangen Sie den Aufprall auf den Fersen entlang der Kniesehnen und durch die Beine hindurch auf. Wenn Sie mit steifen Beinen auf dem Boden landen, dann fühlen Sie unweigerlich einen Schlag in den Gelenken – was Sie ja nicht wollen.

■ Benutzen Sie einen Spiegel: Sie werden vielleicht beim ersten oder sogar auch beim zweiten Trainingsdurchgang etwas länger als angegeben brauchen, je nachdem, wie vertraut Sie mit dem Gymnastikball sind – es kann eine Weile dauern, bis Sie sich daran gewöhnen. Am besten üben Sie vor einem Spiegel, weil Sie dann die Form der Ausführung beobachten können. Wenn Sie eine Bewegung ausführen, sollten Sie bewusst wahrnehmen, wo in Ihrem Körper sie stattfindet. Fühlen Sie sie an der richtigen Stelle? Wenn nicht, dann versuchen Sie herauszufinden, wie Sie Ihre Bewegungsabläufe korrigieren können. Fassen Sie zum Beispiel während der Übung den Muskel an, den Sie bei Ihrer Bewegung aktivieren wollen. Das hilft Ihnen, die Körpermechanik zu überwachen und kleine Korrekturen vorzunehmen, die zur Optimierung der Resultate beitragen. In diesem Fall hat der Blick in den Spiegel nichts mit Eitelkeit zu tun. Obwohl manche von uns hin und wieder gerne in den Spiegel schauen, liegen die Prioritäten hier anders: Überprüfen Sie die Form der Ausführung und stellen Sie eine ganzheitliche Geist-Körper-Verbindung her. So können Sie gewährleisten, dass Form und Technik stimmen, wenn Sie Ihre Übungen ausführen.

■ Machen Sie es richtig: Ich habe es zwar bereits erwähnt, sage es aber nochmals: Ihr Herz und Ihr Verstand müssen an der Stelle sein, die Sie gerade trainieren. Das ist nicht kitschig gemeint. Denken Sie daran, wenn Sie auch nur einen Ausfallschritt machen, und lassen Sie das Ihr Mantra werden. Nur wenn Sie Kopf und Körper gleichzeitig einsetzen, werden Sie die Übung korrekt machen. Und deswegen habe ich für meinen 14-tägigen Ultimativen Body Plan für jeden Moment und für jede Bewegung auch explizite Beschreibungen erarbeitet. Es gibt einige Dinge im Leben, die nicht zwingend schwarz oder weiß sind. Wenn es aber um Übungsform und -technik geht, dann gibt es nur einen einzigen akzeptablen Weg, um das Training auszuführen, nämlich meinen! Ich habe dieses Training und die geeignete Ausführungsform für jede Übung kreiert und getestet. Wenn Sie beispielsweise Ausfallschritte machen, müssen Sie den Halt auf die Ferse des vorderen Beins verlagern und darauf achten, dass das Knie nicht zu stark gebeugt wird. Wenn Sie sich vorstellen, wie Ihre Ferse diese Bewegung stützt, dann fällt es Ihnen leicht zu verstehen, wie die Kraft des Ausfallschrittes von den Fersen her hinauf durch die Kniesehnen und Hüften zum Gesäß wandert. Folglich werden Sie es merken, wenn Sie die Bewegung falsch ausführen, und dann wissen, wie Sie dies korrigieren können.

Ihnen stehen nur 14 Tage zur Verfügung, um den Traumkörper Ihres Lebens zu formen. Da müssen Sie alles richtig machen. Die richtige Grundhaltung des Körpers ist bei jeder Übung identisch. Um sich diese anzueignen, konzentrieren Sie sich im Stand auf Ihren Bauch. Spannen Sie Ihren Unterleib an und ziehen Sie ihn nach innen. Spannen Sie gleichzeitig das Gesäß an. So ist das Becken nach hinten gekippt, was den unteren Teil des Rückens flach hält und stützt. Verlagern

Sie Ihr Gewicht weg von den Fußballen auf die Fersen. Ziehen Sie Ihre Schulterblätter zurück, sodass sie näher zusammen kommen und der Brust mehr Dehnung ermöglichen. Konzentrieren Sie sich auf Ihren Kopf, richten Sie ihn auf den Körper aus und halten Sie ihn mittig zwischen den Schultern.

Sobald Sie diese Position eingenommen haben, schließen Sie die Augen und spüren Sie, wie es sich anfühlt. Diese Grundhaltung werden Sie immer wieder annehmen, egal ob Sie stehen, sitzen oder liegen: Schultern nach hinten, Bauchmuskeln und Gesäß straff.

■ Bleiben Sie in Ihrer Einstellung positiv: Ein Klient erzählte mir einmal, dass ich wie Yoda aus „Krieg der Sterne" aussähe. Ich war gleichzeitig amüsiert und irgendwie beleidigt. Als ich darüber nachdachte, wurde mir aber klar, dass Yoda und ich tatsächlich viele Prinzipien und Glaubenssätze teilen. Yoda war ein Lehrer. Das war seine Passion. Ich spüre diese Passion ebenfalls. Er glaubte an die Kraft der positiven Energie. Seine Anweisung „Versuche es nicht … tu es!" entspricht genau meiner Einstellung. Ich habe dieses Mantra in mein Leben eingeflochten und gebrauche es immer, wenn ich meine Klienten beim Training instruiere. Alles ist möglich, wenn wir es wollen und an unsere eigene Unbezwingbarkeit glauben. Das macht dieses Programm natürlich nicht weniger anspruchsvoll. Vielleicht ist es sogar das physisch und mental Anstrengendste, was Sie je gemacht haben. Nach diesen 14 Tagen werden Sie aber spüren, wie sehr Sie stärker sind und an Ausdauer und Selbstvertrauen gewonnen haben, weit mehr vielleicht, als Sie ohne dieses Programm je erreicht hätten. Wenn Sie die Bedeutung des positiven Denkens verstanden haben, dann können Sie auch nachvollziehen, dass das Gegenteil – negative Energie – Sie von positiven Dingen abhalten und auch daran hindern würde, sowohl bei diesem Programm als auch überhaupt im Leben erfolgreich zu sein.

■ Glauben Sie an sich selbst: Diese Übungen dürfen Ihnen ruhig schwierig vorkommen. Man muss hart an sich arbeiten, um einen tollen Körper zu bekommen. Seien Sie nicht deprimiert oder enttäuscht, wenn Ihnen die Workouts Ihre Grenzen aufzeigen. Kopf hoch! In zwei Wochen werden Sie stärker, schlanker und straffer sein, als Sie es seit langer Zeit oder überhaupt je im Leben gewesen sind. Und erinnern Sie sich daran, während Sie sich auf dieses Programm vorbereiten, dass sich der Unterschied zwischen Erfolg und Misserfolg nicht allein in Zentimetern, Kilos und Fettanteil-Prozenten messen lässt. Auf dem Weg zum knackigen Po dürfen Sie nie vergessen, worum es wirklich geht, nämlich dass Sie selbst stark werden. Alles ist erreichbar.

Nicht alle meiner Klientinnen tragen Größe 34. Nicht alle können so zierlich sein. Bedenken Sie immer, dass wir zusammen das erreichen wollen, was das Beste für Sie persönlich ist, und nicht das, was jemand anderer dafür hält.

DAS ULTIMATIVE WARM-UP

Die folgende Übungsserie wird Sie drei bis fünf Minuten beschäftigen. Führen Sie diese Aufwärmübungen vor dem Cardio-Sculpting-, den anderen Workouts und dem Cardio-Training aus. Das Warm-up bereitet Herz, Lungen, Muskeln und Geist auf das Training vor. Es steigert die Herzfrequenz allmählich, sodass die Muskeln gut durchblutet und vor plötzlicher Überdehnung geschützt werden.

Stretching des ganzen Oberkörpers

A. Sie stehen hüftbreit, heben die Arme über den Kopf und ziehen den ganzen Körper mit Ihren Fingerspitzen nach oben in die Länge.

B. Entspannen Sie Ihre linke Körperhälfte leicht und halten sie den linken Arm über den Kopf. Strecken Sie nun den rechten Arm über die Fingerspitzen nach oben. Dann entspannen Sie die rechte Körperhälfte und strecken den linken Arm über die Fingerspitzen nach oben. Dehnen Sie abwechselnd für 30 Sekunden Ihre linke und rechte Seite.

Stretching des seitlichen Rumpfes

A. Sie stehen hüftbreit, heben die Arme über den Kopf und strecken den ganzen Körper bis in die Fingerspitzen.

B. Spannen Sie die Bauchmuskulatur an und nehmen Sie die Brust raus, Strecken Sie sich nach oben und beugen Sie sich nach links in die Seitneigung, wobei Sie die rechte Seite Ihres Oberkörpers verlängern und die Streckung durch die Rippen auf der rechten Körperseite und in der rechten Hälfte des Rückens spüren. Dann neigen Sie den Rumpf nach rechts, wobei Sie die linke Körperseite verlängern. Dehnen Sie Ihre linke und rechte Rumpfseite abwechselnd insgesamt 30 Sekunden lang.

Stretching der Oberschenkelinnenseite

A. Sie stehen in einem breiten Winkel von ungefähr einer Beinlänge auseinander.

B. Beugen Sie das rechte Knie, verlagern Sie das Körpergewicht auf die rechte Seite und legen Sie beide Handflächen auf den rechten Oberschenkel. Halten Sie Ihr linkes Bein für 20 Sekunden gestreckt. Nun gehen Sie in die Ausgangsposition zurück und wiederholen die Übung auf der linken Seite.

Aufwärmen mit Plié Squat (Plié Squat Warm-up)

A. Sie stehen in einem breiten Winkel von ungefähr einer Beinlänge auseinander. Drehen Sie die Fußspitzen um 45° nach außen und die Fersen nach innen. Beugen Sie die Knie und gehen Sie in eine halbe Hocke. Kippen sie das Becken nach vorne und nehmen Sie die Knie seitlich zurück (Knie dürfen nicht nach vorne fallen).

B. Mit aufrechtem Rumpf, angespannten Bauchmuskeln und den Handflächen auf den Oberschenkeln halten Sie diese Position und heben Ihre linke Ferse an, sodass Sie auf dem linken Fußballen stehen. Senken Sie die linke Ferse und heben Sie die rechte Ferse. Nun abwechselnd linke und rechte Ferse anheben, insgesamt 30 Sekunden lang.

Rumpf-Rotation mit Medizinball

A. Ihre Füße stehen etwas mehr als eine Hüftbreite voneinander entfernt. Halten Sie einen Medizinball mit beiden Händen. Die Arme sind dabei von der Brust weggestreckt.

B. Drehen Sie den Oberkörper nach rechts und halten Sie den Ball weiterhin mit gestreckten

Armen von der Brust weg. Gehen Sie in die Ausgangsposition zurück und drehen Sie sich dann nach links. Zwischen links und rechts abwechseln, insgesamt 30 Sekunden lang.

Around the World

A. Ihre Füße stehen etwas mehr als eine Hüftbreite voneinander entfernt. Platzieren Sie einen Medizinball etwas seitlich versetzt vor Ihren rechten Fuß. Beugen Sie sich dann aus den Hüften nach vorne und nehmen Sie den Ball (der am rechten Fuß liegt) in beide Hände.

B. Heben Sie den Ball in einem Halbkreis rechts vom Kör-

per nach oben über den Kopf hoch und links am Körper wieder nach unten, bis Sie am Boden nahe der Außenseite Ihres linken Fußes landen. Wiederholen Sie den Halbkreis auf der rechten Seite. Kreisen Sie rechts und links, links und rechts, 30 Sekunden lang.

45 MINUTEN CARDIO-SCULPTING-WORKOUT

Führen Sie die folgende Übungsserie drei- beziehungsweise viermal pro Woche durch (wie im Abschnitt „Ihr Kalender für den Ulti- mativen New York Body Plan" ausgeführt). Ich habe diese Übungen mit strategischen Erholungspausen konzipiert. Sie werden Bewegungsabfolgen machen, die Ihr Herz auf Trab bringen, und dann wieder Kräfti- gungsübungen, die Ihre Pulsfrequenz redu- zieren und auf einem niedrigeren Level einpendeln. Anschließend wird die Pulsfre- quenz erneut beschleunigt. Setzen Sie sich das Ziel, die Übungen ohne Unterbrechun- gen durchzuführen. Zu Beginn werden Sie vielleicht das Gefühl haben, ab und an ver- schnaufen zu müssen. Versuchen Sie, sobald Sie etwas fortgeschritten sind, Ihre Pausen auf ein Minimum zu beschränken.

Viele Übungen in diesem Programm ver- langen ein gutes Balancegefühl, Koordina- tion, Ausdauer und Kraft. Nehmen Sie die- ses Programm nicht in Angriff, ehe Sie den Fitnesstest in Kapitel 1 und, wenn nötig, das Fitness-Vorprogramm absolviert ha- ben. Das Fitness-Vorprogramm fördert Balancegefühl, Koordination, Kraft und Herz-Kreislauf-Fitness und versetzt Sie in die Lage, das Cardio-Sculpting ohne ge- sundheitliche Schäden auszuführen.

Kniebeuge auf Gymnastikball (Ball Tap)

A. Sie stehen hüftbreit, gleich hinter Ihnen liegt der Gymnastikball.

B. Gehen Sie in die Knie- beuge und setzen Sie sich auf den Ball. Das Gesäß be- rührt den Ball, dann geben Sie von den Fersen her Druck und stehen wieder auf. Vermeiden Sie es, den Trampo- lineffekt des Balles auszunutzen. Wiederholen Sie diese Übung 20- bis 30-mal.

Ball Tap mit Medizinball

A. Sie stehen hüftbreit, gleich hinter Ihnen liegt der Gymnastikball. Nehmen Sie den Medizinball in beide Hände, und halten Sie ihn mit gebeugten Armen vor der Brust.

B. Gehen Sie in die Kniebeuge und setzen Sie sich auf den Gymnastikball. Das Gesäß berührt den Ball. Dann geben Sie von den Fersen her Druck und erheben sich in den Stand.

C. Heben Sie den Medizinball über den Kopf, indem Sie die Arme strecken. Bringen Sie den Ball wieder auf Brusthöhe. Wiederholen Sie diese Übung 20- bis 30-mal.

Seitlicher Ausfallschritt mit Medizinball (Holzhacker)

A. Ihre Füße stehen etwas mehr als eine Hüftbreite voneinander entfernt. Nehmen Sie den Medizinball mit beiden Händen und halten Sie ihn über Ihre rechte Schulter, als wäre er eine Axt, die Sie gleich schwingen werden.

B. Beugen Sie das linke Knie, senken Sie sich in eine halbe Kniebeuge und halten Sie das rechte Bein gestreckt. Während Sie das Knie beugen, schwingen Sie Ihre Axt (den Medizinball) mit einer diagonalen Holzhacker-Bewegung und führen den Ball in Richtung linkes Knie und daran vorbei. Gehen Sie zurück zur Ausgangsposition. Nach 20 bis 30 Wiederholungen links wiederholen Sie die Übung auf der rechten Seite.

Laufen auf der Stelle mit dem Medizinball

A. Sie stehen hüftbreit. Nehmen Sie den Medizinball in beide Hände. Strecken Sie die Arme auf Brusthöhe nach vorn.

B. Joggen Sie für 30 Sekunden auf der Stelle, wobei Sie den Medizinball auf Brusthöhe nach vorne strecken. Verlagern Sie nicht das ganze Gewicht auf Ihre Zehen, weil dies Ihre Kniegelenke zu sehr belasten würde. Ich empfehle Ihnen wie immer, das Körpergewicht so zu verteilen, dass eine übermäßige Belastung der Knie vermieden wird. Bei dieser Übung sollten Sie das Gewicht auf die Fußballen verlagern.

C. Joggen Sie weiterhin auf der Stelle, während Sie mit gestreckten Armen den Rumpf nach links drehen. Joggen Sie weitere 30 Sekunden. Dann drehen Sie den Rumpf nach rechts und joggen wieder 30 Sekunden.

Jumping Jacks (Hampelmann) mit Schulterdrücken

A. Sie stehen hüftbreit. Sie nehmen eine Kurzhantel in jede Hand. Beugen Sie die Ellbogen und halten Sie die Hände auf Ohrenhöhe.

B. Springen Sie mit beiden Füßen in eine weite Beinstellung. Drücken Sie die Kurzhanteln gleichzeitig über den Kopf und halten Sie sie über den Schultern. Springen Sie dann wieder in die Ausgangsposition zurück, während Sie die Kurzhanteln auf Ohrenhöhe absenken. Machen Sie 20 bis 30 Wiederholungen.

Jumping Jacks mit Schulterseitheben

A. Sie stehen hüftbreit. Nehmen Sie eine Kurzhantel in jede Hand, halten Sie die Arme seitlich am Körper und drehen Sie die Handflächen nach innen.

B. Springen Sie mit beiden Füßen in eine weite Beinstellung und heben Sie gleichzeitig die Arme gestreckt bis auf Schulterhöhe nach außen. Springen Sie dann wieder in die Ausgangsposition zurück, während Sie die Arme senken. Machen Sie 20 bis 30 Wiederholungen.

Schattenboxen mit Kurzhanteln

A. Nehmen Sie in jede Hand eine Kurzhantel und stehen Sie mit angespannten Bauchmuskeln und geradem Rücken. Boxen Sie mit der linken Faust diagonal und führen Sie einen Punch auf Rumpfhöhe nach rechts aus. Gehen Sie dann mit einer Kniebeugung in eine geduckte Haltung, als wollten Sie einem entgegenkommenden Punch ausweichen. Wiederholen Sie die Übung auf der anderen Seite, wobei Sie das gebeugte Bein von den Fersen her bis ins Gesäß strecken. Wiederholen Sie diesen Bewegungsablauf 20- bis 30-mal.

B. Während der linke Ellbogen an den Rippen anliegt und die Fingerknöchel nach oben zeigen, schlagen Sie mit der Faust aufwärts, als würden Sie jemandem einen Kinnhaken verpassen und versuchen, ihn vom Boden hoch zu heben. Weichen Sie mit einer Kniebeugung zurück, wobei Sie das Gewicht auf die Fersen verlagern. Wiederholen Sie diesen Bewegungsablauf mit dem anderen Arm, während Sie die Beine strecken. 20 bis 30 Wiederholungen auf jeder Seite.

C. Heben Sie Ihren gebeugten Arm an, sodass der Oberarm parallel zum Boden ist. Führen Sie einen Seitwärtshaken aus, als würden Sie jemandem einen Schlag seitlich am Kiefer versetzen. Weichen Sie mit einer Kniebeugung zurück, wobei Sie das Gewicht auf die Fersen verlagern. Wiederholen Sie diesen Bewegungsablauf mit dem anderen Arm, während Sie die Beine strecken. 20 bis 30 Wiederholungen auf jeder Seite.

Wadenheben mit Kurzhanteldrücken

A. Sie stehen hüftbreit. Nehmen Sie eine Kurzhantel in jede Hand. Sie platzieren Ihre Hände auf Ohrenhöhe, die Ellbogen sind nach außen gedreht.

B. Heben Sie Ihre Fersen an und stellen Sie sich auf die Fußballen, gleichzeitig drücken Sie die Kurzhanteln über den Kopf gerade nach oben und wieder zurück auf Brusthöhe. Bringen Sie die Fersen wieder zu Boden und wiederholen Sie die Übung 20- bis 30-mal.

Strecksprung nach hinten mit Medizinball
(Squat Thrusts with Medicine Ball)

A. Sie stehen etwas weiter als Hüftbreite. Halten Sie den Medizinball beidhändig mit gebeugten Ellbogen auf Brusthöhe.

B. Beugen Sie Ihre Knie, strecken Sie Ihr Gesäß nach hinten und kommen Sie in eine Hocke.

C. Halten Sie die Knie nach wie vor gebeugt, während Sie sich von den Hüften aus nach vorn beugen und den Medizinball auf den Boden unter Ihrem Brustbein ablegen.

D. Drücken Sie jetzt die Hände auf den Medizinball, während Sie mit einem Sprung Ihre Beine nach hinten strecken, sodass Sie in die Liegestütz-Position kommen. Die Bauchmuskeln

bleiben die ganze Zeit angespannt. Stoßen Sie Ihre Beine in die Ausgangsposition zurück. Führen Sie 10 bis 15 Wiederholungen aus. Bleiben Sie während der letzten Wiederholung in dieser modifizierten Liegestütz-Stellung und gehen Sie weiter zum „Bergklettern".

„Bergklettern" mit Medizinball

A. Gehen Sie von der modifizierten Liegestütz-Position in eine Strecksprung-Position über, beugen Sie das rechte Knie und ziehen es an. Der rechte Oberschenkel befindet sich nun unter der rechten Rumpfseite.

B. Springen Sie mit dem rechten Bein zurück, während Sie gleichzeitig das linke Knie beugen. Fahren Sie 15 bis 30 Sekunden links und rechts abwechselnd fort. Kehren Sie dann zu den Strecksprüngen (Squat Thrusts) für einen zusätzlichen Satz (10 bis 15 Wiederholungen) zurück. Dann wechseln Sie wieder zum „Bergklettern" und wiederholen dort eine zusätzliche Einheit, bevor Sie zu den nun folgenden Liegestützen übergehen.

Liegestütze mit Gymnastikball

A. Liegestütze wirken sowohl auf Arme und Brust als auch auf die Bauchmuskeln ein und ermöglichen einen reibungslosen Übergang zu den folgenden Übungen. Wir werden auf diesen Seiten Liegestütze, Ball Tucks und Pikes in ein eigenständiges Mini-Training zusammenführen.

Legen Sie als Erstes Ihren Bauch auf den Gymnastik-ball und Ihre Handflächen auf den Boden vor dem Ball. Bewegen Sie sich mit den Händen vorwärts, in-dem Sie mit dem Rumpf nach vorne gleiten, bis Sie in die Liegestütz-Position kommen; Oberschenkel, Unterschenkel oder Fußballen bleiben auf dem Ball (Anmerkung: Mit den Oberschenkeln auf dem Ball ist die Ausführung leichter, mit den Unterschenkeln mittelschwer, mit den Fußballen oder Zehen am schwersten). Stützen Sie Ihre Handflächen auf den Boden unterhalb Ihrer Brust. Die Bauchmuskeln müssen angespannt und der Rücken gerade sein. Senken Sie die Hüften nicht ab.

B. Beugen Sie Ihre Ellbogen seitlich nach außen, während Sie Gesicht und Brust zum Boden absenken. Atmen Sie aus, während Sie die Ellbogen strecken und drücken Sie sich zurück

 zur Ausgangsposition. Führen Sie 10 bis 15 Wiederholungen aus. Bleiben Sie in der Liegestütz-Position und gehen Sie direkt zur nächsten Übung (Ball Tucks) über.

Liegestütze mit Heranziehen des Gymnastikballs (Ball Tucks)

A. Mit den Fußballen auf dem Gymnastikball, in der Liegestütz-Position, beugen Sie die Knie und bewegen sie zur Brust.

B. Strecken Sie Ihre Beine, während Sie den Ball in die Ausgangsposition zurückrollen. Die Bauchmuskeln bleiben die ganze Zeit angespannt. 10 Wiederholungen.

C. Bewegen Sie die Knie in Richtung der rechten Achselhöhle. Strecken Sie die Beine, während Sie den Ball in die Ausgangsposition zurückbringen. Die Bauchmuskeln bleiben die ganze Zeit angespannt. 10 Wiederholungen.

D. Bewegen Sie die Knie in Richtung der linken Achselhöhle. Strecken Sie die Beine, während Sie den Ball in die Ausgangsposition zurückbringen. Die Bauchmuskeln bleiben die ganze Zeit angespannt. 10 Wiederholungen. Bleiben Sie in der Liegestütz-Position und gehen Sie über zu den Pikes.

Liegestütze auf Gymnastikball mit Hüftbeugung nach oben (Pikes)

A. Von der Liegestütz-Position aus mit den Fußballen auf dem Gymnastikball heben Sie die Hüften gegen die Decke an. Während Sie den Ball Richtung Körpermitte bewegen, bleibt die Bauchmuskulatur angespannt und die Beine sind gestreckt. Ihr Oberkörper sollte ein umgedrehtes „V" bilden. Halten Sie diese Stellung 10 bis 15 Sekunden.

B. Kehren Sie zu den Liegestützen zurück und wiederholen Sie ein oder zwei Mal Liegestützen, Ball Tucks und Pikes in Folge.

Platypus Walk (Schnabeltier-Gang)
mit Medizinball

A. Nehmen Sie einen Medizinball in beide Hände und strecken Sie die Arme über den Kopf. Gehen Sie in die Sitzhocke, bis die Knie vertikal auf Höhe der Zehen sind, und strecken Sie das Gesäß so weit wie möglich nach hinten.

B. Behalten Sie eine gerade Oberkörperhaltung bei und bewegen Sie sich nach vorn, wobei Sie sich jeweils mit den Fersen abstoßen. Wenn Sie diese Übung korrekt ausführen, werden Ihr Gesäß und die Innenseite der Oberschenkel wie ein Fegefeuer brennen. Bewegen Sie sich auf diese Weise durchs Zimmer, drehen Sie sich um und marschieren Sie zurück. Falls es sich um ein kleines Zimmer handelt, sollten Sie diese Übung gleich noch einmal machen, bevor Sie zu den Ausfallschritten übergehen.

Gesprungener Ausfallschritt

A. Sie stehen hüftbreit und machen mit dem rechten Fuß einen großen Schritt nach vorn. Dann senken Sie sich in einen Ausfallschritt hinab, bis Sie mit beiden Beinen einen rechten Winkel bilden.

B. Stoßen Sie sich mit beiden Füßen ab, sodass beide Beine kurz in der Luft sind, und wechseln Sie die Positionen der Beine. Jetzt ist der linke Fuß vorne und das rechte Bein ist hinten. Sie landen wieder in einem Ausfallschritt. 10- bis 15-mal wechselweise rechts und links wiederholen.

Seitlicher Ausfallschritt mit Medizinball

A. Sie stehen etwas weiter als hüftbreit. Nehmen Sie den Medizinball in beide Hände auf Brusthöhe, die Ellbogen sind gebeugt.

B. Beugen Sie das linke Knie, machen Sie einen halben Ausfallschritt und halten Sie das rechte Bein gestreckt. Drücken Sie im Ausfallschritt mit gestreckten Armen den Ball von der Brust weg, die Arme sind dabei parallel zum Boden ausgerichtet. In dieser Position zählen Sie bis fünf. Gehen Sie wieder in die aufrechte Position und ziehen Sie den Ball zurück zur Brust. Wiederholen Sie diese Übung 15-mal und wechseln Sie dann die Seite.

Tiefes Körperbrett auf dem Gymnastikball

Sie legen den Ball auf den Boden, legen sich mit dem Bauch darauf und bringen sich wie vorher beschrieben in die Liegestütz-Position, wobei die Fußballen auf dem Ball und die Handflächen unter Ihrer Brust auf dem Boden sind. Spannen Sie die Bauchmuskeln an und achten Sie darauf, die Hüften nicht abzusenken. Bleiben Sie etwa 15 Sekunden in dieser Position.

Hohes Körperbrett auf dem Gymnastikball

Nehmen Sie eine Liegestütz-Position ein, bei der die Handflächen auf dem Ball ruhen und die Fußballen auf den Boden gestellt sind. Die Beine sollten gestreckt sein, und Ihr Körper sollte zwischen Fersen und Kopf eine Diagonale bilden. Halten Sie diese Position für 15 Sekunden. Gehen Sie zum tiefen Körperbrett zurück und wiederholen Sie erst das tiefe und dann das hohe Körperbrett ein- oder zweimal.

Vom einbeinigen Liegestütz in die T-Stellung

A. Nehmen Sie die Liegestütz-Position ein, mit den Handflächen auf dem Boden unterhalb der Schultern und den Fußballen ebenfalls auf dem Boden.

B. Heben Sie das linke Bein vom Boden weg. Beugen Sie die Ellbogen seitlich nach außen, während Sie Kopf und Brust zum Boden senken. Sobald der Kopf knapp über dem Boden ist, atmen Sie unter gleichzeitigem Zurückdrücken nach oben aus.

C. Drehen Sie den Rumpf nach links und legen Sie das rechte Bein und den rechten Fuß über das linke Bein. Heben Sie den rechten Arm hoch. Nun sollten Sie auf der linken Handfläche und dem äußeren Rand des linken Fußes das Gleichgewicht halten können. Die Bauchmuskeln sollten angespannt, das Steißbein leicht angezogen und die Taille und der Rumpf

gerade sein, während Sie mit gestrecktem Arm zur Decke greifen. Bleiben Sie zwei Sekunden in dieser Position. Senken Sie sich in die Liegestütz-Position ab und wiederholen Sie die Übung mit angehobenem rechten Bein, dann erst die T-Stellung mit dem angehobenen linken Arm. Fahren Sie mit der Übung fort, indem Sie wechselweise Arme und Beine bei insgesamt 10 Liegestützen und 5 T-Stellungen einsetzen.

Sumo-Ausfallschritt mit Sidekick und Frog Jump (Strecksprung)

A. Sie stehen in einer „Sumo"-Position, die Beine etwas mehr als eine Schulterbreite vonein-ander entfernt, die Knie gebeugt und das Körpergewicht über den Fersen.

B. Machen Sie mit dem rechten Bein einen großen Schritt seitwärts, führen Sie das rechte Knie gebeugt zur Brust und strecken Sie dann das Bein nach rechts, alles in einer einzigen durchgehenden Bewegung.

C. Sobald der rechte Fuß den Boden berührt, führen Sie das Knie zurück zur Brust und voll-enden den Sidekick, indem Sie einem imaginären Gegner seitlich mit der rechten Ferse in den Magen treten (oder ans Kinn, je nach Körpergröße des imaginären Gegners).

D. Senken Sie das rechte Bein zum Boden und gehen Sie in die Sumo-Position. Gehen Sie in eine Kniebeuge und strecken Sie das Gesäß nach hinten. Die Knie müssen über und nicht vor den Zehen sein.

E. Jetzt springen Sie auf und stoßen die Arme über den Kopf nach oben. Sie landen auf den Fersen und rollen nach vorn auf die Zehen. Wiederholen Sie den Sumo-Ausfallschritt mit Sidekick mit dem linken Bein, wiederum mit einem Frog Jump zum Abschluss. Danach immer links und rechts abwechselnd, bis Sie auf jeder Seite 10 Sumo-Ausfallschritte und 10 Frog Jumps ausgeführt haben.

Gesprungene Kniebeuge mit breiter Beinstellung (Jump Squats)

A. Sie stehen etwas breiter als Schulterbreite. Gehen Sie in die Hocke und strecken Sie das Gesäß heraus. Halten Sie Ihre Knie über – und nicht vor – die Fußspitzen.

B. Springen Sie auf und stoßen Sie die Arme über den Kopf nach oben, wobei sich die beiden Fersen kurz berühren. Bringen Sie die Füße wieder auseinander, ehe Sie auf dem Boden aufkommen und sich nach vorn auf die Zehen abrollen. Führen Sie 15 Wiederholungen aus.

Ausfallschritt nach hinten mit Frontkick

A. Sie stehen schulterbreit. Halten Sie Ihren Rumpf stabil und verlagern Sie das Gewicht auf die Fersen. Machen Sie einen großen Schritt mit dem rechten Fuß nach hinten, stehen Sie fest und senken Sie dann Ihren Körper, bis beide Beine in einem rechten Winkel gebeugt sind (Anmerkung: Wie Sie auf dem linken Foto sehen, neige ich mich im unteren Teil des Ausfallschrittes mit dem Körper leicht nach vorne. Diese Variante verteilt die Belastung besser auf Gesäß und Hüften, was die Übung effektiver macht).

B. Atmen Sie aus, während Sie die Beine ausstrecken. Heben Sie den rechten Fuß an, führen Sie das rechte Knie zur Brust und holen Sie zu einem Frontkick aus, den Sie einem imaginären Gegner versetzen, der gerade vor Ihnen steht. Machen Sie 15 Ausfallschritte und Frontkicks mit dem rechten Bein und wiederholen Sie auf der linken Seite. Dann gehen Sie wieder zurück zu den Jump Squats und machen von jeder der beiden Übungen nochmals je einen Satz.

Davids Kurzhantelkreisen auf dem Gymnastikball
(David´s Dumbbell Wraparound)

A. Von der sitzenden Position auf dem Gymnastikball aus laufen Sie mit den Füßen vorwärts und gleiten mit dem Rumpf den Ball entlang, bis Sie in die „Bankdrück-Position" kommen. Nun liegen Sie mit dem oberen Teil des Rückens und dem Kopf auf dem Ball, die Knie sind im rechten Winkel gebeugt und die Füße auf den Boden gestellt. Sie halten in jeder Hand eine Kurzhantel und strecken die Arme zur Decke.

B. Senken Sie die Arme hinter Ihren Kopf.

C. Sobald Ihre Arme parallel zum Boden ausgerichtet sind und die Handflächen nach oben zeigen, führen Sie mit den Armen einen Halbkreis nach unten zur Hüfte aus, die Arme bleiben stets parallel zum Boden.

D. Beugen Sie die Ellbogen und drücken Sie die Hände über Ihrem Nabel zusammen, als würden Sie eine dicke Eiche umarmen. Zurück zur Ausgangsposition. Führen Sie 20 bis 30 Wiederholungen aus. Bleiben Sie dann in der Bankdrück-Position und gehen Sie zur nächsten Übung über.

Davids eindrehendes Kurzhantel-Brustdrücken
(David´s Inverted Dumbbell Chest Press)

A. Auf dem Gymnastikball beugen Sie von der Bankdrück-Position aus die Ellbogen nach außen, mit einer Kurzhantel in jeder Hand. Die Arme sollten in einem rechten Winkel gebeugt sein. Drehen Sie die Hände, sodass die Handflächen zum Kopf gerichtet sind.

B. Drücken Sie die Hände Richtung Decke. Während Sie die Arme strecken drehen Sie die Hände, sodass die Handflächen zu den Füßen gerichtet sind. Während Sie die Arme senken, drehen Sie die Hände wieder zurück zur Ausgangsposition. Führen Sie 20 bis 30 Wiederholungen aus. Bleiben Sie in der Bankdrück-Position und fahren Sie mit der nächsten Übung fort.

Trizepsdrücken liegend auf dem Gymnastikball

A. Nehmen Sie von Ihrer Bankdrück-Position aus in jede Hand eine Kurzhantel und beugen Sie den rechten Ellbogen Richtung Boden, bis er über Ihrem Kopf ist.

B. Halten Sie den rechten Ellbogen gebeugt und senken Sie jetzt Ihre rechte Hand hinter Ihrem Kopf in Richtung Boden bis auf Ohrenhöhe ab (Anmerkung: Der linke Arm muss unbedingt gestreckt über der Brust bleiben).

C. Strecken Sie Ihren Arm und beugen Sie dann den Ellbogen erneut, wobei Sie dieses Mal aber Ihre linke Hand in Richtung rechter Brust senken. Führen Sie Position B und C abwechselnd 20- bis 30-mal aus. Wiederholen Sie dann die Übung mit dem anderen Arm. Fahren Sie von der Bankdrück-Position aus mit der nächsten Übung fort.

Schrägbankdrücken mit Kurzhanteln auf dem Gymnastikball

A. Gleiten Sie mit dem Rumpf langsam von der Bankdrück-Position herab, bis Sie eine gewisse Neigung (siehe Bild) erreichen, wobei Ihre Knie 90° gebeugt sind, die

Füße auf dem Boden unter den Knien stehen und der
untere sowie der mittlere Teil des Rückens auf dem Ball
liegen. Nehmen Sie in jede Hand eine Kurzhantel, beugen Sie die Ellbogen und bringen Sie die Hände an die
Schultern.

B. Strecken Sie die Arme, während Sie die Kurzhanteln langsam in einer geraden Linie
von der Brust wegdrücken. Gehen Sie dann in die Ausgangsposition zurück und wiederholen Sie die Übung 20- bis 30-mal.

Trizepsdrücken auf dem Gymnastikball (Bench Dips)

A. Setzen Sie sich auf den Boden. Legen Sie die Fersen
oder Waden oben auf den Gymnastikball und die Handflächen – mit nach vorne gerichteten Fingern – auf den
Boden hinter Ihren Hüften.

B. Drücken Sie Ihr Körpergewicht in die Handflächen,
während Sie die Ellbogen strecken und das Gesäß anheben. Beugen Sie die Ellbogen, während Sie das Gesäß
wieder zu Boden senken, ohne aber den Boden zu berühren. Dann strecken Sie die Ellbogen erneut und wiederholen die Übung 20- bis 30-mal. Mit den Fersen auf dem Ball
fahren Sie mit der nächsten Übung (Reverse Plank) fort.

Umgedrehtes Körperbrett mit Füßen auf dem Gymnastikball
(Reverse Plank)

Ihre Fersen sind auf dem Ball, Ihre Handflächen liegen auf dem Boden. Stützen Sie sich jetzt mit den
Händen ab, während Sie Arme und Beine strecken
und so in die Position eines umgedrehten Körper-
bretts kommen. Richten Sie Hüften und Brustbein auf

und bleiben Sie 15 Sekunden in dieser Stellung. Senken Sie Ihren Körper und führen Sie wieder Bench Dips (vorherige Seite) aus. Führen Sie von beiden Übungen je zwei oder mehr Sätze aus.

Schulter-Frontheben mit Schulterrotation zur Seite
(David´s Ultimate Shoulder Shaper I)

A. Sie liegen mit der Brust oder dem Bauch auf dem Gymnastikball (was immer für Sie bequemer ist). Stützen Sie die Fußflächen gegen eine Wand (sobald Sie kräftiger sind, können Sie bei dieser Übung auch ohne Wand auskommen; dadurch wird die Übung anspruchsvoller). Nehmen Sie in jede Hand eine Kurzhantel und halten Sie diese mit gestreckten Armen knapp über dem Boden.

B. Heben Sie die Kurzhanteln an, bis sich die Arme parallel zum Boden und in einer Linie zur Schulter befinden.

C. Führen Sie einen Halbkreis mit den Armen aus. Die Arme bleiben gestreckt und bilden mit dem Rumpf jeweils einen rechten Winkel.

D. Senken Sie die Kurzhanteln zum Boden. Dann verfahren Sie umgekehrt, indem Sie die Kurzhanteln in einem rechten Winkel zum Rumpf auf Schulterhöhe anheben und sie in einem Halbkreis nach vorne bringen. Führen Sie 20 bis 30 Wiederholungen aus.

Schulter-Seitheben auf dem Gymnastikball
(David´s Ultimate Shoulder Shaper II)

A. Sie liegen mit der linken Körperseite auf dem Gymnastikball. Stellen Sie die Beine in eine Scherenposition, um sich besser abstützen zu können, und legen Sie den linken Arm um den Ball, um das Gleichgewicht zu halten. Nehmen Sie eine Kurzhantel in die rechte Hand und legen Sie den Oberarm auf die rechte Körperseite.

B. Heben Sie die Kurzhantel gegen die Decke an, bis der Arm von der Schulter aus gestreckt ist. Senken Sie die Kurzhantel wieder und wiederholen Sie die Übung 20- bis 30-mal.

Rumpfstrecken (Hyperextensions)

A. Legen Sie Ihren Bauch auf den Gymnastikball. Stützen Sie die Fußflächen gegen eine Wand (sobald Sie kräftiger sind, können Sie bei dieser Übung auch ohne Wand auskommen; dadurch wird die Übung anspruchsvoller). Nehmen Sie in jede Hand eine Kurzhantel und beugen Sie die Ellbogen nach außen, die Hände sind nahe bei den Ohren.

B. Strecken Sie den Rücken, während Sie Kopf, Schultern und Ellbogen zur Decke aufrichten. Legen Sie sich wieder ab und machen Sie 15 bis 20 Wiederholungen. Bleiben Sie für die nächste Übung in dieser Position.

Kurzhantel-Rudern nach hinten auf dem Gymnastikball

A. Legen Sie Ihren Bauch oder Ihre Brust auf den Gymnastikball und stützen Sie die Füße mit den Fußflächen gegen eine Wand. Nehmen Sie in jede Hand eine Kurzhantel und platzieren Sie Ihre Hände am Boden unter den Schultern.

A

B. Beugen Sie die Ellbogen seitlich nach außen, während Sie die Kurzhanteln anheben, als würden Sie rudern. Gehen Sie dann zurück zur Ausgangsposition.

B

C. Heben Sie die Kurzhanteln wieder an, die Ellbogen bleiben dieses Mal aber nahe beim Rumpf. Führen Sie Position B und C jeweils 15- bis 20-mal abwechselnd aus. Kehren Sie dann zur Rumpfstreck-Übung zurück und führen Sie von jeder Übung (Rumpfstrecken und Kurzhantel-Rudern) ein oder zwei weitere Sätze aus.

C

Spiderman-Liegestütz

A. Ehre, wem Ehre gebührt. Ronnie ist einer meiner Trainer im Madison Square Club, und ich habe gesehen, wie er diese Übung mit seinen Klienten durchgeführt hat. Eine recht demütigende und mühselige Übung, aber dafür sehr effizient. Sie gehen in eine kriechende Position und bringen die Knie unter die Hüften und die Hände unter die Brust. Strecken Sie den rechten Arm und das linke Bein aus.

B. Kriechen Sie vorwärts, als wären Sie Spiderman, der eine Wand hinaufkrabbelt, wobei jeweils das linke Bein und der rechte Arm bzw. das rechte Bein und der linke Arm gestreckt werden. Senken Sie jedes Mal, wenn Sie vorwärts kriechen, den Oberkörper ab und führen Sie einen seitlich versetzten Liegestütz aus. Wenn beispielsweise der rechte Arm und das linke Bein ausgestreckt sind, beugen Sie beide Ellbogen und senken die Brust Richtung Boden. Führen Sie 20 Wiederholungen aus.

Gesprungener Liegestütz (Plyometrischer Liegestütz)

A. Nehmen Sie die Liegestütz-Position ein, mit den Knien und den Schienbeinen auf dem Boden und den Handflächen unterhalb der Brust (sobald Sie kräftiger sind, können Sie diese Übung mit gestreckten Beinen machen). Beugen Sie die Ellbogen und machen Sie einen Liegestütz.

B. Stoßen Sie sich explosiv vom Boden ab und klatschen Sie in die Hände. Machen Sie 10 bis 15 Wiederholungen. Absolvieren Sie dann noch je einen Satz von Ronnies Spidermans und von diesen plyometrischen Liegestützen, ehe Sie zur nächsten Übung weitergehen.

Crossover-Ausfallschritte vorwärts und rückwärts mit Bizeps-Curls

A. Sie stehen schulterbreit und nehmen in jede Hand eine Kurzhantel. Arme an den Seiten nach unten strecken.

B. Machen Sie einen großen Schritt mit dem rechten Fuß diagonal nach vorne, sodass Sie etwa in einer Elf-Uhr-Stellung stehen. Während Sie die Knie beugen, führen Sie einen so genannten Bizeps-Curl aus, wobei Sie die Kurzhanteln in Richtung Oberarme nach oben bringen.

C. Strecken Sie die Beine, dann heben Sie das rechte Knie an und bewegen es in Richtung Brust, während Sie gleichzeitig die Arme senken. Machen Sie mit dem rechten Bein jetzt einen Ausfallschritt rückwärts, sodass Sie in einer Acht-Uhr-Stellung stehen. Zu diesem Ausfallschritt nach hinten führen Sie gleichzeitig einen Bizeps-Curl aus. Machen Sie 15 bis 20 Wiederholungen mit dem rechten Bein, und wechseln Sie dann zum Ausfallschritt mit dem linken Bein. Beim Ausfallschritt nach vorn kommen Sie dabei in die Ein-Uhr-Stellung, beim Ausfallschritt nach hinten in die Fünf-Uhr-Stellung.

Plié Squats mit Bizeps-Konzentrations-Curls (Plié Squat = Kniebeuge mit seitwärts ausgestellten Füßen und Knien)

A. Ihre Füße stehen etwas mehr als eine Hüftbreite vonein-ander entfernt. Drehen Sie die Fußspitzen nach außen und die Fersen nach innen. Nehmen Sie in jede Hand eine Kurz-hantel, die Hände sollten auf Hüfthöhe sein.

B. Verlagern Sie das Gewicht auf die Fersen, beugen Sie die Knie und strecken Sie das Gesäß nach hinten.

C. Bleiben Sie in dieser Stellung und strecken Sie die Arme seit-lich bis auf Schulterhöhe. Bringen Sie die Hände Richtung Schul-tern, die Oberarme bleiben stets parallel zum Boden. Führen Sie 20 bis 30 Bizeps-Curls mit gleichzeitigen Kniebeugen aus.

Beinschere

A. Setzen Sie sich auf den Boden und strecken Sie die Beine von sich, Ihre Hände liegen etwa 30 cm hinter dem Gesäß, die Finger sind nach vorne gerichtet. Leh-nen Sie sich leicht zurück, sodass sich zwischen Ihrem Rumpf und dem Boden ein 45°-Winkel ergibt. Beugen

Sie die Knie Richtung Brust, sodass Sie den Oberkörper stabilisieren können (Anmerkung: Sollten Sie mit dem unteren Teil des Rückens Probleme haben, dann halten Sie diese Position und führen den Scherenteil nicht aus).

B. Strecken Sie die Beine, bis sie wieder einen 45°-Win-kel zum Boden bilden.

C. Machen Sie hin und her Beinscheren – zunächst das rechte Bein über das linke führen, dann das linke über

das rechte. Bewegen Sie die Beine während der Scherenbewegungen gleichzeitig rauf und runter, so als stiegen
Sie eine imaginäre Treppe hinauf und hinunter, wobei Sie
die Scherenbewegungen so hoch und so niedrig wie
möglich sowie in allen Bereichen dazwischen ausführen.
Machen Sie die Beinscheren 30 Sekunden lang.

Rumpf-Seitneigung mit Medizinball (Side Crunch on Ball)

A. Sie liegen mit der linken Körperseite auf
dem Gymnastikball. Schlagen Sie die Beine
übereinander, das rechte Bein liegt über dem
linken, sodass Sie einen guten Halt haben. Legen
Sie die linke Handfläche entweder auf den Bauch
oder auf die Taille. Nehmen Sie einen kleinen
Medizinball in die rechte Hand. Heben Sie den
Ball auf Augenhöhe, der Ellbogen ist gebeugt.

B. Führen Sie jetzt seitliche Bauchpressen aus,
in kleinen Bewegungen aufwärts, während Sie
die Bewegungen des Medizinballs mit den
Augen verfolgen. Zurück zur Ausgangsposition,
15 bis 20 Wiederholungen, dann Seite wechseln.

Crunch auf Gymnastikball mit Medizinball

A. Legen Sie sich mit dem unteren Teil des Rückens auf den Gymnastikball, die Knie im rechten
Winkel gebeugt und die Füße flach auf den Boden gestellt. Die obere Rumpfpartie sollte nicht
auf dem Ball liegen, sondern nur der untere Rü-

ckenteil und der Gesäßansatz. Halten Sie über der Brust einen Medizinball in beiden Händen. Kippen Sie das Becken nach vorne

B. Schauen Sie nach oben, während Sie den Oberkörper aufrollen, und stellen Sie sicher, dass das Steißbein eingezogen und das Gesäß straff ist. Gehen Sie zurück in die Ausgangsposition und führen Sie 15 bis 20 Wiederholungen aus.

Einrollender Crunch mit Gymnastik- und Medizinball

A. Sie liegen mit dem Rücken auf dem Boden. Umklammern Sie einen Gymnastikball mit den Knien und Unterschenkeln. Die Arme sind hinter den Kopf gestreckt, in den Händen halten Sie einen Medizinball. Ziehen Sie die Knie an und heben Sie die Füße vom Boden ab, bis Ihre Oberschenkel senkrecht zum Rumpf stehen.

B. Atmen Sie aus, während Sie das Gesäß anheben und den Gymnastikball zur Decke heben. Rollen Sie den Oberkörper nach oben und führen Sie den Medizin-

ball zu den Knien, als würden Sie diesen gegen den Gymnastikball werfen (den Gymnastikball aber weiter gut festhalten). Gehen Sie zurück in die Ausgangsposition und führen Sie 15 bis 20 Wiederholungen aus.

Nach dem Training machen Sie mindestens 3 bis 5 Minuten lang Dehnübungen. Diese Cool-down-Übungen finden Sie weiter hinten in diesem Kapitel.

DAS ULTIMATIVE BODY-SHAPING FÜR BAUCH, RÜCKEN UND RUMPF

Führen Sie die folgende Übungsserie zur Muskelstraffung 15 Minuten lang an zwei Tagen pro Woche durch (wie im Abschnitt „Ihr Kalender für den Ultimativen New York Body Plan" ausgeführt), um den Bauch, die Taille und den unteren Teil des Rückens zu straffen, zu formen und den Umfang dieser Zonen zu reduzieren. Ich habe dazu einige der anspruchsvollsten – und wirksamsten – Übungen ausgewählt, die je konzipiert wur-

den, und genau auf die Bauchmuskeln abzielen. Die meisten dieser Übungen habe ich selbst im Lauf der Jahre für meine Klienten kreiert, die den Bereich um Bauch und Hüften als ihre größte Problemzone einstuften.

Halten Sie sich an dieses Straffungstraining und Sie werden garantiert gute Resultate erzielen. Vergessen Sie nicht, die besprochene Verbindung zwischen Geist und Körper aufrechtzuerhalten. Die Konzentration kann schnell nachlassen. Wehren Sie sich dagegen und trainieren Sie immer bewusst – seien Sie also auch gedanklich bei Ihren Bauchmuskeln, Ihren Hüften und Ihrem Rücken, wenn Sie trainieren.

Rumpfbeugen im Stand
(Good Mornings)

A. Sie stehen hüftbreit. Halten Sie den Gymnastikball mit beiden Händen über Ihren Kopf.

B. Beugen Sie sich mit leicht gebeugten Knien von den Hüften aus vor, die Arme bleiben dabei auf

Ohrenhöhe. Sie stoppen, sobald der Rumpf eine Hüftbeugung von 90° erreicht hat. Strecken Sie sich von den Fingerspitzen über den Kopf bis zum Steißbein durch. Der Rücken ist gerade und die Bauchmuskeln sind angespannt. Bleiben Sie 20 bis 30 Sekunden in dieser Position.

Rotierende Rumpfbeugen aus dem Stand
(Good Mornings with Rotation)

A. Sie stehen hüftbreit. Halten Sie den Gymnastikball mit beiden Händen über Ihren Kopf. Beugen Sie sich mit leicht gebeugten Knien von den Hüften aus vor, die Arme bleiben dabei auf Ohrenhöhe. Sie stoppen, sobald der Rumpf eine Hüftbeugung von 90° erreicht hat. Strecken Sie sich von den Fingerspitzen über den Kopf bis zum Steißbein durch. Der Rücken ist gerade, und die Bauchmuskeln sind angespannt.

B. Heben Sie das rechte Schulterblatt an und senken Sie das linke gegen den Boden, während Sie in den Hüften rotieren. Strecken Sie sich nach wie vor von den Fingerspitzen über den Kopf bis zum Steißbein durch. Bleiben Sie 15 Sekunden in dieser Position, dann wechseln Sie die Seite.

Körperbrett mit Ball

Legen Sie Ihre Handflächen auf den Gymnastikball. Strecken Sie die Beine und balancieren Sie auf den Fußballen. Je näher die Füße beieinander stehen, desto schwieriger wird das Balancieren. Spannen Sie die Bauchmuskeln an und halten Sie den unteren Rücken gerade. Strecken Sie sich von den Fersen bis zur Kopfspitze durch. Bleiben Sie 20 bis 30 Sekunden in dieser Position.

Davids Ultimativer Diagonal-Crunch

A. Sie liegen mit dem unteren Rückenteil auf dem Ball, die Knie halten Sie gebeugt und die Füße auf dem Boden. Nehmen Sie einen Medizinball in die rechte Hand. Strecken Sie den rechten Arm seitlich von der rechten Schulter weg. Strecken Sie den linken Arm seitlich um etwa 45° vom linken Hüftknochen weg.

B. Atmen Sie aus, während Sie die rechte Schulter anheben und den Ball nahe der linken Hüfte an die linke Hand übergeben.

C. Heben Sie den linken Arm auf Schulterhöhe an und senken Sie den rechten Arm bis auf Hüfthöhe. Nun übergeben Sie den Ball der rechten Hand. Sie setzen die Übung fort, indem Sie den Ball von der einen Hand in die andere nehmen, den Rumpf hin und her drehen und den Ball mit den Augen verfolgen. Machen Sie 20 bis 30 Wiederholungen.

Doppelter Crunch Diagonal (mit Heranziehen der Knie)

A. Sie liegen mit dem Rücken auf dem Boden. Die Ellbogen sind gebeugt und zeigen nach außen, die Fingerspitzen sind hinter den Kopf gelegt. Beugen Sie die Knie und heben Sie die Beine an, bis die Schienbeine parallel zum Boden ausgerichtet sind.

B. Atmen Sie aus, während Sie die Knie zur rechten Schulter drehen und die Schultern gleichzeitig anheben. Wieder absenken und dann die Knie zur linken Schulter drehen. Führen Sie links und rechts abwechselnd 20 bis 30 Wiederholungen aus.

Crunch mit diagonalem Anheben des Gesäßes zur Rumpfmitte

A. Sie liegen auf dem Rücken. Klemmen Sie den Gymnastikball zwischen Knien und Unterschenkeln ein. Strecken Sie die Beine gegen die Decke, Beine und Rumpf bilden einen rechten Winkel. Die Ellbogen sind gebeugt und seitlich nach außen gerichtet, die Finger sind hinter den Kopf gelegt.

B. Atmen Sie aus, während Sie das Becken in Richtung Bauchnabel kippen und mit den Beinen rotieren. Führen Sie den linken Fuß und das linke Knie näher zum Rumpf, der rechte Fuß und das rechte Knie sind weiter entfernt. Gesäß absenken und auf der anderen Seite wiederholen, wobei Sie den rechten Fuß und das rechte Knie näher zum Rumpf bringen (jetzt sind linker Fuß und linkes Knie weiter entfernt). Führen Sie links und rechts abwechselnd 20 bis 30 Wiederholungen aus.

Doppelter Crunch mit Ballübergabe (Handoff)

A. Sie liegen auf dem Rücken. Klemmen Sie den Gymnastikball zwischen Knien und Unterschenkeln ein. Strecken Sie die Beine gegen die Decke, Beine und Rumpf bilden einen rechten Winkel. Strecken Sie die Arme über den Kopf.

B. Kippen Sie das Becken jetzt in Richtung Bauchnabel, während Sie den Ball anheben und sich mit Armen und

Schultern aufrichten, bis Sie den Gymnastikball erreichen können.

C. Greifen Sie nach dem eingeklemmten Ball. Senken
Sie die Füße zum Boden und senken Sie die Hände mit
dem Ball nach hinten zum Boden. Wiederholen Sie die
Übung 10- bis 15-mal, wobei Sie den Ball von den Beinen
an die Hände übergeben und umgekehrt.

Rumpfstrecken im mittleren Rücken auf dem Gymnastikball

A. Sie liegen mit dem Bauch auf dem Gymnastikball.
Stützen Sie die Fußflächen gegen eine Wand (sobald
Sie kräftiger sind, können Sie die Übung ohne Wand
ausführen; dadurch wird sie anspruchsvoller). Halten
Sie den Medizinball zwischen den Händen und stre-
cken Sie die Arme über Kopf gerade nach vorne.

B. Richten Sie sich aus der Mitte des Rückens auf,
der Bauch bleibt auf dem Ball liegen. Wieder absenken und 10- bis 15-mal wiederholen. Bleiben Sie in
dieser Position und gehen Sie weiter zur nächsten
Übung.

Hinteres Schulterheben mit Medizinball
(Rear Deltoid Laterals with Medicine Ball)
A. Sie liegen mit dem Bauch auf dem Gymnastikball
und nehmen einen kleinen Medizinball in die rechte
Hand. Für einen besseren Halt umklammern Sie den
Gymnastikball mit dem linken Arm.

B. Heben Sie den rechten Arm auf Schulterhöhe, der Ellbogen ist ein wenig gebeugt (Anmerkung: Da Sie die Ellbogen leicht gebeugt halten, machen Sie mit den Armen eine bogenähnliche Bewegung). Wieder absenken und 15- bis 20-mal wiederholen. Wechseln Sie dann zum linken Arm und wiederholen Sie die Übung. Bleiben Sie in dieser Position für die nächste Übung (Lower Back Challenge).

Übung zur Stabilisierung des unteren Rückens (Lower Back Challenge)

A. Sie liegen mit dem unteren Bauch auf dem Ball, die Hände sind auf den Boden gestützt. Sie strecken die Beine nach hinten und stützen sich mit den Fußballen auf dem Boden ab.

B. Atmen Sie aus, während Sie die Beine anheben, bis sie in einer Linie mit den Hüften sind. Beugen Sie die Füße und strecken Sie die Beine über die Fersen durch. Halten Sie diese Position für 10 Sekunden.

C. Spreizen Sie die Beine in einem weiten Winkel, ohne sie zu senken, wobei sie weiterhin bis in die Fersen gestreckt bleiben. Bleiben Sie 10 Sekunden in dieser Position.

D. Bringen Sie die Beine zusammen, ohne sie zu senken, drehen Sie die Fersen nach innen und die Fußspitzen nach außen. Bleiben Sie 10 Sekunden in dieser Position.

DAS ULTIMATIVE BODY-SHAPING FÜR BEINE UND GESÄSS

Führen Sie die folgende Übungsserie zur Muskelstraffung 15 Minuten lang an zwei Tagen der ersten Body-Plan-Woche und an einem Tag der zweiten Body-Plan-Woche aus (wie im Abschnitt „Ihr Kalender für den Ultimativen New York Body Plan" ausgeführt). Sie werden damit die Hüften, die Oberschenkel und das Gesäß straffen und formen und den Umfang dieser Zonen reduzieren. Ich habe in diesen Workout meine anspruchs-

vollsten – und wirksamsten – Übungen für diese Körperpartien aufgenommen. Die meisten dieser Übungen habe ich selbst für Klienten konzipiert, die mit diesen Problemzonen zu kämpfen hatten. Ich habe es bereits bei den Bauchübungen erwähnt: Halten Sie sich an dieses Training und Sie werden Resultate sehen! Vergessen Sie nicht, die Verbindung zwischen Geist und Körper aufrechtzuerhalten. Die Konzentration kann schnell nachlassen. Wehren Sie sich dagegen und trainieren Sie immer bewusst – seien Sie also auch gedanklich bei Oberschenkeln, Gesäß und Hüften, wenn Sie trainieren.

Seitliches Beinheben mit Medizinball

A. Sie liegen mit gestreckten Beinen auf der rechten Körperseite. Drücken Sie die Hüften nach vorne und spannen Sie Gesäß und Bauchmuskeln an. Stützen Sie den Kopf auf die rechte Hand. Legen Sie einen Medizinball auf den linken Oberschenkel und halten Sie ihn mit der linken Hand fest.

B. Atmen Sie aus, während Sie das linke Bein anheben und bis in die Ferse strecken. Atmen Sie ein, wenn Sie das Bein wieder senken. 15 bis 20 Wiederholungen, dann die Seite wechseln.

Seitliches Beinheben mit gebeugten Hüften und Beinen mit Medizinball
(The Clam with Medicine Ball)

A. Sie liegen auf der rechten Seite. Beugen Sie Hüften und Beine in einem rechten Winkel, sodass Knie und Hüften auf einer Höhe sind. Stützen Sie den Kopf auf die rechte Hand. Legen Sie einen Medizinball auf den linken Oberschenkel und halten Sie ihn fest.

B. Atmen Sie aus, während Sie das obere Bein anheben, und spüren Sie, wie es in Gesäß und Hüften brennt. Atmen Sie ein, wenn Sie das Bein wieder senken. 15 bis 20 Wiederholungen, dann die Seite wechseln.

Seitliches Beinheben mit gebeugten Knien mit Medizinball
(The Clam II with Medicine Ball)

A. Sie liegen auf der rechten Seite mit gestreckten Beinen. Beugen Sie die Knie, sodass sich Rumpf und Oberschenkel in einer Linie zueinander befinden. Knie und Waden sollten hinter dem Rumpf einen rechten Winkel bilden. Stützen Sie den Kopf auf die rechte Hand. Legen Sie einen Medizinball auf den linken Oberschenkel und halten Sie ihn mit der linken Hand fest.

B. Atmen Sie ein, während Sie das obere Bein anheben. Atmen Sie aus, wenn Sie das Bein wieder senken. 15 bis 20 Wiederholungen, dann die Seite wechseln.

Anheben der Oberschenkelinnenseite (Adduktoren) in Seitlage

A. Sie liegen auf der rechten Seite. Sie beugen das linke Bein, sodass der linke Unterschenkel und das Knie vor dem gestreckten rechten Bein auf den Boden liegen. Sie kippen die

Hüften nach vorne und spannen die Bauchmuskeln an. Stützen Sie den Kopf mit der rechten Hand und legen Sie die linke Handfläche vor Ihrem Bauch auf den Boden.

B. Heben Sie das rechte Bein, strecken Sie das Bein bis in die Ferse und spüren Sie das Brennen an der Innenseite des rechten Oberschenkels. Senken Sie das Bein ab und wiederholen Sie die Übung 15- bis 20-mal. Dann wechseln Sie die Seite und wiederholen die Übung.

Beinscheren in Bauchlage (ohne Überkreuzen)

A. Sie liegen mit dem Gesicht auf dem Boden. Spreizen Sie die Beine so weit auseinander, wie Sie können.

B. Drücken Sie die Hüften auf den Boden. Während Sie ausatmen, heben Sie die gebeugten Füße an und drücken sie in einer gleichmäßigen Bewegung zusammen. Die Fersen bleiben zusammen, solange die Beine oben sind. Atmen Sie ein, während Sie die Beine wieder senken.

Führen Sie 15 bis 20 Wiederholungen aus. Bleiben Sie in dieser Position und gehen Sie weiter zur Superman-Übung (Anmerkung: Im Gegensatz zu den gewöhnlichen Beinscheren steht hier das gleichzeitige Anheben und Zusammendrücken der Fersen im Vordergrund).

Superman mit Medizinball

A. Sie liegen mit gestreckten Beinen auf dem Bauch. Nehmen Sie den Medizinball zwischen Knöchel, Füße und Waden.

B. Drücken Sie die Hüften auf den Boden, während Sie ausatmen, und heben Sie die gebeugten Füße zusammen mit dem fest eingeklemmten Ball an. Senken Sie die Füße wieder ab und machen Sie 15 bis 20 Wiederholungen. Kehren Sie jetzt zu den Beinscheren in Bauchlage zurück und wiederholen Sie die Scheren und den Superman ein- bis zweimal in Folge.

Hüftstrecken mit gebeugten Knien und Medizinball (Donkey Kicks)

A. Sie knien auf allen Vieren, die Hände sind unter der Brust, die Knie unter den Hüften. Legen Sie den Medizinball in die linke Kniekehle und drücken Sie Wade und Oberschenkel zusammen, um den Ball zu halten.

B. Führen Sie das linke Knie zur Brust.

C. Atmen Sie aus, während Sie den linken Fuß zur Decke führen, der Ball ist immer noch zwischen Wade und Oberschenkel eingeklemmt. Wechseln Sie zwischen Position B und C 15- bis 20-mal hin und her.

D. Bringen Sie Ihr linkes Bein bzw. Ihren linken Fuß in kleinen, wiederkehrenden, pulsierenden Bewegungen immer weiter in Richtung Decke, etwa 15 Sekunden lang. Entspannen Sie und wechseln Sie zum rechten Bein.

Bein-Seitheben aus dem Vierfüßler-Stand (Hydrants)

A. Sie knien auf allen Vieren, die Hände sind unter der Brust, die Knie unter den Hüften. Legen Sie den Medizinball in die linke Kniekehle und drücken Sie Wade und Oberschenkel zusammen, um den Ball zu halten.

B. Beugen Sie das linke Bein seitlich nach außen, bis Oberschenkel und Wade parallel zum Boden gerichtet sind. Absenken und 15- bis 20-mal wiederholen. Bei der letzten Wiederholung halten Sie die Position für 20 bis 30 Sekunden. Dann wechseln Sie zum rechten Bein.

Kniebeugen auf Fußballen nach vorne mit Medizinball (Sissy Squats)

A. Sie stehen hüftbreit. Klemmen Sie einen Medizinball fest zwischen den Knien ein. Verlagern Sie das Gewicht auf die Fußballen und stützen Sie sich mit einer Hand gegen eine Wand oder einen Tisch oder halten Sie eine Türklinke oder einen Stuhl, um das Gleichgewicht zu wahren.

B. Beugen Sie die Knie, kippen Sie das Becken nach vorne und gehen Sie in die Kniebeuge. Das Gewicht bleibt auf den Fußballen, während Sie sich vorbeugen.

C. Sobald die Unterschenkel fast parallel zum Boden stehen, strecken Sie die Beine, indem Sie von den Fußballen her aufwärts drücken und so zur Ausgangsposition zurückgelangen. Senken Sie die Fersen und wiederholen Sie die Übung 10- bis

15-mal (Anmerkung: Obwohl ich diese Übung sehr schätze, weil sie hervorragend für die Modellierung des Quadrizeps geeignet ist, des vorderen Oberschenkelmuskels, rate ich bei Knieproblemen dringend davon ab).

Brücke mit Gymnastikball

A. Sie liegen auf dem Rücken. Legen Sie die Fersen oben auf den Gymnastikball. Legen Sie die Arme im rechten Winkel zum Oberkörper ab, die Handflächen zeigen nach unten.

B. Heben Sie die Hüften, bis nur noch Kopf, Schultern und Arme auf dem Boden liegen. Machen Sie 20 bis 30 Sekunden lang kleine pulsierende Auf-und-Ab-Bewegungen von den Hüften aus nach oben. Bleiben Sie in dieser Position und gehen Sie weiter zu den Hamstring-Curls.

Oberschenkelbeugen mit Gymnastikball

(Hamstring Curls)

Sie beugen die Knie von der Brückenposition aus und ziehen den Ball Richtung Gesäß. Stoßen Sie den Ball wieder in

die Brückenposition zurück. Wiederholen Sie diesen Bewegungsablauf 10-mal. Bleiben Sie in dieser Position und gehen Sie weiter zum Einbeinigen Oberschenkelbeugen mit Gymnastikball.

Einbeiniges Oberschenkelbeugen mit Gymnastikball

(One-Leg Hamstring Curls)

A. Nehmen Sie wieder die Brückenposition ein. Heben Sie das linke Bein gegen die Decke. Balancieren Sie auf der rechten Ferse, auf den Schultern, auf den Armen und dem Kopf.

B. Beugen Sie das rechte Knie und ziehen Sie den Ball Richtung Gesäß. Strecken Sie das Bein, während Sie den Ball wieder nach vorne drücken. Machen Sie 5 bis 10 Wiederholungen, dann wechseln Sie die Seite. Gehen Sie von der Brückenposition aus zur nächsten Übung weiter.

Beinstrecken aus der Brückenposition mit Gymnastikball

(Pelvic Tilt)

A. Beugen Sie die Knie von der Brückenposition aus und ziehen Sie den Ball zu sich in Richtung Gesäß. Die Füße liegen flach auf dem Ball. Heben Sie den Körper so weit Sie können über die Hüften an.

B. Strecken Sie das linke Bein gegen die Decke, wobei Sie das Steißbein nach innen ziehen. Bleiben Sie 15 bis 20 Sekunden in dieser Stellung. Senken Sie den linken Fuß auf den Ball und strecken Sie das rechte Bein gegen die Decke. Bleiben Sie 15 bis 20 Sekunden in dieser Stellung.

Beckenlift in Rückenlage

(Butt Squeeze)

A. Sie liegen auf dem Rücken und nehmen den Medizinball zwischen die Knie.

B. Während Sie ausatmen, spannen Sie das Gesäß an und kippen Ihr Becken nach vorne. Heben Sie dabei die Hüften leicht an. Behalten Sie diese Stellung einige Sekunden bei und gehen Sie in die Ausgangsposition zurück. Während Sie den Ball zusammendrücken, sollte der untere Rücken locker bleiben. Machen Sie 10 bis 15 Wiederholungen.

Asymmetrische Ausfallschritte stehend mit Stuhl

A. Sie stehen hüftbreit vor einem stabilen Stuhl. Sie beugen das linke Bein nach hinten und legen den Fußballen vorne auf die Sitzfläche des Stuhls. Für einen guten Halt stützen Sie die Hände in die Hüften.

B. Beugen Sie das rechte Knie, während Sie einen Ausfall-schritt ausführen. Wiederholen Sie dies 15- bis 20-mal und wechseln Sie dann auf das andere Bein.

Umsteigesprünge über Ball (Irish Jig)

A. Sie stehen hüftbreit und legen einen Medizinball zwischen die Füße auf den Boden.

B. Hüpfen Sie von der einen Seite des Balles zur anderen, wobei Sie jeweils einen Fuß auf den Ball setzen. Machen Sie das 30 Sekunden lang.

COOL-DOWN-STRETCHING

Nach dem Cardio-Sculpting, dem regulären Cardio-Training und den Workouts zur Muskelstraffung führen Sie die folgenden Dehnübungen aus. Diese Übungen können Sie übrigens jederzeit machen, um sich wieder frischer und fit zu fühlen. Ich persönlich lege nach längeren Schreibtischphasen gerne und regelmäßig eine kleine Stretchingpause ein. Viele meiner Klienten erzählen mir, dass sie diese Dehnübungen auch kurz vor dem Schlafengehen machen.

Stretching der Brustmuskulatur

(Chest Opener)

Sie sitzen im Schneidersitz. Legen Sie die Hände hinter das Gesäß, die Finger sind nach vorne gerichtet. Drücken Sie mit den Handflächen nach unten, während Sie das Brustbein anheben. Bringen Sie die Schulterblätter zusammen und nach unten und nehmen Sie die Brust raus. Bleiben Sie 20 Sekunden in dieser Position.

Schulterdehnen (Shoulder Stretch)

Sie sitzen im Schneidersitz. Legen Sie die linke Handfläche auf die Außenseite der rechten Schulter. Die rechte Hand zieht leicht am linken Ellbogen, um die Dehnung zu intensivieren. Bleiben Sie 20 Sekunden in dieser Position und wiederholen Sie die Übung dann mit dem rechten Arm.

Trizepsdehnen

Sie sitzen im Schneidersitz. Sie fassen mit dem rechten Arm über den Kopf und legen den Bizeps ans rechte Ohr. Beugen Sie den rechten Ellbogen und geben Sie sich einen Klaps auf den Rücken. Mit der linken Hand ziehen Sie am rechten Ellbogen, um die Dehnung zu intensivieren. Bleiben Sie 20 Sekunden in dieser Position. Mit dem linken Arm wiederholen.

Stretching der Hüften

Sie sitzen auf dem Boden und pressen die Fußflächen zusammen. Die Knie sind entspannt. Halten Sie sich mit den Händen am oberen Teil der Füße fest, dabei ziehen Sie das Becken nach vorne und halten den Rücken flach. Um die Dehnung zu intensivieren, neigen Sie sich etwas nach vorne. Bleiben Sie 20 Sekunden in dieser Position.

Dehnen im Spagatsitz

(Wide Angle Stretch)

A. Sie sitzen mit weit gespreizten Beinen am Boden. Die Knie und Zehen zeigen zur Decke. Die Handflächen legen Sie auf beiden Seiten des Rumpfes auf den Boden. Drücken Sie die Handflächen hinunter, während Sie sich von der Wirbelsäule aus lang machen und den oberen Beckenbereich nach vorne bringen, sodass sich das Steißbein vor- und zurückbewegt. Versuchen Sie das Becken in dieser Position zu halten, während Sie mit den Händen langsam loslassen.

B. Legen Sie die eine Hand seitlich außen an den rechten Oberschenkel, die andere innen an den Oberschenkel. Drehen Sie den Rumpf nach rechts und neigen Sie sich nach vorne über das rechte Bein. Bleiben Sie 20 Sekunden in dieser Position.

C. Legen Sie die eine Hand seitlich außen an den linken Oberschenkel, die andere innen an den Oberschenkel. Drehen Sie den Rumpf nach links und neigen Sie sich nach vorne über das linke Bein. Bleiben Sie 20 Sekunden in dieser Position.

D. Beugen Sie sich zwischen den Beinen zur Mitte nach vorne, als wollten Sie mit den Händen nach vorne laufen. Dabei bleibt der Rücken gerade, das Steißbein bewegt sich nach oben. Bleiben Sie 20 Sekunden in dieser Position.

Stretching des Gesäßes

Sie sitzen im abgeänderten Schneidersitz, der rechte Unterschenkel liegt direkt auf dem linken, sodass Sie mit den Beinen ein Dreieck bilden. Beugen Sie den rechten Fuß. Um die Dehnung zu intensivieren, neigen Sie sich nach vorn. Bleiben Sie 20 Sekunden in dieser Position. Richten Sie sich wieder auf und wiederholen Sie die Übung mit dem linken Bein über dem rechten.

Stretching der Oberschenkel-muskulatur

Sie liegen seitlich, wobei das untere Bein ausgestreckt ist, und stützen den Kopf mit der Hand. Das oben liegende Bein beugen Sie nach hinten und führen den Fuß, den Sie mit der Hand festhalten, zum Gesäß. Bleiben Sie 20 Sekunden in dieser Position, dann wechseln Sie die Seite.

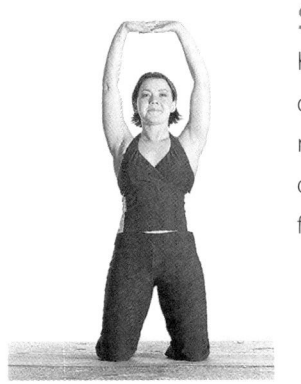

Stretching der geraden Bauchmuskulatur

Knien Sie am Boden, Unterschenkel und Füße bleiben auf dem Boden. Halten Sie den Rumpf aufrecht, bis die Oberschenkel senkrecht zum Boden stehen. Heben Sie die Arme hoch, flechten Sie die Hände ineinander und strecken Sie sich über die Handinnenflächen nach oben. Bleiben Sie 20 Sekunden in dieser Position.

Und, wie fühlen Sie sich jetzt? Es ist nicht wahrscheinlich, dass Sie ein früherer Workout mehr gefordert und mehr an Ihre Grenzen gebracht hat. Dafür sind Sie jetzt aber auch in der Lage, es mit beinahe jeder mentalen und physischen Herausforderung aufzunehmen. Sie dürfen sich auf die Schultern klopfen, denn Sie haben großartige Arbeit geleistet! Behalten Sie aber das Buch in der Hand! Auf eines der härtesten Übungsprogramme überhaupt folgt jetzt die notwendige Ergänzung, nämlich der Ernährungsteil des New York Body Plan. Um optimale Resultate erzielen zu können, müssen Sie sowohl die Trainings- als auch die Ernährungskomponenten befolgen.

4

DER ULTIMATIVE ERNÄHRUNGSPLAN

Heute Morgen saß ich mit einer der Frauen zusammen, die gerade den Ultimativen New York Body Plan absolvieren. Sie ist bereits seit sechs Tagen auf dem Programm und alles schien ganz locker voranzugehen – zu locker, wie sich herausstellte! Mir fielen ihr irgendwie glasiger Blick auf sowie ihre „Kohlenhydrataugen" und Anzeichen eines „Kohlenhydratgesichts". Dazu eine kurze Erklärung, falls Sie mit diesen seltsamen Begriffen nicht vertraut sind: Sie beziehen sich auf jemanden, der sich an kurzkettigen (zucker- oder alkoholhaltigen) Kohlenhydraten oder langkettigen (stärkehaltigen) Kohlenhydraten gütlich getan hat und am nächsten Morgen den Preis dafür bezahlen muss. „Hast du letzte Nacht getrunken?", fragte ich, und sie antwortete ziemlich verlegen: „Ja – aber es war nicht so schlimm, wie es hätte werden können."

Ihr Ausrutscher war eigentlich eine Kleinigkeit, könnte aber unter Umständen eine Reihe von Unannehmlichkeiten nach sich ziehen. Statt Chips mit Guacamole (ein mexikanisches Avocadopüree) hatte sie sich für drei Gläser Weißwein entschieden. Damit beging sie die erste der Ernährungs-Todsünden (siehe „Das A, B, C, D, E und F der Ernährung" später in diesem Kapitel). „Du must dir darüber im Klaren sein", sagte ich ihr, „dass Regelverstöße nicht folgenlos sind."

Sie werden bald feststellen, dass in diesem Programm Alkohol schlichtweg verboten ist. Zwei Wochen sind eine zu kurze Zeit, um sich Fehler zu erlauben. Will man bei diesem Programm Erfolg haben, dann darf man die Grenzen des Erlaubten nicht überschreiten! Ich gebrauche in diesem Zusammenhang übrigens nie den Ausdruck Diät. Dieser Begriff geht zu oft einher mit Versuchung, Mogeleien und Misserfolg. Vielmehr spreche ich davon, dass wir unsere Ernährung, also unser Essen und was wir trinken, auf eine gesündere Weise angehen müssen. Der New York Body Plan sieht regelmäßige, kleine und vor allem gesunde Mahlzeiten vor. Auf diese Weise verwerten Sie die Nahrung (= verbrennen Sie Ihren Treibstoff) effizienter und haben folglich mehr Energie. Wenn Sie kleinere, ausgewogene Mahlzeiten essen und gleichzeitig meine Workouts ausführen, beschleunigen Sie den Stoffwechsel, kurbeln Ihren Motor (Körper) an, verbrennen mehr Kalorien und reduzieren den Körperfettanteil.

Auch wenn ich wie gesagt mein Programm nicht mit einer Diät gleichsetze, müssen Sie die Punkte A, B, C, D, E und F in jedem Fall befolgen. Verstehen Sie mich nicht falsch: Sie werden nicht verhungern und können sogar zwischen zwei Ernährungsplänen wählen. Der erste ist konsequenter und deshalb „härter". Er beinhaltet zwei Ersatzmahlzeiten in Form von Shakes mit relativ niedrigem Kohlenhydratgehalt, zwei Zwischenmahlzeiten (Snacks) und eine proteinhaltige Vollmahlzeit mit Gemüse. Für den Fall, dass Sie Shakes nicht mögen, habe ich Mahlzeiten in fester Form als Ersatz vorgesehen. Beide Pläne enthalten ähnliche Kalorienmengen und wirken sich ähnlich auf den Körper aus.

Ich mache Sie nochmals darauf aufmerksam: Dieses Programm ist extrem. Ich möchte keinesfalls, dass Sie es starten, wenn Sie noch nicht dazu bereit sind. Essen ist lebenswichtig, aber, wie so oft im Leben, zu viel des Guten tut nicht immer gut! In meiner Ernährung befolge ich folgende zwei Grundregeln: (1) *Wenn etwas gut ist, ist mehr davon nicht unbedingt besser* und (2) *Weniger ist mehr, und mehr ist oft zu viel*. Beherzigen Sie diese zwei Regeln, dann stehen Sie die zwei Wochen auf den Ernährungsplan viel leichter durch. Sie werden Ihren Körper nicht nur mit anspruchsvollen Intensiv-Workouts verändern, sondern ihn auch mit einigen der delikatesten und nahrhaftesten Nahrungsmitteln bereichern. Zudem werden Sie das nötige Wissen und die nötige Sicherheit erhalten, um das Erreichte über die zwei Wochen hinaus zu bewahren – für den Rest Ihres Lebens.

WIE DER ERNÄHRUNGSPLAN FUNKTIONIERT

Ihr Ernährungsplan und Ihr Fitnessprogramm wirken synergistisch. Zusammen führen sie zu großartigen Resultaten. Genauso wie das Fitnessprogramm ist der Ernährungsplan eine Herausforderung. Es gibt viele Diäten, die Ihnen versprechen, Sie könnten alles essen, was Sie wollen und trotzdem Gewicht verlieren. Leider funktionieren sie nicht! Extrem übergewichtige Menschen können mit solchen Diäten vielleicht einige Pfunde abnehmen. Nützen sie aber auch etwas, um die entscheidenden zwei Kilo zu verlieren, um für das Hochzeitskleid oder den Bikini in Form zu sein oder beim Klassentreffen gut auszusehen? Zudem ermöglichen solche Diäten keine bleibenden Resultate. Hören Sie also auf mit Jo-Jo-Diäten. Und vergessen Sie die Modediäten! Ich will ehrlich zu Ihnen sein: Um ultimative Resultate zu erzielen, müssen Sie auch ein paar Opfer bringen. Das heißt, Sie müssen in diesen zwei Wochen auf einige Ihrer Lieblingsspeisen verzichten. So einfach ist das. Für mich selbst hieß das zum Beispiel „keine Biskuits" – nicht ein einziges war erlaubt. Das schien eine harte Strafe zu sein, aber am Ende der zwei Wochen rechtfertigte das Ergebnis definitiv die Mittel. Und wieder klingen mir die Worte meiner

Mutter deutlich in den Ohren: „Alles, was man wirklich haben will, ist es auch wert, dafür zu arbeiten."

Mein Ernährungsplan basiert auf den neuesten wissenschaftlichen Erkenntnissen der Ernährungsphysiologie zu den Aspekten Fettverbrennung und Appetit. Der Kernpunkt des Plans ist eine extrem kohlenhydratarme Ernährung. Zwar haben Ernährungswissenschaftler und Experten lange Zeit an der kohlenhydratarmen Ernährung herumgemäkelt, aber in den letzten zwei Jahren konnten zahlreiche Untersuchungen praktisch alle Einwände widerlegen. Behauptet wurde zum Beispiel, kohlenhydratarme Ernährung führe zu Nierenproblemen. Ganz sicher nicht! Behauptet wurde auch, kohlenhydratarme Ernährung erhöhe das Risiko für Herzkrankheiten. Auch das stimmt nicht.

Vielleicht am überzeugendsten ist die wachsende Zahl der Studien, die belegen, dass eine kohlenhydratarme Ernährung die wirksamste und befriedigendste Möglichkeit darstellt, um abzunehmen und das Gewicht später auch stabil zu halten. Sie werden in den nächsten zwei Wochen nicht nur kohlenhydratarm essen, sondern auch sehr frisch. Mit anderen Worten: Alles, was Sie essen, wird so frisch wie möglich sein und möglichst wenig Fett enthalten. Außerdem werden möglichst wenige industriell verarbeitete Produkte verwendet. In den nächsten zwei Wochen wird sich Ihre Nahrung aus fettarmen Proteinen und kalorienarmem, aber ballaststoffreichem Gemüse zusammensetzen. Sie werden täglich auch kleine Mengen an gesunden Fetten essen. Allerdings werden Sie keine Kuchen, Kekse, Desserts und gebratene Hühnchen essen, auch nicht Speck, Butter, Früchte, Käse, Süßkartoffeln oder Brot, noch Milch trinken. Ich werde Ihnen gleich erklären, weshalb alle diese Nahrungsmittel Ihrem Erfolg im Weg stehen. Zunächst aber lassen Sie uns einen Blick auf die neuesten Erkenntnisse in den Bereichen Fettverbrennung, Stoffwechsel und Appetitkontrolle werfen.

Das Come-back der Proteine

Zahllose klinische Tests der renommiertesten Forscher und Universitäten in den USA haben gezeigt, dass kohlenhydratarme Ernährung tatsächlich das einzig Wahre ist. Zwar gab es viele Versuche auf Seiten der Experten, die „wenig Kohlenhydrate"-Theorie zu diskreditieren, schlussendlich musste sich aber jeder von ihnen der Erkenntnis beugen, dass die Einschränkung des Kohlenhydratkonsums nicht einfach nur eine Modediät ist, sondern ein echter wissenschaftlicher Durchbruch für das neue Jahrtausend.

Während der 90er Jahre waren kohlenhydratreiche und fettarme Diäten der letzte Schrei. Damals hielten Wissenschaftler den hohen Anteil an gesättigten Fettsäuren in der Ernährung der Amerikaner für die Ursache der weit verbreiteten Fettleibigkeit und der sprunghaft ansteigenden Herzkrankheiten. Bald waren die Supermarktregale mit einer Unmenge fettarmer und fettfreier Produkte gefüllt. Die Palette reichte von fettfreien Keksen bis hin zu Pommes Frites, die man fettlos im Backofen zubereiten konnte. 1992 veröffentlichte die US-Regierung die so genannte Ernährungspyramide. Dabei handelte es sich um einen Ernährungsplan, an dessen Basis Getreide und andere kohlenhydrathaltige Nahrungsmittel standen. Die Amerikaner folgten schnell dem neuen Trend, schränkten ihren Fleischkonsum ein, stellten von Vollmilch auf Magermilch um und aßen fettarme Kekse statt Schokokekse.

Je mehr Leute aber ihre Ernährung auf Pasta, Reis, Bagels und fettarme Snacks umstellten, desto mehr Übergewichtige gab es. Ich werde nie das erste Model vergessen, mit dem ich arbeitete. Eines Tages erzählte sie mir stolz, dass sie am Abend zuvor „vorbildlich" gegessen habe: nur eine Schachtel fettfreie Cracker, ein Pfund fettfreien Hüttenkäse und eine Packung fettarme Kekse. Für ihre Begriffe ernährte sie sich richtig, weil sie kaum Fett konsumierte. Das ist eines der klassischen Beispiele, wie die Amerikaner in den 80ern und 90ern dem Irrglauben verfielen, dass einzig Fett Übergewicht verursache. Natürlich gab es in diesen fettarmen Jahren auch einige Leute, die abnahmen, aber die meisten Amerikaner wurden dicker und dicker. Etwas perplex gingen die Wissenschaftler zurück in die Forschungslabors, um herauszufinden, was schief gelaufen war. Nach langjährigen Forschungen machten Sie einige interessante Entdeckungen, unter anderem die folgenden:

Fettarm bedeutet nicht kalorienarm Einer der Gründe, warum Ernährungswissenschaftler die fettarme und dafür kohlenhydratreiche Ernährung propagiert hatten, ist der, dass ein Gramm Kohlenhydrate vier Kalorien enthält, ein Gramm Fett hingegen neun. Die Schlussfolgerung lief ungefähr darauf hinaus, dass ein Umstieg von fettreicher Nahrung auf kohlenhydratreiche Nahrung automatisch den gesamten Kalorienkonsum senken und dies dann zu Gewichtsverlust führen würde.

Es gab mehrere Gründe, warum das nicht klappte. Zunächst einmal enthalten viele fettarme, kohlenhydratreiche Nahrungsmittel schon wegen der Zucker- und Fruchtzuckersirup-Zusätze nicht weniger Kalorien als ihre fettreichen Pendants. Damit beispielsweise fettarme Kekse gut schmecken, fügen die Hersteller statt Fett einfach mehr Zucker hinzu. Blickt man auf die Kalorienzahl, dann sind fettarme Kekse nicht weniger schlimm für die Linie als fettreiche. Zweitens essen die meisten Leute größere Portionen fettarmer Mahlzeiten, als sie es bei fettreichen tun – vielleicht auch, weil sie glauben, dass fettarm mit kalorienarm gleichzusetzen sei. Überlegen Sie einmal: Würden Sie bei fettarmem Eis ebenso zurückhaltend sein wie bei fettreichem? Wahrscheinlich nicht. Sie werden sich eine Extra-Portion erlauben – was mich gleich zum dritten Punkt bringt: Kohlenhydratreiche, fettarme Nahrungsmittel sind nicht so sättigend wie ihre Originale. Letztlich konsumieren deshalb viele Menschen bei fettarmer Ernährung mehr Kalorien als bei fettreicher. Da es oft das Fett ist, das ein Essen erst sättigend macht, habe ich in diesen Ernährungsplan auch fettreiche (gesunde) Nahrungsmittel wie etwa rohe Mandeln aufgenommen.

Nicht alle Fette sind schlecht Fett aus der Ernährung zu verbannen war nicht nur eine schlechte, sondern auch eine kurzsichtige Lösung. Es gibt zahlreiche verschiedene Fettarten, von den gesättigten Fetten, die zu Arterienverstopfung führen und in fetthaltigen Fleischstücken oder Vollmilch vorkommen, über chemisch gehärtete Fette, die in industriell verarbeiteten Gebäcksorten oder in Margarine (die unter Umständen die

Gesundheit mehr beeinträchtigt als Butter) enthalten sind – oder oft auch im Popcorn im Kino – bis hin zu den herzschonenden ungesättigten Fetten, die sich in verschiedenen Gemüsesorten, in Nüssen, Leinsamen und in Fisch finden. Wie sich herausgestellt hat, können ungesättigte Fette auch die Gewichtsabnahme fördern. Forscher haben Nahrungsmittel, die Maiskeimöl, Rindertalg oder Fischöl enthalten, auf ihre unterschiedliche Wirkung hin untersucht. Sie stellten fest, dass Ratten, die mit Fischöl gefüttert wurden, im Gegensatz zu denjenigen, die mit Rindertalg und Maiskeimöl gefüttert wurden, an Gewicht verloren. Andere Untersuchungen zeigen, dass man abnimmt, wenn man gesättigte und chemisch gehärtete Fette durch ungesättigte Fette ersetzt, selbst wenn der Kalorienverzehr insgesamt konstant bleibt. Ungesättigte Fette sind auch gesünder für das Herz und senken sowohl das ungünstige LDL-Cholesterin als auch den Triglyzeridspiegel.

Nicht alle Kalorien sind gleich Und damit wurde eine wirklich verblüffende Entdeckung gemacht. Wissenschaftler behaupteten jahrelang, dass man, wenn man Gewicht verlieren will, weniger Kalorien konsumieren muss als man verbraucht. Das ist allerdings nur bedingt richtig. Viele Kalorien, die Sie aufnehmen, führen nämlich eher zu einer Gewichtszunahme als andere. Einige Nahrungsmittel erfordern beispielsweise mehr Energie zur Verdauung als andere. Ihr Körper muss, wann immer Sie essen, Kalorien verbrennen, um die Nahrung zu zersetzen, dem Darm zuzuführen und schließlich die Nährstoffe aufzunehmen. Heute weiß man, dass der Körper bei jeder Mahlzeit, die reich an Proteinen ist, etwa 40 Kalorien mehr verbrennt als bei einer Mahlzeit, die reich an Kohlenhydraten oder Fett ist. Man weiß jetzt auch, dass Nahrungsmittel, die reich an Proteinen sind, den Blutzuckerspiegel langsam und gleichmäßig steigen lassen, während Kohlenhydrate den Blutzuckerspiegel buchstäblich hochjagen. Je langsamer der Blutzuckerspiegel steigt, desto weniger Insulin muss die Bauchspeicheldrüse ausscheiden, um das Blut vom Zucker zu reinigen. Insulin induziert unter anderem die Speicherung von Fett und löst Hunger aus. Aus diesem Grund bekommen Sie schnell wieder Hunger, nachdem Sie einen Bagel gegessen haben, obwohl dieser etwa 400 Kalorien enthält. Versuchen Sie einmal 400 Kalorien aufzunehmen, indem Sie Eier ohne Eigelb essen (das sind gesamthaft 14 Eiweiß!). Sie werden über viele Stunden keinen Hunger mehr verspüren. Industriell verarbeitete Kohlenhydrate – Produkte, die in Schachteln, Plastikfolien und anderen Arten von Verpackungen in den Supermärkten erhältlich sind – gehören faktisch zu den schlimmsten Nahrungsmitteln, die Sie essen können, wenn Sie Gewicht verlieren und so gut aussehen wollen wie nie zuvor im Leben. All diese Kohlenhydrate bestehen aus Weißmehl und raffiniertem Zucker. Bei der Herstellung von Weißmehl beginnt der Prozess beim Getreidekorn, das an sich gesund ist. Sobald aber die Hülle und die äußere Schicht des Korns entfernt sind, bleibt nur der Kern übrig, der keine Ballaststoffe und kaum noch Nährstoffe enthält. Genauso gut könnten Sie Kristallzucker essen. Bei den industriell verarbeiteten Kohlenhydraten führen das Fehlen der Ballaststoffe und der hohe Kaloriengehalt zu einem Anstieg des Blutzuckerspiegels, der schneller vonstatten geht als bei praktisch allen anderen Nahrungsmitteln. Wissenschaftler haben die Wirkung Hunderter von Lebensmitteln auf den Blutzuckerspiegel getestet und die Werte auf einer Kurve festgelegt, die als „glykämischer Index" bekannt ist. Lebensmittel mit hohem glykämischem Wert wie Kristallzucker oder Kartoffeln lassen den Blutzuckerspiegel schnell ansteigen. Lebensmittel wie Bohnen und viele andere Gemüsearten mit einem niedrigen Wert lassen den Blutzuckerspiegel dagegen langsam und stetig ansteigen. Beim Ultimativen New York Body Plan essen Sie nur Kohlenhydrate mit einem niedrigen glykämischen Wert. Nach den beiden Wochen werden Sie wahrscheinlich auch weiterhin

hauptsächlich Lebensmittel mit niedrigem glykämischem Wert konsumieren, solche mit hohem Wert nur bei speziellen Anlässen oder wenn Sie glauben, sich wirklich etwas gönnen zu müssen.

Jetzt verstehen Sie vielleicht, weshalb mein Ernährungsplan reich an Proteinen und arm an Kohlenhydraten ist. Proteine helfen Ihnen übrigens auf mehr als nur eine Weise:

■ Proteine erhalten Muskeln und bilden neue Wenn Sie weniger Kalorien verzehren, baut der Körper normalerweise Muskelgewebe ab, während er das Fettgewebe verschont. Das ist allein schon deshalb kontraproduktiv, weil das Muskelgewebe den Stoffwechsel aktiviert. Jedes Pfund Muskeln, das Sie verlieren, führt dazu, dass Ihr Körper täglich 35 bis 50 Kalorien weniger verbrennt. Unzählige Studien haben gezeigt, dass eine proteinreiche Ernährung die Muskelmasse aufrechterhält, selbst wenn der Kalorienverzehr extrem niedrig ist.

■ Proteine verhindern Hungergefühle Proteine werden langsamer verdaut als Kohlenhydrate, deshalb fühlen Sie sich auch länger satt. Die „Gier" nach Essen oder das Verlangen, noch mehr zu essen, kommt weit weniger auf. In einer Studie wurden fettleibige Testpersonen, die zuvor erheblich abgenommen hatten, in zwei Gruppen aufgeteilt. In der einen Gruppe konsumierten die Teilnehmer 48 Gramm mehr Proteine als diejenigen der zweiten Gruppe. In beiden Gruppen wurde insgesamt die gleiche Kalorienzahl konsumiert. Nach zwei Wochen hatten die Teilnehmer der ersten Gruppen halb so viel zugenommen wie diejenigen der zweiten Gruppe, die eine kohlenhydratreiche Ernährung erhalten hatten. Zudem fühlten sie sich nach den Mahlzeiten länger satt.

■ Proteine kurbeln den Stoffwechsel an
Wie bereits erwähnt, verbrennt Ihr Körper bei der Verdauung von Proteinen mehr Kalorien, als dies bei Kohlenhydraten oder bei Fett der Fall ist.

Ich weise darauf hin, dass wir hier nicht von der üblichen Protein-Diät reden, die absolut keine Kohlenhydrate, dafür aber alle Arten von proteinhaltigen Lebensmitteln erlaubt. Sie *werden* Kohlenhydrate zu sich nehmen! Deren Zucker- und Kaloriengehalt wird aber niedrig, ihr Gehalt an Ballaststoffen hingegen hoch sein (wie bei Broccoli oder Spinat). Außerdem werden die proteinhaltigen Nahrungsmittel, die Sie auf diesem Programm essen, mager sein und nur wenig ungesättigte Fettsäuren enthalten. Lassen Sie uns kurz einen Blick darauf werfen, was Sie in den nächsten zwei Wochen nicht auf dem Speisezettel haben werden und warum.

Das A, B, C, D, E und F der Ernährung

Als Faustregel gilt für mich normalerweise der Spruch: „Sag niemals nie." Ich möchte damit sagen, dass Sie kein bestimmtes Nahrungsmittel ganz aus Ihrer Ernährung streichen müssen. Einige dürfen Sie allerdings nur selten essen und dann auch nur wenig davon. Ebenso wie beim Training hat jedoch jede Regel eine Ausnahme. In den folgenden zwei Wochen werden Sie bei vielen Nahrungsmitteln tatsächlich *nie* sagen müssen. Wenn Sie außerordentlich gute Resultate erzielen wollen, dann müssen Sie auch bereit sein, außerordentlich große Opfer zu bringen. Um die gewünschten Resultate zu erreichen, müssen Sie sich deshalb strikt an die folgenden Ernährungsregeln A, B, C, D, E und F halten.

A. Alkohol. Sie haben vielleicht gelesen, dass Alkohol gut fürs Herz sein soll und dass er den Cholesterinspiegel senkt. Das heißt aber nicht, dass er auch gut für Ihre Hüften ist. Ein üblicher Drink enthält 100 bis 250 Kalorien. Das ist aber noch nicht alles. Die meisten Menschen essen mehr, wenn sie Alkohol trinken. Denken Sie aber nicht, dass Sie für Ihr Glas Wein einfach weniger zu Abend essen könnten, denn das funktioniert nur selten. Im Gegenteil: Alkohol weckt nur allzu oft das Verlangen nach genau den Nahrungsmitteln, die man zu meiden versucht.

Warum also etwas trinken, das Ihre Willenskraft über Bord gehen lässt?

Hinzu kommt, dass Ihr Körper Alkohol anders verarbeitet als die übrigen Kohlenhydrate. Ja, Alkohol ist ein Kohlenhydrat. Er wird aus Weizen, Gerste, Trauben und anderen Zutaten produziert, die Kohlenhydrate enthalten. Alkohol enthält auch mehr Zucker, als gemeinhin angenommen wird. Ihr Körper geht mit Alkohol aber anders um als mit Zucker. Erstens enthält Alkohol 7 Kalorien pro Gramm, verglichen mit 4 Kalorien pro Gramm in den meisten anderen Kohlenhydraten. Zweitens ist Alkohol aus körperlicher Sicht nichts anderes als ein Gift, mit der Folge, dass die Leber dem Abbau von Alkoholkalorien Priorität einräumt, um den Blutkreislauf von diesem Giftstoff zu säubern. Während aber andere Kalorien sich sozusagen in der Warteschlange befinden, erkennt der Körper den erhöhten Kalorienpegel und befördert viele dieser Kalorien in die Fettzellen. Es geschieht also genau das, was Sie nicht wollen.

Alkohol ist das absolut schädlichste Getränk, das Sie zu sich nehmen können, wenn Sie Ihren Körper bei den Kohlenhydraten auf Sparflamme setzen. Er verursacht, dass Sie weitere Kohlenhydrate geradezu herbeisehnen. Überlegen Sie einmal, was Sie alles essen, während Sie trinken – und am Tag danach. Alkohol löst fast immer ein Kohlenhydrat-Gelage aus. Aus

diesen und anderen Gründen steht Alkohol auf der Verbotsliste. Sie müssen ihn für zwei Wochen aufgeben. Und es gibt keine Ausnahmen. Kein Wein, kein Bier, keine alkoholischen Mixgetränke. Keine Mogeleien. In Kapitel 7 werden Sie mehr darüber erfahren, wie Sie Alkohol wieder auf den Tisch bekommen können, aber ich sage Ihnen jetzt schon: Sie werden Ihre Trinkmengen für den Rest Ihres Lebens von selbst erheblich reduzieren, weil Sie die erreichten Ergebnisse aufrechterhalten wollen. Freunden Sie sich also am besten gleich jetzt mit diesem Gedanken an. Wenn Sie in der Regel Alkohol brauchen, um sich zu entspannen oder abzureagieren, dann suchen Sie sich ein anderes Ventil – einen harten Cardio-Sculpting-Workout beispielsweise. Bevor Sie das Buch jetzt beiseite legen und auf die Tür zusteuern, entspannen Sie sich kurz und bleiben Sie sitzen. Mir ist bewusst, dass dieser Alles-oder-nichts-Ansatz in Bezug auf Alkohol vielleicht nicht ganz realistisch ist. Sogar meine Mutter trinkt ab und zu gern ein Schlückchen Champagner (vorzugsweise Rosé). Ich mache einen Deal mit Ihnen: Sie geben mir zwei alkoholfreie Wochen, und ich verrate Ihnen in Kapitel 7, wie Sie mit Alkohol vernünftiger umgehen können.

B. Brot. Konnten Sie sich das letzte Mal, als Sie in einem italienischen Restaurant aßen, darauf beschränken, nur ein einziges Stück Brot aus dem Brotkorb zu nehmen? Die wenigsten können das. Brot ist einer der größten Appetitanreger. Es ist randvoll mit leeren Kohlenhydraten, die den Blutzuckerspiegel hochjagen, den Körper auf Fettspeicherungs-Modus umprogrammieren und ein gesteigertes Hungergefühl bewirken. Kurz: Brot enthält nur leere, nutzlose Kalorien. Und davon gibt es in den meisten Brotsorten nicht gerade wenige. Viele Bagels kommen auf 400 Kalorien. Nur ein einziges Stück Weißbrot hat schon 100 Kalorien. Cracker (normale wie fettfreie) habe ich ebenfalls in den B-Topf geworfen. Sie bergen eine geballte Ladung an Kohlenhydraten, enthalten oft Natrium (Kochsalz) und normalerweise auch gehärtete Fettsäuren. Sie werden in Kapitel 7 erfahren, wie Sie bestimmte Brotsorten wieder in Ihre tägliche Ernährung integrieren können.

C. Stärkehaltige Kohlenhydrate. Karotten, Kartoffeln, Reis, Teigwaren und Getreide enthalten einen hohen Anteil an Kohlenhydraten und haben einen hohen oder zumindest relativ hohen glykämischen Wert. Für die nächsten zwei Wochen werden Sie deshalb auf stärkehaltige Kohlenhydrate sowie auch auf ballaststoffreiche und vollwertige Nahrungsmittel wie Reis oder Quinoa (eine südamerikanische Getreideart) verzichten müssen. In Kapitel 7 werden Sie erfahren, welche stärkehaltigen Kohlenhydrate Sie ohne Probleme wieder in Ihre Ernährung eingliedern können und welche nicht.

Da ich osteuropäischer Abstammung bin (also aus einer klassischen Fleisch- und Kartoffelregion komme), fällt mir diese Regel auch selbst oft schwerer als andere. In fast keiner einzigen Mahlzeit, die meine Oma zubereitete, fehlten stärkehaltige Kohlenhydrate wie Pfannkuchen oder Kartoffelbrei. Mit voller Überzeugung sage ich Ihnen dennoch Folgendes: Nach einer kohlenhydrat-*freien* Mahlzeit fühlen Sie sich nicht nur gesättigt, sondern auch leicht und munter, ohne dass Sie die typischen Blähungen bekommen, die kohlenhydrathaltige Nahrungsmittel verursachen. Es dauerte bei mir das ganze erste Jahr am College, bis ich begriff, dass meine Magenschmerzen meinem exzessiven Kohlenhydratkonsum zuzuschreiben waren. Sobald ich dies realisiert hatte, war der Rest ein Kinderspiel. Und schon trug ich um zwei Größen engere Jeans.

D. Milchprodukte. Vielen Menschen ist nicht bewusst, dass Milchprodukte eine große Menge Zucker enthalten, Laktose genannt. Zudem reagieren viele empfindlich auf diese Form von Zucker und können ihn nur schwer verdauen. Er verursacht Blähungen, und das ist sicher das Letzte, was Sie wollen, wenn Sie das beste Aussehen Ihres Lebens erreichen möchten. Andererseits sind Milchprodukte reich an Kalzium, einem wichtigen Element bei der Fettverbrennung. Um sicherzustellen, dass Ihre Ernährung genug Kalzium enthält, werden Sie deshalb in den nächsten beiden Wochen auf ein Kalzium-Präparat zurückgreifen und Kalzium über Nahrungsmittel außerhalb des Milchspektrums aufnehmen, wie zum Beispiel über Broccoli, Mandeln oder Sardinen. (Ich liebe übrigens frische Sardinen. Sollten Sie einmal in New York sein, müssen Sie unbedingt die frischen gegrillten Sardinen bei Da Silvano probieren. Silvano ist ein wahrer Künstler bei der Zubereitung von frischen Sardinen.)

E. Süßigkeiten und Süßspeisen. Alles, was süß ist, kann ein Verlangen nach Kohlenhydraten verursachen, und das gilt auch für Zuckeraustauschstoffe. Solange Sie den Ultimativen New York Body Plan befolgen, müssen Sie die verschiedenen Zuckerquellen sowie Stärkesirup und Zuckeraustauschstoffe meiden. Das heißt: keine Fruchtsäfte, keine Softdrinks (weder „light" noch gewöhnliche), keine künstlichen Süßstoffe, kein Honig und keine Melasse. Wenn Sie Lust auf Süßes haben, dann versuchen Sie es mit Kräutertee mit Pfefferminz- oder Vanille-Aroma.

WARUM ICH NICHTS VON ZUCKERAUSTAUSCHSTOFFEN HALTE

Einige Diätprogramme ermuntern Sie dazu, Zuckeraustauschstoffe zu konsumieren und Diätlimonaden zu trinken. Ich tue das nicht, denn ich glaube nicht an künstliche Nahrung. Wenn ich den Inhalt der Zutatenliste weder aussprechen noch begrifflich einordnen kann, dann esse ich diese Lebensmittel auch nicht. Vor allem dann nicht, wenn es sich um Zuckeraustauschstoffe wie Sorbitol, Saccharin oder Aspartam handelt. Diese Zuckerfälschungen werden Sie für immer an der Nadel der Droge „süßer Geschmack" halten. Sie werden so nie in der Lage sein, von dem gierigen Verlangen nach Kohlenhydraten runterzukommen. Schlimmer noch: Einige wissenschaftliche Forschungsergebnisse legen nahe, dass diese Zuckeraustauschstoffe genau wie normaler Zucker die Produktion des Fettspeicherungs-Hormons Insulin erhöhen.

F. Früchte und die meisten Fette. Eine Klientin von mir konnte nicht verstehen, warum sie zunahm. Mir wurde im Verlauf des Gesprächs allerdings unmissverständlich klar, dass sie zu viele Früchte aß. Erinnern Sie sich daran: Weniger ist mehr. Sie mögen vielleicht denken: „Früchte sind gesund und gut fürs Herz. Warum sollte ich keine Früchte mehr essen?" Nun, weil Früchte hohe Mengen an Fructose enthalten, also Zucker, und weit mehr Kalorien, als Sie brauchen, wenn Sie den Top-Körper Ihres Lebens formen wollen. In Kapitel 7 werden Sie erfahren, welche Früchte Sie später wieder auf Ihren täglichen Speisezettel setzen können.

Was Fette betrifft, so werden Sie fast alle gesättigten und gehärteten Fette, die Arterienverstopfung verursachen, aus Ihrer Ernährung streichen müssen und sich auf bestimmte Arten ungesättigter Fette beschränken. Sie dürfen während des Programms kein Rindfleisch, Lamm oder Wild, kein Schweinefleisch, keinen Speck und kein anderes fetthaltiges Fleisch essen. Stattdessen gibt es Proteine aus mageren Erzeugnissen wie hautloser Hühnerbrust, Eiweiß, frisch gebratener Putenbrust, Putenschinken, Wildlachs, frischem Thunfisch, Heilbutt und Streifenbarsch, um nur einige zu nennen. Sie werden keine industriell verarbeiteten Nahrungsmittel mehr essen, einschließlich der unzähligen kohlenhydratarmen Produk-

te, welche die Regale der Supermärkte füllen. In den USA unterliegen diese Nahrungsmittel keinen Zulassungsvorschriften durch die staatliche Gesundheitsbehörde, und viele enthalten weit mehr Kohlenhydrate als der Körper braucht. Nüsse sind gut und sättigend, und der Ultimative New York Body Plan sieht vor, dass Sie täglich sieben bis zehn rohe (= nicht geröstete) Mandeln essen. Mandeln versorgen Sie nicht nur reichlich mit Ballaststoffen (für die reglmäßige Verdauung), sondern enthalten auch eine höhere Konzentration an Vitamin E als jedes andere Nahrungsmittel. Sie können auch bis zu einem Teelöffel Olivenöl pro Tag für Ihre Salatsauce verwenden. In diesen zwei Wochen meiden Sie aber zusätzliche ungesättigte Fette wie Avocados, Oliven, Erdnussbutter oder Eigelb. Zwar sind diese Nahrungsmittel gesund, ihr Kaloriengehalt ist aber zu hoch.

Abgesehen davon, dass Sie den verbotenen Nahrungsmitteln aus dem Weg gehen, werden Sie in den nächsten zwei Wochen Ihre Mahlzeiten auch selbst zubereiten. Das bedeutet, dass Sie Ihr Mittagessen von zu Hause mitnehmen, das Abendessen kochen und das Frühstück zubereiten. Der sicherste Weg, um zu garantieren, dass Ihre Ernährung dem Plan folgt, ist der, dass Sie Ihre Mahlzeiten selbst zubereiten. Sollten Sie dazu absolut nicht in der Lage sein, dann bedeutet dies natürlich nicht, dass Sie das Programm nicht starten können. Ersteres – selbst zu kochen – ist natürlich die beste Lösung. Falls es aber unvermeidbar sein sollte, dass Sie auswärts essen, achten Sie beim Essen auf das Wie und Warum. Dann werden Sie auch keine Schwierigkeiten haben, sich mit Verstand und programmgemäß zu ernähren.

Schließlich empfehle ich Ihnen, alle aromatisierten Getränke einschließlich Diät-Softdrinks aufzugeben und auf Wasser umzusteigen. Wasser hat keine Kalorien und füllt den Magen. Trinken Sie vor jeder Mahlzeit ein oder zwei Gläser Wasser mit ein paar Tropfen Zitronen- oder Limettensaft.

Eine Schlussbemerkung, was Kaffee angeht – und ich weiß, dass Sie darüber nicht glücklich sein werden. So sehr mir auch bewusst ist, wie sehr Sie am morgendlichen Muntermacher hängen: Kaffee hat unter gesundheitlichen Gesichtspunkten auch einige weniger gute Aspekte. Das Koffein im Kaffee erhöht den Cortisolspiegel im Blut (Cortisol ist ein Hormon), sodass es zu einer erhöhten Insulinausschüttung kommt, die wiederum den Blutzuckerspiegel hochschnellen lässt. Das ist für unsere Zwecke natürlich nicht förderlich und kann sehr wohl Fettpölsterchen zur Folge haben. Steigen Sie doch beispielsweise auf Grüntee um. Sein Koffeingehalt reicht in jedem Fall, um Sie am Morgen wach zu kriegen, verursacht aber keinen erhöhten Cortisolspiegel. Zudem liefert er Ihnen eine gesunde Dosis antikarzinogenes Polyphenol, das, wie Studien zeigen, den Stoffwechsel anregt.

ULTIMATIVES ESSEN: EIN TYPISCHER TAG

Nun wissen Sie, was Sie während der kommenden Wochen nicht essen dürfen. Aber was kommt dann zum Frühstück, Mittagessen und Abendessen auf den Teller? Auf dem Ultimativen New York Body Plan werden Sie alle drei Stunden essen, am besten um 7, 10, 13, 16 und 19 Uhr. Auf diese Weise spüren Sie nie großen Hunger, was Sie vor dem Verlangen nach Essen und vor verbotenen Gelagen bewahren sollte und den Stoffwechsel angekurbelt hält. So werden Sie auch die Motivation und die Energie für Ihr Training aufrechterhalten.

Sehen wir uns den Tagesablauf einmal genauer an.

Frühstück. Sie beginnen Ihren Tag mit einer Dosis Protein. Ich empfehle Ihnen, den Tag mit einem Protein-Shake anzufangen (siehe Abschnitt „Protein-Shakes" in diesem

Kapitel). Wenn Sie Ihre Nahrung nicht gern in flüssiger Form aufnehmen, dann werden Sie den Tag dennoch mit Eiweiß beginnen, als Omelett oder Frittat (siehe unter anderem die Rezepte für Rührei ohne Eigelb mit Shiitake und Putenfleischschinken, für Rührei ohne Eigelb mit gehacktem Putenfleisch und Tomatenstücken oder für Frittate mit Spinat, Broccoli und Eiweiß, alle in Kapitel 6). In beiden Fällen werden Sie Ihrem Körper morgens zunächst einmal Protein zuführen. Das hilft Ihnen, den Ultimativen New York Body Plan für den Rest des Tages durchzuhalten. Eine Studie mit 37 Kindern, die an Fettleibigkeit litten, zeigte, dass diejenigen, die zum Frühstück eine Mahlzeit mit niedrigem glykämischem Wert erhielten – also reich an Proteinen –, für den Rest des Tages weniger Kalorien brauchten, verglichen mit denjenigen, die eine Mahlzeit mit hohem glykämischem Wert zu sich nahmen. Ich selbst könnte meinen Tag kaum ohne einen Energie spendenden Protein-Shake beginnen. Den ersten trinke ich um 5 Uhr morgens.

Geben Sie Protein einfach eine Chance! Auch wenn Sie gewohnt sind, den Tag mit Kohlenhydraten zu beginnen, möglicherweise mit einem Hörnchen oder vielleicht mit etwas Besserem wie Frühstücksflocken, ist das nahrhafte Protein dennoch die vernünftigere Variante. Auf diese Weise bleiben Sie länger satt. Nach einem kohlenhydrat-

reichen Frühstück bekommen Sie wahrscheinlich nach einer Stunde schon wieder Hunger, nach einem proteinreichen Frühstück hingegen sind Sie beinahe den ganzen Vormittag über satt. Auch Ihr Stoffwechsel wird angekurbelt, weil Ihr Körper bei der Verdauung von Proteinen mehr Kalorien verbrennt als bei der Verdauung von Kohlenhydraten.

Wenn Sie in der Regel das Frühstück auslassen, dann brechen Sie bitte mit dieser Gewohnheit. Um den Stoffwechsel in Schwung zu halten, braucht der Körper regelmäßig Kalorieneinheiten, etwa alle drei Stunden. Nachdem Sie acht Stunden geschlafen haben, muss der Stoffwechsel angekurbelt werden, und das geht nur mit Nahrung. Wenn Sie dem Körper das Frühstück verweigern, das er tatsächlich braucht, beginnen Sie den Tag mit einem Stoffwechseltempo unterhalb des Normalen. Ihr Körper sendet dann ein Hungersignal, und dadurch wiederum verlangsamt sich der Stoffwechsel, um so Kalorien und Fett zu sparen. Wenn Sie nicht frühstücken, sinkt zudem der Blutzuckerspiegel, was tagsüber wiederum das Hungergefühl und das Verlangen nach Essen steigert. Ernährungswissenschaftler wissen schon lange, dass Menschen, die nachts den Kühlschrank plündern und den Großteil ihrer Kalorien nach 19 Uhr verzehren, das Frühstück in aller Regel ausfallen lassen.

Wollen Sie Ihr Programm sabotieren, dann lassen Sie das Frühstück weg! Genau das ist nämlich der sicherste Weg, um zu garantieren, dass Sie zu einem späteren Zeitpunkt des Tages mogeln werden. Egal wie gehetzt Sie am Morgen sind, für einen Shake ist immer genug Zeit. Sie können ihn sogar unterwegs trinken. Einfacher geht es nicht.

Vormittagssnack. Um den Stoffwechsel auf Touren zu halten, müssen Sie ihn alle drei Stunden mit Treibstoff versorgen. Für Ihr Durchhaltevermögen brauchen Sie einen proteinreichen Snack, beispielsweise 90 Gramm Thunfisch (in Salzwasser eingelegt) oder eine Portion fettarmen Eiersalat aus meiner Rezeptsammlung. Die Proteinaufnahme regt den Stoffwechsel an. Und Sie bewahrt Sie vor Hunger und vor einem „Hypo", wie die Hypoglykämie, also der unangenehme Zustand eines niedrigen Blutzuckerspiegels, genannt wird.

Mittagessen. Ich hätte gern, dass Sie die größte Mahlzeit des Tages um die Mittagszeit essen. Es ist vernünftiger, die Hauptmahlzeit am Mittag zu essen, so wie es die Italiener tun. Damit hat Ihr Körper genügend Zeit, um die Kalorien abzubauen. Das Mittagessen kann aus einer mageren, proteinhaltigen Mahlzeit bestehen wie beispielsweise etwa 170 Gramm Hühnchenbrust oder Fisch, zusammen mit einem halben bis ganzen Teller einer Ihrer Lieblingsgemüsesorten wie gedämpftem Broccoli oder Spinat. Oder Sie können sich einen großen Salat zubereiten. Füllen Sie einen Teller mit Blattsalaten. Sie können Ihren Salat aus allen möglichen Zutaten außer Karotten (hoher Kohlenhydratgehalt) zusammenstellen. Vergessen Sie nicht eine Proteinquelle beizugeben, wie Lachs oder Thunfisch, in Streifen geschnittene gegrillte Hühnchenbrust ohne Haut oder in Scheibchen geschnittene hart gekochte Eier (nur das Eiweiß verwenden). Geben Sie dem Salat etwas Essig zu (jeden beliebigen außer Balsamico, weil dieser Zucker enthält) sowie einen Teelöffel Olivenöl.

Nachmittagssnack. Auch der Nachmittagssnack sollte reich an Proteinen sein. Sie könnten zum Beispiel etwa 90 Gramm gebratenes Hühnchen essen. Ich esse am Nachmittag mit Wonne die erwähnten sieben rohen Mandeln. Eine Studie zeigte, dass durch eine kalorienarme und mit Mandeln ergänzte Ernährung eher Gewichtsverlust erzielt wurde als durch eine ähnliche ohne Mandeln. Essen Sie aber keine Mandeln, wenn es Ihnen schwer fällt, sich an die Menge zu halten und nach sieben Stück wirklich aufzuhören.

Abendessen. Ich empfehle im Allgemeinen, den Tag mit einem Protein-Shake zu beenden, obwohl dies von den Trainingszeiten abhängt (siehe „Das richtige Timing für Ihre Mahlzeiten" in diesem Kapitel). Den Tag mit einem Protein-Shake zu beenden führt den Muskeln die benötigten Aminosäuren zu, um sich während des Schlafs zu regenerieren. Dies stellt auch sicher, dass Sie die meisten Kalorien zu einer früheren Tageszeit konsumieren. Auf diese Weise werden Sie kaum Lebensmittel während des Schlafs verdauen müssen, was Sie besser schlafen lässt. Wegen des intensiven Trainings in diesem Programm in den nächsten zwei Wochen ist die Qualität Ihres Schlafs sehr wichtig. Denn während des Schlafs werden Hormone ausgeschüttet, die nicht nur der Regenerierung der Muskeln dienen, sondern auch derjenigen des Immunsystems und anderer wichtiger Systeme. Guter Schlaf trägt dazu bei, dass Sie sich erholt und fit für das Training am folgenden Tag fühlen. Falls Sie keinen Shake trinken wollen, finden Sie in Kapitel 5 einige Alternativen.

Verpassen Sie Ihrer Küchentür nach 19 Uhr ein mentales Vorhängeschloss und bleiben Sie dem Kühlschrank fern. Kein Grund in Panik zu geraten! Es sind nur 14 Tage – und es wird sich lohnen.

PROTEIN-SHAKES

Im Ultimativen New York Body Plan empfehle ich zwei Protein-Shakes pro Tag, und dies nicht zuletzt auch aus Gründen der Zweckmäßigkeit. Ich stelle immer wieder fest, dass die meisten Leute nicht etwa über das Training, sondern über den Ernährungsplan stolpern. Um die Zeit für eine oder eineinhalb Stunden Training tagsüber zu finden, müssen Sie diese Zeit von irgendwoher nehmen. Für viele Menschen ist es dann nicht mehr realistisch, pro Tag drei Mahlzeiten und zwei Snacks selbst zuzubereiten. Sie haben diese Zeit ganz einfach nicht mehr.

Und genau das ist der Vorteil, wenn man zwei Mahlzeiten in Form von Shakes zu sich nimmt. Man braucht eine oder zwei Minuten, um einen Protein-Shake zu mischen. Sie können ihn überall trinken, im morgendlichen Pendelverkehr ebenso wie während einer Vorstandssitzung. Ich habe auch festgestellt, dass die Shakes meinen Klienten geholfen haben, sich ihren Fast-Food-Lifestyle abzugewöhnen.

Idealerweise versorgt Sie so ein Shake mit einem perfekten Mix aus Protein, Kohlenhydraten, gesunden Fetten, Ballaststoffen und Vitaminen. Wird dieser Mahlzeitersatz in Pulverform richtig verwendet, ist er eine vernünftige und zeitsparende Form des Essens.

Protein-Shakes verhindern Hungergefühle, geben Ihnen die für den Workout nötige Energie, halten Sie satt und liefern den Muskeln die benötigten Aminosäuren, die diese zur Regeneration nach den Übungen brauchen.

Das richtige Shake-Pulver verleiht Ihrem Körper Kraft und macht Sie fit. Das falsche hingegen kann Sie eine Menge unnötiger Kalorien kosten, in Form von Kohlenhydraten, Zucker und Fett. Bei vielen modernen Produkten, die man mit kohlenhydratarmer Ernährungsweise in Verbindung bringt, besteht ein erheblicher Mangel an wertvollen Proteinen, Fetten, Ballaststoffen und anderen wichtigen Spurenelementen. Diese Bewertung der Top-Seller auf dem heutigen Ernährungsmarkt zeigt gleichzeitig auf, worauf es bei Mahlzeitersatz-Getränken ankommt, wonach man Ausschau halten muss und wovor man sich in Acht nehmen sollte – und was Sie bereits zu sich nehmen oder was Ihnen noch fehlt. Wenn Sie die Zusammensetzung des Inhalts von Protein-Pulvern studieren, achten Sie deshalb auf Folgendes:

Proteintyp. Proteinpulver stammt aus vielen Quellen, die von Molke über Eier, Rindervormilch und Kasein bis Soja reichen. Molkeprotein besteht im Wesentlichen aus Milchprotein ohne Kasein und Zucker. Ich ziehe es anderen Typen vor, weil es vom Kör-per am effizientesten aufgenommen wird. Zudem wird es im Vergleich zu anderen Typen am schnellsten verdaut, und die Aminosäuren werden den Muskeln dadurch rascher zugeführt. Kurz, dieser Proteintyp beschleunigt die Erholung der Muskeln nach dem Training, bringt sie schneller in Form und reduziert den Muskelkater. Unter Wissenschaftlern und Athleten ist man sich einig, dass unter allen heute erhältlichen Proteinquellen Molke für die körperliche Gesamtleistung am besten ist.

Mikrofiltriertes reines Molkeeiweiß, welches 90 Prozent Eiweiß enthält und nahezu laktosefrei ist, führt die Bestenliste an, unmittelbar danach folgt das hochwertige mikrofiltrierte reine Molkeeiweiß-Konzentrat mit einem Anteil von 80 Prozent Protein. Bei der Mikrofiltration werden die Proteine durch Filter mit mikroskopisch kleinen Maschen physikalisch ausgesiebt und bleiben auf diese Weise intakt, im Gegensatz zu den üblichen Trennmethoden, die auf Hitze oder Säure basieren und dadurch die Proteine zerstören. Diese hochwertigen Molkeproteine enthalten die höchste Konzentration an intakten kleinsten Eiweißteilchen. Hierzu gehören unter anderem die Immunglobine, die das Immunsystem unterstützen und ganz oben auf der Liste stehen, wenn es um das Potenzial zur Stärkung des Immunsystems geht.

DIE UNBEKANNTE GESCHICHTE DER MOLKE

Wenn Molkeprotein so gut ist, weshalb enthalten dann so viele Mahlzeitersatz-Getränke eine „einzigartige Proteinmischung"? Weil reines Molkeprotein erheblich teurer ist als fast alle anderen zuverlässigen Eiweißquellen, mit Ausnahme des Eieralbumins, das jedoch eine deutlich geringere Bioverfügbarkeit aufweist. Aus diesen Gründen wird reines Molkeprotein in solchen Mixturen entweder weggelassen oder mit „Abfallproteinen" wie Kaseinen und Milchproteinextrakten und -Konzentraten versetzt, die der Körper weniger gut aufnimmt. Proteine mit weit geringerer Qualität als Molkeprotein werden nicht zuletzt auch wegen ihres besseren Geschmacks verwendet. Wenn Molkeproteine in einer Mischung mit zwei oder drei anderen Proteinarten genannt werden, dann können Sie davon ausgehen, dass von dem guten Stoff gerade mal ein Spritzer enthalten ist und die eher minderwertigen Bestandteile den großen Rest ausmachen.

Molkeproteine enthalten mehrkettige Aminosäuren. Diese Aminosäuren sind ein fester Bestandteil des Muskelstoffwechsels und gehören zu den ersten, die dem Muskelkatabolismus (Muskelabbau) zum Opfer fallen – ein Prozess, der bei den meisten Diäten mit Gewichtsverlust nur zu oft vorkommt. Molkeprotein erhöht zudem die Glutathionproduktion. Glutathion ist das stärkste Antioxidant, das im Körper natürlich vorkommt, und spielt auch bei der Stärkung des Immunsystems eine wichtige Rolle.

Kohlenhydrate. Bei vielen Mahlzeitersatz-Getränken, die auf dem Markt erhältlich sind, wird dem Kohlenhydratgehalt kaum Beachtung geschenkt. Die meisten enthalten große Mengen Maltodextrin, ein billiger, aus Mais gewonnener Kohlenhydratkomplex, der eher wie Zucker als wie ein echter Kohlenhydratkomplex verbrannt wird. Viele Hersteller fügen auch einfache Zuckerarten wie Glukosesirup bei. Es ist unnötig zu erwähnen, dass solche Produkte wegen ihres hohen Kohlenhydratgehalts mit einer kohlenhydratarmen Ernährung nicht zu vereinbaren sind.

ACHTEN SIE AUF KOHLENHYDRATFALLEN

Zucker und Kohlenhydrate sind in Lebensmitteln versteckt, in denen man sie kaum vermuten würde. Hier sind einige der versteckten Fallen:

- Barbecue-Saucen
- Ketchup
- Balsamico-Essig
- Die meisten industriell hergestellten Salatsaucen
- Alle Lebensmittel, die Glukosesirup enthalten

Leinsamenöl. Leinsamen enthält essentielle Fettsäuren. Dabei handelt es sich um wichtige Fette, die unser Körper nicht selbst herstellen kann und die ihm nur über die Ernährung zugeführt werden können. Diese Fette sind für Hunderte von biologischen Prozessen wichtig. Leinsamen ist reich an Alphalinolsäure (eine wichtige Omega-3-Fettsäure) und Linolsäure (eine Omega-6-Fettsäure). Diese wichtigen Fette bewirken Folgendes:

- Sie regen den Stoffwechsel und die Fettverbrennung an
- Sie stimulieren die Prostaglandin-Produktion (Prostaglandine sind hormonähnliche chemische Stoffe, die vom Körper produziert werden und wichtige Funktionen bei Blutdruck, Wasserhaushalt, Infektionen und Reaktionen des Immunsystems erfüllen)
- Sie verhindern Fettablagerungen im Körper
- Sie verbessern die Muskelstraffung und verhindern Muskelabbau, indem sie die Insulin-Sensitivität der Muskelrezeptoren fördern
- Sie erhöhen erheblich die körperliche Leistungsfähigkeit und Energie durch eine Stärkung des Blutflusses und der Herz-Kreislauf-Funktionen
- Sie vermindern Ödembildung
- Sie entschärfen Stimmungsschwankungen und leichte Depressionen während einer Diät
- Sie verbessern die Aufnahme von Kalzium, teilweise durch Verstärkung der Wirkung des Vitamin D

Leinsamen ist eine großartige Energiequelle. Er enthält zudem lösliche und unlösliche Fasern, welche die Verdauung fördern und einen gesunden Cholesterinspiegel aufrechterhalten. Leinsamen enthält auch weit mehr Lignane als jedes andere im Handel erhältliche Lebensmittel. Lignane sind wichtige pflanzliche Verbindungen, die zu einem gesunden Immunsystem beitragen.

Mittelkettige Triglyzeride. Neben essentiellen Fettsäuren sind mittelkettige Triglyzeride die einzige weitere Fettquelle, von der man weiß, dass sie beim Sport von Nutzen ist. Mittelkettige Fettsäuren werden rasch in Energie umgewandelt. Sie sind sehr nützlich für Athleten und Menschen, die sich ketogen (kohlenhydratarm) ernähren.

Ballaststoffe. Einer der Nachteile der proteinreichen Ernährung ist, dass sie zu Verstopfung führen kann. Um dem entgegenzuwirken, habe ich im Ernährungsplan viele Gemüsearten eingebaut. Ein Proteinpulver mit vielen Ballaststoffen, und hierbei wiederum vor allem Leinsamen, trägt zu einer regelmäßigen Verdauung bei.

Wasser als Basis. Idealerweise sollte Ihr Shake aus Protein-Pulver bestehen, das mit Wasser angemischt werden kann. Meiden Sie Shakes, die laut Herstellerempfehlung mit Säften wie Orangensaft oder mit Joghurt gemischt werden sollen, denn beide Zutaten haben wir aus der Ernährungsliste gestrichen.

Es ist nicht einfach, ein Mahlzeitersatz-Pulver im Handel zu finden, das alle oben erwähnten Anforderungen erfüllt. Einige Anregungen finden Sie im Kapitel „Bezugsquellen".

WENN SIE FESTE NAHRUNG BEVORZUGEN

Ich weiß, dass Sie Ihre Kalorien nicht unbedingt trinken möchten. Vielleicht sind Sie erst dann satt, wenn Sie gekaut haben, vielleicht kochen Sie auch gerne. Es ist in Ordnung, wenn Sie feste Nahrung bevorzugen – solange Sie nicht auf Fast Food zurückgreifen! Obwohl die Speisepläne in Kapitel 6 täglich zwei Shakes vorschlagen, können Sie diese durch die folgenden Alternativen ersetzen:

■ Frühstück Das Eiweiß von Eiern ist die beste Wahl für das Frühstück. Es versorgt

Ihren Körper mit gutem Protein und allen essenziellen Aminosäuren, die er braucht. Bitte essen Sie aber nur das Eiweiß, weil sich das meiste Fett und die meisten Kalorien im Eigelb befinden. Beginnen Sie Ihren Tag mit einem Omelett aus Eiweiß und Ihren bevorzugten Gemüsesorten. In Kapitel 6 finden Sie die Rezepte meiner Lieblingsomelettes.

■ Mittagessen Kombinieren Sie eine magere Proteinquelle (170 Gramm Lachs, Thunfisch oder Hühnchenbrust) mit einer herzhaften Portion gedämpftem Gemüse.

■ Abendessen Anstatt eines Shakes gönnen Sie sich einen großen Salat mit einer mageren Proteinquelle. Häufen Sie Gemüse obendrauf (außer Karotten) und krönen Sie das Ganze mit Ihrem bevorzugten „Stück" Protein (das kann gegrilltes Hühnchen, Lachs oder Thunfisch sein). Vorschläge fürs Abendessen finden Sie in Kapitel 5.

DAS RICHTIGE TIMING FÜR IHRE MAHLZEITEN

Der richtige Zeitpunkt für die Mahlzeiten, Snacks und Shakes hängt zum Teil davon ab, wann Sie trainieren. Ich empfehle dringend, das Training morgens durchzuführen, auch der Ernährungsplan in Kapitel 5 geht von dieser Annahme aus. Wenn Sie am Morgen trainieren, sind Sie den ganzen Tag fit. Untersuchungen zeigen, dass Menschen, die morgens trainieren, eher dazu tendieren, den ganzen Tag gesünder zu essen. Man hat das Gefühl, bereits hart gearbeitet zu haben, und diese harte Arbeit will man nicht durch ein Mandelhörnchen ruinieren. Ein Training am frühen Morgen setzt den Körper schon zu Beginn des Tages auf den Fettverbren-

nungs-Modus. Ich habe auch festgestellt, dass diejenigen Klienten, die früh morgens bei mir sind, seltener den Termin absagen als diejenigen, die zu einem späteren Zeitpunkt trainieren.

Wenn Sie allerdings eine andere Tageszeit wählen müssen, damit der Workout jeweils in Ihren Terminkalender passt, dann werden wir das alle überleben. Hauptsache, Sie trainieren! In Kapitel 5 finden Sie Anweisungen, wie Sie Ihre Essenszeiten und Menüs den Trainingszeiten anpassen können.

■ Workout am Morgen Die optimale Zeit für das Training am Morgen ist 7 Uhr, weil Sie dann mit nüchternem Magen trainieren und am meisten Fett verbrennen. Trinken Sie Ihren Protein-Shake unmittelbar danach. Die

Vorstellung, dass Sie vor dem Morgentraining essen, gefällt mir nicht, weil Sie sich danach kaum Zeit für die Verdauung nehmen werden und wohl auch nicht genügend Energie fürs Training aufbringen. Ich sehe es lieber, wenn Sie einen Grüntee trinken, wenn Sie meinen, dass Sie einen Energieschub brauchen. Gegen 10 Uhr morgens werden Sie dann Ihren Vormittagssnack zu sich nehmen.

■ Workout am Nachmittag Sie sollten ein wenig essen, um genug Kraft für das Training zu haben, aber nicht so viel, dass Ihnen danach flau ist oder Sie sich träge fühlen. Sollte 16 Uhr Ihre gewohnte Trainingszeit sein, dann empfehle ich Ihnen dringend, das Mittagessen als Hauptmahlzeit zuzubereiten. Das gibt Ihnen den nötigen Treibstoff für das Training und wirkt vorbeugend gegen Entschuldigungen wie „Ich bin zu hungrig für den Workout". Trinken Sie nach dem Training einen Shake oder essen Sie Ihre sieben Mandeln oder einen fettlosen Eiersalat mit Dijon-Senf. Um etwa 19 Uhr genehmigen Sie sich eine kleine Mahlzeit zum Abendessen.

■ Workout am Abend Sollten Sie erst am Abend trainieren, dann ist Ihre letzte Mahlzeit ein Shake. Sie müssen unbedingt mittags ausreichend gegessen und am Nachmittag einen proteinreichen Snack (120 Gramm Hühnchen oder Thunfisch) zu sich genommen haben. Später trinken Sie einen Shake, auch wenn es schon nach 19 Uhr ist. Ein Protein-Shake ist eine der sichersten Late-Night-Optionen zur Kalorienzufuhr und gibt den Muskeln alles, was sie brauchen, um sich nach dem Workout vollständig zu regenerieren.

NAHRUNGS-ERGÄNZUNGSMITTEL

Sie werden für die nächsten zwei Wochen auf viele gesunde Nahrungsmittel verzichten. Um den Verlust zu kompensieren und genügend Energie für das Training zu haben, empfehle ich Ihnen folgende Nahrungsergänzungsmittel auf täglicher Basis:

Antioxidantien (Vitamin C und E und Coenzym Q_{10}) Diese wirkungsvollen Antioxidantien geben Elektronen an die so genannten freien Radikalen in Ihrem Körper ab, machen sie dadurch stabiler und hindern sie daran, Zellen zu zerstören. Dies schützt zum Beispiel vor Alterung, Herzkrankheiten, Krebs und Arthritis. Gegen die freien Radikalen muss man auf verschiedensten Ebenen vorgehen. Aus diesem Grund empfehle ich eine Kombination aller erwähnten Antioxidantien und nicht nur eines allein. Bezugsquellen für Antioxidantien, Vitamine und Spurenelemente finden Sie in Kapitel 8.

Ginseng. Als einer der besten Energieförderer, die es gibt, unterstützt Ginseng auch das Immunsystem und das allgemeine Wohlbefinden. Beachten Sie die Packungsbeilage.

Vitamin B12. Vitamin B12 brauchen Sie, um Energie erzeugen zu können. Nehmen Sie ein Vitaminpräparat, das den täglichen Bedarf an Vitamin B12 zu 100 Prozent deckt.

Kalzium. In den ersten zwei Wochen des Programms sind Milchprodukte verboten. Allein schon aus diesem Grund empfehle ich Ihnen, ein Kalzium-Präparat zu nehmen. Immer mehr Studien zeigen zudem, dass dieses Mineral beim Fettverbrennungsprozess möglicherweise eine entscheidende Rolle spielt. Nehmen Sie zweimal täglich etwa 500 Milligramm ein, weil Ihr Körper nur so viel auf einmal absorbieren kann. Das deckt den Bedarf für den Knochenerhalt

ebenso wie den für die Förderung der Fettverbrennung. Kalzium ist in dunkelgrünem Gemüse wie Broccoli und Spinat enthalten. Mit diesen Gemüsesorten nehmen Sie zusätzlich Kalzium auf.

Präparate zur Gewichtsreduktion, zur Fettverbrennung und „Energiespender" werden überall beworben. Finger weg von solchen, die Koffein und andere stimulierende Substanzen wie Theobromin enthalten. Viele dieser Präparate zur Gewichtsreduktion beinhalten verstecktes Koffein in Form von Mate-Teekraut, Guarana und Kaffeebohnen-Extrakt, was dem Koffeingehalt von etwa fünf bis sechs Tassen Kaffee entspricht!

Denken Sie auch daran, dass viele Vitamin- und Mineralien-Präparate Fruchtzucker enthalten, der den Blutzuckerspiegel enorm schnell ansteigen lassen kann. Dies wiederum führt zu heftigem Essverlangen, Hunger und Energiemangel. Manche enthalten auch fragwürdige Metalle wie Nickel oder Zinn. Deshalb sollten Sie immer auf das Verzeichnis der Inhaltsstoffe aller Präparate achten, die Sie auf diesem Programm zu sich nehmen wollen. Auch hierzu finden Sie in Kapitel 8 weitere Informationen.

DER 14-TAGE-PLAN ZUM ULTIMATIVEN KÖRPER

Ich heiße Sie herzlich willkommen zum Ultimativen New York Body Plan und gratuliere Ihnen dazu, dass Sie fest entschlossen sind, Ihr Leben zu verändern. Sie werden in den nächsten 14 Tagen auf Ihrem Weg zum neuen *Ich* jeden Tag Ihre mentale, körperliche und spirituelle Stärke testen. Führen Sie sich stets den Grund vor Augen, weshalb Sie die Herausforderung überhaupt auf sich genommen haben, egal wie anstrengend das Programm sein wird. Sie sind es wert, und Sie sind gut gerüstet, um durchhalten zu können. Ich glaube an Sie. Und ich gebe Ihnen das nötige Rüstzeug mit, damit Sie während der nächsten 14 Tage den Kurs halten können. Für jeden Tag finden Sie:

■ Ein paar inspirierende Worte zum Einstieg So bleiben Sie motiviert.

■ Den Workout des Tages Ich empfehle Ihnen, den Workout morgens auszuführen.

Auf den nächsten Seiten finden Sie alle Übungen auf einen Blick. So sparen Sie während des Trainings Zeit und brauchen nicht ständig im Buch herumzublättern.

■ Den täglichen Speiseplan Sie finden für jeden Tag detaillierte Vorschläge (die Rezepte der mit * gekennzeichneten Gerichte sind in Kapitel 6 zu finden). Obwohl es für Sie am besten wäre, den Plan peinlich genau einzuhalten, dürfen Sie wenn nötig strategische Änderungen vornehmen. Befolgen Sie die Anweisungen in Kapitel 4, falls Sie sich dafür entschieden haben, den täglichen Essensplan etwas abzuändern, und beachten Sie dabei stets die Punkte A, B, C, D, E und F der aufgezeigten Ernährungsregeln.

■ Eine inspirierende Erfolgsgeschichte Jedem Tag habe ich einen persönlichen Erfahrungsbericht von jemandem beigefügt, der das zweiwöchige Programm mit Erfolg durchlaufen hat. Diese Menschen erzählen, wie sie gekämpft und schließlich gesiegt haben. Ich hoffe, ihre Geschichten sind Ihnen eine zusätzliche Inspiration, um auf Kurs zu bleiben.

■ Eine typische Ausrede und meine Entgegnung An jedem Tag finden Sie auch eine der verbreitetsten Ausreden, die ich beim Ausführen dieses Programms von Teilnehmern gehört habe – und meine Entgegnung darauf. In mehr als 15 Jahren meiner Tätigkeit als Trainer habe ich schon die unglaublichsten Ausreden zu hören bekommen, wenn jemand nicht trainieren wollte. Angefangen von obskuren plötzlichen Leiden und Wehwehchen bis zum entsetzten Aufschrei „Ich habe meine Periode!". Ich bin durchaus stolz darauf, dass ich extrem viel Geduld habe und in der Lage bin zu beurteilen, wann ein Klient einen triftigen Entschuldigungsgrund angibt, um das Training ausfallen zu lassen. Deshalb verliere ich in diesem Abschnitt ein paar deutliche Worte, oder „Ausreden-Killer", wenn Sie so wollen, um Ausreden schon dann auszuhebeln, wenn Sie noch dabei sind, sich diese zurechtzulegen.

■ Ein Tagebuch Jeden Tag haben Sie den nötigen Platz, Ihre Gedanken, Ihre Gefühle und Fortschritte bei diesem Programm schriftlich festzuhalten. Ich rate Ihnen, jeden Tag solche Aufzeichnungen zu machen.

Wenn Sie Ihre Notizen nicht in diesem Buch aufschreiben wollen, dann nehmen Sie ein separates Heft oder benutzen Sie den Computer. Es spielt keine Rolle, wo Sie schreiben, Hauptsache, Sie tun es.

Ich schlage Ihnen vor, an einem Montag mit dem Programm zu beginnen. Bevor Sie anfangen, vergewissern Sie sich, dass Sie alles haben, was Sie zum Erfolg brauchen.

Das bedeutet:
■ Trainingskleidung und Trainingsschuhe
■ Ausrüstung, also Gymnastikball, Medizinball und Kurzhanteln
■ Die richtigen Nahrungsmittel in Ihrer Küche
■ Ein „Vorher"-Foto (das kann später als Motivation dienen, wenn Sie daran arbeiten, Ihre erzielten Fortschritte zu halten)
■ Aufzeichnungen über Ihre gegenwärtigen Körpermaße, das jetzige Gewicht, Kleidergrößen und den Körperfettanteil

Und: Beginnen Sie bitte nicht, bevor Sie die Kapitel 1 bis 4 gelesen haben! Die Informationen in diesen Kapiteln dienen als Grundlage für das Programm. Ohne diese Grundlagen werden Sie sich verloren und unsicher fühlen. Noch schlimmer: Sie hätten dann auch nicht die Motivation, die Sie brauchen, um das Programm wirklich bis zum Ende durchzustehen.

CARDIO-SCULPTING-WORKOUT

1) Kniebeuge auf Gymnastikball (Ball Tap)

2) Ball Tap mit Medizinball

3) Seitlicher Ausfallschritt mit Medizinball (Holzhacker)

4) Laufen auf der Stelle mit dem Medizinball

5) Jumping Jacks (Hampelmann) mit Schulterdrücken

6) Jumping Jacks mit Schulterseitheben

7) Schattenboxen mit Kurzhanteln

8) Wadenheben mit Kurzhanteldrücken

9) Strecksprung nach hinten mit Medizinball (Squat Thrust with Medicine Ball)

4 5

6

7 8

1

2

9

3

10) „Bergklettern" mit Medizinball

11) Liegestütze mit Gymnastikball

12) Liegestütze mit Heranziehen des
Gymnastikballs (Ball Tucks)

13) Liegestütze auf Gymnastikball mit Hüftbeugung nach oben (Pikes)

14) Platypus Walk (Schnabeltier-Gang) mit
Medizinball

15) Gesprungener Ausfallschritt

16) Seitlicher Ausfallschritt mit Medizinball

17) Tiefes Körperbrett auf dem Gymnastikball

13

14

15

10

16

11

12

17

18) Hohes Körperbrett auf dem Gymnastikball

19) Vom einbeinigen Liegestütz in
    die T-Stellung

20) Sumo-Ausfallschritt mit Sidekick und
    Frog Jump (Strecksprung)

21) Gesprungene Kniebeuge mit breiter
    Beinstellung (Jump Squat)

22) Ausfallschritt nach hinten mit Front Kick

23) Davids Kurzhantelkreisen auf dem
    Gymnastikball (David´s Dumbbell
    Wraparound)

24) Davids eindrehendes Kurzhantel-Brust-
    drücken (David´s Inverted Dumbbell
    Chest Press)

20   21

22

18

23

19

24

25) Trizepsdrücken liegend auf dem Gymnastikball

26) Schrägbankdrücken mit Kurzhanteln auf dem Gymnastikball

27) Trizepsdrücken auf dem Gymnastikball (Bench Dips)

28) Umgedrehtes Körperbrett mit Füßen auf dem Gymnastikball (Reverse Plank)

29) Schulter-Frontheben mit Schulter-rotation zur Seite (David´s Ultimate Shoulder Shaper I)

30) Schulter-Seitheben auf dem Gymnastik-ball (David´s Ultimate Shoulder Shaper II)

31) Rumpfstrecken (Hyperextensions)

27

28

29

25

30

26

31

32) Kurzhantel-Rudern nach hinten auf dem Gymnastikball

33) Spiderman-Liegestütz

34) Gesprungener Liegestütz (plyometrischer Liegestütz)

35) Crossover-Ausfallschritte vorwärts und rückwärts mit Bizeps-Curls

36) Plié Squats mit Bizeps-Konzentrations-Curls

37) Beinschere

38) Rumpf-Seitneigung mit Medizinball (Side Crunch)

39) Crunch auf Gymnastikball mit Medizinball

40) Einrollender Crunch mit Gymnastik- und Medizinball

35
36

37

32

38

33

34

39
40

WORKOUT FÜR BAUCH UND RUMPF

1) Rumpfbeugen im Stand (Good Mornings)

2) Rotierende Rumpfbeugen aus dem Stand (Good Mornings with Rotation)

3) Körperbrett mit Ball

4) Davids Ultimativer Diagonal-Crunch

5) Doppelter Crunch diagonal (mit Heranziehen der Knie)

6) Crunch mit diagonalem Anheben des Gesäßes zur Rumpfmitte

3

4

1

2

6

7) Doppelter Crunch mit Ballübergabe (Handoff)

8) Rumpfstrecken im mittleren Rücken auf dem Gymnastikball

9) Hinteres Schulterheben mit Medizinball (Rear Deltoid Laterals with Medicine Ball)

10) Übung zur Stabilisierung des unteren Rückens (Lower Back Challenge)

7

9

8

10

WORKOUT FÜR BEINE UND GESÄSS

1) Seitliches Beinheben mit Medizinball

2) Seitliches Beinheben mit gebeugten Hüften und Beinen mit Medizinball (The Clam with Medicine Ball)

1

2

3) Seitliches Beinheben mit gebeugten Knien mit Medizinball (The Clam II with Medicine Ball)

4) Anheben der Oberschenkelinnenseite (Adduktoren) in Seitlage

5) Beinscheren in Bauchlage (ohne Über- kreuzen)

6) Superman mit Medizinball

7) Hüftstrecken mit gebeugten Knien und Medizinball (Donkey Kicks)

8) Bein-Seitheben aus dem Vierfüßler- Stand (Hydrants)

9) Kniebeugen auf Fußballen nach vorne mit Medizinball (Sissy Squats)

10) Brücke mit Gymnastikball

6

7

8

3

4

9

5

10

11) Oberschenkelbeugen mit Gymnastikball (Hamstring Curls)

12) Einbeiniges Oberschenkelbeugen mit Gymnastikball (One-Leg Hamstring Curls)

13) Beinstrecken aus der Brückenposition mit Gymnastikball (Pelvic Tilt)

14) Beckenlift in Rückenlage (Butt Squeeze)

15) Asymmetrische Ausfallschritte stehend mit Stuhl

16) Umsteigesprünge über Ball (Irish Jig)

17) Stretching der Brustmuskulatur (Chest Opener)

18) Schulterdehnen (Shoulder Stretch)

19) Trizepsdehnen

20) Stretching der Hüften

11

12

13

14

15

16

17

18

19

20

21) Dehnen im Spagatsitz
(Wide Angle Stretch)

22) Stretching des Gesäßes

23) Stretching der Oberschenkel-
muskulatur

24) Stretching der geraden Bauchmuskulatur

22   24

21

23

1. TAG

*Aller Anfang ist schwer. Heute möchte ich,
dass Sie beim Aufstehen denken: „Ich begin-
ne jetzt damit, ein neuer Mensch zu werden.
Ich kann und will mein Bestes tun. Ich nehme mir vor, das zu ändern, was ich am besten beeinflussen kann – mich selbst."*

Der heutige Workout

■ Das Cardio-Sculpting-Training
■ 45 Minuten zusätzliches Cardio-Training
(das Herz-Kreislauf-Training Ihrer Wahl)

Der heutige Speiseplan

Frühstück: Protein-Shake
Vormittagssnack: *Rührei (ohne Eigelb) mit
Shiitake-Pilzen und Putenschinken

Mittagessen: *Cobb-Salat mit Thunfisch
Nachmittagssnack: Eine Tasse *Gemüsesuppe
Abendessen: Protein-Shake oder eine *Pu-
tenfleisch-Lasagne und Spinat

(alle mit * gekennzeichneten Gerichte finden Sie in Kap. 6)

Schluss mit Ausreden

Ausrede: „Ich bin einfach zu müde für mein
Training."
Entgegnung: Müdigkeit sollte Sie nicht vom
Trainieren abhalten, eher noch könnte sie
den Ablauf und den Zeitaufwand der Übungen beeinflussen. Wenn Sie die Übungen
richtig ausführen, werden Sie körperlich
und mental fitter. Müdigkeit und mangeln-
de Motivation schwinden im Training, Ihr
Tag bekommt Schwung und Energie. Und
schon sieht das Leben anders aus.

DER ULTIMATIVE ERFOLG

Name: Michel Perritt

Wohnort: Worcester, Massachusetts

Beruf: Callcenter-Agentin

Alter: 38

Gewichtsabnahme: 7 Kilogramm

Was erreicht wurde: Trägt jetzt Kleidergröße 36 statt 44

Bemerkungen: Michel war eine meiner ersten „Extreme Makeover"-Kandidatinnen. Sie konnte ihren Hüft-, Taillen- und Oberschenkelumfang sowie ihre Oberweite um etliche Zentimeter reduzieren. Nach dem Programm trainierte Michel weiter und hielt sich an meine Ernährungsprinzipien – jetzt trägt sie noch eine Kleidergröße kleiner.

„Als ich David bei der Fernseh-Show ‚Extreme Makeover' traf, war ich bereit, alles zu tun. Obwohl ich das Gefühl hatte, über Gewichtsabnahme genau Bescheid zu wissen, musste ich zugeben, dass mein Rezept nicht funktionierte und nie funktioniert hatte. Ich machte Krafttraining – Übungen, die ich Bodybuildern und Bodybuilding-Zeitschriften abgeschaut hatte. Damals wusste ich nicht, dass ich ein Männerprogramm durchexerzierte. Und das machte sich bemerkbar: Als ich David traf, hatte ich bereits zehn Jahre auf diese Weise trainiert. Ich wog 79 Kilo und hatte einen Armumfang von 43 Zentimetern. Ich wollte zwar kräftig sein, aber natürlich nicht wie ein Mann aussehen. Ich wollte eine feminine, kurvenreiche Figur, stattdessen sah ich aus wie ein Hüne. Meine Hosengröße betrug 36/32. Mein Taillenumfang übertraf die Länge meiner Beine! Das war alles ziemlich traurig, und ich war entsprechend deprimiert.

David empfahl mir, Milchprodukte und Kohlenhydrate aus meiner täglichen Nahrung zu streichen und setzte mich auf ein ganz anderes Trainingsprogramm. Gegen Ende der zweiten Woche konnte ich bereits drastische Veränderungen feststellen. Der Ernährungsplan zeigte Wirkung, die Trainingseinheiten ebenfalls, und alles, was in meinem System blockiert war, begann sich zu lösen. David motivierte mich und zeigte mir, wie ich mich täglich um meine Gesundheit und Fitness kümmern konnte. Ich begann bewusst zu handeln und genau zu überlegen, was ich esse und wie ich mit meiner Zeit umgehe.

Fazit: David verwandelte meinen massigen 79-Kilo-Körper in eine sexy Figur mit Kleidergröße 36. Es ist jetzt ein Jahr her, und ich musste von den Resultaten keine Abstriche machen. Ich halte mich an Davids Plan. Ich kenne jetzt die Grundregeln, was ich essen kann und wann ich trainieren muss – ich bin David unendlich dankbar."

Mein Tagebuch

Diese leeren Zeilen sollen Ihnen Gelegenheit geben, Ihre Gefühle, Ihre körperliche Verfassung, was Sie gegessen haben, eventuelle Schwierigkeiten, mit denen Sie zu kämpfen haben, den Zeitpunkt, die Dauer und die Intensität Ihres Trainings schriftlich festzuhalten.

_____

_____

_____

_____

_____

_____

_____

_____

_____

_____

_____

_____

_____

_____

2. TAG

Nach dem ersten heftigen Muskelkater am zweiten Tag dürfen Sie eines nicht vergessen: Dieser extreme Weg zu einer besseren Figur ist zugleich ein Belohnungsprozess. Der erfolgreiche Abschluss des Zwei-Wochen-Programms wird Sie nicht nur mit einem knackigen Po entschädigen, sondern auch in einer Weise stärken, die tiefer geht, die in geistiger Hinsicht zum Tragen kommt, und die dauerhaft und bedeutungsvoll ist. Auf Sie wartet der höchste Preis: die Gewissheit, dass Sie alles erreichen können, was Sie erreichen wollen. Und Sie können diesen Preis gewinnen.

Der heutige Workout

◼ Das Muskelstraffungs-Training für Bauch und Rumpf

◼ 45 Minuten zusätzliches Cardio-Training

Der heutige Speiseplan

Frühstück: Protein-Shake

Vormittagssnack: *Spinat-Broccoli-Eiweiß-Frittate

Mittagessen: *Hühnchenkebab mit Thai-Sauce nach asiatischer Barbecue-Art

Nachmittagssnack: *Thunfischsalat mit Vollkornsenf und Wasserkastanien

Abendessen: Protein-Shake oder *pikanter Wasabi-Lachs-Burger und Spinat

Schluss mit Ausreden

Ausrede: „Wenn ich einen Tag aussetze, verpasse ich nichts."

Entgegnung: Der Weg zum Wohlbefinden kann nicht mit gestrigen Errungenschaften gepflastert werden. Jeder Tag zählt, jeder Tag ist ein weiterer Schritt auf dem Weg zum neuen Ich. Sie mögen vielleicht denken, dass Sie nichts verpassen, aber Sie werden dann auch nichts dazugewinnen. Ich mag den Gedanken, dass ich jeden Tag weiterkomme und aus jedem Moment das Beste mache. Das Training gehört zu den Dingen im Alltag, die immer richtig sind. Sie haben an jedem Tag und zu jeder Stunde die freie Wahl, ob Sie sich bewegen oder einfach still dasitzen wollen. Sie allein treffen die Entscheidung, niemand sonst! Zeit ist ein knappes Gut. Nun ist der Moment gekommen, neue Wege zu gehen!

DER ULTIMATIVE ERFOLG

Name: Pamela Michaels

Wohnort: New York City, New York

Beruf: Vorstandsvorsitzende verschiedener Nonprofit-Organisationen, Mutter von fünf Kindern

Alter: 51

Abgenommen: 4 cm an der Taille, 2 cm an den Hüften, 1,5 cm an den Armen

Gewichtsabnahme: 2 Kilogramm

Was erreicht wurde: Der Körperfettanteil wurde um 8 Prozent reduziert

Bemerkungen: Pam hatte bereits etwa ein Jahr lang mit mir trainiert, als sie mit dem Zwei-Wochen-Programm begann. Da sie von Natur aus schlank war, konnten wir die Arbeit auf die Problemzonen beschränken – Hüften, Gesäß und Oberschenkel. Nach dem Programm trainierte sie weiterhin 3- bis 4-mal die Woche und formte und verbesserte ihre Körperkonturen. Ihr Umfeld war beeindruckt!

„Ich war schon immer eine schlanke Frau, nun bin ich in den Fünfzigern und in den Wechseljahren. Ich entschied mich, in die Form meines Lebens zu kommen. Ich las viel über die Wechseljahre. Ich wusste, dass es in diesem Lebensabschnitt schwieriger sein würde, Gewicht zu verlieren und eine gute Figur zu haben. Ich war entschlossen, trotzdem so fit und schlank wie möglich zu sein.

Ich hatte aber noch ein weiteres Motiv. Meine 24 Jahre alte Tochter ist Mode-Designerin. Sie nähte mir ein gerade geschnittenes Chiffonkleid. Ich wollte in diesem Kleid gut aussehen. Als ich es aber anprobierte, verzogen sich die Nähte an den Hüften, statt dass es schön in einer Linie fiel. Meine Tochter sagte: ‚Mama, ganz ehrlich, ich kann nicht zulassen, dass du das anziehst.' Danach fasste ich den Entschluss, in diesem Kleid gut auszusehen.

Das Programm funktioniert eindeutig, keine Frage. Ich erreichte schon innerhalb von drei Tagen die ersten Ergebnisse – und das motivierte mich richtig. Bereits nach drei Tagen saßen nämlich meine Hosen besser. Das war natürlich großartig. Meiner Tochter fielen meine körperlichen Veränderungen in dieser kurzen Zeit auf und sie machte mir Komplimente. Nach sieben Tagen probierte ich das Kleid wieder an, und zum großen Erstaunen meiner Tochter fiel es schön gerade. Meine Arme, die das Kleid frei ließ, waren schön geformt. Ich wusste, dass ich das Kleid bedenkenlos anziehen konnte. Und das, obwohl ich erst auf halbem Weg zu meinem Ziel war.

Der Gewichtsverlust hat mich nicht so sehr beeindruckt wie die Tatsache, dass meine Kleider nun besser sitzen. Ich fühlte mich so gut. Ich fühlte mich gesünder und reiner, wie nach einer Entschlackungskur. Mein Körper, meine Haut und mein Haar sahen seit Jahren nicht mehr so gut aus. Ich empfehle dieses Programm jeder Frau, die sich gut fühlen und besser aussehen möchte."

Mein Tagebuch

Diese leeren Zeilen sollen Ihnen Gelegenheit geben, Ihre Gefühle, Ihre körperliche Verfassung, was Sie gegessen haben, eventuelle Schwierigkeiten, mit denen Sie zu kämpfen haben, den Zeitpunkt, die Dauer und die Intensität Ihres Trainings schriftlich festzuhalten.

3. TAG

Ihre Workouts sollten genauso ein Ritual sein wie Zähne putzen oder Haare kämmen. So wie Sie aufstehen, Zähne putzen, Ihr Gesicht waschen und Ihr Haar kämmen, sollten Sie auch Ihr Training machen. Ist es erst einmal Teil Ihres Morgenrituals, werden Sie es nie mehr missen wollen. Stellen Sie sich vor, Sie verließen am Morgen das Haus, ohne die Zähne zu putzen! Das ist weder für Sie noch für Ihren Partner, Ihre Arbeitskollegen oder Ihre Kinder eine appetitliche Vorstellung. Oder? Genau dasselbe ist es, wenn Sie Ihren Tag ohne irgendeine Form von Training oder Bewegung beginnen. Sie werden sich lustlos fühlen, Ihrer positiven Energie beraubt, und – wenn Sie nur ein bisschen sind wie ich – wahrscheinlich absolut mürrisch und unausstehlich.

Der heutige Workout

■ Das Cardio-Sculpting-Training

■ 45 Minuten zusätzliches Cardio-Training

Der heutige Speiseplan

Frühstück: Protein-Shake

Vormittagssnack: *Fettarmer Eiersalat

Mittagessen: *Hühnchen mit Mandelkruste

Nachmittagssnack: *Putenfleisch- und Spinat-Burger

Abendessen: Protein-Shake oder *Hühnchen-Sticks mit Sesam und Spinat

Schluss mit Ausreden

Ausrede: „Ich habe durch das Training zu viele Muskeln angesetzt und glaube, dass ich einen Monat aussetzen sollte, um Muskelmasse abzubauen."

Entgegnung: Fitnessübungen bewirken vieles, aber dass Sie davon Muskeln ansetzen, gehört kaum dazu, außer Sie haben es darauf angelegt. Mein Ultimativer New York Body Plan ist so konzipiert, dass die Muskeln geformt und modelliert werden, der Körperfettanteil reduziert wird, und dass sich dadurch Kondition, Energie und ganzheitliches Wohlbefinden steigern. Die richtige Reaktion auf ein Trainingsprogramm, das nicht die gewünschten Ergebnisse bringt, besteht darin, die Übungen in Bezug auf Form sowie auf Gewichts- und Belastungsaspekte und die Anzahl der Wiederholungen zu überprüfen. Wenn Ihre Beine dicker zu werden scheinen, dann würde ich Ihnen raten, alle Übungen mit Kniebeugen wegzulassen und auf Ausfallschritte, Kicks und plyometrische Bewegungen wie Kniebeugen mit Sprüngen, gesprungene Ausfallschritte und Squat Thrusts auszuweichen. Durchaus sinnvoll ist auch, die Anzahl der Wiederholungen zu steigern und umgekehrt die verwendeten Gewichte oder die Belastung zu reduzieren. Ich musste auch schon feststellen, dass diejenigen, die unter einer Überentwicklung des Quadrizeps (vorderer Oberschenkelmuskel) leiden, oft eine etwas falsche Haltung einnehmen, weil sie bei Kniebeugen oder Ausfallschritten das Gewicht vor allem auf die Vorderfüße verteilen. Das Gewicht sollte auf den Fersen liegen.

DER ULTIMATIVE ERFOLG

Name: Nicholas Samuel Shahid, III

Wohnort: New York City, New York

Beruf: Kreativdirektor

Alter: 63

Gewichtsabnahme: 6 Kilogramm

Was erreicht wurde: Der Taillenumfang wurde um 6,5 cm und Brustumfang um 4 cm reduziert

Bemerkungen: Sam war ein wenig skeptisch, ob er überhaupt dieses zusätzliche Polster noch loswerden könnte, nachdem er beinahe 14 Jahre in meinem Club trainiert hatte. Nach dem Zwei-Wochen-Programm beeindruckte uns Sam damit, dass er dennoch 6 Kilogramm abgenommen hatte. Nach dem jahrelangen Trainingstrott gab dieses Programm dem 63-Jährigen einen neuen Sinn, was sich in seiner Zuversicht, Jugendlichkeit und Vitalität widerspiegelte. Seit er das Programm beendet hat, verlor er weitere 4 Kilo, insgesamt also 10,5 Kilo.

„Als Kreativdirektor in der Modebranche bin ich bei Fotoshootings jeweils nicht nur von Nahrungsmitteln aller Art umgeben, sondern auch von schlanken 18-jährigen Models. Diese Shootings dauern jeweils mindestens zehn Tage, und am Ende nehme ich mir meistens vor abzunehmen und wieder in Form zu kommen, sobald ich wieder in New York bin. Wie so oft im Leben wurde aus meinen Vorsätzen nichts. Mit jedem Shooting legte ich mehr an Gewicht zu. Ich fühlte mich vollgestopft und desillusioniert.

Als David von seinem 14-Tage-Programm erzählte, dachte ich mir: ‚So hart kann das ja nicht sein, es sind ja nur 14 Tage.' Gut, ich will ehrlich zu Ihnen sein: Es ist hart! Wenn Sie es gründlich durchführen, bestimmt es Ihr Leben, zumindest am Anfang. Ich wohne allein und habe die Tendenz, abends auswärts zu essen und unter Leuten zu sein. Zudem wohne ich in der Stadt und bin buchstäblich von Nahrungsmitteln umzingelt. Am dritten Tag des Programms hatte ich das Gefühl, als würde jeder um mich herum nur noch essen. Die Versuchung war überwältigend. Es kam mir vor, als rieche es überall, wo ich mich bewegte, nach Essen. Also blieb ich abends zu Hause. Diese Abende schienen mir endlos, und ich vermisste meinen alten Lebensstil.

Im Verlauf dieses 14-Tage-Programms geschah jedoch etwas Interessantes. Sobald ich erste positive Ergebnisse festgestellt hatte, vergaß ich meinen ‚Leidensdruck‘ und drehte den Spieß um. Nicht meine Ernährungsweise kontrollierte mich, sondern umgekehrt. Ich hatte mir zum Beispiel vorgenommen, nach Beendigung des Programms auswärts essen zu gehen und zu feiern. Ich träumte davon, Wein zu trinken und Pasta zu essen – und damit beinahe alle Ernährungsprinzipien von David wieder über Bord

zu werfen. Aber als ich dann tatsächlich ins Restaurant ging, bestellte ich schließlich eine Weinschorle und Fisch statt Pasta. Ich war erstaunt, dass ich mich beim Essen mit einem kleinen Glas Wein begnügen und mich trotzdem amüsieren konnte.

Die wirklich gute Sache bei diesem Programm ist, dass man Ergebnisse sieht. Man fühlt sich am Ende des Programms großartig. Meine Hose rutscht. Ende des Sommers fahre ich in Urlaub und zuvor werde ich das Programm noch einmal absolvieren, um meinen Körper auf Strandfigur zu trimmen."

Mein Tagebuch

Diese leeren Zeilen sollen Ihnen Gelegenheit geben, Ihre Gefühle, Ihre körperliche Verfassung, was Sie gegessen haben, eventuelle Schwierigkeiten, mit denen Sie zu kämpfen haben, den Zeitpunkt, die Dauer und die Intensität Ihres Trainings schriftlich festzuhalten.

_____

_____

_____

_____

_____

_____

_____

_____

_____

_____

_____

_____

_____

4. TAG

Ein Auto braucht eine gute Benzinqualität, um optimal funktionieren zu können. Dasselbe gilt für den Körper. Treibstoff, ob in Form einer proteinreichen Mahlzeit oder eines leckeren und nahrhaften Shakes als Mahlzeitersatz, bildet den Schlüssel zu extremen körperlichen Veränderungen.

Der heutige Workout
■ Das Muskelstraffungs-Training für Beine und Gesäß
■ 45 Minuten zusätzliches Cardio-Training

Der heutige Speiseplan
Frühstück: Protein-Shake
Vormittagssnack: Ein hart gekochtes Ei

Mittagessen: *Lachs mit Fenchelkruste
Imbiss: *Fettarmer Hühnchensalat
Abendessen: Protein-Shake oder *Putenfleisch-Lasagne und Spinat

Schluss mit Ausreden
Ausrede: „Ich habe mir heute ein paar Schokoladenkekse verdient, weil ich so hart gearbeitet habe."

Entgegnung: Wenn meine Klienten oder sonst jemand mir erzählen, dass sie sich irgendeinen der typischen Snacks gönnen (egal ob Kekse, ein Stück Pizza oder Eis), weil sie einen harten Arbeitstag hinter sich haben, stelle ich die Frage: „Weshalb betrachtest du diese Nahrungsmittel als Belohnung?" Ich würde mich eher mit etwas Köstlichem, Nahrhaftem und Vollwertigem wie Nüssen, Früchten oder gelegentlich einem Stück Bitterschokolade belohnen. Anstrengung sollte belohnt und nicht mit Kalorien und Fett bestraft werden. Das vernichtet nur alles, was wir durch harte Arbeit erreicht haben. Wir müssen ganz einfach unsere Einstellung ändern und uns in Zukunft auf eine vernünftigere Art belohnen. Die größte Belohnung für mich ist, wenn ich in den Spiegel schaue und sehe, dass ich das Beste aus meinem Aussehen gemacht habe und mich obendrein gut fühle.

DER ULTIMATIVE ERFOLG

Name: Danielle Narov

Wohnort: Queens, New York

Beruf: Studentin

Alter: 16

Gewichtsabnahme: 3 Kilogramm

Was erreicht wurde: Sie reduzierte ihren Körperfettanteil um 10 Prozent, ihr Taillenumfang schrumpfte um 13 cm

Bemerkungen: Man könnte meinen, dass es für eine 16-jährige als sportliche Leistung völlig ausreicht, in einem Tennis-Team zu spielen. Durch ihre einseitige Ernährung aber setzte sie in der mittleren Körperpartie mehr Fett an, als sie brauchte. Ihr fehlten auch die Kraft und die Kondition, um auf dem Tennisplatz wirklich zu brillieren. Innerhalb von zwei Wochen verlor sie ihren Babyspeck und gewann an Kraft, sodass sie in der Lage war, Liegestütze zu machen – und zwar auf den Zehen und nicht auf den Knien. Ihre Leistungen auf dem Tennisplatz haben sich ebenfalls erheblich verbessert. Danielle trainiert nach wie vor intensiv und absolviert drei- bis viermal die Woche die Übungen aus meinem Trainingsvideo.

„Obwohl ich für das Team meiner Schule Tennis spielte, war ich überhaupt nicht in Form. Ich wusste, dass mein Körper schwabbelig war und ich mochte mein Äußeres überhaupt nicht. Die Bat-Mizwa-Feier meiner Schwester stand bevor, und ich wollte dort gut aussehen. Ich hörte von Davids Programm und wollte es versuchen.

Als ich David das erste Mal traf, sprach ich mit ihm über meine Erwartungen. Er sagte mir, dass ich innerhalb von 14 Tagen wahrscheinlich nicht so viel Fett verlieren könne, wie ich es mir vorstellte. Nun, ich bin glücklich darüber, dass ich fast 13 Zentimeter an Taillenumfang verloren habe. Das ist einfach toll!

Nach dem ersten Training hatte ich Muskelkater, der Schmerz verschwand aber bald. Die Fortsetzung des Programms fiel mir immer leichter. Ich hatte auch keine Mühe, mich an den Ernährungsplan zu halten. Die einzige Schwierigkeit bestand darin, die vorgeschriebene Anzahl von Übungen in den Alltag zu integrieren. Als Schülerin muss ich nach der Schule verschiedene Aufgaben erfüllen. An manchen Tagen war es schwierig, alles auf die Reihe zu bringen – Hausaufgaben zu erledigen, zu trainieren und zu einer vernünftigen Zeit ins Bett zu gehen.

Aber ich bin so glücklich über die Ergebnisse! Ich verlor jede Menge Fett und baute viele Muskeln auf. Ich bin glücklich über mein Äußeres. Der einzige Wermutstropfen dabei ist, dass mir meine Lieblingshose jetzt zu weit ist!"

Mein Tagebuch

Diese leeren Zeilen sollen Ihnen Gelegenheit geben, Ihre Gefühle, Ihre körperliche Verfassung, was Sie gegessen haben, eventuelle Schwierigkeiten, mit denen Sie zu kämpfen haben, den Zeitpunkt, die Dauer und die Intensität Ihres Trainings schriftlich festzuhalten.

---

5. TAG

Das Motto „Lebe bewusst in der Gegenwart" ist heute wie an jedem anderen Tag während dieses Programms von größerer Wichtigkeit als je zuvor. Mit nur 14 Tagen zum Formen der Muskeln, zur Straffung des Muskelgewebes und zum Fettverbrennen bleibt nicht viel Zeit für Selbstgefälligkeit und Tagträume.

Der heutige Workout

◼ Das Muskelstraffungs-Training für Bauch und Rumpf
◼ 45 Minuten zusätzliches Cardio-Training

Der heutige Speiseplan

Frühstück: Protein-Shake

Vormittagssnack: *Rührei (ohne Eigelb) mit gehacktem Putenfleisch und gehackten Tomaten

Mittagessen: *Hühnchen- und Shiitake-Burger und *Bok Choy mit roter Paprika und Mandeln

Nachmittagssnack: *Tomatensuppe sowie *Thunfischsalat mit Vollkornsenf und Wasserkastanien

Abendessen: Protein-Shake oder *Lachs-Pfannkuchen und Spinat

Schluss mit Ausreden

Ausrede: „Mein(e) Freund/Freundin hat mir ein Eis gekauft. Wie hätte ich ablehnen können?"

Entgegnung: „Passives" Essen von Junk-Food (auch als „Essen aus zweiter Hand" bekannt) ist sehr destruktiv. Sie allein haben es in der Hand. Niemand kann Sie dazu zwingen, etwas zu essen! Wohin führte dieses Denken Adam und Eva? Verstehen Sie, was ich meine? Wir haben die Macht, unser eigenes Schicksal zu steuern. Überlassen Sie diese Macht niemand anderem – ohne Ausnahme.

DER ULTIMATIVE ERFOLG

Name: Marcy Engelman

Wohnort: New York City, New York

Beruf: Publizistin

Alter: 43

Gewichtsabnahme: 4 Kilogramm

Was erreicht wurde: Sie reduzierte ihren Körperfettanteil um 10 Prozent. Ihr Brustumfang misst 5 cm, ihre Taille 7,5 cm und ihr Armumfang 3 cm weniger; ihre Hüften messen 2,5 cm und ihre Oberschenkel 7,5 cm weniger.

Bemerkungen: Nach beinahe vier Jahren Arbeit mit Marcy dachte ich, sie sei die perfekte Kandidatin für dieses Programm. Ich sah verblüfft und mit Stolz zu, wie die Zentimeter schwanden. Nicht nur ihr Körper verwandelte sich, sondern auch Sie selbst als Person. Ich will nicht alles verherrlichen. Es gab einige Telefongespräche, in denen sie von ihrer Frustration über die Schwierigkeiten mit dem Programm berichtete. Sie gibt aber auch unumwunden zu, dass es sich gelohnt hat. Jetzt diktiert Marcy ihre Ess- und Trinkgewohnheiten selbst (sie trinkt sehr wenig), und wenn sie ihrem Lieblingsessen verfällt, Sushi, dann macht sie es am folgenden Tag mit einem guten, Schweiß treibenden Cardio-Training wett. Sie ist jetzt so motiviert, dass sie, wenn sie nicht gerade sowieso in meinem Club mit mir trainiert, Gruppentraining und Yoga-Sitzungen besucht, wo immer sie gerade ist.

„Ich hatte seit jeher einen ungesunden Bezug zum Essen. Ich aß gerne mit Freunden in Restaurants. Aber wenn ich auswärts aß, tendierte ich dazu, zu viel zu essen.

Ich will ehrlich sein. Die zweiwöchige Rundumerneuerung war hart für mich. Ich musste meinem alten, destruktiven Bezug zum Essen den Rücken kehren und ein neues Konzept für mein Leben akzeptieren. Statt nur Genussmittel zu sein, wurde Essen zum Treibstoff. Ich aß, um Power in mein Training und in mein berufliches Leben zu bekommen.

Um der Versuchung gar nicht erst eine Chance zu geben, igelte ich mich jeden Abend zu Hause ein. Während dieser 14 Tage wollte ich mich nicht der Versuchung aussetzen in einem Restaurant zu essen. Ich vermisste die gesellschaftliche Atmosphäre wirklich, aber ich wusste, dass ich es 14 Tage aushalten konnte. Mit jedem Tag wurde das Programm mehr und mehr ein integraler Bestandteil meines Alltags. Ich gebe zu, das Training bereitete mir zu Beginn Mühe, nach 14 Tagen wurde es aber ein Teil meines Lebens.

Bereits während dieser 14 Tage war ich in einer verblüffenden Form, was meine Fitness betraf. Ich trainierte noch nie in meinem Leben so viel Herz-Kreislauf. Ich machte zehn Minuten lang ein Aufwärmtraining auf dem Hometrainer, bevor ich mit den Muskelstraffungs-Workouts anfing. Mittlerweile führe ich fast täglich 45 Minuten Herz-Kreislauf-

Training durch – und ich mag es. Ich liebe es, richtig hart zu trainieren, und ich liebe es, wie ich mich anschließend fühle.

Am letzten Tag des Programms klopften mir meine Freunde auf die Schulter und gratulierten mir zu meinen Fortschritten und zu meinem Einsatz. Ich fühlte mich unbeschreiblich. Dieses Programm brachte mir so viel über Ernährung und Fitness bei, das ich in mein Leben einbauen will. Ich fühlte mich, als wäre mein Körper ein brandneues Auto – so als hätte ich eine glänzende neue Innenausstattung. Heute überlege ich zweimal, was ich esse, weil ich meine harte Arbeit nicht ruinieren möchte. Ich folge einer Reihe von Regeln, um meine Ernährung zu Hause im Griff zu behalten. Auch wenn ich nicht mehr offiziell im Programm bin, halte ich mich immer noch an seine Prinzipien. Ich denke, dass ich mich so schnell nicht mehr mit Essen zustopfen werde. Das Programm ist zu 100 Prozent machbar. Wenn *ich* es machen kann, kann es jeder."

Mein Tagebuch

Diese leeren Zeilen sollen Ihnen Gelegenheit geben, Ihre Gefühle, Ihre körperliche Verfassung, was Sie gegessen haben, eventuelle Schwierigkeiten, mit denen Sie zu kämpfen haben, den Zeitpunkt, die Dauer und die Intensität Ihres Trainings schriftlich festzuhalten.

_____

_____

_____

_____

_____

_____

_____

_____

_____

_____

_____

_____

6. TAG

Das Gesäß zu formen verlangt, dass Sie sich „hineindenken"! Das scheint sehr rudimentär und völlig absurd zu sein. Ich garantiere aber, dass Sie mit dieser geistig-körperlichen Verbindung ein breiteres (und ich meine nicht fetteres) Bild sehen, das Ihnen ermöglicht, diese ungewollten Zentimeter tatsächlich zu fühlen, zu formen und wegzuschmelzen, und zwar nicht nur am Gesäß, sondern am ganzen Körper.

Der heutige Workout

- Cardio-Sculpting-Workout
- 45 Minuten zusätzliches Cardio-Training

Der heutige Speiseplan

Frühstück: Protein-Shake

Vormittagssnack: *Rote-Paprika-Frittate

Mittagessen: *Heilbutt mit Senfkruste und Mesclun-Salat

Nachmittagssnack: *Gemüsesuppe

Abendessen: Protein-Shake oder *Lachs nach asiatischer Art mit *Spinat und Shiitake kurz angebraten

Schluss mit Ausreden

Ausrede: „Ein Stück Brot wird mich nicht umbringen."

Entgegnung: Ein Stück Brot oder ein Keks werden Sie zwar kaum umbringen, Ihnen aber bestimmt auch nicht helfen. Stellen Sie sich vor, Sie wären eine Hochleistungsmaschine, eine Maschine, die den reinsten, erstklassigen Treibstoff braucht, um zu funktionieren. Wissenschaftlich erklärt besteht Brot aus leeren Kalorien, die sich im Körper in Zucker umwandeln und als Fett gespeichert werden. Was soll daran gut sein? Sie arbeiten zu hart, um sich den Erfolg mit Brot zu vermasseln.

DER ULTIMATIVE ERFOLG

Name: Kenna DuBose

Wohnort: Amarillo, Texas

Beruf: Beraterin an einer Schule

Alter: Mitte 40

Gewichtsabnahme: 5 Kilogramm

Was erreicht wurde: Sie nahm an der Taille 5 cm, an den Hüften 4 cm und 2,5 cm beim Armumfang ab.

Bemerkungen: Kenna hatte eine klassische Apfelform, sodass wir uns darauf konzentrierten, ihre Taille schlanker zu machen und die Armmuskeln zu straffen. Seit Kenna das Programm beendet hat, spielt sie wieder Tennis und schlägt ihre Konkurrenz in Grund und Boden.

„Ich hatte mich ursprünglich als Teilnehmerin an der ‚Extreme-Makeover'-Show beworben, weil ich von einem Dermatologen wollte, dass er die Uhr zurückdreht und die sonnengeschädigte Haut aus meinem Gesicht entfernt. Zu diesem Zeitpunkt dachte ich nicht viel darüber nach, was ich für meinen Körper wollte, obwohl ich eine Mittvierzigerin bin – und sobald man die 40 überschritten hat, wird es immer schwieriger, das Gewicht zu halten.

Als mich David zum ersten Mal sah, meinte er, dass ich ein wenig abnehmen könnte, dass er aber den Schwerpunkt auf Muskelstraffungs-Training legen wolle. Bis zu diesem Zeitpunkt war ich ziemlich aktiv. Ich spielte zwei- bis dreimal in der Woche Tennis, ging regelmäßig spazieren und machte auch leichtes Gewichtstraining im Fitnesscenter. Ich habe einen Hochschulabschluss als Sportlehrerin und hatte das Gefühl, dass ich wusste, was ich tat.

Bald musste ich lernen, dass ich nicht so viel wusste, wie ich gedacht hatte. David ist ein wahres Genie, weil er über die Fähigkeit verfügt, verschiedene Übungsfacetten in einer effizienten Bewegung zusammenzufassen. In seinen Trainingseinheiten gibt es keine einzige verschwendete Sekunde oder verlorene Energie. Viele seiner Übungen kombinieren die Bewegungen der oberen und der unteren Körperpartien mit dem Cardio-Training, sodass man in jeder Minute Training mehr rausholt.

David hatte nicht nur meine Art zu trainieren von Grund auf umgestaltet, er schlug mir auch einige entscheidende Änderungen in meiner Ernährung vor. Ich lernte, wie ich protein- und kohlenhydrathaltige Nahrungsmittel besser einsetzten konnte. Ich mochte seine Protein-Shakes und vor allem seine Putenfleisch-Chili-Rezepte. Chili mit Putenfleisch statt mit Rindfleisch zu kochen ist in Texas fast ein Verbrechen. Zum jetzigen Zeitpunkt würde ich aber eher 21 Tage hintereinander Chili mit Putenfleisch essen als einen Hamburger. Natürlich sage ich meinen Freunden nicht, dass ich mein Chili mit Putenfleisch zubereite – außer, wenn sie mich danach fragen.

Ich verlor mit Davids Programm innerhalb von zwei Wochen über 10 Prozent Körperfett. Es ist jetzt ein Jahr her, seit ich mit David trainiert habe, und ich habe mir über die ganze Zeit die erzielten Ergebnisse bewahrt. Bisher habe ich meine Körperfettwerte noch nicht nachgeprüft, aber meine Kleider sitzen immer noch perfekt. Die wichtigste Lektion, die ich gelernt habe, lautet meiner Meinung nach, dass es keine Entschuldigung für Mogeleien gibt. Für das Training findet sich immer Zeit und immer ein Ort. Statt zu denken

‚Ich verdiene es, dieses Stück Schokolade zu essen', sage ich mir jetzt: ,Ich verdiene es, schlank zu sein und auf die Schokolade zu verzichten.'"

Mein Tagebuch

Diese leeren Zeilen sollen Ihnen Gelegenheit geben, Ihre Gefühle, Ihre körperliche Verfassung, was Sie gegessen haben, eventuelle Schwierigkeiten, mit denen Sie zu kämpfen haben, den Zeitpunkt, die Dauer und die Intensität Ihres Trainings schriftlich festzuhalten.

_____

_____

_____

_____

_____

_____

_____

_____

_____

_____

_____

_____

_____

7. TAG

Body-Shaping und Muskelstraffung bekommen eine ganz andere Bedeutung, wenn Sie das große Bild betrachten. Extreme Veränderungen im Leben wirken sich körperlich, emotional, mental und spirituell aus. Sie müssen sich auf allen Ebenen verändern, um das Programm erfolgreich auszuführen.

Der heutige Workout

◼ Das Muskelstraffungs-Training für Beine und Gesäß

◼ 45 Minuten zusätzliches Cardio-Training

Der heutige Speiseplan

Frühstück: Protein-Shake

Vormittagssnack: *Fettarmer Eiersalat

Mittagessen: *Kurz gebratenes Hühnchen auf mediterrane Art

Nachmittagssnack: Frisch gebratene Putenbrust

Abendessen: Protein-Shake oder *Thunfisch- und Garnelen-Kebab

Schluss mit Ausreden

Ausrede: „Mein Chef macht mir bei der Arbeit die Hölle heiß, deshalb brauche ich diese Kekse einfach!"

Entgegnung: Vor nicht allzu langer Zeit war ein sehr lieber Freund von mir wegen einer Beziehung, die ihn sehr unglücklich machte, ziemlich unten. In der Folge stieg seine Lust auf Essen und auf Wodka-Cocktails erheblich. Mein Ratschlag nach stundenlangen Gesprächen war ganz einfach: „Gib niemandem die Macht, über dein Glück zu bestimmen." Der gleiche Ratschlag gilt für diese Situation. Sie haben sich zu einem unglaublich anspruchsvollen, aber lohnenden Programm verpflichtet. Macht, Kraft und worauf Sie Ihre Aufmerksamkeit richten, all das befindet sich in Ihnen selbst. Überlassen Sie die Kontrolle über sich niemand anderem. Lassen Sie den Stress, den eine andere Person verursacht, nicht auf sich einwirken und geben Sie daraus resultierenden Impulsen der Schwäche nicht nach. Mit einem festen Entschluss werden Sie immer durchhalten und als Sieger hervorgehen.

DER ULTIMATIVE ERFOLG

Name: Amy Larocca

Wohnort: New York City, New York

Beruf: Redakteurin

Alter: 28

Gewichtsabnahme: 3,5 Kilogramm

Was erreicht wurde: Ihr Oberkörperumfang ging um 4 cm zurück, ihre Taille um 5 cm und ihre Oberschenkel nahmen um 4 cm ab. Sie trägt jetzt Größe 34 statt 38.

Bemerkungen: Amy muss als Redakteurin für ein großes Magazin in New York an vielen Dinners und Partys teilnehmen und hat eigentlich nie genug Zeit, um richtig zu trainieren und gesund zu essen. Was ich damit sagen will, ist, dass Amy während des Programms unglaublich diszipliniert und konzentriert war. Wenige Monate nach Beendigung des Programms gingen wir zusammen essen. Sie sah sogar noch besser aus und hielt sich weiterhin an die Ernährungsregeln und die Übungsgrundsätze des Programms.

„Ich dachte immer, wie wohl jede Frau, dass ich fünf Kilo abnehmen müsse. Obwohl ich nie übergewichtig war, hatte ich doch das Gefühl, dass ich noch etwas fitter und schlanker sein könnte. Mein Gewicht und meine Kondition variierten, je nachdem, wie ich arbeitete und wie die Belastung im Alltag war. Es gab Zeiten, da war ich wirklich fit, dann wieder überhaupt nicht. Ich weiß also, wie es ist, fit zu sein, und ich kenne auch das gegenteilige Gefühl.

Ich hatte beschlossen, das zweiwöchige Veränderungsprogramm von David zu versuchen, weil ich schon viel von ihm gehört hatte. Vor allem hatte ich gehört, dass er wirklich ‚tough‘ sei. Ich wusste, dass er mich dazu bringen würde, hart zu arbeiten, und das war meiner Meinung nach ja genau das, was ich brauchte, um in Form zu kommen. Das Programm ließ mich dann auch nicht im Stich. Es ist einfach großartig.

Die Fitness- und Ernährungskomponenten stellen ziemlich hohe Anforderungen. Es gab Phasen, in denen ich nach einem Stück Brot gierte. Und es gab Phasen, zu Beginn des Programms, wo mir wirklich alles weh tat. Diese Phase und das gierige Verlangen nach bestimmten Nahrungsmitteln ließen aber bald nach. Innerhalb kurzer Zeit entdeckte ich Muskeln an mir, von denen ich früher noch nicht einmal wusste, dass es sie gab. Zunächst wollte ich auch keine Protein-Shakes auf meinem Speiseplan, bis ich sie dann doch in mein Herz schloss. Jetzt freue ich mich richtig auf sie, und wenn ich an irgendeinem Tag keinen habe, dann fehlt mir ganz einfach etwas.

Auch mein Verlangen nach Kohlenhydraten ist massiv gesunken. Am Ende des Programms fühlte ich mich so richtig voller Energie. Es war ein tolles Gefühl durchzuhalten und mich jeden Tag nach vorne zu treiben. Es war unglaublich erfüllend. Und das Wichtigste daran ist, dass ich eine Menge über Fitness und Ernährung gelernt habe, das ich mit mir durchs Leben neh-

men und weiterhin verwenden kann. Es wurde mir beispielsweise bewusst, dass ich mich selbst härter antreiben kann – und das auch tun sollte. Ich verlor jedenfalls diese letzten fünf Kilo, und ich fühle mich fantastisch."

Mein Tagebuch

Diese leeren Zeilen sollen Ihnen Gelegenheit geben, Ihre Gefühle, Ihre körperliche Verfassung, was Sie gegessen haben, eventuelle Schwierigkeiten, mit denen Sie zu kämpfen haben, den Zeitpunkt, die Dauer und die Intensität Ihres Trainings schriftlich festzuhalten.

_____

_____

_____

_____

_____

_____

_____

_____

_____

_____

_____

_____

_____

8. TAG

Sieben Tage sind bereits vergangen und sieben weitere stehen noch bevor. Sie sind auf halbem Weg zum neuen Ich. Können Sie es sehen, fühlen, schmecken? Die Antwort darauf sollte ein klar vernehmbares „ja" sein. Muskelkater und körperliche Wehwehchen sollten mittlerweile am Verschwinden sein, ersetzt durch eine neu gefundene Energiequelle und tiefes Vertrauen.

Der heutige Workout
- Das Cardio-Sculpting-Training
- 45 Minuten zusätzliches Cardio-Training

Der heutige Speiseplan
Frühstück: Protein-Shake
Vormittagssnack: Eiweiß mit Putenwurst
Mittagessen: *Streifenbarsch an Curry-Mandeln
Nachmittagssnack: Rohe Mandeln

Abendessen: Protein-Shake oder *Hühnchen- und Auberginen-Wickel

Schluss mit Ausreden
Ausrede: „Die Milch in meinem Café Latte zählt nicht wirklich als Milchprodukt, oder?"
Entgegnung: Auch scheinbar harmlose Dinge wie Café Latte (enthält zur Hälfte Milch) häufen Kalorien und Fett an. Wenn Sie einen Milchkaffee brauchen (ich bin nicht begeistert von Kaffeekonsum), dann halbieren Sie bitte die Menge und steigen Sie auf Magermilch um. Magermilch ist in diesem Fall definitiv die bessere Wahl. Was aber das Programm angeht: Sie dürfen in diesen zwei Wochen keinerlei Milchprodukte konsumieren (denken Sie an die Regeln A, B, C, D, E und F). Vielleicht wird das ja auch Ihr erstes reines Genuss-Getränk (oder die erste Mogelei) nach dem erfolgreichen Abschluss des Programms sein.

DER ULTIMATIVE ERFOLG

Name: Deborah Schindler
Wohnort: New York City, New York
Beruf: Film- und Fernsehproduzentin
Alter: 47
Gewichtsabnahme: 4 Kilogramm

Was erreicht wurde: Ihr Körperfett ging um 9 Prozent zurück; ihren Brustumfang konnte sie um 6,5 cm, ihre Taille um 10 cm und ihre Hüften um 6,5 cm reduzieren.

Bemerkungen: Deborah musste erst wieder an Bewegung gewöhnt werden, da sie sich seit über einem Jahr nicht mehr körperlich betätigt hatte. Wir hatten uns aus terminlichen Gründen dazu entschieden, dass ich sie zusammen mit ihrem Mann (Todd Thaler) trainiere. Das war gewissermaßen eine zusätzliche Herausforderung, weil sie von der körperlichen Kondition her nicht unbedingt den gleichen Stand hatten. Deborah erzielte nach etwas langsamen Beginn beeindruckende Resultate. Ihr Rücken, der ein Problem war (sie hatte sich vor zwei Jahren einer Bandscheiben-Operation unterzogen), ist nun stabiler und stärker.

„Mein Mann und ich sind ganztägig berufstätig, haben eine Tochter im Teenager-Alter und viele Aufgaben im Haushalt. Über die Jahre habe ich körperliches Training immer wieder auf die lange Bank geschoben, weil ich mich auf Familie und Beruf konzentrierte. Als ich die 40 überschritt, spürte ich allmählich die Folgen dieser Verzögerungstaktik. Ich stieg in Davids Programm ein, um in Form zu kommen und das Thema Fitness in meinem Leben einmal in den Vordergrund zu stellen.

Die ersten paar Tage waren hart, da ich zuvor nicht trainiert hatte. Am zweiten und am dritten Tag hatte ich ziemlichen Muskelkater. Auch der Ernährungsplan war für uns eine Umstellung. Unser gesellschaftliches Leben und unser Familienleben drehten sich traditionell um das Abendessen. Es ist hart, statt der gewohnten Mahlzeit am Tisch um 19.30 oder 20 Uhr nur einen Shake um 19 Uhr zu trinken. Das war eine große Umstellung. Ich musste in diesem Programm auch ein anderes Ritual aufgeben, den 22-Uhr-Snack, was ebenfalls nicht leicht war.

Die Speisepläne des Programms enthielten viele köstliche Gerichte, was uns für manchen Verzicht entschädigte. Auch die Resultate nach den zwei Wochen waren der Mühe wert. Meine Körperform veränderte sich. Mein Körperfettanteil sank von 32 auf 23 Prozent. Alle meine Kleider sitzen nun lockerer um die Taille.

Nach dem Programm machte ich mit den Übungen weiter. Eigentlich bin ich ganz wild auf mein tägliches Herz-Kreislauf-Training. Ich esse weniger und regelmäßiger. Meinen 22-Uhr-Snack habe ich durch eine Tasse Kamillentee ersetzt. Wenn Sie mitten im Programm sind oder damit beginnen wollen: Bleiben Sie am Ball, und halten Sie sich stets Ihr Ziel vor Augen! Dieses Programm bringt Ihnen unbestreitbare, großartige Resultate."

Mein Tagebuch

Diese leeren Zeilen sollen Ihnen Gelegenheit geben, Ihre Gefühle, Ihre körperliche Verfassung, was Sie gegessen haben, eventuelle Schwierigkeiten, mit denen Sie zu kämpfen haben, den Zeitpunkt, die Dauer und die Intensität Ihres Trainings schriftlich festzuhalten.

9. TAG

Ich sage oft: „Weniger ist mehr." Tatsächlich versuche ich, mein Leben auf diese Maxime auszurichten. Die Zeit während des Programms optimal auszunützen ist wegen der knappen Zeitspanne und der großen Anforderungen und Erwartungen unabdingbar. Wir sollten also das machen, was am meisten Bedeutung hat: Befolgen Sie die Vorgaben und die Regeln des Ernährungsplans sowie des Trainingsplans und führen Sie ein seelisch gesünderes und ausgeglicheneres Leben!

Der heutige Workout

■ Das Muskelstraffungs-Training für Bauch und Rumpf
■ 45 Minuten zusätzliches Cardio-Training

Der heutige Speiseplan

Frühstück: Protein-Shake

Vormittagssnack: *Rührei (ohne Eiweiß) mit Shiitake und Putenschinken
Mittagessen: *Hühnchenfleischklößchen mit Tomaten- und Auberginen-Sauce
Nachmittagssnack: *Kurz gebratener Thunfisch-Burger mit Spinat
Abendessen: Protein-Shake oder *Hühnchen-Sticks mit Sesam, *pürierter Broccoli und gebratener roter Paprika

Schluss mit Ausreden

Ausrede: „Die Kekse und das Eis sind fettarm, also kann ich mehr davon essen."
Entgegnung: Wenn man über Nahrungsmittelkonsum diskutiert, so muss man sowohl die Quantität als auch die Qualität analysieren. Ich sage es eigentlich ungern, aber mir ist es lieber, Sie essen einen normalen Keks mit einem Esslöffel Eis statt vier fettarme Kekse und eine größere Menge fettarmes Eis. Wenn eine bestimmte Menge okay ist, dann ist mehr nicht unbedingt besser.

DER ULTIMATIVE ERFOLG

Name: Todd Thaler
Wohnort: New York City, New York
Beruf: Casting-Direktor
Alter: 47
Gewichtsabnahme: 4,5 Kilogramm
Was erreicht wurde: Er nahm um die Taille 7,5 cm ab.

Bemerkungen: Für Todd war es am Anfang schwierig, zusammen mit seiner Frau Deborah zu trainieren. Sobald wir aber die Balance zwischen beiden gefunden hatten, konnte das Rennen beginnen. Er war um den Bauch und die Körpermitte stark übergewichtig. Wir erzielten mit verstärktem Augenmerk auf Herz-Kreislauf-Übungen und zusätzlichem Ausdauertraining mit leichten Gewichten beeindruckende Ergebnisse. Er war begeistert und konzentrierte sich darauf, noch mehr Gewicht, Fett und Zentimeter zu verlieren. In den Wochen nach Beendigung des Programms führte Todd in der Tat das harte Training weiter und nahm an der Taille weitere 2,5 cm ab.

„Letztes Jahr verbrachte ich wegen Filmarbeiten fünf Monate im Süden von Louisiana. Ich aß Sandwiches, gebratene Austern und Gerichte mit schweren Saucen aus der Küche des Südens. Ich nahm mir bei den Dreharbeiten sehr viele Freiheiten bei der Auswahl am Büffet. Es gab immer eine große Auswahl an gesunden Gerichten, aber auch Süßigkeiten, Schokoriegel, Kuchen und Donuts. Dann kehrte ich nach New York zurück, hatte sechs Kilo zugenommen und trug Jeans mit Taillengröße 35 statt 33.

Ich hoffte nicht nur, dass Davids Programm mir helfen würde, meine Fettpolster loszuwerden, die ich während der Dreharbeiten angesammelt hatte, sondern ich wollte auch wieder zu einem regelmäßigen Trainingsrhythmus zurückfinden. Und das

hat geklappt! Mittlerweile trainiere ich jeden Tag und mache am Morgen etwas Yoga. Das Wichtigste ist, dass ich viereinhalb Kilo abgenommen habe. Das ist ein beachtlicher Gewichtsverlust innerhalb von zwei Wochen. Jetzt trage ich Jeans der Größe 34 und muss meinen Gürtel bis zum letzten Loch enger schnallen, was seit mindestens einem Jahr nicht mehr der Fall war.

Abgesehen vom Gewichtsverlust half mir Davids Programm auch, meinen Oberkörper zu trainieren. Ich hatte eine gewölbte Trichterbrust, was mir schon immer auf unangenehme Weise bewusst war. Mit meinem jetzigen Brustkorb und meinen ausgeformten Armen und Schultern traue ich mich wieder mit ärmellosen Shirts in die Öffentlichkeit.

Das Programm war natürlich eine Herausforderung. Es gab Situationen, in denen ich deprimiert war, aber ich mogelte nie. Entweder kochte ich für meine Tochter oder bestellte ihr etwas zu essen, und es war nicht einfach ihr zuzusehen, wie sie Kartoffelbrei oder Reis aß, während ich zum Abendessen meinen Shake runterschluckte. Obwohl der Ernährungsteil des Programms für mich schwierig war, eignete ich mir neue Gewohnheiten an, die ich bestimmt für den Rest meines Lebens beibehalten werde. Beispielsweise esse ich jetzt statt eines Sandwichs zum Mittagessen lieber einen Salat mit gegrilltem Hühnchen. An Stelle von Bagels mit Cream Cheese zum Frühstück nehme ich Joghurt oder Hüttenkäse. Man muss viel Disziplin aufbringen, um das Programm durchzuhalten, aber das Tolle dabei ist, dass die Ergebnisse großartig sind. Dieses Programm funktioniert wirklich!"

Mein Tagebuch

Diese leeren Zeilen sollen Ihnen Gelegenheit geben, Ihre Gefühle, Ihre körperliche Verfassung, was Sie gegessen haben, eventuelle Schwierigkeiten, mit denen Sie zu kämpfen haben, den Zeitpunkt, die Dauer und die Intensität Ihres Trainings schriftlich festzuhalten.

_____

_____

_____

_____

_____

_____

_____

_____

_____

_____

_____

_____

10. TAG

Sie haben es schon fast geschafft. Ich bin sicher, dass Sie schon ein wenig Licht am Ende des sprichwörtlichen Tunnels sehen. Jetzt ist es an der Zeit, einen Gang höher zu schalten und alles zu geben. Können Sie mehr Herz-Kreislauf-Übungen einbauen oder zusätzliche Wiederholungen bei Ausfallschritten, Liegestützen oder Crunches ausführen? Bei intensiven Programmen wie diesem müssen Sie sich auch dazu durchringen, Ihre Grenzen zu überschreiten.

Der heutige Workout
- Cardio-Sculpting-Workout
- 45 Minuten zusätzliches Cardio-Training

Der heutige Speiseplan
Frühstück: Protein-Shake
Vormittagssnack: *Rührei (ohne Eigelb) mit Shiitake-Pilzen und Putenschinken
Mittagessen: * Hühnchenfleischklößchen mit Tomaten- und Auberginen-Sauce
Nachmittagssnack: *Kurz gebratener Thunfisch-Burger und Spinat
Abendessen: Protein-Shake oder *Hühnchen-Sticks mit Sesam, *pürierter Broccoli und gebratener roter Paprika

Schluss mit Ausreden
Ausrede: „Ich brauche mein Cardio-Training heute nicht. Ich habe fast den ganzen Tag im Einkaufszentrum verbracht."
Entgegnung: Wenn Sie Ihre Laufrunden nicht gerade durch die Damenunterwäsche-Abteilung gemacht haben und nicht mit Ausfallsprüngen durch den Hautpflege-Gang geturnt sind, dann sollten Sie sich besser dazu durchringen, nach dem Auspacken Ihrer Einkäufe das Cardio-Training in Angriff zu nehmen. Sie brauchen täglich 45 Minuten bis zu einer Stunde Cardio-Training. 14 Tage ist nicht viel Zeit. Halten Sie durch.

DER ULTIMATIVE ERFOLG

Name: Jonathan Zambetti
Wohnort: New York City, New York
Beruf: Immobilienhändler
Alter: 37
Gewichtsabnahme: 3,5 Kilogramm

Was erreicht wurde: Er nahm an der Taille 7 cm ab und erweiterte seinen Armumfang um 1,5 cm, den Umfang seines Brustkorbs um 1 cm.

Bemerkungen: Jonathan ist von Natur aus schlank und war körperlich in relativ guter Verfassung. Ich war mir daher nicht sicher, welche Ergebnisse wir erreichen konnten. Abgesehen von seiner schlanken, athletischen Erscheinung hatte er ein bisschen über- flüssiges Körperfett (vor allem im Bauchbereich), und weil er Raucher ist, strengte ihn das Herz-Kreislauf-Training etwas an. Zudem klagte er über Verspannungen und Schmerzen im unteren Rückenbereich. Nun führt er mindestens vier- bis fünfmal pro Woche 45 bis 60 Minuten lang sein Herz-Kreislauf-Training durch und wacht morgens ohne Verspan- nungen und Schmerzen im Rücken auf.

„Ich hatte zehn Jahre lang regelmäßig trai- niert und war bereits gut in Form. Als ich von Davids Programm hörte, wollte ich nur erfahren, wie fit und wie gut ich noch wer- den könnte.

Die ersten drei Tage waren die schwierigs- ten. David teilte meine Mahlzeiten alle drei Stunden ein, die letzte feste Mahlzeit um 18 oder 18.30 Uhr. Das vernichtete praktisch für zwei Wochen mein gesellschaftliches Le- ben, weil ich abends weder auswärts essen noch etwas trinken gehen konnte. Dennoch wusste ich, dass ich es zwei Wochen lang durchziehen würde.

Das Training war schwierig, keine Frage. Mein Körper war während der ersten Tage völlig erschöpft. Nachdem ich mich aber auf

die Workouts und die Ernährungsregeln ein- gestellt hatte, fiel es mir wesentlich leichter, morgens aufzustehen. Ich erwachte mit mehr Energie und brauchte um 14 oder 15 Uhr nicht mehr einige Tassen Kaffee hinun- terzuschütten, um wach zu bleiben. Ich fühl- te mich den ganzen Tag munter.

Jetzt, da das Programm vorüber ist, halte ich mich nach wie vor an viele seiner Grundsät- ze. Ich esse immer noch gehacktes Puten- fleisch mit Eiweiß zum Frühstück und ein kleines Stück Fleisch mit Salat zu Mittag. Am Abend gehe ich auswärts essen, bestelle aber immer etwas, das kohlenhydrat- und fettarm ist.

Das Programm half mir nicht nur, meinen Körperfettanteil um die Hälfte zu reduzieren, sondern auch das Rauchen einzuschränken. Allerdings war das auch ein Überlebensmechanismus. Ich hatte es so satt während des Trainings mit David um Luft zu ringen, dass mir gar nichts anderes übrig blieb, als meinen Zigarettenkonsum zu reduzieren. Für meinen Geburtstag, der in weniger als einem Monat ist, plane ich ganz aufzuhören. In einigen Wochen fliege ich übrigens nach Miami, und das wird eine richtige Prüfung für das Programm werden – dort geht es nämlich darum, wie gut ich am Strand aussehe."

Mein Tagebuch

Diese leeren Zeilen sollen Ihnen Gelegenheit geben, Ihre Gefühle, Ihre körperliche Verfassung, was Sie gegessen haben, eventuelle Schwierigkeiten, mit denen Sie zu kämpfen haben, den Zeitpunkt, die Dauer und die Intensität Ihres Trainings schriftlich festzuhalten.

_____

_____

_____

_____

_____

_____

_____

_____

_____

_____

_____

_____

_____

_____

11. TAG

Denken Sie an die Ernährungsregeln. Ich weiß, dass Sie den Speiseplan einschließlich des Mahlzeitersatz-Pulvers und der täglichen Vitamine und Mineralstoffe befolgt haben, überlassen Sie aber nichts dem Zufall. Vergewissern Sie sich, ob Sie genug Salz und Flüssigkeit aufnehmen. Reichlich Wasser trinken ist ein wichtiger Teil dieses Programms und unterstützt den Körper, Giftstoffe und andere Verunreinigungen loszuwerden.

Der heutige Workout

■ Das Muskelstraffungs-Training für Beine und Gesäß
■ 45 Minuten zusätzliches Cardio-Training

Der heutige Speiseplan

Frühstück: Protein-Shake
Vormittagssnack: *Champignon- und Spargel-Frittate
Mittagessen: *Gefüllte rote Paprikaschote mit gehacktem Putenfleisch
Nachmittagssnack: *Putenfleisch-Lasagne
Abendessen: Protein-Shake oder *Fettarmer Hühnchensalat und Spinat

Schluss mit Ausreden

Ausrede: „Mein Muskelkater vom letzten Workout ist zu heftig, um heute noch irgendetwas zu machen."

Entgegnung: Ein Muskelkater ist kein guter Grund, um das nächste Training ausfallen zu lassen. Eine Übersäuerung der Muskeln kommt hauptsächlich von einem Überschuss an Milchsäure. Am besten reagiert man auf eine solche Übersäuerung mit Muskelbewegung durch Übungen. Bewegung, reichliche Flüssigkeitsaufnahme und richtige Ernährung sind die perfekten Mittel gegen eine Übersäuerung und sollten Sie motiviert, beweglich und produktiv halten. Wenn Sie sich unbedingt etwas gönnen und trotzdem weiterhin in die richtige Richtung gehen wollen, dann melden Sie sich doch für eine Massage an – und halten Sie Ihre Trainingstermine ein.

DER ULTIMATIVE ERFOLG

Name: Bonnie Berkovits
Wohnort: New York City, New York
Beruf: Kundendienstmanagerin
Alter: 46

Gewichtsabnahme: 4,5 Kilogramm

Was wurde erreicht: Sie nahm um die Taille 7,5 cm ab, den Brustumfang konnte sie um 11,5 cm, die Hüften um 7,5 cm, die Oberschenkel um 2,5 cm und den Armumfang um 1 cm reduzieren.

Bemerkungen: Bonnie hatte eine klassische Apfelform und hätte etwa 18 Kilo abnehmen sollen. Wir wussten, dass wir dies nicht innerhalb von zwei Wochen erreichen konnten. Da Sie nur wenig Erfahrung mit Training hatte, gestaltete sich das Programm zu Beginn etwas mühsam. Sie war aber fest entschlossen, mit allem fertig zu werden, was ich ihr zumuten würde. Sie nahm, im Unterschied zu ein paar meiner anderen Klienten, den Ernährungsplan gut auf und hatte nicht das Gefühl, etwas entbehren zu müssen. Nach Jahren verschiedener Jo-Jo-Diäten ist sie nun auf dem Weg, ihre Fitness-Ziele auch wirklich zu erreichen.

„Ich hatte immer einen ungesunden Bezug zum Essen und zum Sport – oder sagen wir mal, ich war noch nie ein Fitness-Freak. Als man mich bat, an Davids Zwei-Wochen-Programm teilzunehmen, sah ich dies als Chance, um endlich in die Gänge zu kommen. Ich würde nicht mehr erst ‚morgen' mit dem Training beginnen oder gesünder essen. Ich war (und bin) bereit, in der Gegenwart zu leben.

In den letzten zwei Jahren hatte ich zusammen mit einem Therapeuten daran gearbeitet, mich zu öffnen, um wieder fühlen zu können. Ich teilte David mit, dass ich bereit war, die überflüssigen 18 Kilo abzunehmen, die ich in den letzten zehn Jahren zugenommen hatte, und dass ich meine Ernährungsweise verbessern wollte. Ich wollte mich gut fühlen und ich wollte auch wieder einmal einen Bikini tragen können.

Das Programm empfand ich eigentlich als einfach, wenigstens für mich, und diese zwei Wochen mit David halfen mir mehr wie die ganze Zeit mit meinem Therapeuten. Ich bin nie vom Ernährungsplan abgewichen. Ich gebe zu, dass ich das Cardio-Training, das mir David jeden Tag vorgeschrieben hatte, nicht immer mit meinem Terminplan vereinbaren konnte. Die Ergebnisse sind deshalb umso beeindruckender. Mein Körperfettanteil reduzierte sich um 10 Prozent. Sie können sich die Veränderungen, die ich an meinem Körper wahrnehme, gar nicht vorstellen. Ich fühle mich großartig. Ich habe mehr Energie.

In meinem Schrank hängen Kleider in den Größen 42, 40 und 38. Nun passen mir die wenigen in Größe 38 wieder, die ich lange Zeit nicht mehr tragen konnte. Ich sehe gut aus und fühle mich viel besser. Mir ist, als hätte ich eine zweite Chance im Leben bekommen. Ich stehe kurz vor meinem 47. Geburtstag, und ich bin es leid, immer auf der Ersatzbank zu sitzen. Jetzt bin ich wieder voll im Spiel."

Mein Tagebuch

Diese leeren Zeilen sollen Ihnen Gelegenheit geben, Ihre Gefühle, Ihre körperliche Verfassung, was Sie gegessen haben, eventuelle Schwierigkeiten, mit denen Sie zu kämpfen haben, den Zeitpunkt, die Dauer und die Intensität Ihres Trainings schriftlich festzuhalten.

_____

_____

_____

_____

_____

_____

_____

_____

_____

_____

_____

_____

_____

_____

12. TAG

Ich weiß, dass Ihnen gefällt, was Sie sehen, aber das bedeutet nicht, dass Sie nichts mehr hinzulernen müssen. Klopfen Sie sich noch nicht auf die Schulter. Falls Sie Ihre Ziele bereits erreicht haben, dann setzen Sie sich für heute eben ein neues Ziel. Selbstgefälligkeit führt zu Lethargie, Lethargie führt zu Enttäuschung und Erfolglosigkeit. Bleiben Sie klug und aufmerksam und behalten Sie den Lohn vor Augen: Ihren Körper in Top-Form. Das sollte Sie genug anspornen und motivieren, um durch die nächsten 48 Stunden des Programms zu kommen.

Der heutige Workout
- Das Cardio-Sculpting-Training
- 45 Minuten zusätzliches Cardio-Training

Der heutige Speiseplan
Frühstück: Protein-Shake
Vormittagssnack: *Rührei (ohne Eigelb) mit gehacktem Putenfleisch und gehackten Tomaten
Mittagessen: *Hühnchen-Kebab mit Thai-Sauce nach asiatischer Barbecue-Art
Nachmittagssnack: *Pikanter Wasabi-Lachs-Burger mit Broccoli

Abendessen: Protein-Shake oder *Streifen-barsch an Pfefferminz-Petersilie-Pesto

Schluss mit Ausreden
Ausrede: „Ich habe einen fürchterlichen Kater, und schon beim Gedanken, irgendein Training machen zu müssen, wird mir übel."
Entgegnung: Warum haben Sie überhaupt getrunken? Okay, niemand ist perfekt. Aber wie heißt es doch: Für das, was Sie tun, müssen Sie auch die Konsequenzen tragen. Auch auf das Risiko hin, etwas grausam und herzlos zu wirken: „Bewegen Sie Ihren Hintern aus dem Bett!" Der erste Schritt wird der härteste sein. Aber sobald Sie aufgestanden sind, ist der Rest ein Kinderspiel. Als Strafe (ja, Trinken ist definitiv tabu) werden Sie 15 bis 30 Minuten zusätzliches Herz-Kreislauf-Training machen. An Ihrer Stelle würde ich nicht herumhopsen, sondern so trainieren, dass ich richtig schwitze. Trinken Sie genug Wasser (mehr als üblich) und nehmen Sie viele Vitamine sowie Mineralstoffe und vor allem Distelmilch (entgiftend), um die Leber zu reinigen. Nach dem Training werden Sie ein verschwitztes Häufchen sein, aber Sie werden wirklich etwas dafür getan haben, den Alkohol in Ihrem Körper loszuwerden.

DER ULTIMATIVE ERFOLG

Name: Galaxia Barraza

Wohnort: New York City, New York

Beruf: Mutter, Public-Relations- und Casting-Expertin

Gewichtsabnahme: 4 Kilogramm

Was erreicht wurde: Sie nahm um die Taille 11,5 cm ab, an den Oberschenkeln und Hüften 1,5 cm und reduzierte ihren Körperfettanteil um 8 Prozent.

Bemerkungen: Gali hatte vier Monate vor Beginn des Programms eine Tochter zur Welt gebracht. Sie hatte weder vor noch während noch nach der Schwangerschaft trainiert. Deshalb war klar, was wir tun mussten. Der Aufbau ihrer Herz-Kreislauf-Kondition und Ausdauer war eine entscheidende Grundlage für ihren Erfolg. Am Ende des Programms konnte Gali 45 Minuten bis eine Stunde lang Aerobic-Übungen ausführen und hatte ihre gewohnte Ernährungsweise, die hauptsächlich aus Reis und Kartoffeln bestand, auf Gemüse, Hühnchen, Fisch, Salat und Protein-Shakes umgestellt.

„Ich nahm während der Schwangerschaft stark zu – 27 Kilo. Zuvor war ich von Natur aus schlank und trug die kleinste Kleidergröße. Ich achtete nicht darauf, was ich aß, und trainierte nicht. Ich musste auch nicht. Während meiner Schwangerschaft aber entwickelte ich ein starkes Verlangen nach Süßem und erlag meinen Versuchungen.

Nach der Geburt konnte ich mir nicht vorstellen, dass ich dieses Übergewicht jemals wieder loswerden könnte. Dann hörte ich von Davids Programm. Die ersten Tage waren wirklich hart. Ich hatte solchen Muskel-

kater und dachte, ich würde es nicht mehr schaffen. David sagte, das würde vorbeigehen, und so war es ja auch. Am dritten Tag fühlte ich mich bereits großartig.

Für mich war es auch ziemlich schwierig, den Ernährungsplan einzuhalten. Vor dem Programm aß ich nur kohlenhydrathaltige Nahrungsmittel, am Abend oft Kartoffeln und Reis. Ich aß auch spät abends nach 22 Uhr. Das Programm gestattete praktisch keine kohlenhydrathaltigen Nahrungsmittel, und die letzte Mahlzeit sollte um 19 Uhr stattfinden. Obwohl es für mich eine Umstellung war, fand ich die Gerichte gut, und das Verlangen nach Kohlenhydraten verschwand nach drei oder vier Tagen.

Ich fühle mich jetzt großartig und habe beinahe wieder das Gewicht erreicht, das ich vor der Schwangerschaft hatte. Ich trug früher Teenager-Kleidergrößen. Ich denke nicht, dass ich jemals wieder so schlank werde, aber ich fühle mich gut. Ich trage jetzt Kleidergröße 34 und bin glücklich. Viele Leu-

te schauen mich ungläubig an und sagen erstaunt: ‚Du warst mal schwanger?'"

Mein Tagebuch

Diese leeren Zeilen sollen Ihnen Gelegenheit geben, Ihre Gefühle, Ihre körperliche Verfassung, was Sie gegessen haben, eventuelle Schwierigkeiten, mit denen Sie zu kämpfen haben, den Zeitpunkt, die Dauer und die Intensität Ihres Trainings schriftlich festzuhalten.

_____

_____

_____

_____

_____

_____

_____

_____

_____

_____

_____

_____

_____

_____

_____

13. TAG

Ihre Kleider sitzen besser, Sie haben Energie wie schon lange nicht mehr und Sie sind motiviert, noch mehr Kohle in den Feuerkessel zu werfen und auch nach Abschluss des Programms auf Kurs zu bleiben. Wenn Sie das auch so sehen und diese Gefühle teilen, dann strengen Sie sich an und stocken Sie Ihr Herz-Kreislauf-Training um weitere 30 bis 45 Minuten auf. Sie stehen kurz davor, Ihr 14-Tage-Programm mit Bravour abzuschließen, und es wird jetzt eindeutig einfacher, als es letzte Woche war.

Der heutige Workout

◼ Das Muskelstraffungs-Training für Bauch und Rumpf

◼ 45 Minuten zusätzliches Cardio-Training

Der heutige Speiseplan

Frühstück: Protein-Shake

Vormittagssnack: *Fettarmer Eiersalat

Mittagessen: * Flunder mit Rucola-Mandel-Pesto

Nachmittagssnack: *Tomatensuppe und Putenwurst

Abendessen: Protein-Shake oder *Hühnchen- und Shiitake-Burger und *Ratatouille

Schluss mit Ausreden

Ausrede: „Ich habe meine Tage und kann nicht aufstehen."

Entgegnung: Ich wuchs mit fünf Frauen auf – mit drei Schwestern, meiner Mutter und meiner Großmutter. Ich weiß alles über „die Tage". Ich weiß auch, dass es keine Entschuldigung dafür gibt, das Training auszulassen. Ich akzeptiere, dass die Erfahrungen von Frau zu Frau unterschiedlich sind, ich habe aber auch hier die Vorteile des Trainings beobachtet. Ich empfehle, auch während dieser Zeit das Programm durchzuziehen. Diese Übungen können menstruationsbedingte Krämpfe entschärfen. Zusammen mit genügend Flüssigkeit, Vitaminen, Mineralstoffen und Kräutern schwächen sie die Symptome ab. Ich will niemandem zu nahe treten und diesen natürlichen Vorgang auch nicht verharmlosen. Da ich aber bereits seit 16 Jahren mit Frauen aller Altersstufen trainiere, weiß ich sehr wohl, dass meine Klientinnen ihre Monatsbeschwerden in den Griff bekommen konnten.

DER ULTIMATIVE ERFOLG

Name: Kenny Sylvester

Wohnort: New York City, New York

Beruf: Geschäftsführer des „Red Eye Grille"

Gewichtsabnahme: 4,5 Kilogramm

Was erreicht wurde: Er nahm um die Taille 6,5 ab und legte beim Brustumfang 2,5 cm zu. Er reduzierte seinen Körperfettanteil um 8,5 Prozent.

Bemerkungen: Als Manager eines Restaurants ist Kenny von ungesundem Essen umzingelt. Er leistet bei seiner Arbeit eine horrende Anzahl Stunden und bleibt oft bis 3 Uhr morgens im Restaurant. Seit seiner College-Zeit hat er nicht mehr trainiert. Bei einer Körpergröße von etwa 185 cm war er nicht so fit, wie es den Eindruck machte. Am Ende des Programms aber sah er in seinem Anzug richtig schick aus.

„Ich war beim Arzt und erfuhr, dass ich an Bluthochdruck litt. Mein Arzt sagte zu mir, dass dies den überflüssigen Kilos zuzuschreiben sei, die ich mir während der Schwangerschaft meiner Frau angefuttert hatte (es war, als ob wir beide jeweils für zwei essen würden). Ich gehöre zu der Sorte Männer, die sich immer am Anfang des Monats vornimmt, wieder einmal ins Fitnesscenter zu gehen, es dann aber doch nicht tut. Nachdem meine Gesundheit offensichtlich aber in Mitleidenschaft gezogen worden war, beschloss ich, mich ernsthaft ins Training zu stürzen und gesünder zu essen. Da ich von Davids Programm gehört hatte, nahm ich mir vor, es zu versuchen.

Obwohl das Programm ziemlich fordernd war, fiel es mir doch leichter, als ich erwartet hatte. Ich arbeite seit Jahren in der Gastronomie und erwartete von meinem Essen vor allem, dass es mir schmeckt. Ich hatte nie ,Diätkost' gegessen und befürchtete, dass die Gerichte des Programms wie Sägemehl oder Holz schmecken würden. Tatsächlich schmeckten sie aber großartig. Ich war wirklich beeindruckt. Von Sägemehl keine Spur!

Ich gebe gerne zu, dass das Essen, das ich während des Programms tagein, tagaus im Restaurant sah, verlockend war. Aber außer an einem Abend, wo ich mir zwei Erdbeeren gönnte – ich bin schließlich auch nur ein Mensch – gab ich den Versuchungen nicht nach. Das Programm war für mich wie eine Entgiftungstherapie. Ich war es gewohnt, unterwegs zu essen und nach irgendeiner Art von Junk-Food zu greifen, um meinen Hunger zu stillen. Während des Programms aß ich zum ersten Mal seit vielen Jahren jeden Tag gesunde Nahrungsmittel.

Die erzielten Ergebnisse waren natürlich unglaublich. Das war das perfekte Programm für mich. Ich kann wieder Anzüge tragen, die ich seit 18 Monaten nicht mehr anhatte. Ich habe in meinem Restaurant mittlerweile viele Leute überredet, das Programm ebenfalls durchzuführen. Ich bin absolut davon überzeugt."

Mein Tagebuch

Diese leeren Zeilen sollen Ihnen Gelegenheit geben, Ihre Gefühle, Ihre körperliche Verfassung, was Sie gegessen haben, eventuelle Schwierigkeiten, mit denen Sie zu kämpfen haben, den Zeitpunkt, die Dauer und die Intensität Ihres Trainings schriftlich festzuhalten.

14. TAG

Gratuliere! Am Ende dieses Tages werden Sie den 14-tägigen Ultimativen New York Body Plan erfolgreich abgeschlossen haben. In den vergangenen 13 Tagen haben Sie außergewöhnlich viel Willenskraft, Stärke und Selbstvertrauen bewiesen. Klar, Sie sehen extrem gut in diesem Bikini oder in diesen Jeans aus, die Ihnen vor ein paar Wochen nicht gepasst haben. Sie dürfen aber die tiefere Bedeutung des Programms nicht aus den Augen verlieren. Das Programm wird Sie von der Masse abheben und Ihr Leben bereichern und stärken wie kaum etwas anderes zuvor. Die wirkliche Belohnung dieses Programms geht weit über Jeans und Bikinis hinaus (nicht, dass es sich dabei nicht um lohnende Ziele handeln würde). Ein umfassendes Wohlbefinden, das Sie für immer durchs Leben begleitet, ist das wirkliche Ziel und der Siegerpreis, den man nicht mit Gold aufwiegen kann.

Der heutige Workout

- ■ Das Cardio-Sculpting-Training
- ■ 45 Minuten zusätzliches Cardio-Training

Der heutige Speiseplan

Frühstück: Protein-Shake

Vormittagssnack: *Rührei (ohne Eigelb) mit Shiitake-Pilzen und Putenschinken

Mittagessen: *Garnelen auf Kohl und Salat mit Senf-Dressing

Nachmittagssnack: *Fettarmer Hühnchen-Salat und Spinat

Abendessen: Protein-Shake oder *Hühnchen-Kebab nach Art des Mittleren Ostens mit *püriertem Broccoli mit gebratener roter Paprika

Schluss mit Ausreden

Ausrede: „Ich hatte ein paar heftige Probleme zu Hause und keine Zeit mehr, um heute zu trainieren."

Entgegnung: Die beste Reaktion auf eine private Krisensituation ist ein kurzes Training. Es geht alles auf das Konzept zurück, dass das Training ein Ritual sein muss. Suchen Sie keine Gründe und Entschuldigungen, um nicht zu trainieren, gehen Sie gegen schwere Zeiten lieber mit einem geeigneten Workout vor. Das kann auch eine kleine Runde um das Haus sein, um wieder einen klaren Kopf zu bekommen. Seien Sie aktiv und nicht inaktiv – das ist der Weg, wie man mit Schwierigkeiten umgeht. Mein Vater vertrat diese Philosophie und reichte diesen mächtigen Glauben an mich weiter. Ich möchte, dass Sie vorwärts marschieren und jeder Herausforderung mit fester und positiver Einstellung gegenübertreten. Reagieren Sie nicht, sondern agieren Sie – und vergessen Sie nicht, dass Sie Wunder vollbringen können!

DER ULTIMATIVE ERFOLG

Name: Heidi Klum

Wohnort: New York City, New York

Beruf: Supermodel, Supermama

Bemerkungen: Heidi begann nur vier Wochen nach der Geburt ihrer hübschen Tochter wieder mit dem Training. Mit gefahrlosen und maßgeschneiderten Übungen, die gezielt durchgeführt wurden, schafften wir es, dass Heidi nach nur zwei Wochen wieder großartig aussah und sich auch so fühlte. Was kann ich über Heidi sagen, was noch nicht gesagt wurde? Sie ist der wandelnde Beleg für die Prinzipien aus meinem Buch *Sound Mind, Sound Body*.

„Ich hatte während meiner Schwangerschaft nicht trainiert, aber nachdem ich ziemlich bald nach der Geburt meiner Tochter auch meine Arbeit wieder aufnahm, begann ich wieder ein paar Tage in der Woche mit David zu trainieren. Während meiner Schwangerschaft hatte ich fast 14 Kilo zugenommen, am meisten um den Bauch. An den Armen, den Beinen und im Gesicht war aber alles praktisch so, wie es immer war.

Mir ging es nicht so sehr darum, wieder in Form zu kommen. Mein Hauptanliegen war, und ist, dass ich gesund bin, damit ich mich entsprechend um meine Tochter kümmern kann. Sie steht bei mir jetzt definitiv an erster Stelle. Gleichzeitig bin ich aber auch Model und war für mein erstes Fotoshooting für meine Kleiderkollektion bereits ein paar Monate nach der Geburt fest gebucht. Aus diesem Grund machte für mich das zweiwöchige Programm durchaus Sinn. Ich muss allerdings anmerken, dass ich den Plan nicht ganz so strikt befolgt habe. Ich stille meine Tochter, und das Wichtigste für mich ist, genug Nährstoffe zu bekommen und genügend Energie zu haben, um diese auch weiterzugeben!

Ich mag die Protein-Shakes und gehe auch an mehreren Tagen in der Woche ins Fitnesscenter, bleibe aber auf der moderaten Seite. Ich esse vernünftig, ruhe mich aus, wenn ich kann, und trainiere nur leicht. Eigentlich wird es nicht unbedingt empfohlen, in den ersten sechs Wochen nach der

Geburt zu trainieren. Deshalb befolgte ich sozusagen eine abgewandelte Version des zweiwöchigen Plans. Ich erzielte dennoch sehr schnell Ergebnisse, selbst bei meinem reduzierten Einsatz. Fünf Wochen nach der Geburt war ich beispielsweise zur Anprobe eines traumhaften Kleids, das ich für die CFDA Fashion Awards anziehen wollte. Als der Event eine Woche später dann stattfand, war ich bereits um so viel schlanker, dass das Kleid enger gemacht werden musste.

Ich bin ehrlich gesagt nicht jemand, der begeistert Workouts macht. Ich tue es trotzdem, weil ich weiß, dass es mir gut tut, dass es für meinen Beruf wichtig ist, und weil ich nach dem Training einfach ein positives Gefühl der Energie habe. Hart ist nur der Weg dorthin!

Ich denke, dass ich recht gute Ernährungs- und Fitnessgewohnheiten habe, und das gilt eigentlich auch für meinen gesamten Lebensstil. Ich übertreibe nichts, ich esse zwar, was ich will, aber eben keine großen Mengen an ungesunden Nahrungsmitteln. Und ich trainiere, wenn ich kann, wenn auch nicht jeden Tag oder wenn ich erschöpft bin.

Mit David arbeite ich besonders gern, weil er all das über mich weiß. Er kann mir helfen, ein maßgeschneidertes Programm zusammenzustellen, das meiner Situation im Leben gerecht wird und meinen Zielen entspricht – sei es für ein Fotoshooting oder eine Victoria's Secret Fashion-Show. Er motiviert mich, und ich motiviere mich auch selbst, weil mir mein Beruf wichtig ist. Und seien wir ehrlich: Image ist ein wichtiger Teil des Model-Berufs! Und nun habe ich noch einen weiteren Grund: Ich möchte auch deshalb fit und gesund sein, damit ich mit meiner Tochter mithalten kann, wenn sie irgendwann anfängt herumzurennen. Ich glaube, jeder muss selbst seine ganz eigene Motivation entwickeln, um das Programm durchzuführen und in Form zu kommen. Nichts funktioniert richtig, wenn man sich nicht aus eigener Initiative dafür einsetzt."

Mein Tagebuch

Diese leeren Zeilen sollen Ihnen Gelegenheit geben, Ihre Gefühle, Ihre körperliche Verfassung, was Sie gegessen haben, eventuelle Schwierigkeiten, mit denen Sie zu kämpfen haben, den Zeitpunkt, die Dauer und die Intensität Ihres Trainings schriftlich festzuhalten.

Gratulation! Sie haben es geschafft. Sie haben den 14-tägigen Ultimativen New York Body Plan beendet. Ich bin stolz auf Sie! Bitte lesen Sie nun Kapitel 7, um zu erfahren, wie Sie die Ergebnisse aufrechterhalten können. Kapitel 7 ist ein wertvolles Werkzeug, das Sie immer wieder einsetzen werden. Wie ich zu Beginn erwähnt habe, wird bei den meisten Body-Shaping-Programmen vergessen, Ihnen beizubringen, wie man eindrucksvolle Ergebnisse auch bewahrt. Die Fähigkeit, dies zu meistern, garantiert Ihnen einen langfristigen Erfolg und eine Veränderung, die ein Leben lang anhält.

DIE ULTIMATIVE REZEPTSAMMLUNG

In diesem Kapitel finden Sie die Rezepte der in Kapitel 5 in den täglichen Speiseplänen erwähnten Gerichte. Jedes Rezept gilt, wenn nicht anders erwähnt, als eine Portion. Alle Rezepte des Ultimativen New York Body Plan stimmen mit den Punkten A, B, C, D, E und F der Ernährungsregeln überein. Wir haben hart daran gearbeitet, um einerseits Alkohol, Brot, Kohlenhydrate, Milchprodukte, Süßes und Früchte auszuschließen und andererseits Gerichte zu kreieren, die sich durch ihren Wohlgeschmack hervortun. Sie werden in diesem Programm nicht zu kurz kommen. Ich habe – wie auch die meisten meiner Klienten – jedes dieser Rezepte persönlich ausprobiert und verköstigt. Ich bin sicher, dass sie Ihnen schmecken werden.

DER ULTIMATIVE BODY PLAN – DIE REZEPTE

Rührei (ohne Eigelb) mit Shiitake und Putenschinken

Im Madison Square Club würden einfache Rührei-Gerichte, nur mit Eiweiß und ohne Eigelb zubereitet, nicht gut ankommen. Wir haben diese Frühstücksplatte mit sautierten Shiitake-Pilzen und Putenschinken aufgepeppt.

- 2 Scheiben Putenschinken
- Shiitake ohne Stiel in dünne Streifen geschnitten
- 3 Eiweiß
- 1 Esslöffel Wasser
- Frisch gemahlener schwarzer Pfeffer zum Abschmecken
- Zum Garnieren: 1/4 Teelöffel gehackte frische Petersilie

Eine antihaftbeschichtete mittelgroße (24 cm) Bratpfanne mit pflanzlichem fettfreiem Kochspray besprühen und auf mittlere Temperatur erhitzen.

Die beiden Putenschinken-Streifen sautieren (= kurz in der Pfanne anbraten), bis sie gar und knusprig sind – jede Seite etwa 1 bis 2 Minuten.

Den Schinken aus der Pfanne nehmen und die in Streifen geschnittenen Shiitake-Pilze darin ebenfalls leicht anbräunen – etwa 1 bis 2 Minuten. Vom Herd nehmen.

Wasser und Eiweiß in einer kleinen Schüssel verrühren. Mit Pfeffer abschmecken. Das Eiweiß gar braten – etwa 1 Minute beziehungsweise bis der Rand Blasen zu werfen beginnt.

Eier und Pilze auf einem Teller anrichten, Petersilie darüberstreuen und beide Putenschinken-Streifen am Rand beigeben.

· ·

Rührei (ohne Eigelb) mit gehacktem Putenfleisch und gehackten Tomaten

Dieses herzhafte Gericht ist eine der Lieblingsspeisen von Linda Evangelista. Ein fettarmer Energiespender zum Frühstück.

- ■ 60 Gramm fein gehackte Putenbrust
- ■ 1 Prise gemahlener Koriander
- ■ 1 Prise Salz und Pfeffer
- ■ 1 Prise Cayennepfeffer
- ■ 1/4 Tasse frische gehackte Tomaten
- ■ 3 Eiweiß
- ■ 1 Esslöffel Wasser

Eine antihaftbeschichtete mittelgroße Bratpfanne (24 cm Ø) mit pflanzlichem fettfreiem Kochspray besprühen und auf mittlere Temperatur erhitzen.

Die gehackte Putenbrust in einer kleinen Schüssel mit Koriander und Cayennepfeffer würzen. In der Pfanne 1 Minute anbraten.

Tomaten zugeben und weiterhin unter häufigem Rühren braten. Etwa 3 Minuten kochen bzw. bis die Zutaten gar sind. Putenfleisch und Tomaten aus der Pfanne nehmen und diese wieder auf den Herd stellen.

Wasser und Eiweiß in einer kleinen Schüssel verrühren, mit Salz und Pfeffer abschmecken.

Das Ei in die Pfanne geben und eine Minute braten beziehungsweise die Ränder fest werden lassen.

Eier, Putenfleisch und Tomaten auf einem Teller anrichten und sofort servieren.

. . . .

Spinat-Broccoli-Eiweiß-Frittate

Dieses Gericht aus dem Madison Square Club, kreiert auf der Insel Capri, bringt Pfiff in ein ansonsten eintöniges Frühstück. Als weitere herzhafte Variante können Sie dazu Putenwurst oder Putenschinken verwenden.

- 3 Eiweiß
- 1 Esslöffel Wasser
- Schwarzer Pfeffer zum Abschmecken
- 1/4 Tasse Babyspinatblätter, gewaschen und gedämpft
- 1/4 Tasse gedämpfte Broccoli-Röschen

Variante: Mit Putenschinken oder Putenwurst servieren (2 Streifen oder 2 Scheiben)

Backofen auf 180° vorheizen.

Eiweiß mit Wasser in einer mittelgroßen Schüssel verquirlen. Mit Pfeffer abschmecken. In eine kleine runde (ca. 16 cm Ø) ofenfeste Form (Gratinform) gießen.

Spinat und Broccoli gleichmäßig über die Eiermischung verteilen.

15 bis 20 Minuten backen, oder bis die Masse innen fest wird.

2 bis 3 Minuten abkühlen lassen. Sofort servieren.

. . . .

Rote-Paprika-Frittate

Dieses Gemüse enthält mehr Vitamin C als Orangen (und viel weniger Kalorien) und birgt eine geballte Ladung Kraft. Ich betrachte Paprika in meiner Küche als eine der wichtigsten Zutaten.

- 1/4 Tasse in feine Streifen geschnittene, gebratene Paprika
- 1 Teelöffel fein gehacktes frisches Basilikum
- 3 Eiweiß
- 1 Teelöffel Wasser
- 1 Prise Cayennepfeffer

Backofen auf 180° vorheizen.

Paprika und Basilikum in eine kleine runde ofenfeste Form geben.
In einer mittelgroßen Schüssel Eier und Wasser verquirlen. Mit Cayennepfeffer abschmecken. Über die Gemüsemischung gießen.

15 bis 20 Minuten backen, bzw. bis die Masse innen fest wird.

Champignon- und Spargel-Frittate

Aufgepeppt mit einigen Champignons ist dieses beliebte Gericht ein echter Schmaus. Spargel hat übrigens eine natürliche harntreibende Wirkung.

- 2 Teelöffel fein gehackte Schalotten
- 1/4 Tasse Champignons (ohne die Stiele), in dünne Scheiben geschnitten
- 1 Teelöffel gehackte Petersilie
- 1/4 Tasse gedämpfter, grob geschnittener Spargel
- 3 Eiweiß
- 1 Esslöffel Wasser
- Frisch gemahlener schwarzer Pfeffer zum Abschmecken

Backofen auf 180° vorheizen.
Eine antihaftbeschichtete kleine Bratpfanne (16 cm Ø) auf mittlere Temperatur erwärmen, Schalotten und Champignons sowie die gehackte Petersilie 2 Minuten unter gelegentlichem Rühren bräunen lassen.

Champignon-Mischung in eine kleine ofenfeste Form geben. Den Spargel über die Champignon-Mischung verteilen.
Wasser und Eier in einer mittelgroßen Schüssel verquirlen. Mit Pfeffer abschmecken. Die Eiermischung über die Champignon-Mischung gießen.

15 bis 20 Minuten backen, bzw. bis die Masse innen fest wird.

Davids Ultimativer fettarmer Eiersalat

Dieses Frühstück ist der perfekte Muntermacher. Wenn Sie über mehr Zeit verfügen, richten Sie es auf Mesclun-Salat an (siehe Rezept Cobb-Salat auf Seite 215).

- 3 hart gekochte Eiweiß, grob gehackt
- 1/4 Tasse gehackte Sellerie
- 1 Teelöffel Dijon-Senf
- 1 Esslöffel gehackte frische Petersilie
- 1 Scheibe gekochter Putenschinken, grob geschnitten

Alle Zutaten in einer kleinen Schüssel mischen.

Hühnchen-Sticks mit Sesam

Dieses unkomplizierte Gericht kommt bei Partys gut an. Mit Broccoli serviert eignet es sich auch ausgezeichnet als leichte Mahlzeit.

- 120 Gramm knochen- und hautlose Hühnchenbrust, in 4 Streifen geschnitten
- 1/4 Teelöffel salzarme Sojasauce
- 1/4 Teelöffel Dijon-Senf
- 1 Teelöffel Wasser
- 1 Esslöffel Kurkuma (= Gelbwurzel, ein südasiatisches Ingwergewächs)
- 1 Esslöffel geröstete Sesamkörner, weiß und schwarz

Die Hühnchenbrust mit Sojasauce, Senf, Wasser und Kurkuma in einer kleinen Schüssel marinieren. Bestreuen Sie die Hühnchenbrust mit Sesam.

Den Backofen auf 180° vorheizen.

Die Hühnchenbrust in eine antihaftbeschichtete und zum Backen geeignete Pfanne oder Form legen.

12 bis 15 Minuten backen, bzw. bis die Hühnchenbrust gar ist.

Hühnchen mit Mandelkruste

Die Mandeln verwandeln dieses ansonsten einfache Gericht in eine knusprige, nahrhafte Mahlzeit, die eine gesunde Dosis an Vitamin E und Ballaststoffen enthält.

- 1 Eiweiß
- 3 Teelöffel Wasser
- Salz und Pfeffer zum Abschmecken
- 170 Gramm knochen- und hautlose Hühnchenbrust, dünn geklopft
- 1/4 Tasse Mandelstreifen, grob gehackt

Eiweiß, Wasser, Salz und Pfeffer in einer kleinen Schüssel verquirlen. Die Hühnchenbrust darin wenden und mit Mandeln bestreuen.

Eine antihaftbeschichtete Pfanne mit ein wenig pflanzlichem fettfreiem Kochspray besprühen und bei mittlerer Temperatur erwärmen.

Die Hühnchenbrust bei mittlerer Hitze auf jeder Seite ca. 3 Minuten anbraten. Wenden und 3 bis 4 Minuten weiter braten, bis sie durch ist.

Hühnchen mit Paprika- und Mandelpesto

Wussten Sie, dass es Hühnchen in so vielen „Verkleidungen" gibt? Die rote Paprika verleiht diesem Gericht das gewisse Etwas und ist außerdem ein wertvoller Vitamin-C-Spender.

- 170 Gramm knochen- und hautlose Hühnchenbrust, dünn geklopft
- 2 Esslöffel *Pesto aus roter Paprika und Mandeln
- 1 Teelöffel gehackte frische Petersilie
- 1 Teelöffel gehacktes frisches Basilikum

Den Backofen auf 180° vorheizen.
Die Hühnchenbrust auf eine 20 x 20 cm Alufolie legen, Paprika- und Mandelpesto, Petersilie und Basilikum darüberverteilen.

Die Hühnchenbrust einrollen und in die Alufolie einpacken. Folie mit Inhalt in eine ofenfeste Form oder auf ein Blech legen.
25 bis 30 Minuten backen.

Hühnchenfleischklößchen mit Tomaten- und Auberginen-Sauce

Sie werden diese verspielte Variante eines typischen Gerichts aus dem Madison Square Club lieben. Hühnchenfleisch eignet sich dafür sehr gut.

- 1/4 Tasse gehackte Vidalia-Zwiebeln (Vidalia ist eine Stadt im Staat Georgia in den USA, die für ihre süßen Zwiebeln und deren spezielle Zubereitung berühmt ist), alternativ rote Zwiebeln
- 1 Teelöffel fein geschnittener Knoblauch
- 1/2 Tasse Aubergine, in Würfel geschnitten
- 1/2 Tasse Zucchini, in Würfel geschnitten
- 1/2 Tasse gebratene rote Paprika, in Würfel geschnitten
- 2 grob gewürfelte Eiertomaten
- 1/2 Tasse Tomaten aus der Dose, gehackt
- 1 Esslöffel frische Basilikumblätter, fein gehackt
- Frisch gemahlener schwarzer Pfeffer zum Abschmecken
- 170 Gramm gehackte Hühnchenbrust
- 1 Eiweiß
- 1 Teelöffel fein gehackte Schalotten
- 1 Teelöffel Dijon-Senf
- 1 Teelöffel frisches Basilikum, gehackt
- 1 Teelöffel gehackte Petersilie
- 1 Teelöffel gehackte Pfefferminze
- 2 Spritzer scharfe Pfeffersauce

Eine mittelgroße antihaftbeschichtete Pfanne mit ein wenig pflanzlichem fettfreiem Kochspray besprühen und auf mittlere Temperatur erwärmen. Dann Zwiebeln und Knoblauch 2 bis 3 Minuten dünsten. Aubergine, Zucchini und die gedämpfte Paprika zufügen. Eiertomaten, Tomaten aus der Dose, Basilikum und den frisch gemahlenen Pfeffer hinzufügen. 15 Minuten ziehen lassen. Beiseite stellen.

Hühnchen, Eiweiß, Schalotten, Senf, Basilikum, Petersilie, Pfefferminze, schwarzen Pfeffer und die Pfeffersauce in einer mittelgroßen Schüssel behutsam vermischen. Zwei Fleischklößchen formen.

Jetzt nochmals eine mittelgroße antihaftbeschichtete Pfanne mit pflanzlichem fettfreiem Kochspray besprühen und bei mittlerer Temperatur erwärmen. Die Fleischklößchen 4 bis 5 Minuten mehrmals wenden und braun anbraten. Die Tomatensauce über die Fleischklößchen gießen. Zudecken und 8 bis 10 Minuten leicht köcheln lassen, bis die Fleischklößchen gar sind.

Serviervorschlag: Die Hühnchenfleischklößchen und die Tomatensauce auf in feine Streifen geschnittene Zucchini legen.

....

Hühnchen- und Auberginen-Wickel

Immer gut, ob im Ofen gebacken oder gegrillt. Dieses vielseitige Gericht ist sehr einfach zuzubereiten.

- 1/2 kleine Aubergine, längs in etwa 6 mm dicke Scheiben geschnitten, weich gegrillt oder im Ofen gebacken
- 1 Prise Salz
- 170 Gramm knochen- und hautlose Hühnchenbrust, dünn geklopft
- 1/8 Tasse gehackte Tomaten
- 1 Teelöffel frischer Oregano, gehackt
- 1 Teelöffel frisches Basilikum, gehackt

Ein antihaftbeschichtetes Backblech mit pflanzlichem fettfreiem Kochspray be-

sprühen. Auberginentranchen auf das Blech legen, leicht salzen und grillen, bis sie weich und angebraten sind – etwa 10 Minuten. Beiseite stellen und abkühlen lassen.

Backofen auf 180° vorheizen.

Die Hühnchenbrust auf eine 20 x 20 cm Alufolie legen. Aubergine, gehackte Tomaten, Oregano und Basilikum darüberverteilen.

Die Hühnchenbrust rollen und in die Alufolie einwickeln. In eine ofenfeste Form oder auf ein Backblech legen.

Etwa 30 Minuten (bzw. gar) backen.

Kurz angebratenes Hühnchen auf mediterrane Art

Dieses gute und gesunde Gericht ist so lecker, dass Sie schwören könnten, Sie mogeln bei Ihrem Ernährungsplan.

- 170 Gramm knochen- und hautlose Hühnchenbrust in etwa 2,5 cm dicke treifen geschnitten
- 1/2 Tasse gedämpfte Blumenkohl-Röschen
- 1/2 Teelöffel frischer Rosmarin, gehackt.
- 1 Teelöffel frischer Thymian, gehackt
- 1/8 Teelöffel frisch gemahlener schwarzer Pfeffer
- 1/4 Tasse gehackte Tomaten

- 1 Teelöffel frischer Oregano, gehackt
- 1 Teelöffel frisches Basilikum, gehackt
- 1 Teelöffel schwarze Oliven, gehackt

Eine mittelgroße antihaftbeschichtete Pfanne mit pflanzlichem fettfreiem Kochspray besprühen.

Die Hühnchenbrust etwa 3 bis 5 Minuten braun anbraten.

Blumenkohl, Kräuter und Tomaten beifügen und weitere 3 Minuten braten lassen.

Oliven beifügen und 1 Minute weiter braten.

Hühnchenkebab nach Art des Mittleren Osten

Die Trockenmarinade nach Art des Mittleren Ostens macht dieses Gericht wohlschmeckend und sättigend.

- 1/2 Teelöffel gemahlener Kümmel
- 1/2 Teelöffel Paprikapulver
- 1/4 Teelöffel Koriander
- 1/8 Teelöffel frisch gemahlener schwarzer Pfeffer
- 170 Gramm knochen- und hautlose Hühnchenbrust, in Würfel geschnitten

- 1 kleine Zucchini, in Würfel geschnitten
- 1 kleine Zwiebel, geviertelt

Kümmel, Paprikapulver, Koriander und frisch gemahlenen schwarzer Pfeffer mischen. Die Hühnchenwürfel in eine Schüssel legen und mit der Gewürzmischung einreiben. Die Schüssel zudecken und bis zu 3 Stunden in den Kühlschrank stellen.

Backofen auf 180° vorheizen oder einen Grill vorbereiten.

Hühnchen, Zucchiniwürfel und Zwiebeln auf Spießchen stecken und bis zur Verwendung in den Kühlschrank stellen.

Die Kebabs rotierend grillen oder 15 bis 20 Minuten im Backofen backen, bzw. bis sie gar sind.

Hühnchenkebab mit Thai-Sauce nach asiatischer Barbecue-Art

Ein Hauch von Fernost verwandelt gewöhnliches Hühnchenfleisch in ein großartiges Gericht, das Sie immer wieder zubereiten werden.

- ▨ 1 Teelöffel salzarme Sojasauce
- ▨ 1/4 Teelöffel Wasabipulver (jap. grüner Meerrettich) oder scharfe Chili-Paste
- ▨ 1/2 Teelöffel geriebener frischer Ingwer
- ▨ 170 Gramm knochen- und hautlose Hühnchenbrust, in 4 lange Streifen geschnitten
- ▨ 1/2 Tasse gehackte Pfefferminze
- ▨ 1/4 Teelöffel Jalapeno-Schoten (grüner, scharfer, dreieckiger Chili aus Mexiko), Samen entfernen
- ▨ 2 Esslöffel gehackter frischer Koriander
- ▨ 2 Teelöffel Weißweinessig
- ▨ 1/2 Tasse gehackte Gurke

1/2 Teelöffel Sojasauce, Wasabipulver und frischen Ingwer in einer mittelgroßen Schüssel zusammenfügen und gut mischen.

Das Hühnchenfleisch in der Marinade wenden, auf einen Spieß stecken und bis zu 3 Stunden gut abgedeckt im Kühlschrank aufbewahren.
Pfefferminze, Jalapeno-Schoten, die andere Hälfte der Sojasauce, Koriander, Essig und Gurke mischen und gut verrühren. Bis zur Kochzeit in den Kühlschrank stellen.

Den Grill vorbereiten oder den Backofen auf 180° vorheizen. 15 bis 20 Minuten, oder bis das Kebab gar ist, backen oder grillen.

Serviervorschlag: Das Hühnchen mit *pikanter Thai-Salsa und mit *Spinat mit Shiitake servieren.

Jamaika-Hühnchen

Willkommen auf der Insel! Dieses Gericht wird Sie süchtig nach Jamaika machen. Der Jamaika-Rum bleibt natürlich verboten!

- ▨ 1/2 Teelöffel gemahlener Nelkenpfeffer
- ▨ 1/2 Teelöffel getrockneter Thymian
- ▨ 3/4 Teelöffel Cayennepfeffer
- ▨ 3/4 Teelöffel frisch gemahlener schwarzer Pfeffer
- ▨ 3/4 Teelöffel gemahlener Salbei
- ▨ 1/4 Teelöffel gemahlene Muskatnuss
- ▨ 1/4 Teelöffel gemahlener Zimt

- 1/2 Teelöffel fein gehackter Knoblauch
- 1/8 Tasse salzarme Sojasauce
- 1/4 Tasse weißer Essig
- 1 kleine Jalapeno-Schote, Samen entfernen, in Würfel schneiden
- 1 Schalotte, fein gehackt
- 1 kleine Zwiebel, fein gehackt
- 170 Gramm knochen- und hautlose Hühnchenbrust

Nelkenpfeffer, Thymian, Cayennepfeffer, schwarzen Pfeffer, Salbei, Muskatnuss, Zimt

und Knoblauch in einer mittelgroßen Schüssel vermischen. Sojasauce und Essig langsam beifügen und mit einem Schneebesen verrühren. Die Jalapeno-Schote, Schalotte und die kleine Zwiebel daruntermischen. Die Hühnchenbrust 1 bis 2 Stunden in die Marinade einlegen.

Die Hühnchenbrust aus der Marinade nehmen und 6 Minuten auf jeder Seite grillen, bzw. bis sie gar ist. Vor dem Servieren mit der restlichen Marinade bestreichen.

....

Hühnchen- und Shiitake-Burger

Ein Grundrezept im Ultimativen New York Body Plan. Wegen seiner Vielseitigkeit eignet sich dieses Gericht auch als Vorspeise mit Spinat oder Broccoli oder als Nachmittagssnack.

- 110 Gramm Hühnchenbrust, gehackt
- 1/4 Teelöffel Cajun-Gewürz
- 1/4 Teelöffel Worcester-Sauce
- 1 Esslöffel gehackte Zwiebel
- 2 kleine Shiitake-Pilze, gehackt

Das gehackte Hühnchenfleisch mit dem Cajun-Gewürz und der Worcester-Sauce in ei-

ner mittelgroßen Schüssel mischen. Beiseite stellen.

Eine antihaftbeschichtete Pfanne mit ein wenig pflanzlichem fettfreiem Kochspray besprühen. Zwiebel beigeben und sautieren – ungefähr 1 bis 2 Minuten. Pilze beigeben und für weitere 1 bis 2 Minuten sautieren. Pfanne vom Herd nehmen.

Zwiebel-Pilz-Mischung und die gehackte Hühnchenbrust vermischen. Aus dieser Mischung einen Burger (Brätling) formen. Bei mittlerer Hitze auf jeder Seite 3 Minuten braten, bzw. bis der Burger gar ist.

Fettarmer Hühnchensalat

Ein Top-Hit im Madison Square Club. Dieser Hühnchensalat ist vielseitig und schnell und einfach zuzubereiten.

- 110 Gramm pochierte Hühnchenbrust in etwa 2,5 cm dicke Würfel geschnitten
- 1/4 Tasse grob gehackte Sellerie
- 1 Teelöffel fein gehackte Petersilie
- 1 Esslöffel grob gehackte Mandeln
- 2 Teelöffel Dijon-Senf
- 2 Esslöffel Hühnerbrühe
- 1 oder 2 Spritzer scharfe Pfeffersauce
- Salz und Pfeffer zum Abschmecken

Hühnchen, Sellerie, Petersilie und Mandeln in einer mittelgroßen Schüssel vermengen. In einer weiteren Schüssel Dijon-Senf, Hühnerbrühe und die scharfe Pfeffersauce mit einem Schneebesen verquirlen.

Die Senfmischung dem Hühnchen beifügen und gut vermischen. Mit Salz und Pfeffer abschmecken.

. . . .

Hühnchen nach baskischer Art

Alles andere als gewöhnlich. Dieses Gericht ist zwar reich an Geschmack, aber fett- und kohlenhydratarm.

- 1/4 Tasse gehackte Zwiebel
- 1/2 Tasse rote Paprika in Würfel geschnitten
- 1/4 Teelöffel getrockneter Majoran
- 1/8 Teelöffel frisch gemahlener schwarzer Pfeffer
- 1 Prise Cayennepfeffer
- 1 Prise Salz
- 1 Scheibe gekochter Putenschinken, grob geschnitten
- 1/2 Tasse Tomaten aus der Dose
- 2 Esslöffel Wasser
- 170 Gramm knochen- und hautlose Hühnchenbrust
- 1 Teelöffel gehackte frische Petersilie

Backofen auf 180° vorheizen.

Eine antihaftbeschichtete Pfanne mit ein wenig pflanzlichem fettfreiem Kochspray besprühen, Zwiebeln, rote Paprika, Majoran, schwarzen Pfeffer, Cayennepfeffer und Salz beigeben und etwa 3 Minuten lang sautieren, bis die Mischung weich ist. Putenschinken, Tomaten und Wasser beigeben und verrühren.

Hühnchen über die Gemüsemischung dann auf ein Backblech legen, zudecken und 40 Minuten (bzw. gar) backen. Petersilie darüberstreuen.

Serviervorschlag: Mit gegrilltem Spargel servieren.

Putenfleisch-Lasagne

Ich weiß ganz genau, was Sie jetzt denken: „Pasta steht doch auf der Liste der verbotenen Nahrungsmittel!" Im Madison Square Club würde das als Argument nicht genügen. Probieren Sie dieses Gericht aus, und Sie werden keine andere Penne mehr essen! Ein erlesenes Gericht, ob als Zwischenmahlzeit oder zum Mittagessen mit einem feinen grünen Salat.

- 1/2 kleine Aubergine, längs in etwa 6 mm breite Streifen geschnitten
- 1/2 kleine Zucchini, längs in etwa 6 mm breite Streifen geschnitten
- 110 Gramm gehackte Putenbrust
- 1 Prise frisch gemahlener schwarzer Pfeffer
- 1 Prise Cayennepfeffer
- 1/4 Teelöffel gemahlener Koriander
- 1/2 Tasse *Marinara-Sauce
- 1 Teelöffel gehacktes frisches Basilikum

Backofen auf 200° vorheizen.
Ein antihaftbeschichtetes Backblech mit ein wenig pflanzlichem fettfreiem Koch-spray besprühen. Auberginen- und Zucchinistreifen auf ein Blech legen, mit einer Alufolie zudecken und 15 Minuten (bzw. gar) backen. Aus dem Ofen nehmen und beiseite stellen.

Eine antihaftbeschichtete Pfanne mit pflanzlichem fettfreiem Kochspray besprühen. Das gehackte Putenfleisch, Koriander, schwarzen Pfeffer und Cayennepfeffer in die Pfanne geben und anbraten – etwa 3 bis 4 Minuten.

Lasagne-Mischung: Eine ofenfeste Form mit ein wenig fettfreiem Kochspray besprühen. Abwechselnd die gebackenen Auberginen, das gehackte Putenfleisch und die gebackenen Zucchini schichten, Marinara-Sauce darübergießen, wenn nötig eine weitere Schicht darüberlegen.

15 Minuten (bzw. gar) backen.

Frisches Basilikum darüberstreuen.

....

Putenfleisch-Chilli (4 Portionen)

Dieses Gericht zählt im Madison Square Club seit langer Zeit zu den beliebtesten und wird wegen reger Nachfrage auch hier vorgestellt. Als kleine Einschränkung habe ich die Karotten weggelassen, die in Sound Mind, Sound Body *noch Teil des Rezepts sind. Sie werden sie nicht vermissen, das verspreche ich Ihnen. Ich habe die Karotten durch rote Paprika ersetzt, eine Vitamin-C-Bombe.*

- 450 Gramm mageres gehacktes Putenfleisch
- 1 Tasse rote Paprika, gewürfelt

- 1 Zwiebel, grob gehackt (3/4 Tasse)
- 2/3 Sellerie, grob gehackt (2/3 Tasse)
- 1 Knoblauchzehe, fein geschnitten
- 2 Teelöffel Chilipulver
- 1 Teelöffel Paprikapulver
- 1 Teelöffel gemahlener Kümmel
- 1/8 Teelöffel gemahlener Cayennepfeffer
- 1 Dose Eiertomaten
- 1/2 Tasse Hühnerfond oder fettfreie, salzarme Hühnerbrühe
- 1 Lorbeerblatt
- Salz und Pfeffer zum Abschmecken

Eine antihaftbeschichtete 3-Liter-Kasserolle mit fettfreiem Kochspray besprühen, Putenfleisch zugeben und mit Salz und Pfeffer würzen, und bei starker Hitze 2 bis 3 Minuten unter ständigem Rühren und Zerkleinern des Putenfleisches alles braun anbraten.

In eine Schüssel geben und zum Warmhalten mit Folie zudecken.

Paprika, Zwiebel, Sellerie und Knoblauch bei niedriger Hitze 2 bis 3 Minuten garen. Chilipulver, Paprikapulver, Kümmel und Cayennepfeffer beifügen, 1 Minute unter ständigem Rühren kochen. Bei mittlerer Hitze Tomaten, Brühe und Lorbeerblatt beifügen und dann bei starker Hitze zum Kochen bringen. Bei mittlerer Hitze 15 Minuten ohne Deckel ziehen lassen.

Das braun gebratene Putenfleisch beigeben weitere 5 Minuten ziehen lassen. Das Lorbeerblatt vor dem Servieren entfernen.

Ergibt 4 Portionen!

. . . .

Putenfleisch- und Spinat-Burger

Servieren Sie diese gesunde Alternative zum McDonald's-Hamburger mit Ratatouille und Sie haben eine köstliche, nahrhafte und sättigende Mahlzeit.

- 170 Gramm fettfreie gehackte Putenbrust
- 1/2 Tasse gehackter Spinat, blanchiert und abgetropft
- 1/8 Teelöffel Salz

- 1/8 Teelöffel schwarzer Pfeffer
- 1 Prise geriebene Muskatnuss

Alle Zutaten mischen und zu einem Burger formen. Auf jeder Seite 4 Minuten braten oder grillen, beziehungsweise bis der Burger gar ist.

Serviervorschlag: *Statt Ketchup einen Esslöffel Pesto aus roter Paprika und Mandeln dazu servieren, das gibt Ihrem Burger Raffinesse.

Gefüllte rote Paprikaschoten mit gehacktem Putenfleisch

Dieses Gericht erinnert mich immer an die Sonntagsmahlzeiten bei meiner Mutter. Wie Ihre Erinnerungen auch aussehen mögen, dieses Rezept ist bestimmt ein Renner.

- 170 Gramm gehackte Putenbrust
- 1 Schalotte, dünn geschnitten
- 1/4 Teelöffel getrockneter Oregano
- 1/4 Teelöffel getrockneter Thymian
- 1 Teelöffel gehackte frische Petersilie
- 1 Prise Salz und Pfeffer
- 1 rote Paprikaschote, oberen Teil abschneiden, Samen entfernen und aushöhlen

Backofen auf 200° vorheizen.

Putenfleisch, Schalotte, Oregano und Thymian in einer mittelgroßen Schüssel mischen. Eine antihaftbeschichtete Pfanne mit pflanzlichem fettfreiem Kochspray besprühen und erhitzen; Putenfleisch in die Pfanne geben und 2 bis 3 Minuten braun anbraten. Vom Herd wegnehmen, Petersilie, Salz und Pfeffer zufügen.

Die rote Paprika mit der Putenfleischmischung füllen und in eine ofenfeste Form stellen, 2 Esslöffel Wasser dazu geben und mit Alufolie zudecken. 15 Minuten backen, dann Folie entfernen und 5 Minuten weiter backen.

Variante: 1 Esslöffel *Marinara-Sauce vor dem Backen über das Putenfleisch träufeln.

. . . .

Putenfleisch-Burger nach mexikanischer Art mit Jalapeno-Schote und mexikanischer Salsa

Ich liebe die mexikanische Küche – ich bekomme nie genug von Salsa! Kombinieren Sie den typischen amerikanischen Burger mit diesem exotischen Geschmack und schon haben Sie eine frische und alles andere als langweilige Mahlzeit. Die Salsa können Sie auch für Eierspeisen verwenden und ebenso für alles andere, dem eine gewisse Schärfe nicht schadet.

Mexikanische Salsa:
- 1/2 Tasse gehackte Tomaten
- 1 Esslöffel Schalotte gehackt (nur der weiße Teil)
- 1/2 Esslöffel frischer Koriander
- 1 Teelöffel Weißweinessig

Putenfleisch-Burger

Ohne sie wäre ich verloren! Vergessen Sie nicht: Brötchen haben in meinen Burger-Rezepten keinen Platz.
- 110 Gramm Putenbrust gehackt
- 1 Esslöffel gehackte Schalotte (nur der weiße Teil)

- 1/2 Teelöffel Jalapeno-Schote, Samen entfernen und fein hacken
- 1/2 Teelöffel fein gehackter Knoblauch
- 3/4 Teelöffel Chili-Pulver
- 1/4 Teelöffel gemahlener Kümmel
- 1 Prise Salz

Für die Salsa Tomaten, Schalotte, Koriander und Weißweinessig in einer mittelgroßen Schüssel gut mischen, zudecken und in den Kühlschrank stellen. Diese Mischung ist ohne weiteres 2 bis 3 Tage im Kühlschrank haltbar.

Putenbrust, Schalotte, Jalapeno-Schote, Knoblauch, Chilipulver, Kümmel und Salz in einer weiteren mittelgroßen Schüssel gut mischen. Aus der Mischung einen Burger formen.
Putenfleisch-Burger auf jeder Seite 4 bis 5 Minuten gar braten. Die mexikanische Salsa darüberverteilen.

. . . .

Lachs-Pfannkuchen

Gesund fürs Herz, vielseitig anwendbar und lecker, wie Sie in diesem Rezept feststellen werden.

- 1 Eiweiß
- 110 Gramm Wildlachs-Filet, gehackt
- 1 Teelöffel gehackte frische Petersilie
- 1 Teelöffel Weißweinessig
- 1/2 Teelöffel Worcester-Sauce
- 1/4 Teelöffel roter Pfeffer, geschrotet

Das Eiweiß in einer großen Schüssel steif schlagen. Lachs, Petersilie, Essig, Worcester-Sauce und roten Pfeffer in einer anderen Schüssel vermengen. Eiweiß vorsichtig unter die Lachsmischung heben.

Eine mittelgroße antihaftbeschichtete Pfanne mit pflanzlichem fettfreiem Kochspray besprühen und auf mittlere Temperatur erhitzen. Die Mischung löffelweise in die Pfanne geben und einen Pfannkuchen von etwa 10 cm Breite und 2,5 cm Dicke formen.
Bei mittlerer Hitze 3 Minuten anbraten, dann wenden und weitere 2 Minuten medium braten.

. . . .

Lachs mit Fenchelkruste

Der unverkennbare Fenchelgeschmack macht den Pfiff dieses Gerichts aus.

- 1 Tasse junger Rucola, gewaschen und gut abgetropft
- 1/4 Fenchelknolle, in sehr dünne Streifen geschnitten
- 1/4 Tasse gebratene rote Paprikastreifen
- 1/2 Teelöffel gehackte Basilikumblätter
- 1 Teelöffel Fenchelsamen
- 1 Teelöffel schwarze Pfefferkörner

- 1 Wildlachsfilet, etwa 110 Gramm
- 1 Prise Salz

Backofen auf 200° vorheizen.

Rucola, Fenchel, Pfefferstreifen, Basilikum und Essig in einer mittelgroßen Schüssel vermischen, gut durchrühren.

Fenchelsamen und Pfefferkörner in einem Mörser zerstoßen oder in der Pfeffermühle mahlen. Die obere Seite des Lachsfilets salzen, die Fenchel-Pfeffer-Mischung darüberstreuen und das Gewürz mit den Fingerspitzen ins Fleisch drücken.

Eine antihaftbeschichtete, ofenfeste Sautierpfanne mit pflanzlichem fettfreiem Kochspray besprühen und erwärmen. Den Lachs auf der gewürzten Seite in die Pfanne legen und 3 Minuten anbraten, bis der Filetrand eine leichte Kruste bekommt.

Die Pfanne mit Inhalt in den Backofen schieben und 3 bis 5 Minuten (oder nach Belieben) backen.

Rucola, Fenchel, rote Paprika und Basilikum anrichten und Lachsfilet obendrüber legen.

· ·

Pikanter Wasabi-Lachs-Burger

Einer meiner Lieblingsburger! Mit Spinat serviert ein großartiges Mittagessen, ohne Spinat ein wunderbarer Nachmittagssnack.

- 1 Teelöffel Wasabipulver
- 1 Teelöffel Wasser
- 1/2 Teelöffel Dijon-Senf
- 110 Gramm Wildlachs-Filet, in 1 cm dicke Würfel geschnitten
- 1 Eiweiß, leicht geschlagen

- 1/2 Teelöffel salzarme Sojasauce
- 1 Teelöffel schwarze Sesamkörner

Wasser mit Wasabipulver in einer mittelgroßen Schüssel verrühren, bis sich das Pulver auflöst.

Dijon-Senf, Lachs, Eiweiß, Sojasauce und Sesam beigeben und gut verrühren.

Zu einem Burger formen und jede Seite 2 bis 3 Minuten (oder nach Belieben) braten.

Lachs nach asiatischer Art

Dank Ingwer ist das Gericht köstlich, nahrhaft und pfiffig! Kann heiß oder lauwarm serviert werden.

- ▨ 3/4 Teelöffel salzarme Sojasauce
- ▨ 1 Teelöffel Wasabi-Pulver
- ▨ 1/2 Teelöffel geriebener frischer Ingwer
- ▨ 170 Gramm Wildlachs-Steak
- ▨ 1 Schalotte, dünn geschnitten (nur weißer Teil)

Sojasauce, Wasabi und Ingwer in einer mittelgroßen Schüssel verrühren.

Den Lachs in der Soja-Mischung in einer flachen Backform marinieren und 30 Minuten bei Zimmertemperatur stehen lassen oder 2 bis 3 Stunden in den Kühlschrank stellen.

Jede Seite 2 bis 3 Minuten nicht ganz gar grillen.

Den Lachs auf Gemüse verteilen (siehe unten) und mit der dünn geschnittenen Schalotte garnieren.

Serviervorschlag: Mit *Bok Choy mit roter Paprika und Mandeln servieren.

Lachs nach Florentiner Art

Kombiniert zwei Ernährungs-Superstars – Lachs und Spinat. Was soll da noch schief gehen?

- ▨ 170g Lachssteak, aus dem mittleren Teil geschnitten
- ▨ Frisch gemahlener schwarzer Pfeffer
- ▨ 1 Tasse frische Babyspinatblätter
- ▨ 1/4 Tasse *Marinara-Sauce
- ▨ 1 Esslöffel *Pesto aus roter Paprika und Mandeln

Backofen auf 200° vorheizen.

Den Lachs mit Pfeffer würzen.

Eine ofenfeste Pfanne mit pflanzlichem Kochspray besprühen. Jede Seite des Lachses 1 bis 2 Minuten anbraten. Die Pfanne vom Herd nehmen.

Spinat, Pesto aus roter Paprika und Mandeln und die Marinara-Sauce über den Lachs gießen.

In den Backofen schieben und 8 bis 10 Minuten backen, bis der Spinat gar ist.

Thunfisch- und Garnelenkebab

Eignet sich hervorragend als Party-Gericht, weil die Menge sehr einfach an die Anzahl der Gäste angepasst werden kann.

- 1/2 kleine Aubergine
- 1/2 mittelgroße gelbe Paprika
- 110 Gramm Thunfisch ohne Haut, in 4 je 2,5 cm dicke Würfel geschnitten
- 2 mittelgroße Garnelen, geschält und gereinigt
- 1/3 Tasse Wasser
- 1 Teelöffel Dijon-Senf
- 1 Teelöffel gehackter frischer Dill

Backofen auf 200° vorheizen.

Die Aubergine längs halbieren, dann diagonal in 1 cm dicke Stücke schneiden, beiseite legen.

Paprika vierteln, Samen und Stiel entfernen, jedes Stück halbieren. Paprika und Aubergine 20 Minuten in Alufolie backen. Abkühlen lassen.

Paprika- und Auberginenstücke auf Spieße stecken. Thunfisch und Garnelen abwechselnd auf Spieße stecken. Alle Spieße auf ein flaches Blech legen.

Wasser, Dijon-Senf und Dill in einer kleinen Schüssel gut verrühren und über die Kebabs gießen. Zudecken und 30 Minuten in den Kühlschrank stellen. Die Kebabs aus der Marinade nehmen, die Marinade wegschütten.

Grillrost mit pflanzlichem fettlosen Kochspray besprühen. Kebabs auf den Grill legen. Thunfisch-Garnelen-Spieße auf jeder Seite 2 bis 3 Minuten grillen, die Gemüse-Spieße auf jeder Seite 4 Minuten.

....

Kurz angebratene Thunfisch-Burger

Burger gibt es in unglaublich vielen Varianten – diese hier ist eine der gesündesten.

- 1 Esslöffel fein gehackte Schalotte
- 1 Teelöffel gehackte frische Petersilie
- 1 Teelöffel Dijon-Senf
- 170 Gramm Thunfischsteak, in 1 cm große Würfel geschnitten

- 1/4 Tasse geriebener japanischer Rettich (= Daikon-Rettich, erhältlich in Asia-Läden)
- 1 Eiweiß, leicht geschlagen
- Salz und Pfeffer zum Abschmecken

Alle Zutaten in einer mittelgroßen Schüssel gut mischen. Zu einem Burger formen.

2 bis 3 Minuten (oder nach Belieben) auf jeder Seite grillen.

Cobb-Salat mit Thunfisch

Das ist meine Cobb-Salat-Variante für alle, die kein Putenfleisch essen möchten oder einen Klassiker auffrischen wollen.

- 2 Tassen Mesclun-Salat (= Saisonsalate wie Löwenzahn, Kresse, Radicchio, Rucola etc., gemischt)
- 2 gekochte Spargelstangen, grob gehackt
- 1/2 Tasse entkernte und gehackte Tomaten
- 1 hart gekochtes Eiweiß, grob gehackt
- 1 Scheibe (60 Gramm) Putenschinken, gekocht und in Stücke geschnitten
- 110 Gramm Thunfischsteak
- Salz und Pfeffer zum Abschmecken
- Roter Weinessig zum Abschmecken

Mesclun-Salat, Spargel, Tomate, Ei und Schinken in einer Salatschüssel anrichten.

Thunfischsteak mit Salz und Pfeffer würzen.

Eine antihaftbeschichtete Pfanne mit pflanzlichem fettfreiem Kochspray besprühen. Thunfisch auf jeder Seite 2 bis 3 Minuten kurz anbraten. Thunfisch aus der Pfanne nehmen und auf dem Salat anrichten.

1 bis 2 Esslöffel roten Weinessig darüberträufeln.

. . . .

Streifenbarsch an Pfefferminz-Petersilie-Pesto

Das hier ist die Variante eines Gerichts, das ich in einem mediterranen Restaurant in Positano kennen lernte. Versuchen Sie es und stellen Sie sich vor, Sie wären an der Amalfi-Küste.

- 110 Gramm Streifenbarschfilet
- 1/4 Tasse Pfefferminz-Blätter
- 2 Esslöffel Petersilie
- 1/4 Teelöffel Salz
- 1/4 Teelöffel frisch gemahlener schwarzer Pfeffer
- 2 Esslöffel Wasser
- 1/2 Teelöffel Olivenöl

Pfefferminz, Petersilie, Salz, Pfeffer, Wasser und Olivenöl in einem kleinen Mixer mixen.

Legen Sie den Fisch in eine kleine Schale oder Schüssel, gießen Sie die Marinade darüber und lassen Sie ihn 15 Minuten ziehen. Dann auf jeder Seite 2 bis 3 Minuten grillen, bzw. bis der Fisch gar ist.

Streifenbarsch an Curry-Mandeln

Erinnern Sie sich an meine Worte über die Wichtigkeit von Aroma, Kräutern und knackiger Frische? Mandeln und Curry sind eine glänzende Mischung und gleichzeitig gesund.

- 1/8 Tasse ungeschälte Mandeln
- 1/8 Teelöffel Salz
- 1/8 Teelöffel frisch gemahlener schwarzer Pfeffer
- 1 Prise Cayennepfeffer
- 1/4 Teelöffel Currypulver
- 110 Gramm Streifenbarschfilet

Alle Zutaten außer dem Barschfilet in einer kleinen Schüssel mischen.

Das Filet mit einem fettlosen Kochspray leicht besprühen. Eine Seite des Filets mit den Mandeln und der Gewürzmischung gut einreiben, bis diese Seite bedeckt ist.

Eine antihaftbeschichtete Pfanne mit fettfreiem pflanzlichem Kochspray besprühen und auf mittlere Hitze erwärmen. Das Filet auf der Mandelseite 2 bis 3 Minuten anbraten. Filet wenden und weitere 2 Minuten braten.

Serviervorschlag: In Juliennestreifen geschnittene Zucchini und in Streifen geschnittene rote Paprika dazu servieren.

Garnelen auf Kohl und Salat mit Senf-Dressing

Dieses einfache und schnelle Gericht wird Ihnen schmecken!

- 110 Gramm gereinigte, gekochte und geschälte Garnelen, grob geschnitten und gekühlt
- 3/4 Tasse klein geschnittener Weißkohl
- 3/4 Tasse klein geschnittener Rotkohl
- 1/2 Tasse gehackte Tomaten
- 1/2 Tasse rote Paprika-Streifen
- 1/4 Tasse grüne Paprika, gehackt
- 1/2 Tasse Gurken, in Streifen geschnitten (ungeschält)
- 1/4 Tasse geriebener japanischer Rettich (Daikon-Rettich), in feine Streifen geschnitten
- 1 Teelöffel Olivenöl
- 3 Teelöffel Weißweinessig
- 1/2 Teelöffel Dijon-Senf
- 1 Prise Salz
- 1 Prise frisch gemahlener schwarzer Pfeffer
- 1 Teelöffel fein gehackter Dill

Garnelen, Kohl, Tomaten, rote und grüne Paprika, Gurke und Rettich vermengen. Für das Dressing Öl, Essig, Senf, Salz und Pfeffer gut verrühren.

Dressing über den Salat gießen.

Mit Dill garnieren und servieren.

. . . .

Heilbutt mit Senfkruste

Die Zugabe von Vollkornsenf (die wichtigste Zutat in meiner Küche) und vielen frischen Kräutern macht dieses Fischgericht eher exotisch als diätetisch. Der Senf kann in großzügiger Menge verwendet werden, denn in diesem Fall gilt ausnahmsweise: Wenn etwas gut ist, kann etwas mehr davon nicht schaden!

- 170 Gramm Heilbuttsteak, aus der Mitte geschnitten
- 1 Teelöffel Vollkornsenf
- 1 Teelöffel gehackter frischer Thymian
- 1 Esslöffel gehackter frischer Oregano
- 1 Teelöffel gehackter frischer Rosmarin
- 1/2 Teelöffel frisch gemahlener schwarzer Pfeffer
- 1 Teelöffel Wasser

Den Backofen auf 180° vorheizen.

Senf, Thymian, Oregano, Rosmarin, Pfeffer und Wasser in einer kleinen Schüssel gut vermischen. Die Mischung sollte die Konsistenz einer Paste haben.

Den Heilbutt in eine antihaftbeschichtete ofenfeste Form legen und die Oberfläche mit der Kräutermischung bestreichen. Den Heilbutt 15 bis 20 Minuten backen (oder bis er gar ist).

Serviervorschlag: Baby-Spinat, Rucola und Wasserkastanien (in Dosen in Asia-Läden erhältlich) anrichten und den Fisch drauflegen.

. . . .

Flunder mit Rucola-Mandel-Pesto

Wer hätte gedacht, dass Pesto so gesund sein kann? Das Rucola-Mandel-Pesto macht aus diesem eigentlich gewöhnlichen Gericht einen absoluten Renner.

- 170 Gramm Flunderfilet
- 2 Esslöffel *Rucola-Mandel-Pesto

Den Backofen auf 180° vorheizen.

Eine ofenfeste Form mit pflanzlichem Kochspray besprühen. Die Flunder in die Form legen und mit Pesto bestreichen. 15 Minuten backen (oder bis sie gar ist).

ESSEN AUF VORRAT UND BEILAGEN

Decken Sie sich mit der folgenden Auswahl an Beilagen und Essensvorräten ein, bevor Sie mit dem Programm beginnen. Dadurch verkürzen Sie während der kommenden 14 Tage die Vorbereitungszeit in der Küche, was den Ablauf des Programms erleichtert.

Gemüsesuppe (4 Portionen)

Was wäre die gesunde Küche ohne diese herzhafte, kohlenhydratarme Suppe? Zu einer Mahlzeit mit Lachs-Burger oder als Snack servieren.

- 1 Teelöffel ganze schwarze Pfefferkörner
- 1 Lorbeer-Blatt
- 1 Teelöffel frischer Oregano
- Frischer Ingwer, in 1 cm breite Streifen geschnitten
- 5 bis 8 Petersilienstiele
- 1 kleine Zucchini, dünn geschnitten
- 1 rote Paprika, grob gehackt, Samen entfernen
- 1 kleine Zwiebel, gehackt
- 2 Shiitake-Pilze, in Streifen geschnitten
- 1 Selleriestängel, grob gehackt
- 1/2 Teelöffel Salz
- 4 Tassen Wasser
- 1/2 Tasse gehackte Tomaten

Pfefferkörner, Lorbeerblatt, Oregano, Ingwer und Petersilie in ein Leinensäckchen einpacken.

Zucchini, rote Paprika, Zwiebel, Pilze, Sellerie, Salz und das Säckchen mit Inhalt sowie Wasser in eine Kasserolle geben. Zum Kochen bringen, dann auf mittlerer Hitze langsam kochen lassen. Den Schaum von der Oberfläche abschöpfen.

45 bis 60 Minuten köcheln lassen.

Gehackte Tomaten während der letzten 5 Minuten beifügen. Lorbeerblatt- und Pfefferkorn-Bündel nach dem Kochen entfernen.

Reicht für 4 Portionen.

Tomatensuppe (4 Portionen)

Das Einzige, was hier zur Kombination aus Suppe und Sandwich aus Ihrer Jugendzeit fehlt, ist natürlich das Sandwich. Wenige Dinge sind so sättigend und wärmen an einem kalten Sonntagnachmittag so gut wie eine Tomatensuppe.

■ 1 große Vidalia-Zwiebel, gehackt
  (alternativ eine rote Zwiebel)
■ 1 Zucchini gehackt
■ 1 Teelöffel gehackter frischer Thymian
■ 6 große Tomaten, geschält, gehackt, entkernt
■ 2 Tassen fettfreie Hühnerbrühe
■ 1 Esslöffel gehackter Dill
■ Mit 2 Schalotten (in dünne Streifen geschnitten) garnieren

Einen mittelgroße Topf erwärmen und mit fettfreiem pflanzlichen Kochspray besprühen. Zwiebel, Zucchini und Thymian langsam leicht braun anbraten – etwa 8 Minuten lang.

Tomaten und Hühnerbrühe beigeben und zum Kochen bringen. Hitze reduzieren und 20 Minuten ziehen lassen.

Dill beigeben, rühren und weitere 10 Minuten bei geringer Hitzezufuhr köcheln lassen. Mit dünnen Schalotten-Streifen garnieren. Reicht für 4 Portionen.

Spinat und Shiitake, kurz angebraten

Diese gesunde und vielseitige Beilage passt immer. Sie hätte auch Popeye verführt.

■ 1 Teelöffel dünn gehackte Schalotte
■ 1/2 Teelöffel dünn gehackter Knoblauch
■ 1 Shiitake-Pilz, in dünne Streifen geschnitten.
■ 1 Tasse Spinatblätter, gewaschen und gut abgetropft
■ 1 Teelöffel salzarme Sojasauce
■ 1 Esslöffel fein gehackter, geschälter frischer Ingwer

Eine antihaftbeschichtete Pfanne mit fettfreiem pflanzlichem Kochspray besprühen und stark erhitzen. Schalotte und Knoblauch 1 bis 2 Minuten andünsten, bis sie weich sind. Shiitake beigeben und andünsten, bis alle Zutaten leicht braun sind. Beiseite stellen.

Spinat, Sojasauce und Ingwer andünsten, bis der Spinat gar ist. Die Pilzmischung beigeben und 1 Minute weiter kochen lassen. Als Beilage servieren.

Pürierter Broccoli und gebratene rote Paprika

Schmeckt ausgezeichnet, ob solo, als Snack oder als Beilage. Im Broccoli steckt viel Kalzium und in der Paprika viel Vitamin C.

- 1 Tasse gekochte Broccoli-Röschen
- 1 Esslöffel gebratene rote Paprika
- 1 Esslöffel Hühnerfonds

Alle Zutaten mit einem Mixer zu Püree verarbeiten.

Bok Choy mit roter Paprika und Mandeln

Zwischen der Paprika, die reich an Vitamin C ist, und den Mandeln, die reich an Vitamin E sind, bleibt noch Platz für diese nahrhafte Köstlichkeit.

- 2 Esslöffel geschälte Mandelstreifen
- 1 Tasse Bok Choy (= asiatische Gemüseart, in manchen Asia-Läden erhältlich; ersatzweise kann auch Chinakohl, Grünkohl oder Mangold verwendet werden), in Streifen geschnitten
- 1/2 Tasse rote Paprika, in Streifen geschnitten
- Salz und Pfeffer zum Abschmecken

Eine antihaftbeschichtete Pfanne mit fettfreiem pflanzlichem Kochspray besprühen und erhitzen. Mandeln beigeben und 1 bis 2 Minuten anrösten, bis sie leicht braun sind.

Rote Paprika und Bok Choy zufügen und weiterhin sautieren, bis das Gemüse weich ist (3 Minuten).

Mit Salz und Pfeffer abschmecken.

Ratatouille (4–6 Portionen)

Als Beilage oder Snack ist dieses Gericht einige Tage haltbar. Auf das Baguette muss man aber verzichten.

- 6 italienische Eiertomaten, in 2,5 cm große Würfel schneiden
- 340 Gramm Tomatenstückchen aus der Dose
- 1 Esslöffel fein geschnittener frischer Oregano
- 1/4 Teelöffel frisch gemahlener schwarzer Pfeffer
- 450 Gramm Aubergine, in 1 cm große Würfel geschnitten, gesalzen und abgetropft
- 450 Gramm Kürbis, in 1 cm große Würfel geschnitten

- 450 Gramm Zucchini, in 1 cm große Würfel geschnitten
- 225 Gramm gelbe Zwiebeln, in 1 cm große Würfel geschnitten
- 225 Gramm rote Paprika, in 1 cm große Würfel geschnitten
- 1 Esslöffel kalt gepresstes Olivenöl, Extra Vergine
- 30 Gramm kleine Kapern, abgetropft

Den Backofen auf 200° vorheizen.
Tomaten, Tomatenstücken, Oregano und schwarzen Pfeffer in einer mittelgroßen Schüssel gut vermengen und beiseite stellen.

Aubergine, Kürbis, Zucchini, Zwiebeln und Paprika in eine mittelgroße Pfanne geben und das Olivenöl darübergießen, dann mit Folie zudecken. 45 Minuten backen, währenddessen einmal umrühren. Dann mit der Tomatenmischung verrühren und unbedeckt weitere 20 Minuten backen. Vor dem Servieren die Kapern einrühren.

Serviervorschlag: Ratatouille eignet sich bestens als Beilage zu gegrillter frischer Putenbrust, zum Lachs nach Florentiner Art oder zum Hühnchen- und Shiitake-Burger. Reicht für 4 bis 6 Personen.

. . . .

Pesto aus roter Paprika und Mandeln

Was bedeutet schon ein Name? Indem wir rote Paprika und Mandeln als Zutaten auswählen und den Käse und das Öl weglassen, haben wir aus dem ansonsten feinen, aber sehr kalorienreichen Gericht ein vielseitiges Rezept für Ihre neue gesunde Küche kreiert.

- 2 rote Paprika, entkernt, und geviertelt

- 1 Schalotte geschält
- 1/4 Tasse geröstete und geschälte Mandeln
- 1 große Knoblauchzehe, zerdrückt
- 1 Prise Salz und Pfeffer

Die Zutaten in einen Mixer geben, salzen und pfeffern. Ergibt 1 1/2 Tassen.
Ein Esslöffel entspricht einer Portion.

. . . .

Rucola-Mandel-Pesto

Eine weitere gesunde Variante, um das fettreiche Pesto zu ersetzen, das Sie von früher kennen. Der pfeffrige Geschmack des Rucola ergänzt den Mandelgeschmack und ergibt eine einzigartige Kombination.

- 1 1/3 Tasse frischer Rucola
- 1/3 Tasse frische glatte Petersilie
- 1/2 Tasse Spinatblätter
- 2 Esslöffel geröstete und geschälte Mandeln
- 1 große Knoblauchzehe, zerdrückt

- 1 Esslöffel Olivenöl, Extra Vergine
- 1 Prise Salz und Pfeffer

Rucola, Petersilie, Spinat, Mandeln und Knoblauch in einen Mixer geben. Öl beigeben und weiter mixen.

Mit Salz und Pfeffer abschmecken.

Ergibt etwa eine 3/4 Tasse.

. . . .

Krautsalat-Vinaigrette
Sorgen Sie dafür, dass Sie immer genug von diesem Renner zur Hand haben.

- 2 Tassen dünn geschnittener Weißkohl
- 1/4 Tasse Schalotte, in dünne Streifen geschnitten
- 1 Teelöffel Kümmelkörner
- 1 Tasse geriebene rote und gelbe Paprika
- 1 Teelöffel salzarme Sojasauce
- 1 Teelöffel gerösteter Sesam
- 2 Teelöffel geriebener und geschälter Ingwer
- 1 Esslöffel Reisweinessig
- Salz und Pfeffer zum Abschmecken

Die Zutaten in einer Schüssel gut vermengen und mit Salz und Pfeffer abschmecken. Kann auf Vorrat zubereitet werden und ist im Kühlschrank gut haltbar.

. . . .

Hühnerbrühe
In unserem Ernährungsplan ist der Fettkonsum stark eingeschränkt. Die Hühnerbrühe ersetzt Mayonnaise, Sahne und andere Saucen, die Sie für gewöhnlich für Ihre Speisen verwenden. Sie sollten die Brühe immer vorrätig haben; sie eignet sich gut zum Einfrieren.

- 1 ganzes Hühnchen (1,5 Kilo)
- 4,5 Liter Wasser
- 1 Vidalia-Zwiebel, gehackt (alternativ eine rote Zwiebel)
- 2 Selleriestängel mit Kraut, gehackt
- 2 Schalotten, gehackt
- 3 Petersilienzweige
- 3 Dillzweige
- 1 Esslöffel dreifarbige Pfefferkörner
- 1 Lorbeerblatt

Das Hühnchen waschen und die Flügel und Beine abtrennen (oder beim Fleischer zerteilen lassen). Das Hühnchen in einen großen Kochtopf geben. Wasser zufügen und bei starker Hitze sieden lassen. Den Schaum von der Oberfläche abschöpfen.

Vidalia-Zwiebel, Sellerie und Schalotten beifügen. Wieder sieden lassen, dann die Hitze auf mittlere Temperatur reduzieren. 2 Stunden unbedeckt leicht kochen lassen, ab und zu Schaum von der Oberfläche entfernen und wenn nötig Wasser zufügen, sodass das Hühnchen immer mit Wasser bedeckt ist.

Petersilie, Dill, Pfefferkörner und Lorbeerblatt in Leinensäckchen wickeln und dem Sud beigeben. 1 Stunde bei geringer Hitze weiterkochen.

Die Brühe durch ein Sieb passieren. Die festen Zutaten wegwerfen. Das Hühnchenfleisch ablösen und für anderweitige Verwendung aufbewahren. Die Brühe bei Raumtemperatur abkühlen lassen, dann in den Kühlschrank stellen. Die Fettklumpen entfernen. Die Brühe in Eiswürfelformen gießen und einfrieren. Dann in Gefrierbeuteln aufbewahren; bis zu 3 Monaten im Gefrierschrank haltbar.

· ·

Gebratene rote Paprika
Paprika sind reicher an Vitamin C als Orangen – und haben zudem viel weniger Kalorien.

◼ 3 rote Paprikaschoten

Grill vorheizen.
Den oberen Teil der Paprika wegschneiden. Stiel und Samen entfernen. Die Paprikaschoten längs in vier Viertel schneiden. Mit der Haut nach oben in eine geeignete Pfanne legen.

Grillen, bis die Haut sehr dunkel ist. Vom Grill wegnehmen.

Wenn die Paprika genug abgekühlt sind, entfernt man die Haut mit einem Schälmesser und wirft sie weg. Die Haut sollte problemlos abgezogen werden können.

Sofort genießen oder in einem Gefrierbeutel im Tiefkühlfach bis zu drei Wochen aufbewahren.

· ·

Marinara-Sauce
Diese Sauce ist sehr vielseitig und bei mir im Club die beliebteste. Ob zu Fisch, Fleisch oder Geflügel, ihr Geschmack ist unverwechselbar.

◼ 1 Vidalia-Zwiebel, gehackt
   (alternativ eine rote Zwiebel)

◼ 6 Eiertomaten, gewürfelt
◼ 1 Tasse gehackte Tomaten aus der Dose
◼ 1/2 Tasse frische Basilikumblätter,
   fein gehackt

Eine mittelgroße antihaftbeschichtete Pfanne mit fettfreiem Kochspray besprühen und auf mittlerer Stufe erhitzen. Zwiebel zugeben und 2 bis 3 Minuten dünsten, bis sie weich ist. Die Eiertomaten, die Tomaten aus der Dose und das Basilikum dazugeben. 15 Minuten ziehen lassen. Abkühlen lassen. Die Sauce kann 3 bis 5 Tage im Kühlschrank aufbewahrt oder eingefroren werden

Serviermenge: 1 bis 2 Esslöffel für eine Portion Fisch oder Hühnchen sollten definitiv ausreichend sein.

....

DIE ULTIMATIVEN REZEPTE FÜR EINE DAUERHAFT GUTE FIGUR

Ich stelle Ihnen hier eine Auswahl köstlicher Rezepte vor, die alle kleine „Mogelzutaten" enthalten und deshalb für den Zwei-Wochen-Plan nicht zugelassen sind. Sie eignen sich jedoch perfekt für die „Ernährung danach" im Rahmen des Body Maintenance Plan (Kap. 7).

V8-Salat-Dressing

Völlig zu Recht lautet der US-Werbeslogan: „Hätte ich bloß V8 gehabt!" Was für eine köstliche und erfrischende Art, einen ansonsten faden Salat anzurichten (falls nicht erhältlich, nehmen Sie einen anderen Gemüsesaft).

- 160 Gramm V8, salzarm
- 1 Teelöffel Balsamico-Essig
- 1 Teelöffel Oregano
- 1/4 Teelöffel Thymian
- 1/8 Teelöffel gemahlener schwarzer Pfeffer
- 1/8 Teelöffel Cayennepfeffer
- 1 Esslöffel gehackte Schalotten
- 1 Teelöffel Dijon-Senf
- 1 Prise Cayennepfeffer

Alle Zutaten in eine kleine Schüssel geben und gut vermengen. Im Kühlschrank aufbewahren. Vor dem Gebrauch gut schütteln.

Mediterrane Salsa mit Oliven

Zum Putenfleisch oder zum Spinat-Burger werden Sie diese Salsa enorm schätzen!

- 1/4 Tasse frische glatte Petersilie, fein gehackt
- 1 Teelöffel schwarze Oliven, gehackt
- 1/4 Tasse rote Paprika, gebraten,
- 1 Esslöffel weiße Bohnen, gekocht
- 1 Spritzer scharfe Sauce
- Frisch gemahlener schwarzer Pfeffer
- 1 Teelöffel frische Petersilie, gehackt

Die Zutaten in einer mittelgroßen Schüssel gut vermischen. Im Kühlschrank aufbewahren.

. . . .

Pikante Thai-Salsa

Die Pfefferminze und der Limettensaft machen aus dieser Sauce eine perfekte Zutat zu Meeresfrüchte-Gerichten. Wie bei all meinen Salsa-Gerichten sind schon kleine Portionen ergiebig.

- 1/4 Tasse gehackte Pfefferminze
- 1/4 Teelöffel gehackte Jalapeno-Schote, entkernt
- 1/2 Teelöffel Limettensaft
- 1/4 Tasse frischer Koriander, gehackt

Die Zutaten in einer kleinen Schüssel gut vermischen. Kann auch als Vorrat 2 bis 3 Tage im Kühlschrank aufbewahrt werden.

. . . .

Hawaiianischer Heilbutt mit pikanter Salsa

Die Papaya und die Jalapeno-Schote passen hervorragend zusammen und peppen den Fisch auf.

- 170 Gramm Heilbuttsteak, aus der Mitte geschnitten
- 1 Prise Salz
- 1 Prise frisch gemahlener schwarzer Pfeffer
- 1/4 Tasse Papaya, gehackt
- 1/4 Tasse rote Paprika, gehackt
- 1/4 Tasse gelbe Paprika, gehackt
- 1/4 Teelöffel Jalapeno-Schote, entkernt, gehackt
- 1/8 Teelöffel geriebener frischer Ingwer
- 1 Teelöffel Limettensaft
- 1 Prise frisch gemahlener schwarzer Pfeffer

Heilbutt mit Salz und Pfeffer würzen.

Für die Salsa Papaya, rote und gelbe Paprika, Jalapeno-Schote, Ingwer und Limettensaft in einer kleinen Schüssel vermengen. Gut verrühren und mit schwarzem Pfeffer abschmecken (kann auch als Vorrat 2 bis 3 Tage im Kühlschrank aufbewahrt werden).

Den Heilbutt 3 bis 4 Minuten auf jeder Seite gar grillen.
Salsa darübergießen und sofort servieren.

Fettarmer Hühnchensalat mit Joghurt und grünen Äpfeln

Im Unterschied zum Originalrezept im Zwei-Wochen-Plan ist bei diesem Salat ein Esslöffel Hühnerbrühe durch einen Esslöffel fettfreien Naturjoghurt ersetzt. Einige grüne Äpfel gehören auch dazu.

- 120 Gramm Hühnchenbrust, gegrillt und in 1 cm große Würfel geschnitten
- 1/4 Tasse grob gehackte Sellerie
- 1/4 Tasse grob gehackter grüner Apfel
- 1 Esslöffel Mandeln, geschält, und grob gehackt
- 2 Teelöffel Dijon-Senf
- 1 Esslöffel Hühnerbrühe
- 1 Esslöffel fettfreier Naturjoghurt
- Frisch gemahlener schwarzer Pfeffer
- 1 Teelöffel fein gehackte Petersilie

Hühnchen, Sellerie, Petersilie, Äpfel und Mandeln in einer mittelgroßen Schüssel vermengen.

Dijon-Senf, Hühnerbrühe und den fettfreien Joghurt in einer anderen Schüssel verquirlen.

Die Senfmischung über das Hühnchen geben und gut vermischen. Pfeffer zum Abschmecken.

Lachs mit Zitrus- und Fenchelkruste

Im Unterschied zum Originalrezept im Zwei-Wochen-Plan enthält dieses Gericht Zitrusfruchtsaft – Orangen- und Zitronensaft – und Balsamico-Essig statt Weißweinessig. Die vergangenen zwei Wochen haben Sie hart gearbeitet, nun dürfen Sie sich auch etwas verwöhnen.

- 1 Esslöffel Fenchelsamen
- 1 Esslöffel schwarze Pfefferkörner
- 1 Tasse Baby-Rucola, gewaschen und abgetropft
- 1/4 Fenchelknolle, in sehr dünne Streifen geschnitten
- 1/4 Tasse gebratene rote Paprika, in Streifen geschnitten
- 1 Teelöffel Olivenöl, Extra Vergine

- 1/2 Esslöffel gehackte Basilikumblätter
- 1 Teelöffel frischer Zitronensaft
- 1 Esslöffel frisch gepresster Orangensaft
- 1 Teelöffel Balsamico-Essig

Für die Zubereitung siehe das Rezept *Lachs mit Fenchelkruste. Zitronen- und Orangensaft und Balsamico vermischen und damit den Baby-Rucola anrichten.

Streifenbarsch mit Ingwer und Zitrussaft

Zitrussaft und Ingwer verleihen dem beliebten Gericht das gewisse Etwas.

- 1/4 Teelöffel unbehandelte Orangenschale, gerieben
- 1/8 Tasse frisch gepresster Orangensaft
- 1/8 Tasse Zitronensaft
- 3/4 Teelöffel Ingwer, gerieben
- 1 Esslöffel Weißweinessig
- 3/4 Teelöffel Koriander, gehackt
- 170 Gramm Streifenbarschfilet

Alle Zutaten in einer Schüssel gut vermengen, um eine Marinade zuzubereiten.
Den Barsch in eine ofenfeste Form legen, mit der Marinade bestreichen und 30 Minuten bis 1 Stunde stehen lassen.
2 bis 3 Minuten (bzw. gar) auf jeder Seite grillen oder braten.

Garnelen in Salatblätter gewickelt

Eine meiner Lieblingsspeisen, um die Figur zu halten!

- 2 Esslöffel Zitronensaft
- 1 Teelöffel unbehandelte Zitronenschale, gerieben
- 1/2 Teelöffel Sesamöl
- 1/4 Teelöffel Cayennepfeffer
- Frisch gemahlener schwarzer Pfeffer zum Abschmecken
- 110 Gramm gekochte Garnelen, gereinigt und gekühlt
- 2 große Kopfsalatblätter
- 1 kleiner Rettich, in Juliennestreifen geschnitten
- 1 Teelöffel frischer Koriander, gehackt
- 1 Teelöffel frische Pfefferminze, gehackt
- 1 Teelöffel Erdnüsse, gehackt

Zitronensaft, Zitronenschale, Öl, Cayenne- und schwarzen Pfeffer in einer mittelgroßen Schüssel vermengen. Die Garnelen beifügen, gut durchmischen und bis zu 4 Stunden kühl stellen.
Zubereitung: Die marinierten Garnelen auf ein Salatblatt legen. Koriander, Rettich, Minze und die gehackten Erdnüsse beigeben. Einrollen und sofort servieren.

Kabeljau mit Grapefruit

Versuchen Sie für dieses Gericht rubinrote Grapefruits zu finden. Das verleiht dem nicht besonders aromatischen Fisch einen feinen Geschmack.

- 1 Teelöffel Paprikapulver
- 1/2 Teelöffel fein gehackter Knoblauch
- 1/2 Teelöffel Chilipulver
- 1/2 Teelöffel getrockneter Oregano
- 1/4 Teelöffel Nelkenpulver
- 1/8 Tasse Grapefruitsaft
- 120 Gramm Kabeljaufilet
- 1 Tasse Baby-Spinat
- 1 Tasse Baby-Rucola
- 1/2 kleine Fenchelknolle, in Streifen geschnitten

Dressing:
- 1/4 Grapefruit, geschält und filetiert
- 1 1/2 Esslöffel Grapefruitsaft
- 1/2 Esslöffel Sherry-Essig
- 3/4 Esslöffel gehackte frische Pfefferminze
- 1/4 Esslöffel gehackter frischer Ingwer

Kräuter, Gewürze und Grapefruitsaft in einer kleinen Schüssel mischen. Den Kabeljau damit marinieren und 30 Minuten stehen lassen.

Spinat, Rucola und Fenchel in eine mittelgroße Schüssel geben, die Dressing-Mischung darübergießen und den Salat gut mischen. Auf einem Teller anrichten und beiseite stellen.

Das Kabeljaufilet auf jeder Seite 3 bis 4 Minuten (bzw. gar) grillen. Auf dem Salat anrichten und servieren.

Thunfischsalat mit Vollkornsenf und Wasserkastanien

Wer braucht überhaupt Mayonnaise? Sie bestimmt nicht mehr, nach diesem Programm. Dieses Gericht schmeckt gut und enthält wenig Fett.

- 1 kleine Dose Thunfisch (in Salzwasser eingelegt), Inhalt abtropfen
- 1 Teelöffel Vollkornsenf
- 1 Teelöffel fettfreier Naturjoghurt
- 3 Wasserkastanien, grob gehackt
- 1 Selleriestängel, grob gehackt
- 1 Teelöffel frisch gepresster Zitronensaft

Alle Zutaten in einer Schüssel gut mischen und servieren.

Putenfleischsalat mit Walnüssen und Dijon-Senf-Vinaigrette

Eine weitere gesunde Nussart. Ich bin alles andere als einseitig. Dijon-Senf, Walnüsse und grüne Äpfel als Zutaten ergeben einen klasse Nachmittagssnack.

- 110 Gramm frische Putenbrust in Streifen, gegrillt oder gebraten
- 1 Esslöffel Dijon-Senf
- 1 Teelöffel fettfreier Naturjoghurt
- 1/4 Tasse gehackter Sellerie
- 1/8 Tasse gehackte grüne Äpfel
- 1 Teelöffel gehackte Petersilie
- 1 Esslöffel gehackte Walnüsse

Alle Zutaten in einer mittelgroßen Schüssel gut mischen. Entweder sofort servieren oder in den Kühlschrank stellen. Auf Mesclun-Salat (Salaten der Saison) anrichten.

....

Fettarmer Eiersalat

Verwöhnen Sie sich ruhig, jetzt können Sie auch das Eigelb haben! Während des Programms haben Sie eine abgeänderte Version dieses Gerichts gegessen. Das Originalrezept enthält Eigelb und etwas fettfreien Naturjoghurt.

- 3 Eiweiß von hart gekochten Eiern, grob gehackt
- 1 hart gekochtes Eigelb, grob gehackt
- 1 Esslöffel fettfreier Naturjogurt
- 1/4 Tasse grob gehackter Sellerie
- 1 Teelöffel Wasabipulver
- 1 Teelöffel Dijon-Senf
- 1 Esslöffel gehackte frische Petersilie

Alle Zutaten in einer kleinen Schüssel gut mischen. Ein großartiger Snack – ob für den Morgen oder den Nachmittag.

....

Hühnchen an Zitrussaft und Estragon

Bevor Sie denken „Nicht schon wieder Hühnchen", versuchen Sie diese erfrischende Variante. Zitrussaft und Estragon bereichern das Gericht mit ihrem feinen Aroma.

- 1/3 Tasse Orangensaft
- 1/3 Tasse Zitronensaft
- 1 Esslöffel fein gehackte unbehandlte Orangenschale
- 1 Esslöffel Weißweinessig
- 1 Esslöffel fein gehackter Estragon
- 170 Gramm haut- und knochenlose Hühnchenbrust

Den Backofen auf 180° vorheizen.

Orangensaft, Zitronensaft, Orangenschale, Essig und Estragon in einer kleinen Schüssel gut mischen und die Hühnchenbrust damit marinieren. Etwa 30 Minuten stehen lassen.

Die Hühnchenbrust aus der Marinade nehmen und in eine ofenfeste Form legen. Mit einer Alufolie zudecken und 30 Minuten (bzw. gar) backen.

Hühnchen- und Bohnen-Burger
Bohnen sind eine gesunde Protein- und Kohlenhydratquelle und machen diesen Burger nahrhaft.

- 1/4 Tasse schwarze Bohnen aus der Dose, gut abgetropft
- 110 Gramm gehackte Putenbrust
- 2 Esslöffel Tomatensauce
- 1/4 Teelöffel Chilipulver
- 1/8 Teelöffel gemahlener Kümmel
- 1/8 Teelöffel Salz
- 1/8 Teelöffel schwarzer Pfeffer
- 1 Eiweiß, geschlagen

Alle Zutaten in einer kleinen Schüssel gut mischen. Zu einem flachen Burger formen und auf jeder Seite gar grillen (etwa je 4 Minuten) oder braten.

Serviervorschlag: Mexikanische Oliven-Salsa dazu servieren.

Rindersteakstreifen an Frühlingssalat mit Balsamico
Ab und zu kommt nichts an den Geschmack von magerem Rindfleisch heran.

- 1/4 Tasse Jicama (auch Jams- oder Yambohne genannt, eine Knollenbohne aus Südamerika), in Würfel geschnitten
- 2 Teelöffel fein geschnittener Schnittlauch
- 1 Tasse Baby-Spinat
- 1 Tasse Baby-Rucola
- 2 Esslöffel Balsamico-Essig
- 1 Teelöffel Olivenöl, Extra Vergine
- 1 Esslöffel Vollkornsenf
- Frisch gemahlener schwarzer Pfeffer zum Abschmecken
- 110 Gramm Steak-Streifen, gegrillt und in dünne Streifen geschnitten
- 1 Frühlingszwiebel, halbiert, gegrillt
- 1/2 Tasse Spargel, gegrillt

Jicama, Schnittlauch, Spinat und Rucola in eine mittelgroße Schüssel geben.

Für das Dressing Essig, Senf und den frisch gemahlenen Pfeffer in einer separaten

Schüssel untereinander mischen. Das Olivenöl mit einem Schneebesen langsam darunterschlagen, bis alle Zutaten gut vermischt sind.

Die Salatblätter auf einem großen Teller mit dem Dressing anrichten. Zwiebeln, Spargel und Steak auf den Salat geben und servieren.

....

Lachs mit grünem Apfel

Das säuerliche Aroma des Apfels ergänzt den erfrischenden Geschmack des Lachsfilets und macht daraus einen Leckerbissen.

- 110 Gramm Wildlachsfilet
- 6 Scheiben grüner Apfel, etwa 0,3 cm dick
- 1/2 Teelöffel gemahlener Koriander
- Salz und Pfeffer zum Abschmecken

Den Backofen auf 200° vorheizen.

Das Wildlachsfilet würzen und die Apfelscheiben drauflegen. Das Filet in eine 20 x 20 cm große Alufolie einwickeln und auf ein Backblech legen. 8 bis 10 Minuten backen.

Serviervorschlag: Auf *Krautsalat-Vinaigrette anrichten.

....

Lamm nach marokkanischer Art

Während Sie dieses Gericht genießen, stellen Sie sich vor, Sie wären in Marokko. Der pikante Geschmack des Korianders, des Zimts und des Kümmels ergänzen das Aroma des Lammfleisches.

- 1 Esslöffel dünn geschnittene Schalotten
- 1/8 Teelöffel Zimt
- 1/2 Teelöffel gemahlener Koriander
- 1/8 Teelöffel Cayennepfeffer
- 1/4 Teelöffel Kurkuma
- Salz und Pfeffer zum Abschmecken
- 110 Gramm gehacktes Lammfleisch
- 1 Zucchini

- 1 Teelöffel frische Pfefferminze zum Garnieren

Den Backofen auf 180° vorheizen.
Eine antihaftbeschichtete Pfanne auf mittlerer Hitze erwärmen. Schalotten, Gewürze und Lamm beifügen und 2 bis 3 Minuten anbraten.

Zucchini längs halbieren und entkernen. Die Zucchinihälften mit der gewürzten Fleischmasse füllen. In eine ofenfeste Form legen und 20 Minuten zugedeckt backen.

Auf einem Teller anrichten und mit den gehackten Pfefferminzblättern garnieren.

BODY MAINTENANCE – DER WARTUNGSPLAN FÜR IHRE TOP-FIGUR

Während der letzten 14 Tage sind Sie über Ihre Grenzen hinausgegangen. Sie haben Kalorien und Fett verbrannt und sich sexy Muskeln modelliert. Sie haben Ihren Körper gründlich gereinigt. Sie haben ungesunde Lebensmittel aus Ihrer Ernährung gestrichen und Ihren Körper tagtäglich mit qualitativ hochwertigem Treibstoff betankt.

Sie waren beharrlich und leistungsfähig. Sie haben Muskelkater, Trägheit, Faulheit, Müdigkeit, Verlangen und Sucht überwunden. Sie haben sich selbst in den Vordergrund gestellt, in Ihrem Leben Prioritäten gesetzt und durchgehalten. Sie haben jeden Tag bewusst gelebt, sich auf das Wesentliche konzentriert und das Ziel stets im Auge behalten.

Vielleicht tragen Sie Ihre Kleidung jetzt um eine, zwei oder gar drei Nummern enger.

Wahrscheinlich haben Sie mehr Energie denn je. Ihr Körper sieht fantastisch aus, und nicht nur das: Sie haben auch entdeckt, dass Sie alles schaffen können – buchstäblich alles –, was Sie sich vornehmen. Ich bin stolz auf Sie, und ich hoffe, Sie sind es auch. Es gibt nichts Besseres als das Gefühl, etwas vollbracht zu haben.

Nun muss ich ein Geheimnis lüften, das ich bis zu diesem Zeitpunkt gehütet habe: Obwohl die letzten 14 Tage eine echte Herausforderung waren, beginnt die eigentliche Arbeit erst heute – mit dem *Body Maintenance Plan*, dem „Wie bleibe ich fit"-Programm zur Wahrung Ihrer Figur und Ihrer Resultate (maintain = beibehalten, wahren, in Stand halten, pflegen). Während der letzten 14 Tage haben Sie sich vielleicht mit dem Kopf motivieren können, nach dem Motto: „Ich kann das schaffen. Es sind ja nur

14 Tage." Vielleicht haben Sie sogar jeden Tag in Ihrem Terminkalender abgehakt. Heute aber haben Sie einen neuen symbolischen Kalender vor sich, nämlich den Rest Ihres Lebens! Darin haben kurzfristige Ziele keinen Platz. Sie müssen die erzielten Ergebnisse verteidigen. Der Ultimative New York Body Plan bedeutet, wie ich Ihnen schon erläutert habe, eine durchgreifende Veränderung des eigenen Lebens. Auch wenn Sie Ihren Körper in erster Linie für einen besonderen Anlass wie eine Hochzeit oder ein Klassentreffen in Form gebracht haben, warum sollten Sie danach Ihre ganzen Bemühungen wieder zunichte machen? Sie können weiterhin fit, sexy, schlank und gesund aussehen. Dafür müssen Sie sich nur an den Ultimativen Body Maintenance Plan halten.

Gewappnet mit Energie, Durchhaltevermögen und Selbstvertrauen können Sie die Welt erobern. Vergessen Sie nicht: Ich erwarte nicht, dass Sie sich das ganze Leben lang strikt an die Punkte A, B, C, D, E und F meines Ernährungsplans halten. Es werden Zeiten kommen, in denen Spaghetti Bolognese oder Schokokekse die Oberhand gewinnen. Aber keine Sorge: Unsere gemeinsame Arbeit wird Sie wieder auf Kurs bringen. Das Leben besteht eben nicht nur aus unserer Idealvorstellung, in der wir immer von der besten Auswahl an Essen und den perfek-

ten Trainingsgelegenheiten umgeben sind. Wir sind oft gezwungen, das Beste aus der Situation zu machen und uns mit den gerade vorhandenen Möglichkeiten abzufinden. Wenn Sie mit dieser Grundeinstellung in den „Wie bleibe ich fit"-Teil meines Ernährungs- und Trainingsprogramms gehen, dann werden Sie auch den nötigen Willen und die nötige Entschlossenheit für ein ganzes Leben aufbringen.

Mit dieser Grundeinstellung umgehen Sie auch viele Hindernisse oder Ausreden, die Sie sich ansonsten zurechtlegen würden, sobald Sie vom Weg abweichen. Sie allein sind der Architekt Ihres Schicksals – verinnerlichen Sie dieses Konzept!

Die gute Nachricht ist, dass der Body Maintenance Plan nicht annähernd so schwierig ist wie das Programm, das Sie gerade abgeschlossen haben. Sie müssen nicht mehr so intensiv und oft trainieren. Sie können es mit der Ernährung etwas lockerer nehmen – und sogar ab und zu mogeln, indem Sie bei Ihren Lieblingsspeisen schwach werden. Ich würde allerdings lügen, wenn ich Ihnen vormachen würde, dass Sie einfach wieder Ihre alten Wege gehen und trotzdem Ihre neue und sicherlich hinreißende Figur behalten können. Nein, um diesen schönen Körper bewahren zu können, müssen Sie auch ein paar nützliche Teile Ihres Trainings und Ihrer neu erworbenen gesunden Essensgewohnheiten bei-behalten. Es gibt keinen anderen Weg.

Versprechen Sie mir, dass Sie die guten Er-gebnisse bewahren werden. Lassen Sie die-ses Programm nicht zu einer weiteren kurz-lebigen Diät verkommen. Machen Sie es zu einem Teil Ihres Lebens, für immer. Und be-ginnen Sie damit heute!

DER ULTIMATIVE BODY-MAINTENANCE-FITNESSPLAN

Um Ihre Resultate aufrechtzuerhalten, müs-sen Sie an mindestens vier Tagen in der Woche einen Workout machen. Folgendes schlage ich Ihnen vor:

■ Drei Tage pro Woche Führen Sie jeweils 45 Minuten lang den Cardio-Sculpting-Work-out aus.

■ Einen Tag pro Woche Trainieren Sie spe-ziell Ihre Problemzonen oder was immer Sie stört – entweder Bauch oder Beine und Gesäß – indem Sie einen der Muskelstraf-fungs-Workouts ausführen, gefolgt von ei-nem intensiven Herz-Kreislauf-Training, dem Cardio-Training Ihrer Wahl, für weitere 30 bis 40 Minuten.

■ Jeden zweiten Monat Wechseln Sie die Reihenfolge der Übungen, indem Sie an ei-nem Tag in der Woche 45 Minuten lang den Cardio-Sculpting-Workout ausführen und an drei Tagen in der Woche an Ihren Pro-blemzonen arbeiten.

Machen Sie das Beste aus Ihren freien Tagen. Statt auf dem Sofa zu liegen und fernzusehen, suchen Sie lieber nach Möglichkeiten, wie Sie Ihren fitten und starken Körper bewegen können. Spielen Sie im Garten mit den Kindern. Machen Sie einen romantischen Spaziergang mit Ihrem Partner. Jagen Sie den Hund in der Gegend herum. Machen Sie eine Wanderung oder eine Kanufahrt. Sie haben jetzt die Kondition und die Energie, um die Natur zu entdecken und die Vorzüge des Lebens zu genießen. Setzen Sie all diese neu entwickelte Energie ein.

Suchen Sie auch weiterhin nach Möglichkeiten, wie Sie das Prinzip Bewegung in Ihr tägliches Leben integrieren können. Benutzen Sie die Treppe statt den Fahrstuhl. Gehen Sie zu Fuß oder fahren Sie mit dem Fahrrad statt mit dem Wagen, um Ihre Besorgungen zu erledigen. Suchen Sie einen Arbeitskollegen in seinem Büro auf, statt ihm eine E-Mail zu schicken. All diese kleinen Schritte addieren sich über den Tag zu Hunderten von verbrannten Kalorien.

Im Ultimativen New York Body Plan habe ich Ihnen genau vorgegeben, was zu tun ist und wann Sie es tun sollten. Um den besten Körper, den Sie je gehabt haben, auch zu bewahren, müssen Sie nun selbst die Kontrolle und das Steuer übernehmen. Mein Body Plan und auch alle meine übrigen Programme stellen die Wichtigkeit der Stärkung des eigenen Selbst, der eigenen Willenskraft, in den Mittelpunkt. Mit den Werkzeugen und den Informationen, die Ihnen das Programm mit auf den Weg gegeben hat, können Sie jetzt selbst nach neuen und zusätzlichen Möglichkeiten suchen, wie Sie sich bewegen können. Damit Sie Ihre Ergebnisse bewahren können, müssen Sie Ihre Workouts auch variieren. Wenn Sie tagein, tagaus dieselben Übungen ausführen, verkommen diese irgendwann zur Routine. Sie langweilen sich, Ihre Motivation lässt nach und Ihre Muskeln reagieren nicht mehr. Damit das Ganze interessant bleibt, schlage ich Ihnen vor, ab und zu neue und auch strukturell neuartige Übungen in Ihr Cardio-Sculpting und die Muskelstraffungs-Trainings einzubauen. Solange Sie die Basisregel befolgen – geringer Widerstand, viele Wiederholungen –, liegen Sie nie falsch. Sollten Sie ein wenig Inspiration brauchen, schauen Sie einmal in mein erstes Buch, *Sound Mind, Sound Body*, oder in eines meiner Videos.

DER ULTIMATIVE MAINTENANCE-ERNÄHRUNGSPLAN

Genauso wie Sie weiterhin trainieren müssen, um Ihre Ergebnisse zu verteidigen, müssen Sie sich auch weiterhin vernünftig ernähren. Obwohl der zukünftige Ernährungsplan nicht annähernd so streng ist wie auf dem zweiwöchigen Programm, müssen Sie sich dennoch größtenteils an den Regeln A, B, C, D, E und F des ursprünglichen Ernährungsplans orientieren. Sie können aber bedenkenlos wieder einen oder zwei der Punkte aus A, B, C, D, E und F in Ihre Ernährungsweise einfließen lassen, ohne an Gewicht zuzulegen. Sie müssen vielleicht zunächst einmal experimentieren, um genau herauszufinden, was Sie wieder essen können und was nicht.

Leider sind nicht alle Körper gleich, und viele Menschen können mehr essen als andere, ohne dass sie es sofort an den Oberschenkeln, am Gesäß oder am Bauch merken. Einige andere befinden sich in der unglücklichen Lage, sich gar nichts erlauben zu können. Damit Sie in Erfahrung bringen, was Sie wieder problemlos essen können, habe ich das zukünftige Ernährungsprogramm in zwei Phasen aufgeteilt, die jeweils zwei Wochen dauern.

Phase 1

Während der Phase 1 integrieren Sie täglich eine Portion von irgendeinem der Nahrungsmittel der Punkte A, B, C, D, E und F in Ihre tägliche Ernährung. Es spielt keine Rolle, welche Nahrungsmittel aus der verbotenen Liste Sie essen. Sie können variieren. Die Hauptsache ist, Sie nehmen nur eine Portion. Falls Sie den Tag mit einer Frucht beginnen, ist das Spiel aus. Sie können nicht etwa später Käse oder andere dick machende Lebensmittel essen oder Wein trinken. Entscheiden Sie sich bei Ihrer Auswahl aus A, B, C, D, E oder F für einen meiner Vorschläge im Abschnitt „Gesunde Ausnahmen", den Sie zwei Seiten weiter in diesem Kapitel finden. Diese Liste beinhaltet die gesündesten und am wenigsten dick machenden Varianten aus jeder Nahrungsmittelkategorie, die bisher auf der „Verbotsliste" war.

Phase 2

Während der Phase 2 integrieren Sie eine zusätzliche Portion von irgendeinem der Punkte A, B, C, D, E oder F in Ihre Ernährungsweise. Insgesamt sind es nun zwei. Während dieser Phase müssen Sie Ihr Gewicht, Ihre Körpermaße und Kleidergröße sowie Ihre Fitness genau kontrollieren. Nicht jeder kann ohne Bedenken gleich zwei potentielle Dickmacher essen. Sobald Sie wieder zunehmen, kehren Sie sofort zu Phase 1 zurück. Vor allem, wenn Sie sehr empfindlich auf Kohlenhydrate reagieren, können manche kohlenhydrathaltige Lebensmittel zu „Fressattacken" führen. Meiden Sie jegliche Lebensmittel, die Sie früher süchtig gemacht haben. Je länger Sie auf solche Lebensmittel verzichten, desto weniger Verlangen haben Sie nach ihnen.

Wenn Sie Nahrungsmittel von der „Verbotsliste" wieder auf den Tisch holen, beginnen Sie zunächst einmal mit den gesunden Kohlenhydraten, mit denjenigen also, die Sie in meiner Ausnahme-Liste auf den nächsten Seiten finden. Ich empfehle Ihnen, die gewünschten Kohlenhydrate später am Tag zu essen, nicht aber nach 15 Uhr. Obst zum Frühstück beispielsweise lenkt Ihren Insulinspiegel in die falsche Richtung und weckt etwas später ein Hungergefühl.

Während der beiden Phasen, in denen Sie Ihre Ergebnisse festigen, dürfen Sie einmal in der Woche eine komplette „Mogel"-Mahlzeit essen. Bei dieser Mahlzeit können Sie essen, was Sie wollen. Das hilft Ihnen, für den Rest der Woche stark motiviert zu bleiben, das Verlangen nach bestimmten Nahrungsmitteln zu mindern und die ganz schlimmen Ausrutscher zu vermeiden. Sparen Sie sich Ihr mögliches Verlangen auf besonders „ungesunde" Lebensmittel für diese eine Mahlzeit auf. Genießen Sie die „Mogel"-Mahlzeit ohne Schuldgefühle, aber essen Sie nicht völlig ohne Sinn und Verstand. Die Gefahr, sinnlos Essen in sich reinzuwürgen – der Dämon, der Sie vom Weg abbringen und Ihre harte Arbeit sabotieren will – lauert überall. Untersuchungen haben übrigens gezeigt, dass der Stoffwechsel so eingestellt ist, dass eine hohe Anzahl Kalorien verbrannt wird, wenn Sie gelegentlich (und nur gelegentlich) Ihren kulinarischen Gelüsten nachgeben. Deshalb können Sie beruhigt einmal in der Woche eine solche „Mogel"-Mahlzeit essen, ohne dass sich das nachteilig auf Ihre Linie auswirkt. Wenn Sie aber mehr als einmal die Woche nach Lust und Laune essen, kann das recht verheerende Folgen haben.

GESUNDE AUSNAHMEN

Je natürlicher Ihre Nahrungsmittel sind, desto besser. Rohkost ist besser als gekochte Kost, weil der Körper beim Verdauungsprozess mehr Arbeit leisten muss. Vollwertige Nahrungsmittel sind aus demselben Grund den industriell verarbeiteten vorzuziehen. Halten Sie sich an die folgenden Vorschläge, wenn Sie die Nahrungsmittel aus der Liste A, B, C, D, E und F wieder in Ihre tägliche Ernährung aufnehmen.

Alkohol

Alkohol gehört zu den heikelsten Getränken, die Sie möglicherweise wieder in Ihre Alltagskost aufnehmen. Nach dem Ultimativen New York Body Plan ähnelt Ihr Körper einem sauberen, trockenen Schwamm. Wenn Sie Alkohol trinken – egal in welcher Form –, saugt Ihr Körper ihn buchstäblich auf. Unmittelbar nach dem Trinken fühlen Sie sich deshalb wie aufgeblasen, und Ihre Haut ist leicht geschwollen. Was Alkohol betrifft, ist Rotwein meine einzige „gesunde Ausnahme". Rotwein enthält Stoffe, die sich positiv auf das Herz auswirken. Wegen seines kräftigen Geschmacks wird Rotwein eher langsam getrunken. Außerdem enthält er weit weniger Kalorien und Kohlenhydrate als andere alkoholische Getränke.

Brot

Über Brot habe ich generell nichts Gutes zu sagen. Auch Vollkornbrot enthält oft eine Menge Weißmehl. Sparen Sie Brot für die „Mogel"-Mahlzeit auf, und auch dann sollten Sie Ihren Konsum auf ein Minimum beschränken. Wenn Sie beispielsweise Pizza bestellen, dann nur eine mit dünnem Teig. Essen Sie Sandwiches, die nur aus einer Lage Brot zubereitet sind. Wenn Sie auswärts essen, nehmen Sie nur *ein* Stück Brot aus dem Brotkorb und lassen Sie ihn dann wegbringen. Sauerteig- und Vollkornbrot sind die etwas bessere Wahl, da sie langsamer verdaut werden als andere Brotarten.

Stärkehaltige Kohlenhydrate

Wählen Sie Vollwertkost wie Quinoa, Linsen, Bohnen, Vollkornreis und Haferflocken. Quinoa ist eine wunderbare Körnerfrucht und sehr reich an Proteinen.

Milchprodukte

Nehmen Sie bei Milch und Joghurt fettarme oder fettfreie Produkte. Setzen Sie Milchprodukte eher als Zutaten beim Kochen ein, nicht als Mahlzeiten. Verwenden Sie beispielsweise Naturjoghurt an Stelle von Mayonnaise. Fügen Sie dickflüssigen Getränken (Smoothies) keine Milch und keinen Joghurt bei, sondern bereiten Sie sie lieber mit Wasser zu. Lassen Sie die Finger von Fruchtjoghurt, weil dieser sehr viel Zucker enthält.

Dasselbe gilt für Schokomilch. Obwohl Schokomilch ganz klar auf den vorderen Plätzen der „Verbotsliste" mitmischt, gibt es dennoch manche Kakaomischungen, die ungesüßt sind und lecker schmecken.

Süßigkeiten und Süßspeisen

„Gesunde" Bonbons und Kuchen gibt es nicht. Sparen Sie Süßes für die „Mogel"-Mahlzeit auf.

Obst und Fette

Wählen Sie Früchte mit niedrigem Kohlenhydratgehalt und wenig Kalorien wie Heidelbeeren, Erdbeeren, Honigmelonen, Kiwis, Äpfel und Birnen. Lassen Sie die Finger von tropischen Früchten wie Papaya, Mango oder Ananas. Was die Fette betrifft, gelten Fischöle wie zum Beispiel Lachsöl als gute Wahl. Sie können auch Nüsse in Maßen essen – etwa 7 bis 10 Stück. Essen Sie gesunde Nüsse, die wenig Fett enthalten. Rohe Mandeln, Walnüsse und rohe Erdnüsse sind eine gesunde Wahl. Leinsamenöl und das Fett in Leinsamen sind ebenfalls gesund.

Auf zu neuen Horizonten

Ich kann nicht glauben, dass diese zwei Wochen schon vorüber sind. Wie fühlen Sie sich? Habe ich mein Versprechen gehalten? Sie haben das Trainingsprogramm befolgt, sich an die Ernährungsregeln gehalten und sind jetzt stolz auf sich und auf das Erreichte.

Was man nur unter größten Schwierigkeiten erreicht, kann man oft am besten genießen. Da Sie jetzt in die Zukunft blicken, denken Sie daran, was Sie gelernt haben und wie viel Kraft Sie gewonnen haben. Das wird Ihnen in verschiedenen Lebensbereichen zugute kommen.

Michel, die erste „Makeover"-Kandidatin, erzählte mir letzte Woche, dass Sie jetzt eine modifizierte Version des Ultimativen New York Body Plan absolviere, weil sie das Gefühl habe, noch eine Feinabstimmung zu benötigen. Vergessen Sie nicht, dass der Plan Ihnen für das ganze Leben gehört. Er ist in jeder Hinsicht transportabel und überall anwendbar. Sam, ein weiterer „Makeover"-Kandidat, kam heute in den Club und berichtete, dass er neue Hosen gekauft habe, weil er nicht nur seine Ergebnisse gehalten, sondern noch weiter an sich gearbeitet hatte. „Mir rutschen alle Hosen runter", meinte er lapidar.

Der Ultimative New York Body Plan steht für eine ultimative Veränderung von Körper und Geist. Ein knackiger Po und schön geformte Muskeln mögen ursprünglich Ihre Hauptmotivation gewesen sein, der größte Gewinn besteht aber im Formen des Geistes. Das eigentliche Ziel geht über das Erreichen oberflächlicher Schönheit – die vergänglich ist – hinaus. Da Sie den Body Plan auf die altmodische Weise durchgeführt haben – mit viel Arbeit und Schweiß – werden Sie auch stolz auf Ihr neues Ich sein und größeres Selbstvertrauen haben und die Entschlossenheit, die Ergebnisse ein Leben lang zu bewahren.

Der Mix aus Liebe zu einem selbst und Selbstakzeptanz, aus Entschlossenheit und Motivation, führt immer zu einer Stärkung des eigenen Ichs. Und genau das sind die wichtigsten Bestandteile des Ultimativen New York Body Plan.

Viel Glück, und vergessen Sie nicht, dass der Erfolg stets in Ihrer Reichweite liegt.

BEZUGSQUELLEN

Ich habe auf verschiedenen Seiten dieses Buchs Produkte erwähnt – vom Gymnastikball bis zu Nahrungsergänzungsmitteln –, die Sie kaufen sollten, um bestmögliche Resultate zu erreichen. Hier nun einige Empfehlungen, wonach Sie Ausschau halten können und wo diese Produkte erhältlich sind *(Anmerkung: Eine Auswahl deutscher Websites finden Sie im Anhang zu diesem Kapitel).*

AUSRÜSTUNG

Gymnastikball

Gymnastikbälle sind in verschiedenen Marken, Farben und Größen erhältlich. Zu den besten Marken gehören: Resist-A-Ball, Duraball, Gymnic, Sissel, Gymnastik und FitBALL. Kaufen Sie sich einen „platzsicheren" Ball in Ihrer bevorzugten Farbe und in der passenden Größe. Gymnastikbälle *(stability balls)*

sind in den meisten Sportartikelgeschäften oder online auf den folgenden Websites erhältlich:

www.bodytrends.com
www.thesportsauthority.com
www.lifestylesport.com
www.stott-pilates.co.uk
www.sissel-online.com
www.mensfitnessmagazine.co.uk/shop
www.resistaball.com
www.fitnessaustralia.com.au/
www.gymball.com
www.activeforlife.com.au/

Medizinball

Wie Gymnastikbälle werden Medizinbälle in verschieden Farben, Gewichten und Typen angeboten (manchmal werden sie auch „Gewichtsbälle" genannt). Suchen Sie sich einen Ball mit einem Gewicht zwischen 1,5 und 4,5 Kilogramm aus. Kaufen Sie sich einen Ball, den Sie sowohl ästhetisch als auch berührungsfreundlich finden (in einer Farbe, die Ihnen gefällt, und aus einem Material, das sich angenehm anfühlt) – dies wird Sie ermuntern, den Ball öfter zu benutzen. Medizinbälle sind in den meisten Sportartikelgeschäften oder online auf den folgenden Websites erhältlich:

www.bodytrends.com
www.thesportsauthority.com
www.lifestylesport.com
www.sissel-online.com
www.fitnessaustralia.com.au/
www.physiosupplies.co.uk
www.activeforlife.com.au/
www.mensfitnessmagazine.co.uk/shop
www.jumpusa.com
www.warehousefitness.com
www.goldsgymdirect.co.uk

Kurzhanteln

Suchen Sie sich wie beim Medizinball Kurzhanteln aus (ein Paar), die Sie als ästhetisch und berührungsfreundlich empfinden. Sie sollten zwischen ein und zwei Kilo wiegen. Kurzhanteln sind in den meisten Sportartikelgeschäften erhältlich. Da Kurzhanteln sehr haltbar sind, können Sie den Kauf eines gebrauchten Paars über eBay oder in Sport-Second-Hand-Läden in Betracht ziehen. Im Internet werden Kurzhanteln *(dumb bells)* beispielsweise auf folgenden Websites angeboten:

www.thesportsauthority.com
www.goldsgymdirect.co.uk
www.megafitness.com
www.argos.co.uk
www.warehousefitness.com
www.fitnessaustralia.com.au/
www.bodytrends.com
www.activeforlife.com.au/

PROTEIN-SHAKES, NAHRUNGSERGÄN-ZUNGSMITTEL UND PRÄPARATE ZUR GE-WICHTSABNAHME

Protein-Pulver und -Shakes

Nehmen Sie ein Protein-Pulver oder einen Protein-Shake, der pro Shake nicht mehr als fünf Gramm (netto) Kohlenhydrate und 25 Gramm Protein enthält. Meiden Sie Shakes, die künstlich gesüßt sind, und geben Sie den aus Molkeprotein hergestellten Pulvern und Shakes den Vorzug vor Proteinen, die aus Soja, Eiern usw. stammen. Meiden Sie Shakes, die Maltodextrin und Fruchtzuckersirup enthalten. Shakes, die essenzielle Fettsäuren wie Leinsamenöl oder mittelkettige Triglyzeride enthalten, die den Energieaufbau und das

Immunsystem fördern, sind von Vorteil. Mit Shakes, die Ballaststoffe enthalten, können Sie auch Ihre Verdauung in Ordnung halten.

Das Wichtigste ist, dass der Shake oder das Pulver gut schmeckt. Obwohl man viele Pulver laut Verpackungsangabe auch mit Wasser mischen kann, fand ich einige von ihnen nur dann genießbar, wenn man sie mit Zutaten mischte, die während des 14-tägigen Programms strikt verboten sind, nämlich Fruchtsaft und Joghurt. Sie finden Protein-Pulver und Shakes in Bio-Läden und Reformhäusern, in Healthfood-Stores, in vielen Sportgeschäften, aber auch in den meisten normalen Lebensmittelgeschäften. Wenn Sie meinen persönlichen Lieblingsshake versuchen möchten, *David Kirsch's Sound Mind Sound Body Meal Replacement Powder* in den Geschmacksrichtungen Vanille und Schokolade, finden Sie ihn unter www.davidkirschwellness.com/oneofakindwellness Weitere Einkaufsmöglichkeiten im Internet:

www.affordablesupplements.com
www.nutricentre.com
www.amazon.com/health
www.hollandbarrett.com
www.wowsupplements.com
www.shopping.com
www.fitnessaustralia.com.au/
www.activeforlife.com.au/
www.theultimatenewyorkbodyplan.com

Nahrungsergänzungsmittel

Während des zweiwöchigen Programms empfehle ich Ihnen Nahrungsergänzungsmittel einzunehmen, um Nährstoffe zu erhalten, die Sie durch den Ernährungsplan möglicherweise nicht bekommen. Dazu zählen: Kalzium, Vitamin B_{12}, Ginseng, verschiedene Antioxidantien (Vitamin C, E und Coenzym Q_{10}) sowie Ballaststoffe. Diese Nahrungsergänzungsmittel sind in vielen Geschäften erhältlich, und zwar sowohl separat als auch in bestimmten Kombinationen. Falls Sie die von mir bevorzugten Multivitamin/Multimineral-Präparate versuchen möchten, die sich, wie ich finde, am besten für das Abnehmen und die Steigerung der Energie eignen – *David Kirsch's Sound Mind Sound Body Vitamin Mineral Blend* – besuchen Sie meine Websites:

www.davidkirschwellness.com
Weitere Adressen im Internet:
www.vitaminlife.com
www.nutricentre.com
www.affordablesupplements.com
www.hollandbarrett.com
www.vitacost.com
www.drugstore.com
www.fitnessaustralia.com.au/
www.vitaminshoppe.com
www.activeforlife.com.au/
www.theultimatenewyorkbodyplan.com

Mittel zur Gewichtsabnahme

Ich habe eine ergänzende Kombination zur Gewichtsabnahme entwickelt – Flush and Cleanse, Afternoon Energy und den PM Appetite Suppressant. Diese Präparate enthalten ein wenig Grüntee, Vitamin B12, Aminosäuren und viele Ballaststoffe, die den Appetit zügeln und die Verdauung fördern. Falls Sie diese Supplements versuchen möchten, besuchen sie meine Website: www.davidkirschwellness.com.

Weitere Präparate erhalten Sie unter folgenden Adressen:

www.vitaminlife.com
www.nutricentre.com
www.affordablesupplements.com
www.hollandbarrett.com
www.vitacost.com
www.drugstore.com
www.fitnessaustralia.com.au/
www.vitaminshoppe.com
www.activeforlife.com.au/
www.theultimatenewyorkbodyplan.com

OPTIONALE ANSCHAFFUNGEN

Kleidung

Für den zweiwöchigen Plan brauchen Sie keine spezielle Kleidung, die Sie kaufen müssten. Sie sollten sich aber bequeme Kleidung anziehen, in der Sie sich gut bewegen können. Wenn Sie schnell ins Schwitzen kommen, wählen Sie Kleidung aus synthetischen Materialien wie CoolMax und Supplex, die den Schweiß von der Haut fernhalten. Geeignete Kleidung finden Sie in Sportgeschäften und in den meisten Kaufhäusern. Für Frauen bietet Title 9 Sports unter www.title9sports.com eine breite Auswahl an geeigneter Bekleidung an.

Gymnastikmatten

Eine Gymnastikmatte bietet eine rutschsichere Liegefläche, die als Puffer zwischen Ihnen und dem Boden dient. Die meisten Matten können Sie einfach aufrollen und sie entweder hinter dem Sofa oder im Schrank verstauen. Kaufen Sie eine Matte, die bequem und ansehnlich ist. Sie sollte auch lang und breit genug sein, um beim Liegen ausreichend Platz zu haben. Gymnastikmatten sind in Sportartikelgeschäften in den meisten Kaufhäusern und unter folgenden Internetadressen erhältlich:

www.dickssportinggoods.com
www.goldsgymdirect.co.uk
www.bodytrends.com
www.thera-band.com

www.stott-pilates.co.uk
www.activeforlife.com.au/
www.matsuperstore.com
www.fitnessaustralia.com.au/
www.matsmatsmats.com

Fitness- und Wellness-Bücher, Videos mit Übungen

■ Sound Mind, Sound Body (Rodale Press, 2001)
■ David Kirsch's One on One Training Series, Upper Body and Abdominals, erhältlich über: www.davidkirschwellness.com
■ David Kirsch's One on One Training Series, Leg and Butt, erhältlich über:
www.davidkirschwellness.com
■ The Ultimate New York Body Plan Video, erhältlich über:
www.davidkirschwellness.com

BEZUGSQUELLEN FÜR DIE DEUTSCHSPRACHIGEN LÄNDER

www.rivaverlag.de
www.fitness-formel.de
www.perform-better.de

SACH- UND WORTREGISTER

DAVID KIRSCH

DIE ULTIMATIVE

NEW YORK DIÄT

- Kontrollieren Sie den Hunger
- Holen Sie sich neue Lebensenergie
- Verbessern Sie Ihre Gesundheit

VORWORT VON MEHMET C. OZ, KOAUTOR DES
WELTBESTSELLERS YOU: THE OWNER´S MANUAL

VERLIEREN SIE BIS ZU 6 KILO IN DEN ERSTEN 2 WOCHEN

*» ... sein Programm wirkt schnell, aber noch
wichtiger ist, dass seine Ergebnisse nachhaltig sind! «*
Heidi Klum

riva

»Die Victoria's-Secret-Modenschau ist für jedes Model eine echte Herausforderung. Gerade einmal acht Wochen nach der Geburt meines Sohnes machte David meinen Körper für die Show dessous- und laufstegbereit. Sein Programm wirkt schnell, aber noch wichtiger ist, dass seine Ergebnisse nachhaltig sind.«
Heidi Klum

»David hilft mir schon seit Jahren, mein Aussehen und Wohlbefinden zu optimieren. Jetzt, also ein Jahr nach der Geburt meines ersten Kindes, ist sein Rat für mich wertvoller denn je. Im Gegensatz zu allen anderen Programmen, die ich zuvor ausprobiert habe, hat Davids umfassender Ansatz nicht nur meinen Körper verwandelt, sondern auch die Art und Weise, wie ich mich darin fühle. Sein New York Plan hat mein Leben von Grund auf verändert und ist weit mehr als nur eine schnelle Lösung. Er hat mir die Stärke, das Wissen und das Selbstbewusstsein vermittelt, mein Potenzial voll auszuschöpfen.«
Liv Tyler

»David ist unglaublich. Er vertritt die Überzeugung, jeder könne das Beste aus sich und seinem Aussehen herausholen. Für ihn ist niemand zu alt oder zu füllig. Ich habe viele gute Freunde, die seine Hilfe in Anspruch nehmen, Menschen, von denen viele glauben, dass sie bereits einen tollen Körper hätten. Nach einigen Monaten Training unter Davids Anleitung kann ich Ihnen sagen, dass sie noch viel umwerfender aussehen als zuvor.«
Ellen Barkin

»David Kirsch hat eine faszinierende Art, seinen umfangreichen Trainingsplan an jeden Klienten individuell anzupassen, um dessen Gesundheit und Körperkraft zu optimieren. Seine charismatische und mitreißende Persönlichkeit zeigt sich auch in seinem neuesten Buch. Hier wird das Fitnesstraining zum zentralen Motivationsfaktor für alle, die auf der Suche nach ganzheitlicher Gesundheit und umfassendem Wohlbefinden sind.«
Dr. Connie Guttersen, Autorin von *The Sonoma Diet*

»Bei Patienten entsteht oft der Eindruck, sie müssten sich entscheiden, ob sie entweder abnehmen oder gesund bleiben wollen. Davids Plan lässt sich nicht auf einen solchen Handel ein, und aus diesem Grund empfehle ich ihn uneingeschränkt.«
Dr. Mehmet C. Oz Professor und Vizevorsitzender der Chirurgie, Columbia University
Mitautor von *You: The Owner's Manual* (Harper Collins, 2005)

»David ist ein wahrer Künstler, der dazu in der Lage ist, den menschlichen Körper mit Verstand, Sachkenntnis, Hingabe und echter Zuneigung zu formen. Ich bin David unendlich dankbar für das, was er nicht nur meinem Körper, sondern auch meinem ganzen Leben hat zukommen lassen.«
Kerry Washington

DIE ULTIMATIVE
NEW
YORK
DIÄT

DAVID KIRSCH

riva

Für Mom und Dad –
ich bin so stolz auf euch!

INHALT

VORWORT

Als Leiter des Instituts für Herz-Kreislauf-Erkrankungen am medizinischen Zentrum der Columbia University in New York habe ich häufig mit Patienten zu tun, denen im Laufe ihres Lebens immer wieder geraten wurde abzunehmen, Sport zu treiben und ihre Ernährungsweise umzustellen, die diese Ziele aber – aus welchen Gründen auch immer – nie wirklich erreichen konnten. Als über die Jahre hinweg ihre Cholesterin- und Blutzuckerwerte, ihr Blutdruck, Bauchumfang und andere Risikofaktoren für Herzerkrankungen stetig zunahmen, begannen sie mit Diäten, gingen ins Fitnessstudio und liefen jedem neuesten Fitnesstrend hinterher. Manchmal nahmen sie zwar ab, doch nur kurze Zeit später hatten sie die Pfunde wieder auf den Hüften.

Statt die besten Jahre ihres Lebens in vollen Zügen zu genießen, fanden sie sich schließlich im Operationssaal wieder, um eine Gefäßerweiterung oder eine Bypassoperation über sich ergehen zu lassen. So weit hatten sie es eigentlich nie kommen lassen wollen. Sie hatten zwar die besten Vorsätze, konnten diese aber einfach nicht in die Tat umzusetzen. Aufgrund ihres stressigen Alltags gelang es ihnen schlichtweg nicht, den Wunsch nach gesunder Ernährung und ausreichender sportlicher Betätigung zu verwirklichen.

Daher verfolgte ich mit großem Interesse die Entwicklung von David Kirschs einzigartigem Wellnessprogramm. Sämtliche seiner Klienten, die dieses Programm absolviert hatten, verloren erstaunlich viel Gewicht, blieben nachhaltig schlank und verbesserten darüber hinaus ihren allgemeinen Gesundheitszustand. Mit Kirschs Hilfe hatten sie nicht nur ihre Abhängigkeit von Zigaretten und Kaffee überwunden, sie bekamen auch ihre Lust auf Süßes und plötzlich auftretenden Heißhunger in den Griff. Sie konnten wieder kleinere Konfektionsgrößen tragen als vor dem Kirsch-Programm und erlebten darüber hinaus noch weitere beachtliche Vorteile. Sie fühlten sich entspannter, energiegeladener, konzentrierter und insgesamt im Einklang mit ihrem Körper. Einer von Kirschs Klienten berichtete, dass nach nur zwei Wochen Ernährungsumstellung sein Gesamtcholesterinspiegel von 243 auf 168 gesunken war. Dieses Ergebnis verblüffte seinen Arzt, der zuvor vergeblich versucht hatte, die Cholesterinwerte seines Patienten mit Hilfe von Medikamenten zu senken. Ein anderer Klient erfuhr von seinem Arzt, dass aufgrund seines hohen Blutdrucks ein Schlaganfall fast schon unvermeidlich war. Doch nach nur wenigen Monaten mit Kirschs Ernährungsprogramm hatte sich sein Blutdruck ganz ohne Medikamente normalisiert.

Ich fragte mich: Was macht der Kerl nur mit diesen Leuten? Wie erzielt er nur diese erstaunlichen Veränderungen?

Wie ich inzwischen erfahren habe, hat Kirsch im Laufe seiner 20-jährigen Tätigkeit als Ernährungsberater nicht nur praxisbewährte Techniken entwickelt, er begreift seine Klienten auch als einzigartige Individuen. Mit jedem von ihnen hat er die besonderen Umstände untersucht, die ihn zuvor davon abgehalten hatten, effizient Gewicht zu verlieren. Wenn jemand sein Fitnesstraining ausfallen ließ, wollte er wissen warum. Wenn jemand über die Stränge schlug und sich etwa an Eiscreme gütlich tat, verlangte er Erklärungen. Ließ jemand Mahlzeiten aus, ging er den Ausreden auf den Grund. Er tadelte nicht und redete seinen Kunden auch keine Schuldgefühle ein, um sie zum Durchhalten zu bewegen. Stattdessen deckte er ihre schlechten Gewohnheiten auf und offenbarte ihnen so ihre Schwächen. Dann gab er ihnen Strategien an die Hand, mit denen sie diese Schwächen überwinden konnten.

»Ich möchte, dass sich meine Klienten jeden Tag neu für einen gesunden Lebensstil mit Vitaminen, ausgewogener Ernährung und sportlicher Betätigung entscheiden und die Vorzüge dieser Lebensweise am eigenen Leib erfahren«, sagt Kirsch. »Aus den zahlreichen Kombinationsmöglichkeiten das richtige Diätprogramm für sich selbst zusammenzustellen, ist etwas, das ich in meinem Madison Square Club jedem ermöglichen möchte.«

Auf diese Weise hat Kirsch über 20 Jahre hinweg einen Ernährungsplan entwickelt, der nun erstmals in Buchform vorgestellt wird. Wie ein unsichtbarer roter Faden zieht sich eine bestimmte Frage durch das Buch, die Kirsch täglich immer wieder aufs Neue zu stellen scheint: »Worauf wollen Sie hinaus?« Ebenso wie ich selbst hat auch Kirsch im Laufe der Jahre eine große Vielzahl an Ausreden für versäumte Trainingseinheiten und kulinarische Exzesse gehört. Bei jeder dieser Ausreden entgegnet er stets: »Worauf wollen Sie hinaus?« Für Kirsch gibt es keine Entschuldigungen für einen schlechten Gesundheitszustand, und er arbeitet hart daran, seinen Klienten über ihre Schwächen und Ausreden hinwegzuhelfen.

Im Endergebnis hat Kirsch ein System entwickelt, das nicht nur keine Ausreden mehr zulässt, sondern das auch Körper und Geist nachhaltig in Form bringt. Hiervon habe ich mich überzeugen können und kann guten Gewissens sagen, dass dieser Plan für Menschen geschaffen wurde, die mit beiden Beinen im Leben stehen und jeden Tag den höchsten Anforderungen in Job, Familie und sozialem Umfeld genügen müssen. Doch auch die Genussmenschen unter Ihnen kommen bei dieser Diät voll auf ihre Kosten. Welche Gründe auch immer Sie bisher dafür gefunden haben, dass Ihre bisherigen Abnehmversuche scheiterten – ein anspruchsvoller Beruf, eine anstrengende Familie, eine angeborene Schwäche für Süßes, ein Körper, der Bewegung verabscheut – Kirsch hat alle Ausreden schon zu Genüge gehört und deshalb ein Programm entwickelt, das sich Ihren individuellen Bedürfnissen anpasst. So haben auch die besten Ausflüchte künftig keine Chance mehr.

Lassen Sie mich eines gleich klarstellen: Dieses Programm ist kein Spaziergang. Kirsch ist berüchtigt für sein anstrengendes Fitnesstraining und seinen strikten Ernährungsplan. Mit Kunden in aller Herren Länder hat David Kirsch hart gearbeitet, um seine *Ultimative New York Diät* zu entwickeln und zu verbreiten; dieses Programm beinhaltet alles, wofür er selbst steht – einschließlich seiner unverwechselbaren Nachdrücklichkeit. Dieses Programm erfordert also einiges an persönlichem Engagement. Um mit der Ultimativen New York Diät Erfolg zu haben, müssen Sie ins Schwitzen kommen und Ihre Ernährung gründlich umstellen, daran führt kein Weg vorbei. Damit Ihnen diese Veränderungen möglichst leicht fallen, ist dieses Buch randvoll mit Kirschs besten Ratschlägen – denselben Ratschlägen übrigens, die er seinen Klienten auch persönlich anvertraut. Die eigentliche Arbeit liegt zwar bei Ihnen, aber er hilft Ihnen stets dabei, die notwendige Kraft und Willensstärke zu entwickeln, die Sie für einen nachhaltigen Erfolg beim Abnehmen benötigen.

Besonders eindrucksvoll an diesem Programm sind die schnellen Ergebnisse und vor allem die Tatsache, dass diese Ergebnisse dauerhaft sind. Schon nach wenigen Tagen stellen sich die ersten Erfolge ein, und innerhalb von nur zwei Wochen werden die erstaunlichen Resultate nicht mehr zu übersehen sein. Die Ultimative New York Diät verspricht nicht weniger als eine Gewichtsreduktion von bis zu 13

Pfund sowie eine Abnahme des Hüftumfangs um bis zu zwölfeinhalb Zentimeter – und das nach nur zwei Wochen auf dem Programm. Davids zentrales Argument ist, dass nur ein schneller Gewichtsverlust die Motivation freisetzt, die erforderlich ist, um auch langfristig durchzuhalten. Seiner Meinung nach verlieren bei einer langwierigen Diätmethode die meisten rasch die Lust an der ungewohnten Ernährung, die sie als zu wenig effektiv empfinden. Das Ergebnis: Sehr schnell haben sie ihr ursprüngliches Gewicht wieder erreicht.

Normalerweise empfehle ich solche Blitzdiäten nicht. Im Gegensatz zu anderen Programmen mit schnellen Erfolgserlebnissen ist die Ultimative New York Diät aber keine Hungerkur und auch keine jener anderen ungesunden Diätformen, die allesamt auf Fehlernährung, Bewegungsmangel oder ähnlichen Defiziten basieren. Vielmehr geht es hier um eine bewusste Ernährung mit ausgesuchten Lebensmitteln, welche die Gesundheit positiv beeinflussen. Das Programm sieht pro Tag drei Haupt- und zwei kleine Zwischenmahlzeiten vor – Mahlzeiten, die nicht nur fettarmes Protein enthalten, sondern auch viele nährstoffreiche Gemüsesorten und nahrhaftes, ballaststoffreiches Getreide.

Viel zu oft haben Patienten das Gefühl, sie müssten Gewicht verlieren und dabei bewusst gesundheitliche Einbußen in Kauf nehmen. Vielen bekannten Diäten mangelt es an Nährstoffen, einer Vielfalt an Gemüsesorten und Ballaststoffen – oder aber sie beinhalten gefäßverengende gesättigte Fettsäuren und Transfettsäuren. Kirschs Programm kennt keine solchen Einbußen und gerade deshalb empfehle ich es uneingeschränkt. Schließlich könnte ich als Herzchirurg kaum eine Diät gutheißen, die sich nicht auch positiv auf das Herz auswirkt oder dieses sogar schädigt. Mit Kirschs Ernährungsplan ist dies garantiert nicht der Fall. Im Gegenteil: Innerhalb kurzer Zeit wird es Ihnen nicht nur gelingen, wieder in die engen Jeans zu schlüpfen, die schon jahrelang im hintersten Eck Ihres Kleiderschranks liegen, Sie werden auch gesund genug sein, um sie noch viele Jahre mit Freude zu tragen. Mit diesem Programm sind Sie definitiv auf Erfolgskurs und können nur gewinnen.

Dr. med. Mehmet C. Oz
Professor und Vizevorsitzender der Chirurgie,
Columbia University, Mitautor von You:
The Owner's Manual (Harper Collins, 2005)
und leitender medizinischer Berater beim
Discovery Health Channel

DANKSAGUNG

Wenn ich auf mein Leben blicke, sehe ich vieles, wofür ich dankbar bin. Zu allererst einmal habe ich eine unvergleichliche, wunderbare, liebevolle und unterstützende Familie – meine Eltern, Brüder, Schwestern und der größere Familienkreis. Wie es nun einmal allzu oft der Fall ist, betrachte ich vor allem diejenigen als selbstverständlich, die mir am nächsten sind. Es wäre wirklich unverzeihlich, wenn ich ihnen nicht an dieser Stelle sagen würde, wie sehr ich sie liebe und schätze und wie sehr sie mein Leben bereichern.

Allen Anhängern von *Sound Mind, Sound Body* und *Der Ultimative New York Body Plan* danke ich für ihre Kommentare, kritischen Einwände, Vorschläge und ihr Lob, weil all das dazu beigetragen hat, die Grundlage dieses Buchs zu bilden. Meine Klienten, Freunde, Trainer und Angestellten aus dem Madison Square Club erfüllen mich auch weiterhin mit Stolz, Inspiration und Zuneigung. Ich bin sehr dankbar für die Loyalität und Hingabe, die sie mir über die 16 Jahre hinweg erwiesen haben, die der Club nun schon besteht. Ich habe außerdem das große Glück, von einigen der begabtesten Menschen der Welt umgeben zu sein, die mir mit Rat und Tat zur Seite stehen.

Vor allem Marcys Freundschaft und Unterstützung muss ich hier besonders hervorheben. In den sechs Jahren, in denen ich sie nun kenne, hat sich mein Leben grundlegend positiv verändert, und vieles davon habe ich ihr zu verdanken. Mein Dank gilt Desiree, deren Rat, Freundschaft, Liebe und Beistand ich sehr schätze und der ich gerne so viel wie möglich davon zurückgeben möchte. Heidi und Darren danke ich dafür, dass sie niemals Angst davor haben, mir die Meinung zu sagen – ich liebe euch, Leute! Der reizenden Sue, die es praktisch im Alleingang geschafft hat, den *Ultimativen New York Body Plan* in Großbritannien zum Bestseller zu machen. Mein wirklicher Gewinn besteht aber in der lebenslangen Freundschaft, die uns beide verbindet. Danke meinem Freund Christian, der zusammen mit seinem Team mein Buch unermüdlich promotet und es in Deutschland zum Bestseller gemacht hat. Meine Liebe und Dankbarkeit gebühren ferner Julie für ihre Intelligenz und Ihren Großmut sowie meiner engen Vertrauten und Beraterin Nina für ihre Weisheit. Bedanken möchte ich mich auch bei meinem Freund Sam dafür, dass er der kreative Kopf hinter meiner Marke ist und immer für mich da ist, wenn ich ihn brauche. Anerkennung auch meiner Assistentin Amanda, die nie auf die Uhr geschaut hat – danke für deine Unterstützung, Hingabe und Loyalität.

Des Weiteren gilt mein Dank: meinen »Mädchen« Heidi, Liv, Linda, Karolina, Kerry und Ellen – den heißesten New Yorkerinnen, die ich kenne! Ihr macht es einem wirklich leicht, in aller Frühe aufzustehen. Ich liebe und bewundere euch!

Meinen New-York-Times-Bestsellerautoren Dr. Mehmet C. Oz und Connie Guttersen, deren Unterstützung und Großzügigkeit so treffend in ihrer Empfehlung dieses Buchs zum Ausdruck kommt – auch ihnen meine unendliche Dankbarkeit. Dr. Oz ist ein weltbekannter Kardiologe, der auch der Herzchirurg meines Vaters war, wofür meine Familie und ich ihm ewig dankbar sein werden.

Danke allen bei McGraw-Hill, meiner zweiten Familie, vor allem Phillip, Keith, Judith, Isabella, Lynda, Deb, Julia, Tom und Lydia. Ich bin stolz darauf, ein Teil eures Teams zu sein, und sehe weiteren künftigen gemeinsamen Erfolgen mit Freude entgegen. Vielen, vielen Dank auch an meine treue Weggefährtin Alisa für ihre wieder einmal mühelose und unermüdliche Brillanz und an Shonna für ihre wunderbaren Fotos.

Ich wäre wirklich sehr nachlässig, wenn ich meiner Schwester und Vertrauten Bonnie nicht persönlich und in aller Öffentlichkeit sagen würde, wie sehr ich sie liebe und schätze. Ihre unermüdliche Energie, Hingabe und Unterstützung bleibt mir niemals versagt. Ohne dich wäre ich verloren! Danke auch an meine Nichten Samantha und Cara, deren bedingungslose Liebe und Unterstützung mir jeden Tag verschönern.

Zu guter Letzt möchte ich meinen Eltern danken und ihnen dieses Buch widmen. Meinem Vater, der dank der herausragenden Leistung von Dr. Oz ein sehr schwieriges Jahr überstanden hat und immer noch regelmäßig läuft, Sport treibt und der wandelnde Beweis dafür ist, dass man mit Stärke und Mut wirklich fast alles erreichen kann. Meiner Mutter, die in vielerlei Hinsicht die Inspiration und treibende Kraft hinter diesem Buch war, in dem sich alles um Hoffnung und Potenzial dreht. Meine Mutter ist

69 Jahre jung und verkörpert und verinnerlicht meine stärkste Überzeugung: *Man ist nie zu alt und es ist nie zu spät*. Wenn man an sich glaubt, ist alles möglich.

Ich danke euch allen dafür, dass ihr mir die Gelegenheit gegeben habt, meine Leidenschaft und mein Wissen mit euch zu teilen.

EINLEITUNG

Herzlich Willkommen bei der *Ultimativen New York Diät*, dem revolutionären Ernährungs-, Übungs- und Mentalprogramm, mit dem Sie nicht nur schnell abnehmen können, sondern auch länger schlank und gesund bleiben. Alleine für die ersten zwei Wochen dieses Programms sind ein Gewichtsverlust von 13 Pfund, ein um zwölfeinhalb Zentimeter geringerer Bauchumfang sowie eine deutlich sichtbare Reduzierung des Gesamtkörperfetts durchaus realistische Ziele.

Solche Ergebnisse sind zwar erstaunlich, aber nicht der entscheidende Faktor, der dieses Buch von allen anderen im Handel erhältlichen Ernährungsratgebern unterscheidet (vielleicht ziehen Sie gerade in diesem Augenblick den Kauf eines solchen Buches in Betracht). In den vergangenen zwanzig Jahren, in denen ich als Personal Trainer und Wellnessberater gearbeitet habe, stand ich einigen äußerst beschäftigten, intelligenten und attraktiven Kunden zur Seite, die alle eines gemeinsam hatten: Bevor sie in mein Fitnesscenter kamen, hatten sie so ziemlich jeden Unfug ausprobiert, der eine schnelle Gewichtsabnahme versprach – darunter fast jeden Ratgeber in Buchform sowie sämtliche Geheimtipps, die im Internet kursieren. Auf der Grundlage ihrer Erfahrungen kann ich sagen, dass praktisch alle Diäten in der Regel auf eine der beiden folgenden Alternativen hinauslaufen:

■ Einige Diäten lassen die Pfunde zwar extrem schnell purzeln, geben aber keinen weiterführenden Rat, wenn es darum geht, das neue, reduzierte Gewicht zu halten. Diese Diäten basieren meist auf einem massiven Verlust von Wasser und/oder Muskelmasse, der allerdings den Stoffwechsel verlangsamt. Sobald man die Diät beendet, ist das Fett sehr schnell wieder an Ort und Stelle.

■ Andere Programme setzen auf eine geringe Gewichtsabnahme von weniger als einem Kilo pro Woche und behaupten, jede schnellere Gewichtsreduzierung führe unweigerlich zum berüchtigten Jo-Jo-Effekt.

Was wäre aber, wenn es einen Mittelweg gäbe, mit dem man die Nachteile dieser beiden Extreme vermeiden könnte? Was wäre, wenn Sie 13 Pfund und 5 Prozent Ihres Körperfetts in nur zwei Wochen verlieren könnten? Und was wäre, wenn Sie genau da, wo es am nötigsten ist, nämlich am Bauch, zwölfeinhalb Zentimeter Umfang verlieren könnten? Nehmen wir an, das alles wäre möglich, während Sie zusätzlich etwas für Ihre Fitness tun und Ihren Stoffwechsel so richtig auf Touren bringen und sich dabei insgesamt auch noch weniger hungrig, dafür aber wesentlich energiegeladener fühlten. Sie könnten Ihr Gewicht dauerhaft halten und hätten keine Probleme mehr mit dem leidigen Jo-Jo-Effekt.

Lassen Sie uns noch einen Schritt weitergehen und nehmen wir einmal an, Sie könnten diese beeindruckenden Ergebnisse mit einem überraschend einfachen, unkomplizierten und schmackhaften Ernährungsplan erreichen, der es Ihnen unter anderem erlaubt, praktisch jede Mahlzeit außer Haus einzunehmen, wenn Sie dies wünschen. Sie haben mich richtig verstanden: Sie können im Rahmen des hier vorgestellten Programms sogar *essen gehen*. Und sagen wir außerdem, dass Ihnen dieser Ernährungsplan auch noch das nötige Rüstzeug mit auf den Weg gibt, damit Sie diese »Diät« ein Leben lang weiterführen können und sie schließlich ein fester Bestandteil Ihres persönlichen Lebensstils wird.

Mit der Ultimativen New York Diät ist alles das möglich, denn sie basiert auf dem Lebensstil und den besonderen Bedürfnissen der viel beschäftigten New Yorker, die ich jahrein, jahraus betreue. Für diesen speziellen Menschenschlag muss ein Ernährungsprogramm vor allem eines sein: unkompliziert, leicht umsetzbar und effektiv.

Der Big Apple

Die amerikanische Redewendung »in a New York Minute« bezeichnet einen kurzen, flüchtigen Augenblick und inspirierte mich beim Schreiben dieses Buches. Alles an meinem Lebensstil – das schnelle Gehen, Reden und zielgerichtete Verhalten – beschreibt eine Person, die ständig auf dem Sprung ist, jemand mit einer dringlichen Aufgabe oder Berufung. Einen typischen New Yorker eben, der sein Ziel stets fest vor Augen hat. New York ist in der Tat weit mehr als nur ein geografischer Ort.
Viele Nicht-New-Yorker, die an New York denken, neigen dazu, an das Mode-Viertel, den Glamour der Madison Avenue und an eine Stadt zu denken, in der einige der

schönsten, schlankesten und am teuersten gekleideten Frauen der Welt leben. Alles das trifft zwar zu, aber dabei übersehen viele möglicherweise, dass die ultraschlanke, glamouröse Frau, die mittlerweile stellvertretend für ganz New York steht, eigentlich eine Abweichung von der Norm ist.

New York ist zwar durchaus für seine Haute Couture und seine vornehmen Geschäfte bekannt, andererseits gibt es aber auch eine weniger glanzvolle Seite. Laut dem jährlichen Städte-Ranking der Zeitschrift *Men's Fitness* liegt New York auf Platz 8 der amerikanischen Großstädte mit den dicksten Einwohnern.

Überrascht? Ich nicht. Im Laufe der letzten 20 Jahre, in denen ich den Reichen und Schönen in New York dabei geholfen habe, den Körper, den Geist und das Leben ihrer Wünsche zu gestalten, habe ich einige Dinge über New York und die vielen Versuchungen, die in dieser Stadt lauern, gelernt. So gilt New York unter anderem als Welthauptstadt der Gastronomie. In jedem Häuserblock eines jeden Stadtteils gibt es Restaurants, die – von Bagel und Lox (Räucherlachs) bis hin zu italienischen Biscotti, französischen Pasteten und vielen anderen Sachen – alle erdenklichen dick machenden Speisen anbieten. Heißhunger auf et-

was Bestimmtes? Man muss nicht einmal das Sofa verlassen, denn ein nahe gelegenes Restaurant liefert Ihnen süße und fette Kalorienbomben bis an die Tür. Diese Tatsache holte mich ein, als mein Freund Sam gerade das zweiwöchige Programm (Phase 1 des Plans, der in diesem Buch vorgestellt wird) durchlief. Er hatte die ersten Tage ohne besondere Vorkommnisse überstanden, stieß dann aber an seine Grenzen. Er hatte sich in die eigenen vier Wände zurückgezogen, um den zahlreichen kulinarischen Genüssen zu widerstehen, die New Yorks Gastronomie aufzubieten hat. Am fünften Tag ging er jedoch spazieren, und seine Sinne wurden von verschiedenen Gerüchen wie Hot Dogs, Pizza und Brezeln schier überwältigt. Ganz New York schien essbar zu sein.

Sam überwand sein kleines »Nahrungsdebakel« und verlor in den ersten zwei Wochen des Plans letztlich an die 13 Pfund und mehr als 7,5 cm Hüftumfang. Seine Erfahrung führte mir aber vor Augen, dass es beim Abnehmen nicht nur darum geht zu wissen, was man essen soll und was nicht. Es geht auch darum zu lernen, wie man sich dazu bringt, sein Wissen auch wirklich in die Tat umzusetzen. Es ist nun fast 18 Monate her, seit Sam das Programm erfolgreich hinter sich gebracht hat, und ich freue mich sagen zu können, dass sein Wissen – wie auch seine Figur – der beste Beweis für die Wirksamkeit meiner Methode und die Nachhaltigkeit ihrer Ergebnisse sind. Sam ist ein typischer New Yorker, der immer auf Achse ist. Er nimmt seine Mahlzeiten meistens, wenn nicht sogar immer, in Restaurants ein und war trotzdem stets in der Lage, bei der Speisenwahl sein neues Wissen über Ernährung, das er im Laufe der Ultimativen New York Diät erworben hatte, anzuwenden.

Doch New York, der »Big Apple«, hat mehr als nur kulinarische Verführungen zu bieten. New Yorker können ihre Tage und Nächte nämlich spielend leicht in zwei Positionen verbringen: im Sitzen und im Liegen. Muss die Wäsche erledigt werden? Ein Lieferservice holt sie ab und bringt sie wieder vorbei. Müssen die Hunde raus? Einfach nur einen professionellen Hunde-Ausführer kommen lassen. Ich kenne Haarstylisten, Handpfleger, Trainer, Visagisten und Personal Shopper, um nur einige Berufszweige zu nennen, die man nach Hause oder ins Büro kommen lassen kann.

Als ob das nicht genug wäre, gibt es in New York eine Art von Geschäftigkeit und Tempo, welche die Stadt regelrecht zum Schwirren bringt. Da eine durchschnittliche Einzimmerwohnung über 2000 Dollar Monatsmiete – oder auf dem Immobilienmarkt im Schnitt etwa 300 000 Dollar – kostet, *muss* man 80 Stunden in der Woche arbeiten, um allein für die Miete oder die Hypothek aufkommen zu können. Und diese Art von Stress trägt leider zu schlechten Ess- und noch schlechteren Trainingsgewohnheiten bei.

Frank Sinatra sang einst, man könne es überall schaffen, wenn man es hier schafft. Die gute Nachricht ist, dass man es wirklich schaffen *kann* – selbst wenn man vom temporeichen Trubel New Yorks umgeben ist. Dies gilt auch dafür, seinen persönlichen Traumkörper zu erschaffen. Man kann gut essen, fit werden, Gewicht verlieren und ein tiefes Gefühl der Ruhe und des Selbstbewusstseins entwickeln. Mit einer Methode, die wirklich funktioniert – ganz gleich, ob man nun in New York lebt oder nicht. Ich habe die Gewissheit, weil ich schon zahlreichen Klienten dabei geholfen habe, genau dieses Ziel zu erreichen.

In den kommenden Wochen werden Sie Ihren Körper und Ihren Geist neuen Nahrungsmitteln, Bewegungen und einer vollkommen neuen Lebensphilosophie aussetzen. Und als Ergebnis werden Sie erstaunliche Resultate an sich feststellen können.

Ja, sogar *Sie*. Wenn Sie sich irgendwo im Hinterkopf denken »Ich doch nicht, der mit dem langsamen Stoffwechsel, der mit dem übermächtigen Heißhunger, der, der keine Zeit zum Kochen oder Trainieren hat«, dann habe ich zwei Worte für Sie: *Ja, Sie*. Sie *können* Ihren Heißhunger in den Griff bekommen, statt sich von ihm beherrschen zu lassen. Sie *können* ein anspruchsvolles Berufs-, Familien- und Sozialleben aufrechterhalten und immer noch die nötige Zeit finden, um gut zu essen und zu trainieren. Sie *können* die »Dämonen« in Ihrem Inneren in den Griff bekommen, die sie in der Vergangenheit immer wieder dazu verleitet haben, sich selbst zu sabotieren. Sie *können* wieder das Kleid, die Jeans oder jedes andere Kleidungsstück tragen, das Sie immer noch irgendwo ganz hinten im Kleiderschrank aufbewahren – für den Fall, dass Sie jemals abnehmen sollten.

Ja, Sie können mehr Fett verbrennen, etwas für Ihre Linie tun, sich wieder wohler in Ihrer Haut fühlen und insgesamt zufriedener mit sich sein. Ich weiß es, weil ich in den vergangenen 20 Jahren schon unzähligen Menschen dabei geholfen habe. Ich weiß es, weil Menschen wie Sie – Menschen, die jede Diät, jeden Fitnessplan und jede Schlankheitspille ausprobiert haben – mich Tag für Tag aufsuchen, um Antworten zu erhalten. Ich weiß es, weil ich gesehen habe, wie Freunde, Klienten und auch Familienangehörige (wie meine Mutter) ihren Körper und ihr Leben mit diesem Plan von Grund auf verändert haben. Und sie alle hatten anfangs viele gute Argumente, warum sie einen bestimmten Ernährungsplan unmöglich durchhalten könnten. Sie waren beschäftigt. Sie gingen gerne essen. Sie hatten kleine Kinder und/oder ein reges gesellschaftliches Leben. Mithilfe des Programms, das auch Sie nun bald anpacken werden, waren sie jedoch in der Lage, die Ausreden in Stärken zu verwandeln. Sie waren erfolgreich, und auch Sie werden es bald sein.

Meine persönliche Reise

Unmittelbar nach Abschluss meines letzten Buchs, *Der Ultimative New York Body Plan*, begann ich mit den Arbeiten an diesem hier, das zwar eine Art gedankliche Fortsetzung darstellt, aber trotzdem weit mehr ist als nur *Der Ultimative New York Body Plan, Teil II*. Als ich das neue Buchprojekt in Angriff nahm, fragten mich viele, worum es darin gehe und inwiefern es sich vom *Ultimativen New York Body Plan* unterscheide. Mein letztes Buch entstand aus Erfahrungen mit der Fernsehshow »Extreme Makeover« und bestand aus einem rigorosen zweiwöchigen Ernährungsplan sowie einem intensiven zweiwöchigen Trainingsprogramm. Der täglich ausgeführte, 90-minütige Workout führte in Kombination mit der sehr kohlenhydrat- und fettarmen Ernährung zu erstaunlich schnellen Ergebnissen und ermöglichte es meinen Lesern, in nur zwei Wochen zwei Kleidergrößen und bis zu 13 Pfund abzunehmen.

Wegen seiner Intensität hatte ich mir beim besten Willen nicht vorstellen können, dass *Der Ultimative New York Body Plan* die Anerkennung genießen würde, die ihm letztlich zuteil wurde. Durch den weltweiten Erfolg dieses Buchs bin ich mittlerweile grundsätzlich von der Kraft und Bedeutung des schnellen Gewichtsverlusts überzeugt.

Die Idee zur Ultimativen New York Diät erwuchs durch die vielen positiven Rückmeldungen und informativen E-Mails, die ich von all jenen erhalten hatte, die den *Ultimativen New York Body Plan* erfolgreich beendet hatten. Kurz nachdem das Buch veröffentlicht worden war, erkannte ich, dass die Leser zur Erhaltung ihrer beeindruckenden Ergebnisse eine Anleitung für die Zukunft an die Hand bekommen müssten, die ihnen half, die Grundsätze des Body Plans ein *Leben* lang anzuwenden. Damit war der Ernährungsplan geboren.

Meine Diät setzt da an, wo der Body Plan aufhört, wobei sie sich in manchen Punkten überschneiden. Ergänzend zu dem zweiwöchigen Ernährungsplan, der Ihnen zeigt, wie man sich an meine »A, B, C, D, E und F«-Liste der Ernährung hält (siehe Kapitel 2), werden Sie auch Mahlzeiten für weitere sechs Wochen vorfinden, die Sie dabei unterstützen, Ihre Ergebnisse ein Leben lang zu bewahren. Diese zusätzlichen Wochen werden Ihnen zeigen, wie man wieder einige Kohlenhydrate und andere As, Bs, Cs, Ds, Es, und Fs in seinen Speiseplan aufnimmt, ohne in alte Essgewohnheiten zu verfallen. Der umfassende achtwöchige Ernährungsplan ist in drei Phasen unterteilt und führt Sie von den einleitenden (und besonders fordernden) zwei Wochen mit einer sehr strikten Ernährung zu Phase 2, in der wieder etwas mehr Spielraum erlaubt ist und gesunde Kohlenhydrate einbezogen werden, und von dort zur abschließenden Phase 3, in der unter anderem eine wöchentliche Mogel-Mahlzeit gestattet ist. In diesen zwei späteren Phasen des Plans fangen Sie an »Ihr Leben zu leben«, das heißt, Sie setzen jenes Wissen um, das Sie in den ersten zwei Wochen erworben haben und wenden es im täglichen Leben an. Kekse sehen köstlich aus und duften auch herrlich, aber sind sie es auch wirklich wert, gedankenlos hinuntergeschlungen zu werden? Ich hoffe, dass die Kekse nach der Lektüre dieses Buchs nicht mehr ganz so köstlich duften wie zuvor, aber wenn dies ab und zu doch noch der Fall sein sollte, werden Sie das Wissen und das Selbstbewusstsein haben, um die Kekse zu genießen – und dann wieder zum Plan zurückzukehren.

Das ganze Buch hindurch finden Sie praktische Anleitungen, wie man unter anderem mit den folgenden Anforderungen umgeht, denen wir von Zeit zu Zeit ausgesetzt sind:

- In einer modernen Gesellschaft zu leben, in der man ständig in Eile ist
- Zeit für einen »echten« Workout zu finden
- Den Prinzipien des Ernährungsplans in allen Arten von Restaurants zu folgen, von Fast Food bis zur erlesenen Küche
- Die Feiertage zu überstehen, inklusive Cocktails, Würstchen im Schlafrock und allem anderen, was sonst noch üblicherweise gereicht wird
- Sich wieder aufzuraffen, wenn man einmal über die Stränge geschlagen hat
- Alle diese Grundsätze anzuwenden und sich ein Leben lang dem eigenen Wohlbefinden widmen – sich selbst und der Familie zuliebe

Als Erfinder eines Trainings, das keine Ausreden zulässt, war es mir sehr wichtig, eine Antwort auf die häufig gestellte Frage zu finden »Was tun, wenn ich nicht die Zeit habe, um täglich 90 Minuten zu trainieren, wie es im *Ultimativen New York Body Plan* vorgeschrieben ist?«. Die Entwicklung von *David's Express Workout Plan* ist ein weiteres einzigartiges Merkmal dieses Buchs, das sich genau dieses gängigen Problems annimmt. Es ist eine schöne Vorstellung, täglich 90 Minuten Zeit fürs Training zu haben, aber ich weiß, dass jeder von uns Tage hat, an denen selbst ein Satz Liegestütze kaum machbar ist. Indem man meine speziell entwickelten Workouts wie eine ärztliche Verschreibung anwendet – und sie über den Tag verteilt mehrmals ausführt – kann man Sport treiben und beeindruckende Ergebnisse erzielen, selbst wenn man nur 10 Minuten Zeit am Stück hat. Die Trainingseinheiten sind nach Körperzonen unterteilt und kombinieren zum Beispiel die Arbeit an Po, Oberschenkeln und Hüften oder beinhalten eine kleine Cardio-Sculpting-Einheit* für den ganzen Körper – gerade genug, um Puls und Muskeln mit Übungen wie »Sumo-Ausfallschritt«, »Plié Squat« oder »Krebsgang« ordentlich auf Touren zu bringen und Sie zu mehr Wohlbefinden und Leistungsfähigkeit zu führen. Natürlich ist es auch hier so, dass man

---

*Cardio-Sculpting ist eine Mischung aus hochintensiven Aerobic-Übungen und muskelstraffenden Bewegungen.

umso erstaunlichere Ergebnisse erzielen kann, je engagierter man sich dem Programm verschreibt.

Der Ernährungsplan ist zugleich ein Prozess, bei dem man lernt, sich selbst zu schätzen. Indem Sie sich diesem Plan widmen, werden Sie die Zeit finden, sich selbst wieder ins Zentrum Ihres Lebens zu rücken. Sie werden Zeit finden für sich selbst, dem Mittelpunkt Ihres eigenen Wertschätzungsprozesses. Das gesamte Buch hindurch werden Sie mehr über die körperlichen und geistigen Fähigkeiten erfahren, die Sie benötigen, um Ihre Ergebnisse zu bewahren und sogar noch weiter auszubauen.

Der Vorsatz, sein Leben in nur zwei Wochen zu verändern und erfolgreich zu verwandeln ist etwas ganz Typisches für den New Yorker Lebensstil. Tatsache ist, dass grundlegende Veränderungen oft wesentlich länger als nur zwei Wochen dauern können. Für eine wirklich bedeutsame Verwandlung muss man sich mit den grundlegenden Fragen über sein Leben sowie die Art und Weise, wie und mit welcher Zielsetzung man es führt, ernsthaft auseinandersetzen. Bei diesem Plan geht es also um weit mehr als nur darum, kleinere Konfektionsgrößen zu tragen, denn

oft ist das Abnehmen der einfachere Teil einer viel umfangreicheren Verwandlung. Der Prozess der Selbstbeobachtung beispielsweise ist viel komplexer und kann und wird für gewöhnlich auch wesentlich mehr Zeit in Anspruch nehmen.

Ich habe einige Klienten dabei beobachten können, wie Sie dieses Programm als Anlass und Vorlage für einen komplett neuen Lebenswandel benutzt haben. Mit 69 Jahren hat sich zum Beispiel meine Mutter entschieden, nicht nur ihren jahrzehntelangen Kampf gegen das Übergewicht endlich anzugehen, sondern auch viele andere aufregende Dinge in Angriff zu nehmen. Früher hat Mutter überhaupt keinen Sport getrieben, aber mittlerweile bittet (manchmal auch fordert) sie mich regelmäßig darum, in meinem Terminkalender Zeit für sie und ihren Workout zu reservieren. Mutters Anstrengungen – wie auch die Anstrengungen zahlloser anderer Menschen – bilden das Herz und die Seele dieses Buchs. Ich habe schon oft gesagt, dass man nie zu alt ist, um sein Leben umzukrempeln. Also nur zu, versuchen Sie's. Was – außer Körperfett – haben Sie schon zu verlieren? Ich verspreche Ihnen, dass die Ultimative New York Diät Ihr Leben für immer verändern wird!

WILLKOMMEN BEI DER ULTIMATIVEN NEW YORK DIÄT

Wenn meine Klienten mich aufsuchen, möchten sie keine Vorträge darüber hören, der beste Weg zum Abnehmen sei einen Gang herunterzuschalten und sich in Geduld zu üben. Sie wollen sofort Gewicht verlieren, mit anderen Worten: am besten noch im selben Augenblick – jenem kurzen, rastlosen Moment, der redensartlich als »New York Minute« bezeichnet wird.

Früher hielt ich nichts von dieser Einstellung. Wie viele andere Kollegen aus der Fitnessbranche pflegte auch ich meinen Klienten die Vorzüge des langsamen kontinuierlichen Abnehmens zu predigen. Ich erzählte ihnen, dass ein Gewichtsverlust von mehr als zwei Pfund in der Woche nur zum Verlust von Wasser und Muskelmasse, einem trägen Stoffwechsel – und damit letztlich wieder zu Gewichtszunahme führen würde. Meine Klienten hörten zähneknirschend zu und ließen sich schließlich zu einem langsameren Programm überreden, das ihren Körper zu einem nachhaltigeren Gewichtsverlust führen würde.

Das änderte sich schlagartig, als der Fernsehsender ABC mich fragte, ob ich als Fitness- und Wellnessexperte an der beliebten Fernsehsendung »Extreme Makeover« teilnehmen wolle. Im Wesentlichen ging es darum, Frauen dabei zu helfen, ihren Körper in nur 2 bis 3 Wochen komplett zu erneuern. Zu diesem Zweck passte ich das normale Ernährungs- und Fitnessprogramm, das ich meinen Klienten üblicherweise verschreibe, an diese spezielle Herausforderung an. Im Großen und Ganzen wurde der Plan dadurch wesentlich anspruchsvoller.

Die Ergebnisse waren erstaunlich und brachten mich zum Nachdenken. Was würde wohl passieren, wenn ich dieses Programm, das zu derart schnellen Ergebnissen führte, auch anderen zur Verfügung stellte? Wie würde es ihre Motivation beeinflussen? Wie würde es sich auf ihren langfristigen Erfolg auswirken?

Also packte ich die Sache an. Nach meiner Arbeit bei »Extreme Makeover« begann ich damit, dieses kürzere, aber rigorose Programm weiteren Klienten vorzustellen. Um es kurz zu machen: Die sensationellen Ergebnisse dieses Programms veränderten die Art, wie ich über Gewichtsverlust dachte – und ebenso wird sich auch bald Ihre Denkweise ändern.

Die neue Diät für schnellen Gewichtsverlust

In meinem ersten Buch, *Sound Mind, Sound Body*, habe ich meine Leser ausdrücklich dazu angehalten, Diäten aus dem Weg zu gehen. »*Diät* ist ein Schimpfwort«, sagte ich, und beschwor Bilder herauf von verrückten Hungerkuren, kohlenhydratfreien Ernährungsweisen und unzähligen anderen risikoreichen Prozeduren, die angeblich in Windeseile zu einer schmaleren Taille und Hüfte oder zu radikalen Gewichtsverlusten verhelfen. Ich war damals der Überzeugung – und das bin ich auch nach wie vor – dass wir alle einen intelligenten Lebensansatz verinnerlichen müssen, wenn wir Geist, Körper und Seele gesund halten wollen. Wenn ich nun meinen neuen Plan als Diät bezeichne, habe ich diesen Ansatz keinesfalls aufgegeben. Vielmehr habe ich mein Verständnis des Wortes *Diät* neu definiert.

Fortsetzung auf Seite 36

Sie wissen, dass Sie »gekirscht« worden sind, wenn Sie Folgendes sagen …

In meinem Club höre ich meine Klienten sich häufig gegenseitig mit Sätzen aufziehen wie: »Hör auf, mich zu kirschen.« Meine Klientin Nina Joukowsky Koprulu hat sich ein T-Shirt bedrucken lassen mit einigen der am häufigsten geäußerten Sätze, die sich auf die Intensität der Ultimativen New York Diät beziehen. Ich dachte mir, sie könnten Ihnen vielleicht gefallen.

»Tag Eins: Mit deiner Waage stimmt etwas nicht!«

»Okay, ich habe auf den Kaffee verzichtet, aber dafür habe ich den Erstbesten kalt gemacht, der mir über den Weg gelaufen ist.«

»Ich habe gerade festgestellt, dass in meinem Vitamindrink Koffein ist – ich hab mir gleich fünf davon reingezogen.«

»Weder Schokolade noch Käse noch Alkohol? Das sind meine drei Nahrungsgruppen! Was bleibt dann noch übrig?«

»Aber es ist doch schon fast Thanksgiving, Weihnachten, Neujahr, Valentinstag, St. Patrick's Day, Tag des Baumes …«

»Kein Alkohol? Was ist mit reinem Schnaps? Das ist doch in Ordnung, oder?«

»Bin ich hier beim Militär gelandet?«

»Die neuen Sportklamotten, die ich letzte Woche gekauft habe, sind mir zu groß!«

»Wie schmeckt Vanille-Shake im Kaffee?«

»Phase 1 hat so viel Spaß gemacht; machen wir's nächste Woche gleich noch mal!«

Christine Capulong

Ich traf Christine im Rahmen einer meiner Fernsehsendungen im Fox News Channel. Ich wählte insgesamt sechs Personen aus, deren Körper ich in nur zwei Wochen grundlegend verändern sollte. Christine hatte versucht Gewicht zu verlieren, um in ein eng anliegendes Kleid zu passen, dass sie sich bewusst einige Nummern zu klein gekauft hatte, um es auf der Hochzeit ihrer besten Freundin zu tragen. Zwar hatte sie es geschafft, im Alleingang etwas Gewicht zu verlieren, aber noch lange nicht genug, um ohne Mühe ins Kleid zu passen. Als sie an dem »Challenge« auf Fox News teilnahm, war die Hochzeit nur sechs Wochen entfernt, und sie fand, dass sie in dem Kleid »wie eine Wurst« aussah.

F: Welche Erfahrungen haben Sie mit Gewichtszunahme und -abnahme?

A: Ich hatte Probleme mit meinem Gewicht, seit ich 10 Jahre alt war. Als ich

in der High School war, hatte ich schon über 20 Kilo Übergewicht. In meinen schlechtesten Zeiten waren es sogar 27 Kilo Übergewicht. Ich habe es mit den Weight Watchers, Jenny Craig und anderen Diätmethoden versucht. Ich habe an krankenhausgestützten Programmen teilgenommen oder bin ins Diätlager gegangen. Jedes Mal nahm ich ab, aber der Gewichtsverlust hörte an einem bestimmten Punkt einfach auf. Jedes Mal war ich hungrig – ich hungerte regelrecht – und träumte davon zu essen.

F: Was fehlte Ihnen und führte letztlich dazu, dass Sie bei diesen Diäten scheiterten?

A: Ich musste das auf eigene Faust machen. In der Vergangenheit hatte ich mich immer wieder auf vorbereitetes Essen oder ein Diät-Camp mit einer festen Struktur verlassen, damit ich selbst keinen Finger rühren musste. Die Diät wurde mir praktisch auf dem Silbertablett serviert. Ich musste nicht lernen, wie man seine Ernährung umstellt oder Sport treibt. Es war fast so, als sei ich eine Marionette und andere Menschen zögen die Fäden.

F: Wie unterschied sich dieser Plan von den anderen?

A: Dieses Mal nahm ich den Vorgang selbst in die Hand. Ich habe mittlerweile das

Gefühl, dass ich mein Gewicht selbst kontrollieren kann, dass ich nicht von jemandem abhängig sein muss, der die Arbeit für mich erledigt. Ich kann das. Abgesehen davon fand ich diese Diät im Vergleich zu den anderen, die ich schon durchgemacht habe, wirklich leicht. Das Essen war schmackhaft.

F: Wie bleiben Sie am Ball?

A: Ich trage enge Jeans, um mir selbst eine Rückmeldung zu geben, wenn ich etwas esse. Ich führe außerdem ein Ernährungstagebuch, in dem ich aufschreibe, was genau ich esse. Zudem wiege ich mich einmal in der Woche. Doch abgesehen davon bin ich nicht besonders pedantisch. Es ist keine Diät im herkömmlichen Sinn; es ist eher eine Lebenseinstellung. Ich finde es toll, dass es bei diesem Plan einen Mogel-Tag gibt. Es geht darum Maß zu halten, und nicht darum, sich selbst zu kasteien.

Auch habe ich die Elemente des Plans zu einem unverrückbaren Bestandteil meines Lebens gemacht. Ich bin von Beruf Innenarchitektin und fliege oft von New York nach San Francisco und wieder zurück. Ich trage Davids Protein-Shake, Mandeln, und ein hart gekochtes Ei stets bei mir für den Fall, dass ich auf meinen Reisen keine besseren Alternativen finde. Ich kann auch Davids

45-minütiges Ausdauertraining in- und auswendig. Egal wo ich bin – zu Hause oder im Hotel – ich mache es.

F: Konnten Sie das Kleid tragen?

A: Ich konnte das Kleid nicht nur tragen, ich sah toll darin aus. Ich sah so umwerfend aus wie die Braut selbst. Ich hatte so eine gute Figur bekommen, dass ich gar nicht einmal besondere Strumpfhosen oder ein Mieder tragen musste, um schlanker auszusehen. Das war alles ich selbst, und das war wahnsinnig cool.

CHRISTINES RAT AN SIE: Sie müssen die richtige Einstellung haben, um abzunehmen und das Gewicht zu halten. Sie müssen nicht nur wissen, warum Sie das eigentlich machen, sondern auch, warum Sie bisher Probleme mit Ihrem Gewicht hatten. Und wenn Sie einmal vom Plan abweichen, dann steigen Sie wieder ein. Werden Sie bloß nicht nachlässig.

NACHTRAG: *Christines Erfolg war so motivierend, dass sie nach Beendigung des Programms auch ihre Schwester und Freunde zum Club brachte. Sie ist so glücklich über ihre Ergebnisse und ihr neu gewonnenes Wohlbefinden, dass sie bei der Verbreitung der »David-Kirsch-Wellness-Gebote« missionarischen Eifer entwickelt hat.*

Dieses Verständnis hat sich natürlich über die Jahre hinweg verändert. Als ich vor fünf Jahren mein erstes Buch schrieb, setzte ich Diäten mit kurzfristigen Korrekturmaßnahmen gleich. Ich betrachtete sie als eine ungesunde Vorgehensweise, um schnell Gewicht zu verlieren. In meinem zweiten Buch gab ich etwas nach und sagte, dass eine schnelle Korrektur hin und wieder – sagen wir einmal, um für eine Hochzeit, die Bademode-Saison oder, wie es bei einigen meiner Klienten oft der Fall ist, die Victoria's-Secret-Modenschau – durchaus machbar und gesundheitlich unbedenklich sei. Jetzt, weitere zwei Jahre und viele Klienten später, bin ich ein Befürworter des schnellen Gewichtsverlusts. Ich bin inzwischen sogar davon überzeugt, dass dieser schnelle Weg nicht nur praktikabel und gefahrlos ist, sondern auch der beste Weg, um abzunehmen und sein Gewicht langfristig zu halten.

Für eine schnelle Gewichtsabnahme sprechen drei gute Gründe:

1. Ich bin mir der Bedürfnisse und besonderen Veranlagungen von Menschen bewusst, die ein geschäftiges Leben führen, in dem sie viele Dinge gleichzeitig tun müssen. Als waschechter New Yorker, der in dieser pulsierenden Stadt geboren und aufgewachsen ist, sehe ich immer wieder das Bedürfnis, und habe dementsprechend Verständnis dafür, dass viele Menschen die Dinge am besten schon »gestern« erledigt haben wollen.

2. Verliert man nicht schnell genug Gewicht, wird man entmutigt und wendet sich enttäuscht wieder dem Knabbergebäck und dem Kuchen zu. Schneller Gewichtsverlust ist die beste Motivation für alle diejenigen, die viel Gewicht verlieren müssen. Wenn die Pfunde nur langsam purzeln, ist Abnehmen sehr viel frustrierender.

3. Durch das Training mit zahlreichen Klienten habe ich herausgefunden, dass man erstaunlich viel Gewicht in Rekordzeit verlieren kann, *ohne* seine Gesundheit zu ruinieren und seinen Stoffwechsel zu schädigen. Das ist nicht nur meine persönliche Überzeugung. Es gibt sicherlich verschiedene Meinungen dazu, aber viele medizinische Forscher stimmen mir zu. Dr. James Anderson ist Professor für Medizin und klinische Ernährung an der University of Kentucky in Lexington. Er forscht zum Thema Gewichtsverlust und hat das Konzept des schnellen Gewichtsverlusts viele Male wissenschaftlich untersucht. Er hat zum Beispiel Hunderte von Diätkandidaten auf eine »sehr kalorienarme« Flüssigdiät gesetzt. Die Teilnehmer tranken den Großteil ihrer täglichen 900 Kalorien in Form von proteinreichen, kohlenhydratarmen Shakes. Als er die Ergebnisse der Teilnehmer über einen längeren Zeitraum hinweg beobachtete, stellte er fest, dass die meisten Teilnehmer das Gewicht, das sie verloren hatten, über fünf Jahre hinweg nicht wieder zunahmen (also bis zu dem Zeitpunkt, an dem ich dies hier schreibe).

Ob Sie nun meinen Plan eine Diät oder – wie ich es vorziehe – einen gesunden Ernährungsplan nennen, das Ergebnis läuft auf dasselbe hinaus. Wenn Sie das Buch gelesen haben und mit der Ultimativen New York Diät beginnen, werden Sie Ihr Leben verändern. Sie werden lernen, wie man sich trotz Alltagshektik gesund ernährt, wie man schnelle, leckere und bekömmliche Gerichte mit nur wenigen Zutaten und in noch weniger Zeit zubereitet und wie man trainieren kann, auch wenn man es eilig hat. Sie bekommen alle Mittel an die Hand, die sie benötigen, um den Körper Ihrer Träume zu bekommen – und die Ergebnisse ein Leben lang zu bewahren.

Wie es funktioniert

Um so viel abzunehmen, wie es in Ihrem individuellen Fall erforderlich ist, benötigen Sie eine Diät, die Sie so lange durchführen können, bis Sie Ihr Ziel erreicht haben. Wenn Sie vorhaben nur fünf Pfund zu verlieren, ist das leicht. Fünf Pfund lassen sich schnell auf viele verschiedene gesunde oder ungesunde Arten verlieren. (Ich hoffe jedoch inständig, dass Sie sich für eine gesunde Art entscheiden!) Wenn Sie deutlich mehr abnehmen möchten oder müssen – sagen wir einmal 15, 20, 50, 100 Pfund oder sogar noch mehr – dann werden Sie mit Hungern alleine nicht weit kommen. Wie lange können Sie es aushalten, hungrig aufzuwachen und dann wieder jede Nacht ins Bett zu gehen und von Essen zu träumen? Können Sie sich wochen- und monatelang kasteien, um die lästigen Pfunde zu verlieren? Seien Sie nicht verlegen, wenn Ihre Antwort »Nein« lautet, denn nur wenige Menschen haben die nötige Willenskraft, Entschlossenheit und Lebensweise, die hierfür erforderlich wäre.

Obwohl die Ultimative New York Diät beeindruckende, schnelle Ergebnisse mit sich bringt, muss man erfreulicherweise nicht Tag und Nacht hungern. Auch muss man weder seine Gesundheit noch sein geistiges Wohlbefinden aufs Spiel setzen.

Bei dieser Diät kommt es nicht allein darauf an schnell abzunehmen, das wahre

Ziel ist vielmehr ein besseres, vollkommeneres und erfüllteres Leben. Sie werden also nicht nur die Art verändern, wie Sie über Ernährung und Sport denken, sondern Ihre gesamte Lebenseinstellung. Denn dies ist der einzige Weg, um Gewicht langfristig zu verlieren und nicht Opfer des Jo-Jo-Effekts zu werden. Damit die Veränderung dauerhaft ist, reicht es nicht aus, nur die Ernährungsgewohnheiten zu verändern, Sie müssen sich auch einen optimalen Lebenswandel und neue Denkansätze schaffen.

Nur wenn Sie hierzu bereit sind, bringt die Ultimative New York Diät einen schnellen, effektiven und dauerhaften Gewichtsverlust, und zwar deshalb, weil sie die folgenden Grundsätze berücksichtigt:

■ **Ein kohlenhydratarmer Essensplan für den ganzen Tag.** Zu viele Menschen versuchen Gewicht zu verlieren, indem Sie einfach weniger essen. Sie lassen Frühstück und Mittagessen ausfallen und hungern in der Regel den ganzen Tag. Dann kommt das Abendessen. Bei dieser Mahlzeit nehmen sie dann mehr Kohlenhydrate, Fett und Kalorien zu sich als ein normaler Mensch im Laufe eines ganzen Tages. Es ist, als ob ein Magnet sie in die Küche und direkt vor den Kühlschrank zieht. Diese Art

von Essverhalten führt dem Körper den Großteil der Kalorien gerade dann zu, wenn er am wenigsten dazu in der Lage ist, sie zu verarbeiten und zu verbrennen. Es stört auch den Schlaf und, was vielleicht noch wichtiger ist, es verlangsamt den Stoffwechsel. Bei der Ultimativen New York Diät essen Sie dagegen zwischen 7 und 19 Uhr in regelmäßigen Zeitabständen Mahlzeiten und Snacks. Diese regelmäßigen Mahlzeiten halten Ihren Stoffwechsel stabil und den Heißhunger auf Distanz und ermöglichen dadurch einen schnelleren und leichteren Gewichtsverlust.

Diese Mahlzeiten enthalten fettarmes Protein und ballaststoffreiches Gemüses, aber nur ein Minimum an Kohlenhydraten und Fett. Sie werden in Kapitel 2 mehr über diesen Ansatz erfahren, der sowohl für den Gewichtsverlust als auch für Ihre Gesundheit von großer Bedeutung ist. In den Phasen 2 und 3 des Plans werden Sie lernen, Ihre Kohlenhydrate vor 14 Uhr zu sich zu nehmen – also zu einer Zeit, in der der Körper am besten dazu in der Lage ist, sie zu verarbeiten und zu verbrennen. Ab 19 Uhr verriegeln Sie in Gedanken Küche und Kühlschrank bis zum nächsten Tag.

■ **Ein wirkungsvoller und praktischer Workout.** Wenn Sie eine Diät machen, ohne dabei Sport zu treiben, verlieren Sie statt Fett vor allem mageres Gewebe, verlangsamen Ihren Stoffwechsel und vergrößern die Gefahr, wieder zuzunehmen. Um Ihnen dabei zu helfen, selbst an besonders hektischen Tagen Ihre Übungen zu absolvieren, habe ich *David's Express Workouts* entwickelt (auch bekannt als »Workouts in a New York Minute«). Dieses 10-minütige Trainingsprogramm funktioniert nach dem Baukastenprinzip und erlaubt Ihnen, den ganzen Tag hindurch wirkungsvolle Übungseinheiten einzulegen, wann immer Sie die Zeit dafür finden.

■ **Erfolgsfördernde Nahrungsergänzungsmittel.** Sie werden lernen, wie Sie einige hochwertige Hilfsmittel aus Ihrem Reformhaus dazu nutzen können, den Appetit zu verringern, den Energiepegel nach oben zu schrauben und den Stoffwechsel anzukurbeln – während Sie Ihre Gesundheit gleichzeitig verbessern.

Die Ernährungsumstellung, die Nahrungsergänzsungsmittel und die Übungen der Ultimativen New York Diät ergeben zusammengenommen ein hochwirksames Paket, mit dem Sie in Rekordzeit Ihre überflüssigen Pfunde loswerden. Die Diät untergliedert sich in drei Phasen. In Phase 1 werden Sie besonders schnell Ergebnisse sehen. In Phase 2 werden Sie weiter Gewicht verlieren – wenngleich nicht ganz so schnell – und die neuen Essgewohnheiten festigen, die Sie in Phase 1 erworben haben. Phase 3 des Ernährungsplans umspannt zunächst vier Wochen, dauert aber eigentlich ein Leben lang. Im ganzen Buch gebe ich Ihnen anschauliche Ratschläge dazu, wie man aus der kurzfristigen Diät eine beständige Lebensweise macht. Sie werden erfahren, wie man problemlos essen gehen und sogar die eine oder andere Nascherei in den Plan einbeziehen kann – ohne wieder zuzunehmen. Sie werden auch die psychologischen Strategien kennenlernen, die Sie benötigen, um langfristig mit dem Plan erfolgreich zu sein. Und natürlich bekommen Sie auch sämtliche Rezepte, die alles das ermöglichen.

Um den zentralen Slogan eines hervorragenden Fernsehspots für die Kreditkartenfirma American Express aufzugreifen, in der Schauspiellegende Robert de Niro durch New York schreitet und seinen Gedanken nachhängt: »Das ist meine Stadt und das ist mein Plan.« Ich bin hier geboren und lebe, arbeite, esse hier und habe hier täglich mit Menschen zu tun. Ich habe mir einen Weg durch diese Stadt gebahnt – über alle Stolperfallen hinweg – und verwende dabei heute die Ultimative New York Diät als meinen Leitfaden. Nicht zu-

Fortsetzung auf Seite 42

Nina Joukowsky Koprulu

Ich kenne Nina recht gut. Sie suchte mich zum ersten Mal auf, als sie »die letzten 9 Pfund« loswerden wollte. Seither hat sie sich drei Mal meiner zweiwöchigen Phase 1 unterzogen. Es ist nicht so, dass sie nach jedem zweiwöchigen Abschnitt zu alten Gewohnheiten zurückkehrt, vielmehr betrachtet sie jeden Durchlauf des zwei-wöchigen Programms als neuen Motiva-tionsschub für noch mehr Engagement. Ich freue mich sehr darüber, dass Nina und ich durch den Trainingsprozess eine lebenslange Freundschaft entwickelt haben.

F: Wie haben Sie zugenommen?

A: Ich habe mein ganzes Leben lang gegen meine Extrapfunde angekämpft. Ich gehöre zu denjenigen, die von einem Extrem ins andere fallen. Mit Anfang 40 bekam ich ein Kind. Nachdem es gebo-ren war, nahm ich stressbedingt über 50 Pfund zu, weil die Mutterrolle in dem Alter doch sehr fordernd war. Als ich etwa 45 war, veränderte sich mein Körper. Der Stoffwechsel verlangsamte sich.

F: Sie haben Ihr Leben lang Diät gehalten. Warum fiel es Ihnen Ihrer Meinung nach so schwer, die letzten 9 Pfund abzunehmen?

A: Ich habe immer Sport getrieben und wusste, dass ich trainieren musste, aber ich wusste weder, was echtes Krafttrain-ing war, noch wie viel Ausdauertraining

ich machen musste, um damit erfolg-reich zu sein. Ich ging immer schwim-men, aber mir fehlte das Verständnis dafür, welche Art von Training für eine Frau mittleren Alters gut ist. Ich verstand auch nichts von richtiger Ernährung. Ich dachte immer, Obst sei gut bei einer Diät. Ich dachte, dass ich Kalorien vermeiden würde, wenn ich auf Protein verzichtete. Um abzunehmen hungerte ich vor mich hin und schwamm meine Bahnen. Bevor ich David kennenlernte, hatte ich noch nie zuvor auch nur eine Hantel gestemmt.

F: Warum haben Sie Phase 1 drei Mal durchlaufen?

A: Jedes Mal, wenn ich Phase 1 schaffte, bekam ich meine Ess- und Trainingsge-wohnheiten besser in den Griff. Es stärkte diese Gewohnheiten. Jedes Mal, wenn ich zu Phase 1 zurückkehrte, widmete ich mich der Philosophie des Programms aufs Neue und nahm letztlich einige Pfund mehr ab.

Ich bin jetzt in einer besseren körperli-chen Verfassung, als ich in meinen 30ern war. Ich bin fitter. Ich fühle mich besser und kann einem Taxi oder einem Vier-jährigen hinterherjagen. Ich habe die körperliche und geistige Kraft, um selbst einen sehr langen Tag durchzustehen. Ich hatte mein Gewicht noch nie so gut unter Kontrolle.

F: Wie hat sich Ihre Ernährung seit Beginn des Programms verändert?

A: Ich hungere nicht mehr. Ich esse nicht mehr 20 Portionen Joghurt am Tag oder so viel Obst wie früher. Ich trinke keine Diätlimonade mehr. Ich weiß auch, dass ich mein Abendessen früher essen muss, weil mein Körper die ganze Nacht zum Verdauen braucht und ich schlecht schlafen werde, wenn ich nach 21 Uhr noch etwas zu mir nehme. Für mich ist Protein kein Schreckgespenst mehr. Ich stehe auf Davids Mahlzeiten-ersatz-Pulver und sein Vitamin-/Mineralpulver. Letzteres genehmige ich mir mindestens drei- oder viermal täglich. Es gibt mir die nötige Energie für den ganzen Tag.

F: Was musste sich für Sie in emotionaler Hinsicht ändern, damit Sie mit dem Plan Erfolg hatten?

A: Ich bin eine Mutter und muss mir meine Zeit jeden Tag so aufteilen, dass ich an die 20 verschiedene Sachen erledigen kann. Ich habe gelernt, dass ich mir die Zeit nehmen muss, mich um mich selbst zu kümmern, weil ich mich auch nur dann um meine Familie kümmern kann, wenn ich in optimaler körperlicher und geistiger Verfassung bin.

NINAS RAT AN SIE: Machen Sie sich bereit. Das Gefühl der eigenen Leistungsfähigkeit und die damit verbundene Genugtuung, die Sie erfahren werden, machen jeden anstrengenden Augenblick im Training wett. Sie könnten das Gewicht auch nur durch bloße Diät verlieren, aber erst die Übungen festigen den Gewichtsverlust.

NACHTRAG: *Nina ist mittlerweile zu einer wandelnden Reklametafel für die Vorzüge der Ultimativen New York Diät geworden. Es vergeht kein Samstag- oder Sonntagmorgen, an dem ich Sie nicht beim Ausdauertraining sehe – am Rudergerät, Crosstrainer, Stepper oder am Laufband. Sie ist eine wirkliche Quelle der Inspiration und ich bin sehr stolz auf das, was sie erreicht hat.*

letzt deshalb sind sowohl ich als auch die Anhänger meiner bewussten Lebensweise insgesamt gesünder und glücklicher – und zwar in körperlicher, geistiger und seelischer Hinsicht.

Worauf Sie sich freuen dürfen

Kommen wir nun zu den wirklich interessanten Dingen. Wenn Sie sich voll und ganz meinem Programm verschreiben, warten auf Sie die folgenden tollen Ergebnisse:

■ **Gewicht verlieren und nicht wieder zunehmen.** Sie unterziehen sich dieser Diät vielleicht, weil Sie für einen bestimmten Anlass gut aussehen möchten. Aber wäre es nicht prima, wenn Sie auch in einigen Monaten und sogar Jahren noch großartig aussähen? Sie können und Sie werden es schaffen. Die Ultimative New York Diät hilft Ihnen nicht nur dabei, kurzfristig abzunehmen, sondern auch dabei, das neue reduzierte Gewicht langfristig beizubehalten. Im Laufe der Lektüre dieses Buchs werden Sie Strategien lernen, die Ihnen helfen werden, mein Erfolgsrezept für einen gesunden, schlanken Körper auf Ihr gesamtes Leben anzuwenden. Sie werden auch die motivierenden Berichte meiner Klienten lesen, die genau das erreicht haben, und die bis heute nicht mehr zunehmen.

■ **Bringen Sie Ihren Stoffwechsel so richtig auf Touren.** Viele meiner Klienten hatten früher damit zu kämpfen, dass sie zwar wenig aßen, aber trotzdem immer wieder zunahmen. Denn ab dem 35. Lebensjahr hatte ihr Stoffwechsel allmählich angefangen, sich zu verlangsamen. Gewöhnlich kamen Sie dann im Alter von Anfang oder Mitte 40 auf mich zu und waren erwartungsgemäß sehr frustriert. Sie begannen mit der Ultimativen New York Diät und erlebten, wie ihr Stoffwechsel sich von Grund auf veränderte. Beim Schreiben muss ich jetzt vor allem an meine Klientin Virginia Gordon denken. Als ihre Wechseljahre einsetzten, fing sie an zuzunehmen und ging von ihrer normalen Kleidergröße 36 zu Größe 40 über. »Egal wie viel ich trainierte oder fastete, ich passte einfach nicht mehr in meine 36er-Hosen«, erzählte sie mir. »Dieses Programm kurbelte meinen Stoffwechsel an. Ich verlor 9 Pfund in zwei Wochen und nahm sie nicht wieder zu.«

■ **Steigern Sie Laune, Energiepegel und allgemeine Konzentration.** Sie werden im Rahmen dieses Plans nur solche Dinge essen, die Ihr Körper zur Umsetzung von Energie und zur Aufrechterhaltung eines hohen Leistungsniveaus benötigt. Das führt gegen Ende der ersten Woche des Plans dazu, dass Sie sich so gut fühlen werden wie schon seit Jahren nicht mehr. »Als ich mich diesem Programm unterzog, bemerkte mein Ehemann, dass ich so gut drauf war«, sagt Nina Joukowsky Koprulu, die in den ersten zwei Wochen des Plans 12 Pfund abnahm. »Ich bin so konzentriert und effizient.« Wegen dieses Energieschubs waren einige meiner Klienten in der Lage, zum ersten Mal in ihrem Leben ohne Kaffee auszukommen. Auch berichteten sie, dass sie ein besonderes Gefühl der Gelassenheit überkam. Eine andere Teilnehmerin, Sabina Remy, machte das Programm drei Wochen vor ihrer Hochzeit. In erster Linie wollte sie zu diesem Anlass ihre Figur in Form bringen, stellte dann aber fest, dass mein Programm auch noch viele andere Vorteile mit sich brachte. Ihre Haut und ihre Haare nahmen einen wundervollen Glanz an und sie war gelassen und entspannt, als sie ihre Hochzeit bei der Familie ihres Mannes in Frankreich plante. »Wir hatten über 350 Gäste eingeladen, die aus aller Herren Länder kommen sollten. Es kann sehr anstrengend sein, wenn man im Mittelpunkt eines so großen Interesses steht. Außerdem waren für die Hochzeit so viele Vorbereitungen zu treffen, und ich war zu Gast bei meinen Schwiegereltern – in einem fremden Land, dessen Sprache ich nicht einmal sprach. Aber alles verlief letztlich wunderbar glatt. Ich schreibe das

vor allem der Tatsache zu, dass ich so entspannt war. Ich machte mir nie Sorgen über all die verschiedenen Dinge, die erledigt werden mussten. Und ich war immer punktgenau zur Stelle.«

■ **Schaffen Sie sich strahlende Haut und Haare.** Ihre Haut wird strahlen, weil Sie Ihre Zellen – inklusive der Zellen in Ihrer Haut – mit den Nährstoffen versorgen, die sie benötigen, um optimal zu funktionieren.

■ **Verbessern Sie Ihre Gesundheit.** Bevor einige meiner Klienten mit dem Plan begannen, hatten sie von ärztlicher Seite die Diagnose bekommen, sie seien wegen ihres hohen Blutdrucks schlaganfallgefährdet. Im Laufe von nur zwei Wochen schafften sie es mithilfe des Programms, ihren Blutdruck auf normale Werte zu senken. Andere wiederum konnten eine deutliche Verminderung des Gesamtcholesterinwerts und des »schlechten« LDL-Werts verzeichnen. Greg Namin beobachtete zum Beispiel, wie seine Triglyceride von 900 auf 89 sanken, und wie innerhalb von nur zwei Wochen sein Cholesterinwert von 243 auf 168 abnahm. »Mein Vater ist Kardiologe. Als er erfuhr, wie stark meine Triglycerid-, Blutzucker- und Cholesterinwerte in zwei Wochen gesunken waren, war er schlichtweg überwältigt. Ich hatte in der Vergangenheit versucht meine Cholesterinwerte mit Medikamenten zu senken, aber es tat sich nicht viel«, sagte er.

■ **Entwickeln Sie den Siegeswillen eines New Yorkers.** Die Ultimative New York Diät wird Ihnen helfen, jene innere Stärke und jenen Siegeswillen zu entwickeln, den ich bei meinen Klienten so oft bemerke. Ich bin davon überzeugt, dass wir New Yorker (zumindest größtenteils) die Fähigkeit besitzen, Negatives in Positives zu verwandeln. Wir haben gelernt mit Stress umzugehen – mit miesen Jobs, verrückten Beziehungen, dem hektischen Verkehr und so weiter. So gesehen sind wir hart im Nehmen. Natürlich besitzt nicht jeder New Yorker diese Stärke, und man muss nicht hier leben, um sie zu spüren.

Bei der Lektüre des Buchs werden Sie die psychologischen Strategien erlernen, die erforderlich sind, um Ihren Gewichtsverlust dauerhaft zu bewahren und besser mit all den Veränderungen in Ihrem Leben umzugehen, die während der Umsetzung des Plans auf Sie zukommen. Auf diese Weise werden Sie eine Lebenshaltung und Energie entwickeln, die typisch für New York ist und die Sie durch jede schwierige Situation bringen wird.

Die Geschichte meiner Mutter

Ich habe mit vielen Klienten in jeder erdenklichen Größe, Altersstufe, Herkunft und auf den unterschiedlichsten Leistungsniveaus zusammengearbeitet, aber nichts hat mich auf die emotionalen und psychologischen Herausforderungen vorbereitet, mit denen ich mich auseinandersetzen musste, als ich anfing meine Mutter Helen zu trainieren. Sie hatte den größten Teil ihres Lebens im Sitzen zugebracht und leider auch immer wieder mit Krankheiten, körperlichen Gebrechen, Schicksalsschlägen und mangelndem Interesse an einer möglichen Gewichtsreduktion zu kämpfen.

Wie sollte ich sie dazu bringen, das Sofa zu verlassen und sich aufzuraffen? Wie sollte ich es schaffen, sie bei guter Laune, konzentriert und motiviert zu halten, wo sie doch so viel Gewicht verlieren musste? Wie sollte ich auf die Frage reagieren, ob es denn überhaupt möglich sei, mit 69 Jahren noch insgesamt knapp 70 Kilogramm abzunehmen? Und was vielleicht noch wichtiger war: Wie sollte ich ihr dabei helfen, in ihrem Alter überhaupt noch einen Grund dafür zu finden?

Es war gewiss nicht leicht, und hin und wieder mussten wir auch einige Rückschläge auf dem Weg zum Erfolg einstecken, aber meine Mutter zu trainieren lehrte mich auch viele wichtige Dinge über mich selbst (und über sie). Ich habe zum Beispiel gelernt, dass Angst Menschen jeden Alters lähmen kann. Mit 69 ist es nicht nur körperlich anstrengender zu trainieren als etwa mit 39, auch einige der oberflächlichen Gründe zum Abnehmen spielen in diesem Alter keine so große Rolle mehr. Zum Beispiel der Wunsch nach einem Waschbrettbauch oder der perfekten Bikinifigur. Aber selbst wenn das so ist, gibt es einen viel zwingenderen und tiefer gehenden Grund zum Abnehmen: um gesund zu sein und sich wohl zu fühlen.

Als ich anfing dieses Buch zu schreiben, hatte Mutter gerade einmal ein Drittel ihres Weges zum Zielgewicht hinter sich. Dennoch halfen mir ihr Ehrgeiz und die Zeit, die sie für das Erreichen ihres Ziels investierte, um Feinjustierungen bei der Ultimativen New York Diät vorzunehmen und sie somit nochmals zu verbessern. Tatsächlich ist es so, dass sie heute Morgen aufwachte, weil sie am ganzen Körper Schmerzen verspürte. Sie hatte gestern bereits einen geistig sehr fordernden Tag hinter sich, als ich sie noch in den »Genuss« meiner knallharten, schweißtreibenden und pulsbeschleunigenden Workouts kommen

ließ. Als sie mich heute anrief, um sich darüber zu beschweren, dass ihr Körper praktisch überall wehtat, sagte ich »Deine Muskeln senden dir ein Lebenszeichen, sie freuen sich, dass du ihnen Beachtung schenkst«. Denn: Bewegung ist eine gute Sache, und zwar in jedem Alter!

Im weiteren Verlauf dieses Buches werden Sie immer wieder etwas über meine Mutter und ihren Kampf gegen die Pfunde lesen. Ich denke, Sie werden ihre Geschichte ziemlich spannend und motivierend finden, und ich bin ihr sehr dankbar, dass sie mir gestattet hat, sie zu erzählen. Als ich Mutter fragte, ob sie mir erlauben würde ihre Probleme in die Öffentlichkeit zu tragen, war ihre Antwort so ehrlich und positiv, dass ich einmal mehr erkannte, warum ich so stolz auf sie bin und warum sie so erfolgreich mit der Ultimativen New York Diät ist. Ich glaube nicht, dass sie wusste, was auf sie zukam, als sie mit dem Programm anfing. Als ich sie darum bat, mit mir an dem Buch zu arbeiten, dachte sie, selbstlos wie sie nun einmal ist, es gehe nur darum, mir bei einem Projekt zu helfen – so als ob ich einen Schulaufsatz zu schreiben hätte. Ich hatte schon zuvor mit großem Stolz und außerordentlicher Bewunderung beobachtet, wie sie ihr Leben langsam aber sicher umkrempelte.

Als ich sie fragte, ob es ihr etwas ausmache, wenn die Leser erfahren, wie viel Gewicht sie verlieren wollte, war ihre Antwort perfekt: »Es hat eine ganze Weile gedauert, bis ich das ganze Gewicht zugenommen hatte, und ich habe daraus nie einen Hehl gemacht; deshalb mache ich auch jetzt kein großes Aufheben über das Abnehmen. Ich habe 27 Kilo verloren, und ich steuere weitere 45 Kilo an!« Wie gesagt: Sie ist 69 Jahre jung und voller Hoffnung, voller Leben. Wie auch immer das Endergebnis aussehen mag – ob Mutter nun die weiteren 45 Kilo abnimmt oder nicht – eins steht fest: Sie hat ihr Leben fundamental verändert.

Die Ultimative New York Diät hat Mutter dazu befähigt, ihr Leben umzukrempeln. Was mit meinem »Schulaufsatz« anfing, wurde Mutters Mission. An Mutter und alle von euch, die bei dem Gedanken an Gesundheit und Wohlbefinden ein Gefühl der Hoffnungslosigkeit überkommen mag: Bitte denkt daran, dass es nie zu spät ist. Wenn ihr euch nur ein wenig Mühe gebt, kann ich euch zeigen, wie ihr noch mehr aus euch herausholen und nach noch höheren Zielen greifen könnt. Die Ultimative New York Diät wird euch helfen, das Beste aus eurem Leben zu machen.

Heidi Klums Geschichte

Unter dem Gesichtspunkt einer besonders vorteilhaften genetischen Veranlagung unterscheidet sich Heidi Klum von Mutter – und den meisten von uns – wie Schokolade von Kopfsalat. Heidi hat eine erstaunliche genetische Veranlagung, die ihr erlaubt, toll auszusehen, ohne dabei viel auf ihre Ernährung achten zu müssen. Im Laufe ihrer zweiten Schwangerschaft erzählte sie mir, sie esse, was sie wolle und wann sie wolle. Und trotzdem nahm sie nur die üblichen 16 Kilogramm zu.

Auch wenn Heidis Stoffwechsel das genaue Gegenteil von Ihrem eigenen sein mag – Sie können in jedem Fall etwas aus ihrer Geschichte lernen. Etwa eine Woche, nachdem Heidi ihren Sohn Henry zur Welt gebracht hatte, waren wir online über ein Instant-Messenger-Programm in Kontakt. Der vergrößerten Familie ging es bestens, und alle gewöhnten sich allmählich an die neue Situation – sie freuten sich über den Zuwachs, mussten aber auch mit dem Schlafmangel und dem neuen Druck zurechtkommen, den ein zweites Kind in nur zwei Jahren bedeutet.

Ich fragte Heidi, ob sie an der Victoria's-Secret-Modenschau teilnehmen wolle. Ja, sagte sie, sie habe die Absicht, bei der

Show mitzumachen. Dabei darf man nicht vergessen, dass die Show am 9. November war, also knappe acht Wochen nach der Geburt ihres Sohnes. Sie fragte mich, ob ich ihr behilflich sein könne jemanden zu finden, der mit ihr zusammenarbeiten würde, damit sie wieder in Form kam. Ich fragte sie, was sie davon halte, wenn ich für ein paar Wochen nach Los Angeles käme, um mit ihr zu arbeiten und sie auf den richtigen Weg zu bringen. Sie freute sich über mein Angebot und nahm es dankend an.

In einem ersten Schritt ging es darum, einen strengen Fitnessplan aufzustellen. Auch wenn man zu den bekanntesten Models der Welt gehört, ist es unabdingbar, dass das Training zum täglichen Ritual wird. Zweitens musste Heidi einen sehr strengen und genauen Ernährungsplan befolgen. Es war nicht so, dass sie sich zuvor ungesund ernährt hätte, aber ihre Speisenwahl war nicht gerade ideal, um in Dessous von Victoria's Secret eine perfekte Figur abzugeben. So gab es zum Beispiel keine Maiskolben oder Milchprodukte mehr – Nahrungsmittel, die sie während ihrer Schwangerschaft regelmäßig zu sich genommen hatte.

Obwohl sie stillte, war es wichtig, dass sie ihre Mahlzeiten anpasste und über den Tag verteilt häufiger aß. Ich zählte ihr die »A, B, C, D, E und F«-Liste auf (Sie werden in Kapitel 2 mehr darüber erfahren) und erklärte, dass sie diesen Nahrungs- und Genussmitteln in den kommenden zwei Wochen so gut wie möglich aus dem Weg gehen musste. Einer der ersten Vorschläge, die ich ihr machte, war, jeden Morgen ein Dutzend Eier hart zu kochen. Ich wies Heidi an, jedes Mal, wenn sie die Küche betrat, ein hart gekochtes Eiweiß zu essen. Sofern es ihr möglich war, sollte sie alle drei Stunden etwas essen und zwei Wochen lang ein- oder zweimal am Tag trainieren. Heidi startete jeden Morgen mit einem meiner Protein-Mahlzeitenersatz-Shakes, der ihr hochwertiges, natürliches Protein, gemahlene Leinsamen aus biologischem Anbau und Ballaststoffe zuführte – und das bei nur 175 Kalorien. Im Anschluss trank sie noch ein Glas Wasser mit meinem Vitamin-/Mineralpulver. Wir trainierten jeden Morgen zwischen 8.30 und 9 Uhr. Dann nahm sie ihren Vormittagsimbiss in Form von hart gekochtem Eiweiß oder einem Eiweißomelett mit Spinat zu sich. Das Mittagessen war die größte Mahlzeit des Tages (sehr europäisch) und bestand aus gegrilltem Protein – entweder mageres Fleisch, Fisch oder Huhn – mit einem großen Salat und gedämpftem Gemüse.

Ihr Nachmittagssnack bestand aus einer Handvoll roher Mandeln und einem meiner Protein-Shakes oder hart gekochtem Eiweiß. Weil sie stillte, änderten wir den Plan allerdings ein wenig und bauten noch einige Kohlenhydrate zusätzlich ein, die normalerweise nicht gestattet wären, zumindest nicht in den ersten zwei Wochen. Linsen, Kidneybohnen und Quinoa waren aber auch nur dann erlaubt, wenn sie sie zu Mittag aß.

Die Kombination aus Training und Diät begann relativ schnell zu wirken, sodass Heidi in den ersten zwei Tagen an die 5 cm Taillenumfang verlor. Nach einigen Wochen musste sie dann aber geschäftlich nach Deutschland reisen. Es waren noch 10 Tage bis zur Show, und diese Tage waren entscheidend. Ich wollte nichts dem Zufall überlassen, und deshalb schickte ich sie mit den nötigen Hilfsmitteln für einen guten Workout los: mit meiner Boot-Camp-DVD, speziell angefertigten Gewichtsmanschetten für die Knöchel und einem handgemachten, 2 Kilogramm schweren Medizinball. Ich packte ihr auch mein Proteinpulver, mein Vitamin-/Mineralpulver und meine kohlenhydratarmen Lieblingseiweißriegel für jene Tage ein, an denen sie keine Zeit für eine richtige Mahlzeit hatte. (Siehe dazu auch den Abschnitt *Bezugsquellen* am Ende des Buches.)

Das nächste Mal sah ich Heidi am Nachmittag vor der Show. Ich werde nie vergessen, wie sie zum ersten Mal am Abend auf der Bühne erschien. Seal sang sein Lied »Crazy«; dann gingen die Lichter an und Heidi erschien auf der Bühne, von überall her waren Oohs und Aaahhhs zu hören. Sie raubte mir und allen anderen dort den Atem! Sie hatte so hart gearbeitet, um wieder in Form zu kommen, und ich war einfach nur stolz auf sie. Sie sah umwerfend aus. Sowohl innerlich wie auch äußerlich strahlte sie eine Schönheit aus, die an diesem Abend den ganzen Saal durchdrang.

Bitte blättern Sie jetzt nicht weiter und sagen »Das ist eben Heidi Klum und nicht ich. Ich bin kein Supermodel«. Ich sage nicht, dass wir alle dazu geboren sind, Supermodels zu sein; wir sind es nicht. Heidis Schönheit ist etwas ganz Besonderes und nur ihr eigen, aber jeder von uns ist auf seine Weise schön. Wir alle sind mit der Stärke und der Fähigkeit geboren, nach dem Besten zu streben, das in uns steckt, und nur herausgeholt werden möchte.

Heidi hatte Erfolg – nicht weil sie schön ist, sondern weil sie an sich gearbeitet und genauso hart trainiert hat wie wir anderen auch. Die Ultimative New York Diät hat Heidi geholfen – und wird ihr auch weiterhin gute Dienste leisten. Das, was sie in den wenigen Wochen im Hinblick auf ihre Ausdauer, Disziplin und innere Stärke gelernt hat, wird sie zusammen mit dem Wissen über Ernährung und Training, das ich ihr vermittelt habe, in Zukunft stets begleiten. Ich weiß, dass diese Erfahrung ihr Leben verändert hat, und es kann unser aller Leben verändern. Wir müssen nur an uns glauben – an die Stärke unseres eigenen Lichts – und alles ist möglich.

Ihre eigene Geschichte

Richten wir nun das Rampenlicht auf Sie und den Weg, der vor Ihnen liegt. Ich hoffe aufrichtig, dass die Ultimative New York Diät für Sie zu einer Lebensweise wird – einem Veränderungsprozess, der nicht nur Ihre Haltung gegenüber Ihrer Ernährung verändert, sondern in einem größeren Ausmaß auch Ihre täglichen Entscheidungen bestimmt. Je gesünder (und unverfälschter) Sie sich ernähren, umso rationaler und klarer werden Ihre Gedanken. Je mehr Sie Körper und Geist trainieren, umso besser läuft Ihr »Motor«. Sie werden bald lernen, wie Selbstliebe und Selbstannahme zu mehr Unabhängigkeit und Selbstbestim-

mung führen. Die Entscheidungen, die Sie täglich in Bezug auf Ihre Ernährungs-, Trainings- und Verhaltensweisen treffen, helfen Ihnen, das »große Gesamtbild« zu bestimmen. Werden Sie alles geben, was in Ihnen steckt? Werden Sie die Stärke, den Durchhaltewillen und Biss haben, um auf Kurs zu bleiben, auch wenn Sie einmal in unruhige Gewässer geraten?

Mit Blick auf alle jene Menschen, welche die Ultimative New York Diät bereits hinter sich haben, weiß ich, dass sie in der Lage ist, Sie zu stärken, zu erziehen und zu bereichern. Vorausgesetzt, Sie lassen sich auf ihre Grundsätze ein.

Wenn Sie mit dem Plan beginnen, möchte ich, dass Sie höher greifen, weiter streben und nicht weniger akzeptieren als das Beste, das Sie zunächst sich selbst, aber auch anderen zu bieten haben. Nie war ich stärker der Überzeugung als heute, dass alles möglich ist. Sie sind wirklich eine erstaunliche Persönlichkeit – seien Sie nur aufgeschlossen gegenüber allen Ihnen zur Verfügung stehenden Möglichkeiten. Ich glaube an Sie. Es wird nun Zeit, dass auch Sie anfangen, an sich zu glauben.

Davids Lebensgrundsätze

Vielleicht verstehen Sie jetzt noch nicht völlig die Bedeutung des Folgenden, aber am Ende des 8-wöchigen Programms werden Sie es. Geben Sie sich selbst noch heute die folgenden zehn Versprechen und erneuern Sie sie regelmäßig, während Sie das Programm durchlaufen.

1. Ich werde mein Leben selbst in die Hand nehmen. Heute ist der erste Tag vom Rest meines Lebens.

2. Ich werde eigenverantwortlich sein. Ich werde mich nicht mehr zum Opfer äußerer Umstände, meines Umfelds oder des Einflusses anderer machen.

3. Ich glaube an die Bedeutung und den Wert von Selbststärkung.

4. Ich glaube daran, dass alles einen Grund hat. Statt mich als Opfer unglücklicher Umstände zu sehen, werde ich die Herausforderungen hinterfragen, die sich mir täglich stellen, und darüber nachdenken, warum sie passieren und wie ich sie besser in den Griff bekomme.

5. Ich liebe mich und akzeptiere mich. Meine Wertschätzung für mich ist höher als für irgendetwas anderes.

6. Ich werde eine gute Lebensführung, gesundes Essen und Spiritualität zu einem Teil meines Alltags machen und Rituale einführen, die für mich so selbstverständlich werden wie das tägliche Zähneputzen.

7. Ich bin der Kapitän meines eigenen Schicksalsschiffs.

8. Ich räume meiner Gesundheit und meinem Wohlbefinden oberste Priorität ein.

9. Versagen ist für mich keine Option. Wenn ich mir erreichbare Ziele setze und vernünftige Erwartungen an mich stelle, werde ich erfolgreich sein.

10. Ich lebe im Hier und Jetzt. Ich grüble nicht darüber nach, was ich in der Vergangenheit vielleicht hätte tun oder lassen sollen.

DER ULTIMATIVE NEW YORK ERNÄHRUNGSPLAN

Die meisten Diätprogramme (dieses hier eingeschlossen) prahlen mit der Anzahl der Pfunde, die man in einem bestimmten Zeitraum erwartungsgemäß abnehmen kann. Dabei ist der Geschwindigkeitsfaktor beim Abnehmen die leichteste Übung. Sie wollen schnell abnehmen? Hören Sie einfach auf zu essen!

Sie halten jedoch dieses Buch in den Händen, weil Sie mehr wollen als nur einen schnellen Gewichtsverlust. Sie suchen eine nachhaltige Lösung, die Ihnen beides gestattet: Ihre Pfunde leicht loszuwerden und sie künftig auch nicht wieder anzusetzen. Doch was vielleicht noch wichtiger ist: Sie wollen Ihre Gesundheit dabei nicht aufs Spiel setzen, sie vielmehr im Laufe des Abnehmprozesses sogar verbessern. Außerdem möchten Sie nicht darauf verzichten, essen zu gehen oder sich Mahlzeiten nach Hause liefern zu lassen. Denn das ist allemal zeitsparender und erholsamer als das allabendliche Schnippeln, Rühren, Dünsten und das Herumstehen vor Ihrem Herd – dem unbekannten und manchmal vielleicht auch etwas furchteinflößenden Wesen.

Nun, eine Diät, die diese Vorzüge in sich vereint – also einen erstaunlich hohen und dennoch dauerhaften Gewichtsverlust ohne die üblichen Entbehrungen – wäre wirklich revolutionär. Halten Sie sich gut fest, denn diese Revolution findet jetzt statt. Sie können bis zu 13 Pfund in nur zwei Wochen verlieren, dabei echtes Essen in echten Portionsgrößen zu sich nehmen und das Leben weiterhin in vollen Zügen genießen. Sie können nach wie vor essen gehen. Sie erleben keinen Verlust an körperlicher Energie und mentaler Stärke, die Sie doch sowohl für anspruchsvolle geistige Tätigkeiten als auch für Ihr Sozial- und Familienleben so dringend benötigen. Im gleichen Zug verbessern Sie Ihre Gesundheit und, jawohl, Sie nehmen das einmal verlorene Gewicht auch nicht wieder zu.

Auf den folgenden Seiten erfahren Sie, wie der Ernährungsplan der Ultimativen New York Diät Ihnen dabei helfen wird, alle diese Vorzüge und noch mehr zu erreichen. Der Zauber beginnt mit der einzigartigen Kombination aus Kohlenhydraten, Fetten und Proteinen, aus der jede Mahlzeit besteht und die diese Diät so einzigartig macht.

Die neue kohlenhydratarme Diät

Ich bin nicht der erste Wellness-Coach, der für schnellen Gewichtsverlust eine kohlenhydratarme Ernährungsweise empfiehlt, und ich werde sicher auch nicht der letzte sein. Schon seit 30 Jahren sind viele Varianten dieser Diät – in der einen oder anderen Form – in Umlauf. Die kohlenhydratarmen Diäten von anno dazumal sahen die Einsparung von Kohlenhydraten in erster Linie als Möglichkeit, um den Ketoseprozess anzukurbeln, mit dessen Hilfe der Körper Fette in Energie umwandelt. Den Befürwortern solcher Diäten zufolge kann man alles essen, was man will, solange es nur kohlenhydratarm ist. Speck? Her damit. Sahnesoße? Nur zu. Ein Prime-Rib-Steak? Hau rein!

Die Ultimative New York Diät gehört nicht zu diesen Diäten! Es bedarf nur einer Portion gesunden Menschenverstands, um zu begreifen, was diese zwar kohlenhydratarmen, aber fettreichen Diäten in Wahrheit tun: Sie führen den Gewichtsverlust auf Kosten eines allgemein schlechteren Gesundheitszustands herbei und leisten einer späteren Wiederzunahme des Gewichts Vorschub. Schauen wir uns doch einmal die folgende Studie aus Neuseeland etwas genauer an. In deren Verlauf verglichen Forscher eine fettreiche, kohlenhydratarme Diät (Atkins) mit einer proteinreichen, fettreduzierten (The Zone) und einer kohlenhydratreichen, fettarmen Ernährungsform. Alle Versuchspersonen nahmen ab. Ein Viertel der Probanden, die der Atkins-Diät folgten, hatten jedoch einen Anstieg ihrer schlechten LDL-Cholesterinwerte zu verzeichnen. Verblüffenderweise nahm auch bei etwa 13 Prozent jener Teilnehmer, die kohlenhydratreiche und fettarme Kost zu sich genommen hatten, das LDL-Cholesterin zu. Einzig bei denjenigen Testpersonen, die sich der Zone-Diät unterzogen hatten, verschlechterten sich die Cholesterinwerte nicht.

Abgesehen davon, dass diese Diäten zulasten der Gesundheit Ihres Herzens gehen, bringen sie manchmal auch einige andere wenig lustige Nebenwirkungen mit sich wie zum Beispiel Kopfschmerzen, Müdigkeit und sogar Mundgeruch. Die Kopfschmerzen, der Energiemangel und das generelle Unwohlsein führen dazu, dass man sich weniger bewegt, was ziemlich kontraproduktiv ist – vor allem, wenn man das Gewicht erst einmal losgeworden ist.

Die Ultimative New York Diät gehört zu einer neuen Art gesunder kohlenhydrat- und fettarmer Diäten. Der schnelle, motivierende Gewichtsverlust wird dadurch erreicht, dass man Kohlenhydrate reduziert und dafür die Proteinzufuhr erhöht; zusätzlich isst man bei dieser Diät viel Gemüse, viele Ballaststoffe und generell praktisch nur gesunde Lebensmittel. *In erster Linie* funktioniert sie nach dem Prinzip einer erhöhten Proteinzufuhr. Darüber hinaus tragen aber auch andere Dinge zum Erfolg dieser Diät bei: Stoffwechsel und Fettverbrennung werden angekurbelt, appetitfördernde Hormone reduziert, die Stimmung verbessert sich (was wiederum Heißhungeranfällen vorbeugt), und es werden die optimalen körperlichen Voraussetzungen für Muskelzuwachs und Fettverlust geschaffen. Der vielleicht ausschlaggebende Punkt ist aber, dass bei dieser Diät keine fade Schonkost auf dem Programm steht, sondern köstliche, fein abgestimmte Gerichte, die genau so schmecken, wie Sie es von Ihrem Essen auch erwarten – und exakt das ist es, was Sie brauchen, um langfristig und mit Freude bei der neuen Ernährungsweise zu bleiben.

Wenn Sie den Prinzipien der Ultimativen New York Diät folgen, können Sie mit folgenden erstaunlichen Vorteilen rechnen:

■ **Sie werden weniger essen – weil Sie sich schon mit einer geringeren Kalorienzufuhr satt fühlen.** Protein, also Eiweiß, das über die herkömmliche Ernährung aufgenommen wird, wirkt sich auf eine Reihe von appetitregulierenden Hormonen aus, die nach dem Essen für ein anhaltendes Sättigungsgefühl sorgen. So verbessert es zum Beispiel die Wirkung von Leptin, einem Hormon, das den Körper dabei unterstützt, Sättigung wahrzunehmen. Des Weiteren stimuliert Protein auch Hormone im Verdauungstrakt, die ebenfalls das Appetitzentrum im Gehirn ausschalten und so zu einem schnelleren Sättigungsgefühl führen, als wenn man Kohlenhydrate oder Fett zu sich nimmt. Protein trägt auch dazu bei, den Blutzucker- und Insulinspiegel zu regulieren, was wiederum dabei hilft, Hunger und Esslust im Zaum zu halten. Aus diesen Gründen nimmt man automatisch weniger Kalorien zu sich, wenn man statt Kohlenhydraten Protein isst. In einer Studie, die an 57 Probanden in Adelaide, Australien, vorgenommen wurde, fühlten sich die Testpersonen, deren Nahrung zu 34 Prozent aus Protein bestand, in den drei Stunden zwischen den Mahlzeiten durchschnittlich weniger hungrig als jene Teilnehmer, deren Ernährung zu nur 18 Prozent aus Protein bestand. In einer anderen Studie, die an der University of Washington durchgeführt wurde, nahmen Probanden automatisch 441 Kalorien weniger zu sich, wenn sie den Proteinkonsum von 15 auf 30 Prozent ihres täglichen Kalorienbedarfs verdoppelten.

Protein ist aber nicht der einzige Nährstoff, der im Rahmen der Ultimativen New York Diät eingesetzt wird, um das Hungergefühl zu stillen. Sie werden in Phase 1 auch viele Ballaststoffe in Form von Gemüse und Nüssen essen und in den Phasen 2 und 3 außerdem noch Bohnen, Hülsenfrüchte und Vollkorngetreide. Ballaststoffe sorgen für ein anhaltendes Sättigungsgefühl, indem sie die Verdauung verlangsamen und sogar teilweise dem Verdauungstrakt Fett entziehen, bevor es in den Blutkreislauf gelangt. Auch beeinflussen Ballaststoffe die Absonderung von Darmhormonen, die dazu beitragen, nach dem Essen ein Sättigungsgefühl hervorzurufen.

■ **Sie werden Ihren Stoffwechsel ankurbeln.** Untersuchungen, die kürzlich im *Journal of Clinical Nutrition* und dem *New England Journal of Medicine* erschienen sind, kamen zu folgendem verblüffenden Ergebnis: Im Vergleich zu einer Reduzierung von Fett führte die Reduzierung von Kohlenhydraten in nur sechs Monaten zum doppelten Gewichtsverlust, selbst wenn die Testpersonen dieselbe Menge an Kalorien zu sich nahmen. In einer kleinen, aber gut kontrollierten Studie unterzogen sich die Probanden einer der folgenden drei Diäten: (1) einer kohlenhydratarmen Diät mit einer Energiezufuhr von 1800 Kalorien pro Tag, (2) einer fettarmen Diät mit einer Energiezufuhr von 1800 Kalorien pro Tag und (3) einer kohlenhydratarmen Diät mit einer Energiezufuhr von 2100 Kalorien pro Tag. Die Probanden der ersten Gruppe nahmen – keine Überraschung – am meisten ab, nämlich 10 Kilogramm. Erstaunlicherweise verloren aber die Testteilnehmer, die 2100 Kalorien täglich zu sich nahmen – also 300 Kalorien mehr als Gruppe 2 – mehr Gewicht als die Versuchspersonen, die auf fettarme Kost gesetzt waren!

Wenn sie von solchen Forschungsergebnissen hören, denken viele Menschen, dass die Wissenschaftler solche Zahlen manipulieren. Sie tun es nicht. Es gibt einen handfesten physiologischen Grund dafür, warum proteinreiche Diäten bei gleicher Kalorienzufuhr zu mehr Gewichtsverlust führen als kohlenhydratreiche Diäten. Und dieser Grund lautet: Einige Nahrungsmittel verbrauchen im Verdauungsprozess schlichtweg mehr Energie als andere. Bei jedem Essen muss der Körper Kalorien verbrennen,

um die Nahrung aufzuspalten, sie durch den Verdauungstrakt zu transportieren und ihre Inhaltsstoffe zu verarbeiten – ein Vorgang, der unter der Bezeichnung thermischer Nahrungseffekt bekannt ist. Forscher haben herausgefunden, dass der Körper pro Mahlzeit etwa 40 Prozent mehr Kalorien verbrennt, wenn das Essen einen hohen Proteingehalt aufweist, aber nur wenig Kohlenhydrate oder Fett enthält.

Bei der Verdauung setzt der Körper nur 2 oder 3 Prozent der aus Fett gewonnenen Kalorien in Wärme um. Bei den aus Kohlenhydraten gewonnenen Kalorien sind es schon 6 bis 8 Prozent. Aber sage und schreibe 25 bis 30 Prozent der aus Protein gewonnenen Kalorien werden in Wärme umgesetzt – also verbrannt. Wenn man also 100 Kalorien in Form von Protein zu sich nimmt, verbrennt man automatisch 30 Kalorien Energie. Bei 100 aus Fett gewonnenen Kalorien verbrennt der Körper dagegen nur 3 Kalorien und bei derselben Menge aus Kohlenhydraten gewonnenen Kalorien nur 8. Laut einem kürzlich erschienenen Artikel von Wissenschaftlern der State University des New York Downstate Medical Center in Brooklyn kann man dadurch, dass man den Anteil der über Kohlenhydrate gewonnenen Kalorien am Gesamtkalorienbedarf auf nur 8 Prozent reduziert (und genau das tun wir in Phase 1 des Plans), erreichen, dass der Körper täglich 140 zusätzliche Kalorien allein in Form von Wärme verbrennt!

Diese Verbindung zwischen Protein und Stoffwechsel stammt vermutlich aus der Zeit der Jäger und Sammler. Wenn unser Steinzeit-Urahn ein Wildtier erlegte und daraufhin reichlich Fleisch verzehrte, konnte sein Körper es sich leisten, Kalorien zu verbrennen. Nahm er aber Kohlenhydrate zu sich – zum Beispiel in Form von Beeren – so bedeutete das grundsätzlich, dass Nahrungsknappheit herrschte, und sein Körper wusste dann automatisch, dass er die Kalorien zum Überleben einspeichern musste.

Zusätzlich zur größeren Menge an Protein, die Sie im Rahmen der Ultimativen New York Diät zu sich nehmen, werden Sie Ihren Stoffwechsel auch auf eine andere, weit weniger bekannte Weise ankurbeln. Wenn Sie einen kurzen Blick auf die Diät werfen, werden Sie feststellen, dass jede Mahlzeit reichlich Gemüse enthält, normalerweise ein grünes Gemüse. Gemüse ist basisch, hat also einen vergleichsweise hohen pH-Wert (pH steht für »potentia hydrogenii«, etwa: »Wasserstoffstärke«, und ist eine Maßeinheit für den Säuregrad ei-

ner wässrigen Lösung). Nun ist es so, dass Blut, Knochen und Körperorgane nur bei einem bestimmten pH-Wert optimal funktionieren. Der pH-Wert Ihres Körpers gibt das Verhältnis zwischen positiv geladenen Ionen (sauer) und negativ geladenen Ionen (basisch) wieder. Wenn Blut und Organe übersäuern (und somit einen niedrigen pH-Wert aufweisen), zieht dies eine Vielzahl negativer Konsequenzen nach sich, etwa einen Abfall des Schilddrüsenhormons, was wiederum den Stoffwechsel verlangsamt.

Gemüse trägt dazu bei, den pH-Wert des Körpers auszugleichen und ein Zellmilieu zu gewährleisten, in dem Fettverbrennung unter optimalen Bedingungen stattfinden kann. Von allen Gemüsesorten wirkt sich besonders grünes Gemüse – wie Spinat oder Rosenkohl – basisch auf den Körper aus – ein Grund, weshalb in der Ultimativen New York Diät viel davon auf dem Speiseplan steht.

Die Ultimative New York Diät ist auch reich an Lachs und anderen Omega-3-Fettsäuren-Quellen. Außerdem enthält sie viele einfach gesättigte Fette, die aus Nüssen und Olivenöl stammen und die Körperzellen dazu zwingen, Kalorien zu verbrennen, um ihre Energie in Form von Wärme frei-

Warum fettarme Diäten nicht zum Erfolg führen

In den 90er-Jahren waren kohlenhydratreiche, fettarme Diäten der Renner. Zu jener Zeit machten Wissenschaftler die hohe Zahl gesättigter Fette in der herkömmlichen amerikanischen Nahrung für wachsende Taillenumfänge und die steigende Zahl an Herzerkrankungen verantwortlich. Daraufhin eroberte eine Vielzahl fettarmer und fettfreier Produkte von fettfreien Keksen bis hin zu gebackenen Kartoffelchips die Supermarktregale. Die amerikanische Regierung unterstützte diesen Trend 1992 noch zusätzlich durch die Einführung der sogenannten Ernährungspyramide, einem Ernährungsplan, demzufolge Getreide und andere Kohlenhydrate die wichtigste Grundlage einer gesunden und vollwertigen Ernährung bilden. Viele Amerikaner griffen diese neue Entwicklung schnell auf und aßen von da an weniger Fleisch, tranken statt Vollmilch fettreduzierte Milch und kauften statt der bisher gewohnten nun fettreduzierte Chips und andere Knabbereien.

Je mehr sich die Amerikaner aber Nudeln, Reis, Bagels und fettfreien Snacks zuwandten, desto dicker wurden sie. Obwohl einige Menschen tatsächlich in der Lage waren, in diesen fettarmen Jahren abzunehmen, legte die große Mehrheit der Bevölkerung gewaltig zu. Erstaunt über diese Entwicklung zogen sich die Wissenschaftler ins stille Kämmerlein zurück und versuchten herauszufinden, was schief gelaufen war. Nach vielen Jahren intensiver Forschung konnten sie einige interessante Entdeckungen vermelden.

Ein Grund dafür, weshalb Ernährungswissenschaftler ursprünglich eine fettarme und kohlenhydratreiche Ernährung befürwortet hatten, war der, dass ein Gramm Kohlenhydrate nur vier Kalorien enthält, während im Vergleich dazu jedes Gramm Fett satte neun Kalorien liefert. Sie folgerten daraus, dass die Umstellung von fett- zu kohlenhydratreicher Kost automatisch die allgemeine Kalorienzufuhr senken und somit zu einem Gewichtsverlust führen würde. Nun, aus mehreren Gründen trat genau das nicht ein.

Zunächst einmal waren viele fettarme, kohlenhydratreiche Lebensmittel schon alleine wegen eines höheren Anteils an Zucker und fruktosereichem Maissirup keineswegs kalorienärmer als die fettreichen Varianten – vielmehr war das genaue Gegenteil der Fall. Um beispielsweise fettarme Kekse schmackhafter zu machen, setzten viele Hersteller ihrer Rezeptur einfach mehr Zucker zu. Von der Kalorienmenge aus gesehen waren diese fettarmen Kekse also genauso schlecht für die Linie wie fettreiche Kekse. Zweitens essen die meisten Menschen mehr, wenn Sie der Meinung sind, dass sie besonders fettarme Kost zu sich nehmen, vermutlich in der irrigen Annahme, fettarm sei gleichbedeutend mit kalorienarm. Denken Sie einmal über folgende Frage nach: Würden Sie sich von einer normal fetten Sorte Eiscreme genauso viel nehmen wie von einer fettarmen Sorte? Vermutlich nicht. Sie würden sich für die Entscheidung, fettarmes Eis zu essen, wahrscheinlich belohnen, indem Sie sich eine Extrakugel genehmigen. Und das führt mich geradewegs zum dritten Punkt. Fettarme, aber kalorienreiche Nahrungsmittel, sind nicht halb so sättigend wie ihre ursprünglichen Varianten. Und so kommt es, dass viele Menschen im Rahmen einer fettarmen Ernährung letztlich mehr Kalorien zu sich nehmen als bei fettreicher Kost.

zusetzen. Als Forscher im Rahmen eines Experiments Versuchsratten maisöl-, rindertalg- oder fischölreiche Kost vorsetzten, stellten sie fest, dass die Ratten, denen das Fischöl zugeführt wurde, insgesamt weniger zunahmen als jene, die Rindertalg oder Maisöl bekamen. Andere Studien haben ergeben, dass man abnimmt, wenn man statt gesättigter Fette oder Transfette überwiegend ungesättigte Fette zu sich nimmt – selbst dann, wenn die Gesamtkalorienzufuhr unverändert bleibt. Der Verzehr ungesättigter statt gesättigter Fette oder Transfette reduziert ungesundes LDL-Cholesterin im Körper und senkt darüber hinaus den Wert des tückischen Blutfetts Triglycerid. Damit sind ungesättigte Fette in jedem Fall auch besser fürs Herz.

■ **Sie werden Muskelmasse dauerhaft erhalten und den Jo-Jo-Effekt verhindern.** Sie haben sicherlich schon oft gehört, dass rascher Gewichtsverlust zu einem ebenso raschen Verlust an Muskelmasse führt. Obwohl viele Ernährungswissenschaftler, Trainer und andere in der Fitnessbranche Tätige felsenfest von dieser Behauptung überzeugt sind, stimmt sie nicht ganz. Tatsächlich wäre das fatal, denn der Stoffwechsel wird maßgeblich durch das Muskelgewebe angetrieben. Jedes Pfund Muskeln, das man verliert, führt dazu, dass der Körper 35 bis 50 Kalorien pro Tag weniger zur Energiegewinnung verbrennt. Zahlreiche Studien belegen jedoch, dass eine erhöhte Proteinzufuhr im Rahmen einer Diät zum Erhalt der Muskelmasse beiträgt, selbst wenn die Kalorienzufuhr extrem gering ist.

In einer viermonatigen Studie mit 48 Frauen, die an der University of Illinois durchgeführt wurde, bewahrten Frauen, die bei ihrem Versuch abzunehmen reichlich Protein aßen, mehr Muskelmasse als jene, die eine kohlenhydratreiche Kost zu sich nahmen. Frauen, die in einer dritten Gruppe zusätzlich Sport trieben, konnten sich natürlich am meisten Muskelmasse erhalten, doch die Teilnehmerinnen aus der Protein-Gruppe folgten ihnen dicht auf den Fersen und hatten tatsächlich mehr Muskelmasse als jene Frauen, die zwar auch trainierten, aber die kohlenhydratreiche Kost zu sich nahmen.

Andere Studien haben gezeigt, dass dieser Erhalt von Muskelmasse auch dazu beiträgt, langfristig nicht wieder zuzunehmen. In einer Untersuchung mit 113 übergewichtigen Männern und Frauen konnten die Teilnehmer ihr neues reduziertes Gewicht besser halten, wenn sie nach der Diät weiterhin 18 Prozent mehr Protein zu sich nahmen als zuvor; sie waren beim Gewichthalten wesentlich erfolgreicher als jene Testpersonen, die weniger Protein aßen.

■ **Sie werden Fett verbrennen, statt es zu speichern.** Forscher wissen auch, dass proteinreiche Kost zu einem langsamen, gleichmäßigeren Anstieg des Blutzuckers führt, während Kohlenhydrate den Blutzuckerspiegel in der Regel sprunghaft nach oben treiben. Je langsamer er aber steigt, desto weniger Insulin muss die Bauchspeicheldrüse produzieren, um den Zucker aus dem Blut zu transportieren. Insulin ist unter anderem für das Speichern von Fett und das Erzeugen von Hungergefühlen verantwortlich. Die Ballaststoffe, die Sie im Rahmen des Plans essen, werden Ihnen jedoch dabei helfen, das Insulin in Schach zu halten. Indem sie den Anstieg von Insulin reduziert, trägt die Ultimative New York Diät dazu bei, dass Ihr Körper das Fett von den Fettzellen in die Muskel- und anderen

Körperzellen transportiert, wo es zur Energiegewinnung verwendet und verbrannt wird.

Fettarm und gesund

Was ist mit all den Gesundheitsproblemen, von denen Sie schon gehört haben? Wird die vermehrte Zufuhr von Protein nicht Ihre Arterien verstopfen, Nierensteine verursachen und dazu führen, dass Sie den ganzen Tag schlafen wollen? In keinster Weise. In einer Untersuchung der University of Pennsylvania, bei der Abnehmwillige ein ganzes Jahr lang beobachtet wurden, zeigte sich, dass Versuchspersonen, die sich kohlenhydratarm ernährten, eine deutlichere Verbesserung der typischen Risikofaktoren für Herzerkrankungen – wie niedrigere LDL-Cholesterinwerte und höhere (gute) HDL-Werte – zu verzeichnen hatten als jene Teilnehmer, die eine kohlenhydratreiche Kost zu sich nahmen. Viele andere Studien führten zu ähnlichen Ergebnissen und stellten fest, dass proteinreiche, fettarme Diäten – wie jene, mit der Sie bald beginnen werden – gezielt zur Senkung der Triglyceride beitragen. Obwohl diese Form von Blutfett nicht besonders bekannt ist und häufig pauschal mit Cholesterin gleichgesetzt wird, sollten Sie darauf achten. Kohlenhydrate führen dem

Körper Glyceride zu – Moleküle, an die sich drei Fette heften, um Triglyceride zu bilden. Wenn Sie Ihren Kohlenhydratkonsum einschränken, werden sich auch Ihre Triglyceridwerte verbessern.

Studien haben auch gezeigt, dass kohlenhydratarme Kost nicht nur dazu beiträgt, Fett schneller loszuwerden und ein anhaltendes Sättigungsgefühl hervorzurufen, sondern auch hilft, den Insulinspiegel zu senken und den Bauchumfang zu verringern – und der ist vor allem deshalb so gefährlich, weil er ein Risikofaktor für Herzkrankheiten ist. Tatsächlich ist die Ultimative New York Diät besonders hilfreich, wenn man einerseits niedrige HDL-Cholesterinwerte hat, dafür aber gleichzeitig hohe Triglyceridwerte oder sogar eine Insulinresistenz, die häufig zu Diabetes führt. Die Diätmethode »viel Protein, wenig Kohlenhydrate« ist also *nicht schlecht* für Sie; im Gegenteil, sie ist *gut* für Sie. Und auch das Institute of Medicine ist der Meinung, dass »kein eindeutiger Beweis für den Zusammenhang zwischen kohlenhydratarmer Kost und dem erhöhten Risiko von Nierensteinen, Osteoporose, Krebs oder Herzerkrankungen besteht«. Forscher der Abteilung für Endokrinologie am SUNY Downstate Medical Center haben aus zahlreichen Tests gefolgert, dass kohlenhydratarme Diäten entweder genauso gut wie herkömmliche kohlenhydratreiche Diäten oder besser sind, um abzunehmen und Blutcholesterin sowie die Nebenwirkungen von Diabetes zu reduzieren. Ihre Worte: »Belege aus verschiedenen, willkürlich ausgewählten Kontrollversuchen der letzten Jahre haben uns davon überzeugt, dass solche Diäten gefahrlos und gleichzeitig wirkungsvoll sind.«

Einzigartige Merkmale des Ultimativen New York Ernährungsplans

Im Gegensatz zu den frühen kohlenhydratarmen Ernährungsweisen, die den Verzehr von praktisch allen anderen Nahrungsmitteln erlaubten, hält Sie die Ultimative New York Diät beim Abnehmen gleichzeitig gesund. Die Diät besticht unter anderem durch folgende einzigartige Merkmale:

■ **Die richtige Art von Fett in der richtigen Menge.** Es gibt viele verschiedene Arten von Fett; von den gesättigten Fetten, die Ihre Arterien verstopfen und in fetten Fleischsorten oder Vollmilch zu finden sind, über die künstlich modifizierten Transfette, die man in handelsüblichen Backwaren und Margarine findet (welche übrigens gesundheitsschädigender sein kann als Butter), bis hin zu den ungesät-

tigten Fetten, die das Herz schützen und in bestimmten Gemüsesorten sowie in Nüssen, Leinsamen und Fisch enthalten sind. Der Ultimative New York Ernährungsplan versorgt Sie mit einer gesunden Menge an Fett, das meiste davon in ungesättigter Form, um den Gewichtsverlust zu beschleunigen und Ihre Gesundheit zu verbessern.

■ **Die richtige Menge an Ballaststoffen.** Zahlreiche Studien zeigen, dass man zunimmt, wenn man zu wenig Ballaststoffe isst. Leider lassen viele gängige kohlenhydratarme Diäten diesen wichtigen Ernährungsbestandteil außer Acht. Viele Erwachsene essen weniger als die Hälfte der erforderlichen Ballaststoffmenge, die sie für eine optimale Gesundheit und Gewichtskontrolle eigentlich benötigen. Im Rahmen des Ultimativen New York Ernährungsplans nehmen Sie jedoch eine ausreichende Menge an Ballaststoffen in Form von Gemüse, Hülsenfrüchten, Bohnen und Nüssen zu sich.

■ **Die richte Art von Protein.** Alle Nahrungsmittel, die im Rahmen des Ultimativen New York Ernährungsplans auf den Tisch kommen, sind so frisch, so fettarm und so wenig vorbehandelt wie möglich. Sie werden eine Kost zu sich nehmen, die

Fortsetzung auf Seite 66

Helen Kirsch

Meine Mutter hatte einen Großteil ihres Lebens Gewichtsprobleme. Ich habe ihr gelegentlich meine Hilfe angeboten, aber ich wusste, ich würde ihr nur dann helfen können, wenn sie sich wirklich verändern wollte. Über die Jahre hinweg sah ich ihr dabei zu, wie sie die Weight Watchers und einige andere Diäten ausprobierte. Nichts half. Obwohl ich in der Vergangenheit unzählige Male versucht habe, Mutter dazu zu bewegen Sport zu treiben und sich gesünder zu ernähren, fing sie erst dann ernsthaft damit an, als sie und mein Vater wieder nach New York City gezogen waren. Als sie mich letztes Jahr aufsuchte und mir sagte, sie sei bereit, etwas gegen ihr Übergewicht zu tun, war ich überglücklich. Kurz darauf gingen wir an die Arbeit.

F: Welche Gründe machen Sie dafür verantwortlich, dass Sie zuweilen mehr als 68 Kilo Übergewicht auf die Waage gebracht haben?

A: Ich verlor meine Schwester, als sie gerade einmal 45 Jahre alt war, und mein Bruder starb nur zwei Jahre später. Später stellte man Gebärmutterhalskrebs bei mir fest. Ich wurde mit den Todesfällen und emotionalen Belastungen nicht fertig und wandte mich dem Essen zu. Ich denke, das Essen war eine Art stiller Protest. Es war meine Art zu sagen »Man kann mir diese Menschen wegnehmen, aber das eben nicht«. Es war meine Art zu sagen »Ich mache, was ich will«.

F: Wie wirkte sich das Übergewicht auf Ihr Leben aus?

A: Das tat es nicht, und das ist vermutlich auch der Grund dafür, warum ich mich erst mit fast 70 dazu entschlossen habe, etwas daran zu ändern. Ich hatte nie den Eindruck, dass das Äußere eines Menschen zwingende Rückschlüsse auf seinen Charakter zulässt. Ich bin eine vollschlanke Frau, aber ich fühlte mich in meinem Körper nie unwohl. Es war mir nie peinlich, irgendwohin zu gehen. Ich versuchte immer so gut wie möglich auszusehen, aber mein Gewicht hinderte mich nie daran, an bestimmten Aktivitäten teilzuhaben. Ich bin ein netter Mensch, eine gute Freundin, Mutter, Großmutter und ein angenehmer Zeitgenosse. Wenn jemand ein Problem mit meinem Übergewicht hat, dann ist es sein Problem und nicht meins.

F: Was geschah in Ihrem Leben, das Sie aufrüttelte und dazu motivierte, es

mit einem Wellness-Programm zu versuchen?

A: Mein Ehemann musste sich einer vierfachen Bypassoperation unterziehen. Nach über 50 Ehejahren schien mir ein Leben ohne ihn undenkbar und ich war nicht bereit, ihn vor mir gehen zu lassen. Nachts hielt ich oft einen Spiegel an seine Nase, um sicher zu sein, dass er noch atmete. Ich hatte sehr große Angst. Und ich erkannte, dass auch ich selbst noch nicht bereit war, diese Erde zu verlassen. Ich wollte für meine Kinder und Enkelkinder da sein. Ich wollte, dass wir beide noch an so viel teilhaben konnten, und ich erkannte, dass es an der Zeit war, alte Zöpfe abzuschneiden und endlich etwas für mich selbst zu tun.

Für die bevorstehende Operation und die anschließende Rehabilitationsphase zogen wir für einige Monate nach New York. Ich hatte dort kein Auto und war deshalb überall zu Fuß unterwegs. Ich fing einfach nur aufgrund des Gehens an abzunehmen. Etwa zu dieser Zeit kam David zu mir und schlug vor, ich solle sein Programm durchführen, damit er in seinem nächsten Buch über meine Erfahrungen berichten konnte. Ich sagte: »Na klar«, weil mir zu jenem Zeitpunkt tatsächlich noch gar nicht klar war, worauf ich mich eigentlich eingelassen hatte.

F: Manchmal hatten Sie mit der Diät Ihre liebe Not und mussten hart an sich

arbeiten, um sich ihr wieder aufs Neue zu verschreiben. Was ging damals in Ihnen vor?

A: Ich hatte falsche Prioritäten. Ich hatte immer das Gefühl, ich müsste mich um andere Dinge kümmern, die wichtiger waren als ich selbst und meine Gesundheit. Zunächst versuchte ich auch – zumindest teilweise – die Diät meinem Sohn zuliebe durchzuziehen. Aber ich musste erkennen, dass dies der falsche Grund war, wenn sich meine Sport- und Ernährungsgewohnheiten wirklich ändern sollten. Ich musste es zuallererst einmal für mich selbst tun.

Ein weiterer Punkt war, dass ich bei jeder Abweichung vom Plan und mit jeder kulinarischen Ausschweifung in Wahrheit versuchte, das kleine Kind in mir zu trösten. Ich benutzte Essen dazu, in mir die Wärme und Behaglichkeit zu erschaffen, die mir vor vielen Jahren einst meine Mutter vermittelt hatte. Inzwischen habe ich allerdings gelernt, dass Essen diese Form von Trost nicht spenden kann.

F: Wie wirken sich die Ergebnisse auf Ihr Leben aus?

A: Neulich passte ich wieder in eine Jacke, die ich zuletzt vor zwei Jahren anhatte. Sie ist aus Wildleder und gibt so gut wie gar nicht nach. Selbst meine Schuhe sind mir mittlerweile zu breit geworden. Viele Leute, die nicht wissen, dass ich gerade abnehme, sagen mir: »Wow, Sie sehen wirklich gut aus.« Und wenn ich ihnen dann erzähle, dass ich 69 werde und eine Diät mit täglichen Workouts mache, sagen sie meistens etwas Anerkennendes wie »Nicht zu fassen!« Außerdem trainiere ich das erste Mal in meinem Leben in einem Fitnessstudio, und das macht mir großen Spaß. Ich bin stolz auf mich.

HELENS RAT AN SIE: Nehmen Sie sich immer nur einen Tag nach dem anderen vor. Wenn Sie es heute durchstehen, ist das toll. Machen Sie sich erst morgen Gedanken über morgen.

NACHTRAG: *Was kann ich dem noch hinzufügen, das ich nicht schon zuvor im Laufe des Buchs gesagt habe? Mit meiner Mutter zusammenzuarbeiten war ein echtes Gottesgeschenk. Obwohl sich auf manchen Ebenen die Rollen vertauscht haben, lehrt mich Mutter immer noch die eine oder andere Lektion über das Leben. Mein fester Glaube an sie – und umgekehrt – hat eine Freundschaft geschmiedet, die weit über unser Leben hinausgeht. Ich hoffe, sie inspiriert Sie ebenso sehr, wie sie mich inspiriert hat. Ich bin so stolz auf das, was sie erreicht hat!*

reich an fettarmem Protein sein wird, zum Beispiel Hähnchenbrustfilet ohne Haut oder gegrillte Rinderlende.

■ **Die richtigen Mahlzeiten zur richtigen Zeit.** Ihr Körper kann Kohlenhydrate morgens am besten verarbeiten, da Ihre Zellen um diese Tageszeit auch am empfindlichsten auf das Hormon Insulin reagieren. Wenn Sie aufwachen, gieren Ihre Zellen förmlich nach Energie und daher sind sie vom frühen Morgen bis etwa 14 Uhr besonders empfänglich für Insulin,

das wie ein Schlüssel funktioniert und diese Zellen aufschließt, um von dort Zucker zur Energiegewinnung mittels Verbrennung abzutransportieren. Ab etwa 14 Uhr beginnt die Insulinempfindlichkeit zu sinken und die Zellen sprechen nicht mehr so gut auf das Hormon an. Sofern Sie später am Tag keinen harten Workout mehr absolvieren, werden die Kohlenhydrate, die Sie nach 14 Uhr zu sich nehmen, generell Ihren Weg in nur eine einzige Zellenart finden: die Fettzellen. Auch hat eine neue Studie aus der Schweiz ergeben, dass der

Konsum von Kohlenhydraten spät am Abend sich negativ auf den Schlaf auswirkt. In der Studie hatten Teilnehmer, die zwei bis drei Stunden vor dem Schlafengehen Spaghetti und Karotten aßen (eine besonders kohlenhydratreiche Mahlzeit) am nächsten Morgen höhere Körpertemperaturen und Herzfrequenzen. Die meisten Menschen schlafen jedoch besser, wenn ihre Körpertemperatur und Herzfrequenz eher niedrig ist. Aus diesem Grund gibt es im Rahmen des Ultimativen New York Ernährungsplans nur in der ersten Tageshälfte kohlenhydratreiches Essen.

Der Plan stimmt aber nicht nur die Kohlenhydratzufuhr zeitlich ab, sondern verteilt auch insgesamt die Kalorienaufnahme gleichmäßig über den Tag. Um den Blutzuckerspiegel stabil zu halten, werden Sie täglich fünf Mahlzeiten und Snacks zu sich nehmen, was die Insulinempfindlichkeit Ihrer Körperzellen verbessern hilft und darüber hinaus die Fettverbrennung ankurbelt. Indem Sie Ihren Körper im Abstand von zwei bis drei Stunden mit Nahrung versorgen, verhindern Sie, dass Ihr Stoffwechsel auf ein Minimum heruntergefahren wird, was bei anderen Diäten leider häufig der Fall ist. Allein diese kleine Veränderung kann einen Körper, der sonst eher Fett einzulagern gewohnt ist, dazu bringen, es freizugeben. Virginia Gordon ist eine meiner Klientinnen und machte fast alles richtig, als ich sie kennenlernte. Sie trainierte regelmäßig und nahm ausgewogene Mahlzeiten zu sich. Allerdings aß sie nicht regelmäßig. Das führte dazu, dass sie vor allem nach den Wechseljahren anfing zuzunehmen. Sie wehrte sich zunächst dagegen, alle zwei bis drei Stunden etwas zu essen. Ihre Befürchtung: »Ich werde bald wie eine Kuh aussehen, wenn ich so viel esse.« Ich brachte sie dazu mir zu vertrauen und bald verschaffte das regelmäßige Essen ihrem Stoffwechsel den nötigen Schub, den er zum Abnehmen brauchte. Diese einfache Änderung bewirkte auch bei John Kiehne, einem anderen Klienten, wahre Wunder. Er trainierte bereits sehr viel, ernährte sich überaus gesund und war insgesamt in ausgezeichneter körperlicher Verfassung, als er mit meinem Programm begann. Er lief an die zehn Kilometer täglich und stemmte regelmäßig und mit großem Eifer Hanteln. Dabei nahm er zwar an Muskelmasse zu, aber schaffte es einfach nicht, sein überschüssiges Fett zu verbrennen. Mit meiner Hilfe wollte er nun seine Strategie verbessern, um, wie er sagte, »straffer« zu werden. Als er anfing, fünf Mahlzeiten am Tag zu essen statt zwei, reagierte sein Körper darauf. »Das schlug ein wie eine Bombe«, meinte er nur.

Verbessern Sie Ihre endotheliale Funktion

Machen Sie sich keine Sorgen, wenn Sie nicht wissen, was Endotheliale sind. Ich wusste es auch nicht, bis ich mit den Arbeiten an diesem Buch begann. Folgendes habe ich darüber in Erfahrung bringen können: Der menschliche Körper enthält Blutgefäße mit einer Gesamtlänge von über 112 000 Kilometern. Das Innere jedes Blutgefäßes ist von einer Schicht endothelialer Zellen bedeckt. Diese Zellen spielen bei vielen Gesundheits- bzw. Krankheitsproblemen eine wichtige Rolle. Endotheliale Dysfunktion ist eine funktionale Anomalie der Gefäßwand, die bereits in einem sehr frühen Stadium messbar ist. Eine vergleichende Studie über verschiedene Diätformen hat gezeigt, dass Diäten mit einem hohen Anteil an gesättigten Fetten tendenziell die endotheliale Funktion behindern und zu einem Anstieg des schlechten LDL-Cholesterinwerts führen. Kohlenhydratreiche Diäten bewirken eine Erhöhung des Triglyceridspiegels – vor allem bei Teilnehmern, die schon von Anfang an einen niedrigen Wert des guten HDL-Cholesterins haben. Diäten wie die Ultimative New York Diät, die nur wenige Kohlenhydrate und gesättigte Fette, dafür aber viele einfach ungesättigte Fette enthalten, können hingegen die endotheliale Funktion *verbessern*.

■ **Die richtige Menge an kleinen Ausschweifungen.** Wenn es etwas gibt, das ich über die Jahre hinweg gelernt habe, dann eines: Menschen mogeln bei Diäten. Ich gebe meinen Klienten einen Mahlzeitenplan und überwache sie bei seiner Einhaltung. Und eigentlich immer komme ich dahinter, dass sie sich das eine oder andere Mal einen Schluck Champagner, Kekse oder eine andere kleine Sünde genehmigen. Deshalb habe ich über die Jahre hinweg nach einem Weg gesucht, um solche Leckereien gezielt in den Mahlzeitenplan einzubauen, oder, mit anderen Worten, Mogeleien zu einem Bestandteil des Plans zu machen. Genau das ist bei dem Mahlzeitenplan, den Sie in Kapitel 7 finden werden, der Fall. In Phase 3 gibt es einmal in der Woche einen Tag, an dem Sie kohlenhydratreichere Kost zu sich nehmen dürfen, um Ihren Heißhunger darauf zu stillen und ihn kontrolliert auszuleben. Im Rahmen dieser wöchentlichen Mogel-Mahlzeit können Sie alles essen, was sie wollen. Das wird Ihnen helfen, den Rest der Woche über motiviert zu bleiben, Heißhungerattacken zu reduzieren und Essanfälle zu vermeiden. Wenn Sie sich dabei ertappen, dass Sie die Lust auf ein bestimmtes Nahrungsmittel packt, dann heben Sie es sich für Ihre Mogel-Mahlzeit auf. Wenn dann Ihre Mogel-Mahlzeit ansteht, dann genie-

ßen Sie sie ohne schlechtes Gewissen, aber nicht gedankenlos. Studien haben ergeben, dass der Körper bei gelegentlichen kulinarischen Ausschweifungen den Stoffwechsel auf Touren bringt und überschüssige Kalorien verbrennt. Deshalb können Sie einmal in der Woche guten Gewissens über die Stränge schlagen, ohne negative Konsequenzen auf Ihre Linie befürchten zu müssen. Doch bedenken Sie: Wenn Sie mehr als einmal in der Woche mogeln, kann das verheerende Auswirkung haben.

Rita Chamoy

Ich lernte Rita während der Dreharbeiten für den Fox News Channel kennen. Sie war eine von sechs Teilnehmern, die mein Programm zwei Wochen lang ausprobierten, während Fox ihre Entwicklung mitverfolgte. Rita ver-

suchte 27 Pfund abzunehmen, die sich seit ihrer Schwangerschaft drei Jahre zuvor hartnäckig gehalten hatten. Sie war 1,70 m groß, wog aber stolze 74 Kilo. Inzwischen hält sie sich schon seit Monaten an den Plan – und wiegt mittlerweile nur noch 61 Kilo. Das letzte Mal, als wir miteinander sprachen, nahm sie immer noch regelmäßig ein Pfund pro Woche ab.

F: Warum, glauben Sie, hatten Sie so mit dem Gewicht zu kämpfen, das Sie während der Schwangerschaft zugenommen hatten?

A: Als ich schwanger war, aß ich eine Menge. Mein Mann kam nie dazu, seine Mahlzeiten ganz aufzuessen, denn ich verdrückte meine Portion und seine noch dazu. Wenn wir zum Beispiel eine große Pizza mit dickem Boden bestellten, aß ich drei Viertel davon. Außerdem aß ich oft bis 23 Uhr nachts. Da, wo wir zu jener Zeit lebten, war gleich um die Ecke eine Eisdiele. Um 22 Uhr ließ ich regelmäßig das Stichwort »Eisdiele?« fallen, und wir stiegen ins Auto und fuhren los. Es war verrückt. Ich wusste nicht, wie ich mich am Riemen reißen sollte.

Selbst nach der Geburt meines Sohnes aß ich weiterhin große Portionen. Ich trainierte viel – jeden Tag. Aber mein Ess-verhalten war eben der Knackpunkt.

F: Wie hat sich Ihr Essverhalten seither verändert?

A: Ich gehe immer noch essen, aber ich esse wesentlich weniger als früher. Der ausschlaggebende Faktor ist, dass ich nach 19 Uhr nichts mehr zu mir nehme. Wenn ich bis dahin nicht zu Abend gegessen habe, fällt es eben aus. Darauf achte ich sehr. Wenn ich mit leerem Magen ins Bett gehe, weiß ich, dass mein Körper Energie zum Verbrennen benötigt, und er wird diese Energie in meinen Fettzellen finden. Ich akzeptiere den Hunger, weil ich weiß, dass ich am Morgen weniger wiegen werde. Ach ja, und ich mache mittlerweile auch einen großen Bogen um die Eisdiele.

F: Wie schaffen Sie es, so oft essen zu gehen und immer noch dem Plan treu zu bleiben?

A: Wir gehen nach wie vor oft essen, aber inzwischen bestelle ich andere Sachen und kleinere Portionen. Früher orderte ich oft Barbecue-Hähnchen-Sandwichs und Pizza, aber heute fällt meine Wahl auf asiatische Hähnchensalate, Cobb-Salate ohne Speck und Sushi mit braunem Reis. Ich achte auf die Signale meines Körpers und höre auf zu essen, wenn ich satt bin.

F: Können Sie beschreiben, welche Ergebnisse Sie erreicht haben und wie sich diese auf Ihr Leben aus-gewirkt haben?

A: Früher trug ich Kleidergröße 46, jetzt nur noch 38. Als ich 46 trug, fühlte ich mich nicht wohl. Mein Gesicht war aufgedun-sen. Eines Tages lief ich in der Nähe mei-nes Hauses an einer Baustelle vorbei und erntete keinen einzigen anerkennenden Pfiff. Ich sagte zu meinem Mann: »Wenn selbst die Kerle dort nicht johlen, dann ist klar, dass kein Weg am Fitnessstudio vorbeiführt.« Ich war tagelang am Boden zerstört.

Heute trage ich Größe 38 und es ist toll. Vollkommen fremde Menschen kom-men auf mich zu und sagen mir, wie toll ich aussehe. Ich bin sogar noch schlanker als zu jener Zeit, als ich meinen

Mann kennengelernt habe. Alles passt besser, und jetzt hupen mir auch wieder irgendwelche Leute nach, an denen ich vorbeijogge. Das gefällt mir.

Was aber viel wichtiger ist: Nicht nur ich bin gesünder, sondern auch mein Sohn. In unserem Kühlschrank gibt es nur noch Vollkornprodukte. Ich unternehme mit meinem Sohn Spaziergänge und spiele in unserem Hof Ball mit ihm. Wir sind eine sehr aktive Familie.

F: Wie bewahren Sie Ihre Ergebnisse?

A: Als ich zunächst Phase 1 hinter mir hatte und in die Erhaltungsphasen überging, hatte ich große Zweifel. Ich machte mir Sorgen, dass ich wieder zunehmen würde, wenn ich bestimmte Lebensmittel wieder in meinen Speiseplan aufnahm, aber die Sorge war unbegründet, denn die Pfunde purzelten weiter. Irgendetwas an diesem Plan hat meinen Stoffwechsel wirklich grundlegend in Gang gebracht.

Ich halte mich nach wie vor an die Grundprinzipien des Plans. Den Ernährungsplan habe ich verinnerlicht und jetzt, nach sechs Monaten, weiß ich ganz genau, was ich wie oft essen muss, was gut für mich ist und was nicht. Allerdings muss ich zugeben, dass ich hin und wieder immer noch Dinge nasche,

die nicht ganz so optimal sind, aber ich bin ja auch nur ein Mensch.

RITAS RAT AN SIE: Wenn Sie wie ich ein Kind haben, dann trainieren Sie am besten früh am Morgen. Wenn man das Training auf später verschiebt, kommen immer andere Dinge dazwischen. Ich stehe jeden Morgen um 6 Uhr auf und laufe – zu einer Zeit, zu der mein Sohn noch schläft. Wenn er dann aufsteht, passt mein Mann solange auf ihn auf, bis ich wiederkomme. Sobald der Kleine seinen Mittagsschlaf macht, nehme ich mir dann meine Cardio-Sculpting-Übungen vor.

NACHTRAG: *Als Vollzeit-Mutter hat Rita gelernt einen Weg zu finden, sich die Zeit so aufzuteilen, dass sowohl sie als auch ihre Familie auf ihre Kosten kommen. Sie hat das toll gemacht und schafft es auch weiterhin erfolgreich, sich selbst zu inspirieren und zu motivieren, das Beste aus sich zu machen.*

A, B, C, D, E und F:
Was Sie größtenteils nicht mehr essen werden

Die Ultimative New York Diät ist in drei Phasen unterteilt, wobei Phase 1 die strikteste ist. In Phase 1 sind sämtliche Nahrungsmittel aus der folgenden »A, B, C, D, E und F«-Liste komplett gestrichen. In Phase 2 kehren dann wieder einige gesunde, ballaststoffreiche Kohlenhydrate in Form von Bohnen, Quinoa und Vollkornprodukten auf den Speiseplan zurück. In Phase 3 können Sie experimentieren und täglich zwei Portionen aus der folgenden Liste von Lebensmitteln wählen, die Sie aber dennoch mit Vorsicht genießen müssen.

A – ALCOHOL (Alkohol)

Alkohol beruhigt, entspannt und regt nicht nur den Appetit an, sondern senkt auch die Hemmschwelle, wenn es darum geht, den anderen Nahrungsmitteln aus der »A, B, C, D, E und F«-Liste zu widerstehen. Er enthält zudem viele Kalorien: Ein typisches Mischgetränk hat zwischen 100 und 250 Kalorien; Alkohol, der für gewöhnlich aus gegorenem Weizen, Gerste bzw. Trauben sowie einer anderen kohlenhydrathaltigen Zutat hergestellt wird, enthält 7 Kalorien pro Gramm. Das ist recht viel im Vergleich zu den 4 Kalorien pro Gramm, die in den

meisten Kohlenhydraten enthalten sind. Sie denken vielleicht, Sie könnten ein Glas Wein dadurch ausgleichen, dass Sie weniger zu Abend essen, doch diese Rechnung geht selten auf. Denn Alkohol führt dazu, dass man einen Heißhunger auf genau die Dinge entwickelt, die man eigentlich zu vermeiden versucht. Ihr Körper betrachtet Alkohol als Giftstoff, und deshalb verarbeitet die Leber die aus Alkohol gewonnenen Kalorien vor allen anderen, in dem Versuch, die Gifte rasch aus dem Blutkreislauf zu entfernen. Wenn nun aber zeitgleich schon die nächsten Kalorien verarbeitet werden wollen, hilft sich der Körper, indem er möglichst viele von ihnen geradewegs in die Fettzellen transportiert.

B – BREAD (Brot)

Brot ist randvoll mit leeren Kohlenhydraten, die den Blutzucker geradewegs durch die Decke treiben, Ihren Körper in den Fettsparmodus schalten und Ihr Hungergefühl verstärken. Viele Arten von Brot sind wirklich sehr kalorienhaltig. Die meisten Bagels zum Beispiel enthalten über 400 Kalorien. Allein eine Scheibe Weißbrot enthält 100 Kalorien. Ich zähle auch Cracker (normale wie fettfreie) zu den verbotenen Bs. Sie sehen zwar recht harmlos aus, enthalten in Wirklichkeit aber eine tückische Kombination aus Kohlenhydraten, Salz und normalerweise auch Transfetten (eine Form von synthetischem Fett, das die Arterien verstopft).

Nach den Phasen 1 und 2 werden Sie vielleicht in der Lage sein, gewisse Backwaren wieder in Ihren täglichen Speiseplan aufzunehmen, aber nur, wenn Sie dabei nicht die Kontrolle verlieren und nur einmal in der Woche Brot essen. In Phase 3 des Plans können Sie transfettfreie Vollkornprodukte wie Kashi-TLC-7-Mehrkorncracker oder aus reinem Vollkornweizen hergestelltes Brot essen, vorzugsweise die Sorte, die es in Bäckereien zu kaufen gibt und die Leinsamen und andere Samen enthält. Selbst Vollkornbrot enthält oft noch eine beträchtliche Menge Weißmehl, und deshalb sollten Sie sich Brot für Ihre Mogel-Mahlzeit aufheben und es selbst dann auf ein Minimum reduzieren. Wenn Sie zum Beispiel eine Pizza bestellen, dann nehmen Sie eine mit extra dünnem Boden. Wenn Sie ein Sandwich essen, dann bestellen Sie eins mit nur einer Scheibe Brot statt der herkömmlichen zwei. Nehmen Sie bei einem Restaurantbesuch nur ein Stück Brot aus dem Korb und lassen Sie den Korb dann entfernen. Meine Mutter gönnt sich einmal in der Woche einen Vollkornbagel. Er enthält viel weniger »Brot« als ein normaler Bagel, verschafft ihr aber immer noch den Genuss, nach dem sie sich sehnt. Außerdem hat sie diese typische New Yorker Angewohnheit und höhlt den Bagel in der Mitte aus, wodurch sie erheblich Kohlenhydrate und Kalorien einspart. Sie können sich problemlos eine solche Leckerei genehmigen, aber nur, wenn es bei einer bleibt.

C – STARCHY CARBS (Stärkereiche Kohlenhydrate)

Möchten Sie wissen, warum die meisten Menschen heute dicker sind als noch vor 10 oder 20 Jahren? Es liegt an den stärkereichen Kohlenhydraten. Die Forschung hat einen eindeutigen Zusammenhang zwischen dem Konsum intensiv verarbeiteter Kohlenhydrate und der allgemeinen Gewichtszunahme in der Bevölkerung festgestellt. Ferner verzeichnen die US-amerikanischen Gesundheitsbehörden die Tendenz, dass Frauen heute etwa 300 Kalorien täglich mehr essen als in den 1970ern – vor allem in Form von Kohlenhydraten.

Aufwendig verarbeitete und damit stark aufgespaltete Kohlenhydrate – diejenigen, die Sie abgepackt in Schachteln, Plastiktüten und anderen Verpackungen in den mittleren Gängen des Supermarkts finden – sind vor allem aus Weißmehl und Industriezucker hergestellt. Um Weißmehl zu produzieren, fängt der Hersteller mit Vollkorn an, einem im Grunde genommen gesunden Nahrungsmittel. Wenn man einmal die Schale und äußeren Schichten des Getreidekorns entfernt, bleibt nur noch das Innere übrig, das keine Ballaststoffe und – wenn überhaupt – nur wenige Nährstoffe enthält, dafür jedoch jede Menge kurzkettiger Kohlenhydrate. Und diese sind keinen Deut besser als Tafelzucker. Die fehlenden Ballaststoffe und die hohe Menge an Kalorien in stark verarbeiteten Kohlenhydraten führen dazu, dass sie den Blutstrom schneller erreichen als praktisch jedes andere Essen, das man zu sich nehmen kann.

Forscher haben Hunderte von Lebensmitteln getestet und sie auf einer Skala namens »glykämischer Index« danach bewertet, wie schnell sie den Blutzuckerspiegel erhöhen. Lebensmittel wie Tafelzucker und Kartoffeln etwa stehen ganz oben auf der Skala, weil sie den Blutzucker schnell nach oben treiben und eine übermäßige Ausschüttung des Hormons Insulin verursachen. Lebensmittel, die auf der Skala relativ weit unten stehen, sind zum Beispiel Bohnen und die meisten Gemüsesorten, da sie einen langsamen, stetigen Anstieg des Blutzuckers gewährleisten, was wie-

derum das Insulin in Schach hält. Abgesehen von den stark verarbeiteten Kohlenhydraten weisen auch Karotten, Kartoffeln, Instant-Reis und Mais einen verhältnismäßig hohen Wert auf dem glykämischen Index auf. Wenn man zu viele Kohlenhydrate mit einem hohen glykämischen Wert zu sich nimmt – und dadurch übermäßig viel Insulin freisetzt – wird man nicht nur dick, sondern leistet auch einem Vorgang namens Glykation Vorschub, der die Ablagerung von Zucker in Bindegewebe und anderem Körpereiweiß bewirkt. Diese Zuckerdepots führen dazu, dass man mit zunehmendem Alter steif und unbeweglich wird. Dieser Vorgang beschleunigt sich, wenn Sie Diabetes, Prädiabetes oder eine andere Stoffwechselstörung haben, durch die Ihr Körper nur sehr unempfindlich auf Insulin reagiert bzw. dagegen resistent ist.

Aus all diesen genannten Gründen werden Sie in Phase 1, also den ersten zwei Wochen des Plans, nur sehr wenige Kohlenhydrate zu sich nehmen. Erst in Phase 2 kommen wieder einige gesunde Kohlenhydrate in Form von Quinoa, Linsen und Bohnen auf Ihren Speiseplan. Phase 3 gestattet Ihnen dann noch mehr Freiraum, aber wenn Sie vorausschauend denken, werden Sie auch dann noch den Konsum stark behandelter und stärkereicher Kohlenhydrate auf ein absolutes Minimum reduzieren.

COFFEE (Kaffee)

Kaffee ist ein weiteres C (die gelegentliche Tasse nicht mitgezählt), das Sie in Zukunft vermeiden werden. Mir persönlich wäre es lieber, wenn Sie statt Kaffee eine Tasse grünen Tees trinken, der unter anderem viele gesunde Polyphenole enthält.

D – DAIRY (Milchprodukte)

Als meine Klientin Rita Chamoy ihren kleinen Sohn stillte, versuchte sie fünf Portionen Milchprodukte pro Tag zu sich zu nehmen – im Glauben, dass Milch, Joghurt und Käse ihrer eigenen Milchproduktion zugutekämen. Das Einzige, was es ihr einbrachte, war jedoch, dass sie es einfach nicht schaffte die 23 Kilo wieder loszuwerden, die sie während ihrer Schwangerschaft zugenommen hatte. Viele Menschen nehmen nicht wahr, dass Milchprodukte große Mengen an Milchzucker (Laktose) enthalten. Doch nicht nur das: Etliche Personen reagieren empfindlich auf diesen Zucker und können ihn nur schwer verdauen. Er führt zu Blähungen – und das ist sicherlich das Letzte, was Sie wollen, wenn Sie so gut wie möglich aussehen wollen. Auf der anderen Seite enthalten Milchprodukte eine große Menge Kalzium, das bei der Fettverbrennung eine wichtige Rolle spielt. Um sicherzustellen, dass Sie im Laufe des Plans ausreichend mit Kalzium versorgt sind, sollten Sie daher neben einem Kalzium-Präparat auch kalziumreiche Lebensmittel wie Brokkoli und Mandeln zu sich nehmen.

In Phase 1 werden Sie gänzlich auf Milchprodukte verzichten, und auch in den Phasen 2 und 3 werden Sie den Konsum immer noch möglichst gering halten. Wählen Sie dann Biomilch und -joghurt in der fettarmen oder fettfreien Version. Verwenden Sie diese überwiegend als Bestandteil von Rezepten und nicht als ganze Portionen in Mahlzeiten. Fettfreier Naturjoghurt ist beispielsweise ein guter Ersatz für Mayonnaise.

E – EXTRA SWEETS (Süßigkeiten und Süßspeisen)

Alle Süßigkeiten, einschließlich einiger Zuckeraustauschstoffe, können zu einem gesteigerten Appetit auf kohlenhydratreiche Speisen führen. Zwar empfiehlt in den USA sogar das Institute of Medicine maximal 25 Prozent der täglichen Gesamtkalorienzufuhr in Form von Zucker zu konsu-

Meine Meinung zu Zuckeraustauschstoffen

In meinen vorangegangenen Büchern habe ich die Leser stets vor dem Verzehr künstlicher Süßstoffe wie Aspartam gewarnt. Meiner Meinung nach tragen solche Süßstoffe nur dazu bei, den Heißhunger auf Süßes zu wecken. Ich hatte auch nicht den Eindruck, dass diese Süßstoffe besonders gesund sind – eine Einstellung, die durch aktuelle Studien bestätigt zu werden scheint, die Aspartam mit Krebs in Zusammenhang bringen. Seit den beiden letzten Büchern haben jedoch zwei Süßstoffe meine Aufmerksamkeit erregt. Sukralose (auch Splenda genannt) ist ein aus Zucker hergestellter Süßstoff. Aufgrund des Herstellungsprozesses, bei dem die Kalorien entfernt werden, verarbeitet der Körper Splenda nicht auf dieselbe Weise wie Zucker – mit der Folge, dass der Blutzuckerspiegel stabil bleibt. Das andere Mittel heißt Stevia und ist ein Kräutererzeugnis, das in Reformhäusern erhältlich ist. Aus heutiger Sicht scheinen diese Süßstoffe keine gesundheitlichen Risiken zu bergen. Wenn Sie eine Schwäche für Süßes haben und es sich einfach nicht abgewöhnen können, empfehle ich Ihnen die beiden genannten Stoffe zu verwenden. Doch bedenken Sie: Der übermäßige Verzehr von fast allen Lebensmitteln kann auf die Dauer ungesund sein. Verwenden Sie diese Süßstoffe also nur selten.

mieren, aber dies scheint eher ein Versuch zu sein, die Zuckerrohr anbauenden Länder sowie die Maisindustrie aktiv zu unterstützen. Ich persönlich empfehle Ihnen, möglichst ganz auf Zucker zu verzichten.

Ich rede nicht über den Zucker, der auf natürliche Weise in Lebensmitteln wie Obst vorkommt. Ich rede über Zucker, der Nahrungsmitteln im Laufe der industriellen Verarbeitung beigefügt wird. Auf dem Etikett wird diese Form von Zucker oft als »Maissirup« oder »fruktosereicher Maissirup« deklariert. Es handelt sich dabei um einen synthetischen Zucker, der aus Fruchtzucker unter Beimischung von Glukose hergestellt wird. Der Körper absorbiert diese künstliche Fruktose-Glukose-Mischung sehr schnell, was in der Regel zu Gewichtszunahme führt.

Limonade ist randvoll mit fruktosereichem Maissirup und daher besonders schlecht für die Linie. In einer Harvard-Studie nahmen Frauen, die ihren Limonadenkonsum von einem Softdrink oder weniger in der Woche auf einen oder mehrere pro Tag erhöhten, im Laufe von vier Jahren durchschnittlich 9 Pfund zu. Wie steht es mit Diätlimonaden? Obwohl diese Brausen vielleicht keine Kalorien enthalten, können sie dazu führen, dass Sie aus anderen Quellen Extrakalorien zu sich nehmen. Eine Untersuchung hat gezeigt, dass Menschen, die Diätlimonaden trinken, dazu neigen, im weiteren Tagesverlauf verstärkt überflüssige Kalorien in Form von Naschereien oder anderen Nahrungsmitteln zu sich zu nehmen, da Süßstoffe den Drang nach Süßem und Kohlenhydrathaltigem verstärken. Die meisten Diätlimonaden enthalten außerdem den künstlichen Süßstoff Aspartam, der in einigen Vorstudien mit Ratten mit dem Wachstum von bösartigen Tumoren und anderen Formen von Krebs in Verbindung gebracht wurde.

Nahrungsmittel mit viel Zucker und Fett führen außerdem zu einem Gefühl der Mattigkeit, das Ihren Trainingsbemühun-

gen wiederum einen herben Dämpfer versetzt. Zucker treibt den Blutzucker in die Höhe, während Fett für den Körper nur schwer zu verdauen ist. Um das Fett zu verdauen, schickt er seine Energiereserven daher in den Verdauungstrakt – und entzieht sie damit den arbeitenden Muskeln. Es dauert dann nicht lange, bis die Bauchspeicheldrüse Insulin ausschüttet, was dazu führt, dass der Blutzucker rapide sinkt. Das Ende vom Lied: Schlapp und energielos verkriechen Sie sich unter Ihren Schreibtisch und kauern sich ins hinterste Eck.

Nicht zu vergessen: Zucker wirkt sich negativ auf Ihr Immunsystem aus. Viele Krankheitserreger zehren von dem Zucker, den man zu sich nimmt, vor allem von den industriell raffinierten Sorten, wie sie in Süßigkeiten enthalten sind. Diese stark verarbeiteten Zuckersorten erhöhen zudem die Gefahr von Brustkrebs.

In den Phasen 1 und 2 des Plans werden Sie jede Form zusätzlich zugeführten Zuckers ebenso vermeiden wie fruktosereichen Maissirup und die meisten Zuckeraustauschstoffe. Das bedeutet also den Verzicht auf Fruchtsaft, (Diät-)Limonade, Süßstoffe, Honig und Zuckerrübensirup. Wenn Sie Lust auf etwas Süßes haben, dann probieren Sie doch einmal einen

Fortsetzung auf Seite 80

Virginia Gordon

Als ich Virginia traf, dachte ich sofort »Das ist der Inbegriff einer typischen New Yorkerin«. Sie ist hoch motiviert, konzentriert, chronisch überarbeitet und ständig im Stress. Damals versuchte sie Beruf und Familie unter einen Hut zu bringen und sich dabei gleichzeitig noch um sich selbst zu kümmern. Oft war es jedoch so, dass das »Sich-um-sich-selbst-kümmern« hinter den anderen Anforderungen und Verantwortungen zurückstehen musste. Sie wollte sich wieder attraktiv fühlen und dies auch nach außen hin ausstrahlen. Sie wollte sich und ihrem zweifelnden Ehemann beweisen, dass sie das Zeug dazu hatte, sich der Ultimativen New York Diät zu stellen. Sie schaffte es nicht nur, sondern übertraf ihre Ziele und Erwartungen um Längen.

F: Wann begann Ihr Kampf gegen die Pfunde?

A: Ich habe schon immer Sport getrieben und war daher stets gut in Form. Als ich jedoch in die Wechseljahre kam, fing ich an zuzunehmen. Ehe ich mich versah,

trug ich Kleidergröße 42. Es schien fast so, als könne ich so viel trainieren oder so wenig essen, wie ich wollte, ich schaffte es einfach nicht, wieder zu Größe 38 zurückzukehren, die ich vor der Menopause hatte. Ich trainierte jeden Tag. Ich machte Yoga, Pilates, Inlineskating, Radfahren, Crosstrainer – einfach alles. Ich stemmte dreimal in der Woche Hanteln. Ich trainierte sehr eifrig und ließ dazu noch Mahlzeiten ausfallen. Im Laufe der Zeit versuchte ich es mit den Weight Watchers, Jenny Craig und sogar mit Akupunktur, aber es gelang mir einfach nicht, die 14 Pfund abzunehmen, die ich in den Wechseljahren zugenommen hatte.

F: Was haben Sie bei diesem Programm anders gemacht, sodass Sie das Ruder schließlich doch herumreißen konnten?

A: Ich fing an, regelmäßig im Abstand von drei Stunden etwas zu essen. Vor dem Programm hatte ich quasi aufgehört zu essen, um Gewicht zu verlieren. Aber es lief immer darauf hinaus, dass ich wieder zunahm, weil ich dadurch meinen Stoffwechsel verlangsamte. Mit Davids Plan trainiere ich auch anders als früher. Seine Workouts sind wirklich knallhart. Diese Härte hat meinen Stoffwechsel auf Touren gebracht. Außerdem hat David absolut geniale Übungen, bei denen man mit nur einer Bewegungen acht Körperbereiche gleichzeitig beansprucht, während die Übungen, die ich zuvor gemacht hatte, nur eine Zone auf einmal trainierten.

F: Welche innere Haltung war erforderlich, um mit diesem Plan erfolgreich zu sein?

A: Dadurch, dass ich im Abstand von drei Stunden Essen zu mir nahm, veränderte sich mein Stoffwechsel grundlegend, und schon allein dadurch nahm ich ab. Aber das regelmäßige Essen erforderte zugleich auch ziemlich viel Disziplin. Ich bin eine New Yorkerin und immer in Eile. Ich hatte zunächst auch die Vorstellung, dass das Essen in Drei-Stunden-Abständen mich auf die Größe einer Kuh anschwellen lassen würde, und deshalb musste ich bewusst daran arbeiten, meine Denkweise zu verändern. Ich trage jetzt immer Mandeln bei mir, die ich immer zur Hand habe, wenn alle Stricke reißen und keine Alternativen griffbereit sind. Ich habe auch immer eine Flasche Wasser und einen von Davids Protein-Shakes dabei.

F: Welche Rolle spielte Ihr schneller Gewichtsverlust bei dem Entschluss, erfolgreich zu bleiben?

A: Bei diesem Programm sieht man die ersten Erfolge schon innerhalb von drei Tagen. Am ersten Tag denkt man sich noch »Oh Gott, worauf habe ich mich da nur eingelassen«, aber am dritten Tag sieht man schon, wie sich der Körper verändert. Als ich diese Ergebnisse feststellte, war ich eigentlich richtig wütend, weil ich zuvor schon so viele andere Diäten ausprobiert hatte, die nichts gebracht hatten. Ich habe ganze Jahre mit all diesen verrückten Diäten verschwendet, dabei war das, was ich eigentlich tun musste, so einfach.

Die Ergebnisse gehen aber über eine Gewichtsreduktion und Verbesserung der körperlichen Fitness weit hinaus. Nicht nur meine Muskeln sind heute besser in Form, ich habe jetzt auch einen strahlenderen Teint. Nach dem Einsetzen der Wechseljahre hatte meine Haut nämlich etwas an Elastizität eingebüßt und wurde fahl, doch jetzt hat sie wieder eine frische Ausstrahlung.

VIRGINIAS RAT AN SIE: Halten Sie durch. Am ersten Tag des Plans denken Sie sich vielleicht noch »Worauf habe ich mich da nur eingelassen?«. Am zweiten Tag denken Sie »Okay, vielleicht ist es machbar«. Am dritten Tag sehen Sie dann schon die ersten Ergebnisse und entwickeln spätestens dann die Entschlusskraft, um weiterzumachen.

NACHTRAG: *Es ist nun schon über ein Jahr vergangen, seit Virginia das Programm absolviert hat, und ich bin sehr stolz darauf sagen zu können, dass sie sich immer noch sehr eng an die Grundsätze des Plans hält. Was sie seinerzeit über die richtige Kombination aus Training und Ernährung gelernt hat, hat ihr gute Dienste geleistet und sie zu einer glücklichen und gesunden New Yorkerin gemacht.*

Kräutertee mit Pfefferminz- oder Vanille-geschmack. In Phase 3 können Sie sich im Rahmen der Mogel-Mahlzeit jedoch wieder kleine Mengen Zucker – ich betone hierbei das Wort *klein* – genehmigen.

F – FRUIT AND MOST FATS (Früchte und die meisten Fette)

Meine Klientin Nina Joukowsky Koprulu dachte früher immer, Früchte seien eine »Diätnahrung«. Keine Frage, Obst ist gut fürs Herz und voller Vitamine, Ballaststoffe und anderer gesunder Nährstoffe. Aber es ist nicht unbedingt gut für die Linie. Das musste auch Nina erfahren, als sie in ihren mittleren Jahren war und feststellte, dass sie trotz intensivem Training und weniger Essens eher zu- als abnahm. Nachdem sie jedoch ihren allmorgendlichen großzügigen Obstteller verkleinert hatte, löste sich das Problem wie von selbst.

Obst enthält große Mengen an Fruchtzucker bzw. Fruktose. Trockenobst ist diesbezüglich der schlimmste Übeltäter. Der Dörrprozess entzieht dem Obst wasserlösliche Nährstoffe wie Vitamin C oder Kalium. Trockenobst enthält auch viermal so viel Zucker und Kalorien wie seine frischen Verwandten. In Phase 1 des Plans werden Sie daher alle Früchte aus Ihrem Speiseplan streichen. In den Phasen 2 und 3 können Sie dann wieder einige Obstsorten in Ihre Ernährung aufnehmen. In diesen Wochen werden Sie kohlenhydrat- und kalorienarme Varianten wie Heidelbeeren, Erdbeeren, Kantaloupe-Melonen, Kiwis, Äpfel und Birnen zu sich nehmen. Finger weg jedoch von süßem tropischem Obst wie Papayas, Mangos und Ananas.

Und nun zum Thema Fett: Sie werden neben Transfetten auch praktisch jede andere Form von gesättigten Fetten vermeiden, da es die Arterien verstopft; stattdessen werden Sie sich ausschließlich auf ungesättigte Fette sowie Omega-3-Fettsäuren verlegen. Ab sofort ist fettes rotes Fleisch (beispielsweise vom Rind, Lamm oder Wild) sowie Schweinefleisch, Speck oder andere Arten von fettem Fleisch für Sie tabu. Dafür werden Sie viel mageres Protein zu sich nehmen. Das heißt: Hähnchenbrustfilet ohne Haut, Eiweiß, frisch gegrillte Putenbrust, Putenspeck, Wildlachs, frischen Thunfisch, Heilbutt und Wolfsbarsch, um nur einige zu nennen. Nüsse sind gesund und sättigend, deshalb sind im Rahmen des Plans rohe Mandeln durchaus erlaubt. Sie werden sich dadurch nicht nur bestens mit Ballaststoffen versorgen (die für eine regelmäßige Verdauung sorgen), Mandeln enthalten auch mehr Vitamin E als jedes andere Nahrungsmittel. Sie können auch bis zu einem Teelöffel Olivenöl täglich konsumieren, etwa in Form von Salatdressing. In Phase 1 werden Sie aber zunächst noch keine anderen ungesättigten Fette zu sich nehmen, wie zum Beispiel in Form von Avocados, Oliven, Erdnussbutter und Eidotter. Auch wenn einige dieser Nahrungsmittel gesund sind, sind sie alle doch sehr kalorienreich.

Die Ultimative New York Diät und ihre typischen Bestandteile: Was Sie definitiv essen werden

Wenn es darum geht, die Pfunde schnell purzeln zu lassen, finde ich es hilfreich, wenn man sich mehr darauf konzentriert, was man essen *kann* – statt darüber zu klagen, was alles verboten ist. Obwohl Sie Ihre As, Bs, Cs, Ds, Es und Fs kennen müssen, sollten Sie sich deswegen nicht verrückt machen. Viel wichtiger ist es, dass Sie die nachfolgend beschriebenen Fatburner in Ihren täglichen Speiseplan aufnehmen. Je mehr Sie sich darauf konzentrieren, welche Nahrungsmittel Sie hinzufügen, desto weniger störend wird Ihnen der Verlust anderer, weniger gesunder Lebensmittel erscheinen.

DIE LEBENSMITTEL IN PHASE 1

Es ist in jedem Fall erforderlich, dass Sie sich eine Liste mit den nachfolgenden Lebensmitteln anlegen und sicherstellen, dass sie Ihnen im Laufe des Tages stets zur Verfügung stehen. Je besser Sie sich auf den Beginn von Phase 1 vorbereiten, desto größer ist die Wahrscheinlichkeit, dass Sie damit erfolgreich sein werden. Im Kampf gegen die überflüssigen Pfunde sollten Sie sichergehen, dass Sie gut gerüstet in die Schlacht ziehen und bereit für den Großangriff sind.

Biologisch angebautes Gemüse mit geringem Stärkegehalt. Die US-amerikanische Regierung empfiehlt heute eine Tagesration von viereinhalb Tassen Gemüse (und Obst). Die meisten Menschen essen jedoch viel, viel weniger. Gemüse ist der Traum jedes Abnehmwilligen, da es randvoll mit appetithemmenden Ballaststoffen ist und nur etwa 40 Kalorien pro Portion enthält. Gemüse trägt außerdem zu einem ausgewogenen pH-Wert des Körpers bei und sorgt für optimale Bedingungen bei der Fettverbrennung.

Versuchen Sie so oft wie möglich auf Biogemüse zurückzugreifen, und wenn Sie herkömmlich angebaute Erzeugnisse kaufen, sollten Sie sie vor dem Verzehr gut waschen. Einige Untersuchungen haben ergeben, dass Giftstoffe die Hormonaktivitäten im Körper behindern und zu Gewichtszunahme führen können. In einem Experiment mit Labormäusen konnte gezeigt werden, dass beispielsweise das Pestizid Dieldrin zu einer Verdopplung der Körperfettwerte bei den Versuchstieren führte. Diese Giftstoffe hemmen Hormone wie Adrenalin und Noradrenalin, die unter anderem auch für die Fettverbrennung zuständig sind. Auch können sie die Schilddrüsenfunktion beeinträchtigen, was wiederum zu einer Senkung des Stoffwechselumsatzes führt. Indem die Giftstoffe im Gemüse die Werte der Hirnbotenstoffe Noradrenalin und Dopamin senken, führen sie überdies dazu, dass man sich müde und lustlos fühlt. Sie sollten Gemüse grundsätzlich nicht nur als Sättigungsbeilage fürs Mittag- und Abendessen betrachten, sondern zum Beispiel auch als praktischen Snack. Wenn Sie Heißhunger auf etwas von der »A, B, C, D, E und F«-Liste verspüren, sollten Sie sich zunächst etwas rohem Gemüse oder einer halben Tasse Brokkoli zuwenden. Es kann zwar sein, dass Sie anschließend immer noch Heißhunger verspüren, aber Sie werden vermutlich viel weniger Schokokekse verdrücken als ohne den gesunden Appetitdämpfer Brokkoli.

Blumenkohl. Blumenkohl ist ein besonders wertvolles Gemüse, und deshalb möchte ich ihn gerne separat behandeln. Er ist nämlich außerordentlich gut für Sie – vor allem, wenn Sie ihn statt Ofenkartoffeln oder Kartoffelpüree essen. Im Vergleich zu einer Tasse Kartoffelpüree, die 133 Kalorien enthält, hat dieselbe Menge Blumenkohlpüree nur 29 Kalorien, liefert dafür aber dreimal so viel Vitamin C und Folsäure. Blumenkohl und seine verwandten Gemüsesorten (wie Brokkoli, Rosenkohl und Weißkohl) enthalten außerdem Pflanzenstoffe, die vor Krebs schützen. Essen Sie sie roh bzw. gedämpft und/oder zerstampft als gesunde Alternative zu Kartoffelbrei.

Wildlachs (und andere Fischsorten), frisch oder aus der Dose. Lachs enthält große Mengen an Omega-3-Fettsäuren, einer Fettart, die den Stoffwechsel beschleunigt und die Fettverbrennung ankurbelt. Seien Sie aber vorsichtig und kaufen Sie keinen Fisch aus Aquafarm-Aufzucht. Aufgrund des Fischfutters, das die in Aquafarmen aufgezogenen Lachse bekommen, kann diese Variante nicht nur weniger von diesem wichtigen Fett enthalten als seine wilden Verwandten, sondern auch viel krebserregendes PCB (polychlorinierte Biphenyle).

Flush and Cleanse
Oder: Gut durchspülen und entschlacken!

Aller Wahrscheinlichkeit nach haben Sie Ihr Leben bisher nicht in einer hermetisch abgeschlossenen Umgebung verbracht. Wenn es Ihnen wie den meisten Menschen geht, dann haben Sie schon viele Jahre damit zugebracht, schadstoffhaltige Luft einzuatmen und belastete Lebensmittel zu sich zu nehmen. Und Ihr Körper hat leider etliche dieser Giftstoffe in den Fettzellen gespeichert. Einer der wenigen ungünstigen Nebenwirkungen eines schnellen Gewichtsverlusts ist folgender: Wenn die Fettzellen das Fett freigeben, entlassen sie zugleich auch die Schadstoffe ins Blut. Damit Ihr Körper leichter mit diesen Toxinen fertig wird, empfehle ich Ihnen reichlich natürliches Mineralwasser zu trinken – mindestens acht Gläser à 240 ml täglich. Dies wird Ihrer Leber dabei helfen, die Giftstoffe aus dem Körper herauszuspülen. Aus demselben Grund ist die Ultimative New York Diät auch reich an löslichen Ballaststoffen, die ebenfalls dazu beitragen, schädliche Stoffe aus dem Organismus zu spülen. In Kapitel 3 erfahren Sie mehr über einige Nahrungsergänzungsmittel, die ich empfehle, um diesen Vorgang zu beschleunigen.

Verglichen mit den anderen Fischsorten enthält Wildlachs grundsätzlich wenig Quecksilber, ein Schwermetall, das in hoher Dosierung neurologische Schäden verursachen und vor allem Frauen im gebärfähigen Alter gefährlich werden kann. Jede zwölfte Frau hat zu viel Quecksilber im Blut, was zu diffusen Schmerzen, Müdigkeit und grippeähnlichen Beschwerden führen kann. Laut einer Studie der Purdue University enthält Dosenlachs weniger als ein Viertel der Quecksilbermengen, die etwa bei einigen Sorten Dosenthunfisch gefunden werden. Wenn Ihnen Lachs nicht zusagt oder Sie ihn im Supermarkt nicht ausfindig machen können, ist das nicht weiter problematisch, da Sie auch auf Echten Bonito (Skip Jack) oder Ahi-Thunfisch zurückgreifen können. Diese überaus beliebten Thunfischarten haben darüber hinaus noch den Vorteil, dass sie – wie Studien ergeben haben – deutlich weniger Quecksilber enthalten als der im Trend liegende und in der Regel auch teurere Weiße Thun (Albacore).

Lachs ist eine gute Quelle für Kalzium, einem Mineral, das die Fettverbrennung unterstützt. Die Ultimative New York Diät enthält jedoch nicht nur Rezepte mit Lachs, sondern auch mit anderen Fisch- und Krustentierarten, die reiche, aber relativ kalorienarme Proteinquellen darstellen. Sardinen etwa sind eine ebenso gute Wahl wie Krebse, die sehr wenig Quecksilber und andere Giftstoffe aufweisen, dafür aber relativ hohe Omega-3-Werte. Was hingegen fehlt, sind Gerichte mit Kaiserbarsch, Rotem Schnapper und Schwertfisch, die alle einen relativ niedrigen Omega-3-Wert haben und zudem sehr quecksilberhaltig sind.

Hähnchenbrust. Obwohl es sich bei Hähnchenbrustfilets nicht um ein typisches Power-Food handelt, liefern sie Ihnen doch reichlich Protein, jedoch ohne die ganzen gesättigten Fette. Sie müssen nur darauf achten, die Haut vor dem Verzehr zu entfernen. Abgesehen von ihrem Nährwert sind Brustfilets auch unglaublich praktisch und vielseitig in der Zubereitung, weshalb sie im Ernährungsplan relativ häufig vorkommen.

Nüsse. Ich empfehle Ihnen dringend ca. acht rohe Mandeln täglich zu essen – in jeder Phase des Plans. Mandeln und andere Nüsse, einschließlich Walnüsse, enthalten Sterole und Steroline. Hierbei handelt es sich um wichtige Bestandteile der Zellmembrane, die zur Stärkung der Abwehrkräfte beitragen und die hormonellen Funktionen im Gleichgewicht halten. Insbesondere Beta-Sitosterol hilft dem Körper dabei, Linolsäure in arachidonische Säure zu verwandeln, die das Muskelwachstum fördert. Vergessen Sie nicht: Mehr Muskelmasse bedeutet auch einen schnelleren Stoffwechsel. Als Forscher an der Loma Linda University in Kalifornien den Speiseplan fettleibiger Testpersonen mit 85 Gramm Mandeln pro Tag anreicherten, verloren die Teilnehmer tatsächlich an Gewicht sowie Bauchumfang und verbesserten darüber hinaus ihre Insulinempfindlichkeit.

Abgesehen davon, dass Nüsse Ihnen beim Abnehmen helfen, sind sie auch gut für Ihre allgemeine Gesundheit, da verschiedene Studien belegen, dass schon der wöchentlich zweimalige Verzehr von Nüssen dabei hilft, die allgemeinen Cholesterinwerte zu reduzieren. Vermeiden Sie allerdings Paranüsse und Macadamia-Nüsse, da sie mehr gesättigte Fette und Kalorien, aber weniger Vitamin E enthalten.

Pilze. Laut einer Studie, die an der University of Illinois durchgeführt wurde, enthalten Pilze Betaglucan und Chitin, zwei Ballaststoffarten, die nicht nur Fett absorbieren und es aus dem Blut transportieren, sondern die auch die Gefahr von Herzerkrankungen sowie die Gesamtkalorienzufuhr verringern. Wenn Sie Pilze essen, nehmen Sie letztlich negative Kalorien zu sich, weil sie einerseits sehr wasserhaltig und kalorienarm sind und weil sie Ihnen andererseits die Ballaststoffe geben, die andere Kalorien aus Ihrem Verdauungssystem entfernen, bevor Sie in den Blutstrom gelangen. Manche Pilzsorten enthalten auch eine große Menge der Mineralien Selen und Kalium.

Stangensellerie. Sellerie enthält viel Kalium, ein Mineral, das dabei hilft, den Blutdruck zu senken und den Wasserhaushalt zu regulieren. Viele Menschen nehmen nur halb so viel Kalium zu sich wie eigentlich nötig. Andere kaliumreiche Lebensmittel sind Kartoffeln und Bananen, die allerdings viele Kohlenhydrate enthalten und daher zum Abnehmen ungeeignet sind. Vier mittelgroße Selleriestangen enthalten außerdem nur 24 Kalorien. Ein weiterer Vorteil von Stangensellerie ist, dass er so schön knackig ist und dadurch eine gesunde Alternative zu anderen knusprigen, aber kohlenhydrat- und kalorienreichen Snacks darstellt. Schließlich wird Ihnen der Verzehr

von Sellerie beim Abnehmen schon alleine deshalb helfen, weil Sie zum Verdauen seiner ballaststoffreichen und kalorienarmen Inhaltsstoffe mehr Kalorien investieren als Sie aufnehmen.

Eiweiß. Wenn Sie einen Blick auf meine Rezepte für Eierspeisen werfen, werden Sie feststellen, dass Rühreier und Frittaten nur mit einem Eigelb gemacht werden und ansonsten ausschließlich aus Eiweiß bestehen. Dieser eine Dotter sorgt für das richtige Maß an Fett – sowie für Geschmack und Konsistenz –, ohne dem Gericht zu viele Kalorien und Cholesterin zuzuführen.

Spargel. Spargel ist eine der wenigen guten Gemüsequellen für Vitamin E. Auch enthält er Glutathion, ein Antioxidans, das zur Verringerung des Krebsrisikos beiträgt. Spargel ist außerdem ein natürliches Entwässerungsmittel, das sich besonders für Frauen in den Wechseljahren (oder kurz davor) eignet.

Gewürze. In meinen Rezepten verwende ich immer wieder rote Chiliflocken, gehackte Jalapeños und Tabascosoße, um die Gerichte aufzupeppen. Diese scharfen Gewürze tragen nicht nur zum Geschmack der Speisen bei, sondern helfen auch, das Hungergefühl zu reduzieren. Eine Studie hat gezeigt, dass Teilnehmer, die ein Gramm scharfe rote Chilis aßen, 15 Prozent weniger Kalorien aufnahmen als eine Vergleichsgruppe, die ohne dieses Gewürz auskommen musste.

IHRE KOST IN DEN PHASEN 2 UND 3

Nachdem Sie Phase 1 des Programms erfolgreich hinter sich gebracht haben, werden in der anschließenden Phase 2 einige Einschränkungen aufgehoben und Nahrungsmittel wie Linsen, Kidneybohnen, Kichererbsen und Süßkartoffeln wieder in Ihren Speiseplan einbezogen. Bedenken Sie, dass Ihr Körper nun sehr empfindlich auf die Kohlenhydrate reagieren wird, daher sollten Sie zunächst vorsichtig damit umgehen.

Bohnen. Wussten Sie, dass schwarze Bohnen mehr Antioxidantien enthalten als Orangen, Trauben oder Cranberrys? Vielen Menschen ist dies nicht bewusst. Bohnen enthalten auch eine große Menge an Protein, Vitamin B, Folsäure, Kalzium und Ballaststoffen – alles Nährstoffe also, die dabei helfen, Gefühle der Sättigung hervorzurufen, den Insulinspiegel zu kontrollieren und die Fettverbrennung anzukurbeln. Bohnen tragen aber nicht nur zum Gewichtsverlust bei, sondern sind auch insgesamt sehr gesundheitsfördernd. Eine Studie, die im *International Journal for Cancer* veröffentlicht wurde, verglich die Ernährungsweise und gesundheitlichen Befindlichkeiten von 90 630 Frauen und stellte fest, dass bei Frauen, die zweimal in der Woche eine halbe Tasse Bohnen oder andere Hülsenfrüchte aßen, die Wahrscheinlichkeit einer Brustkrebserkrankung um 24 Prozent niedriger war als bei denjenigen Frauen, die eher selten Hülsenfrüchte aßen.

Beerenobst. Erinnern Sie sich noch daran, dass ich Ihnen sagte, Sie würden in der Ultimativen New York Diät nicht viel Obst essen? Nun, in den Phasen 2 und 3 gilt Beerenobst – also Erdbeeren, Johannisbeeren, Heidelbeeren, Cranberrys usw. – als eine Ausnahme von dieser Regel. 16 extragroße Erdbeeren enthalten nur 100 Kalorien, was vermutlich ein Grund dafür ist, dass einigen Studien zufolge Menschen, die Beeren auf ihrem Speiseplan haben, grundsätzlich weniger wiegen als Menschen, die keine Beeren essen. Diese zucker- und kalorienarmen, wasserreichen Früchte sind reich an Antioxidantien, die dafür sorgen, dass die Zellen gesund bleiben. Dies ist deshalb so wichtig, weil gesunde Zellen für einen gesunden Stoffwechsel eine wichtige Rolle spielen. Cranberrys, Johannisbeeren und Erdbeeren enthalten außerdem ein Flavonoid namens Anthocyanidin, das das Immunsystem stärkt.

Süßkartoffeln. Nur eine dieser Knollen enthält bereits mehr als das Doppelte Ihres täglichen Bedarfs an Vitamin A, ebenso ein Drittel Ihres Vitamin-C-Tagesbedarfs sowie Eisen, Kalium, Folsäure, Vitamin B_6 und Ballaststoffe – und das bei nur 103 Kalorien (verglichen mit den 133 Kalorien, die eine normale Ofenkartoffel enthält).

Linsen. Nicht nur Bohnen, sondern auch Linsen reduzieren das Risiko von Brustkrebs. Auf der Grundlage der Forschung, die im Rahmen der zuvor genannten Gesundheitsstudie an 90 630 Frauen vorgenommen wurde, konnte festgestellt werden, dass bei jenen Frauen, die zweimal in der Woche eine halbe Tasse Hülsenfrüchte zu sich nahmen, die Wahrscheinlichkeit einer Brustkrebserkrankung um 24 Prozent niedriger lag als bei Frauen, die nur einmal im Monat Hülsenfrüchte aßen.

Äpfel. Wenn Sie dauernd auf Trab sind – was bei fast allen meiner Klienten der Fall ist – werden Sie gesundes Essen brauchen, das Sie in Ihrem Aktenkoffer oder Ihrer Jackentasche verschwinden lassen können. Äpfel eignen sich hierfür hervorragend. Man kann sie auch problemlos überall essen, denn im Gegensatz zu anderen Obstsorten (ich muss da vor allem an Orangen denken) holt man sich beim Verzehr eines Apfels keine klebrigen Hände. Äpfel unterstützen den Gewichtsverlust und enthalten ein sehr wirksames Antioxidans namens Polyphenol, das die Zellen schützen hilft und den Stoffwechsel verbessert. Ein kleiner Apfel enthält die Antioxidantienkraft von 1500 Milligramm Vitamin C.

Quinoa (Kiehn-uah). Diese körnerähnlichen Samen enthalten große Mengen an 20 verschiedenen (und durchweg essenziellen) Aminosäuren. Mit solchen Werten kann üblicherweise nur tierisches Protein aufwarten, da den meisten Gemüse- und Getreidesorten eine oder mehrere essenzielle Aminosäuren fehlen. Ihr Körper benötigt diese Stoffe jedoch, um Gewebe zu reparieren – vor allem dann, wenn Sie intensiv trainieren. Ein weiterer Vorteil ist, dass Quinoa wesentlich kalorienärmer ist als Fleisch und viel Magnesium enthält, sodass nur eine halbe Tasse Quinoa Sie mit der Hälfte Ihres Tagesbedarfs dieses wichtigen Minerals versorgt.

Die verschiedenen Phasen der New York Diät

Sie werden in der Ultimativen New York Diät insgesamt drei Phasen durchlaufen:

■ **Phase 1** dauert zwei Wochen (unter Umständen auch länger) und wird Sie mit Sicherheit auf den richtigen Kurs bringen.

■ **Phase 2** dauert ebenfalls zwei Wochen und führt Sie langsam aber sicher in den mittleren Abschnitt des Plans über, in der einige Einschränkungen aufgehoben werden.

■ **Phase 3** (auch »Lebensteil« des Plans genannt) wird sie auf intelligente Weise auf einen lebenslangen Weg zu mehr Wohlbefinden führen.

PHASE 1

Hierbei handelt es sich um Ihre Gewichtsverlustphase. In dieser Phase werden Sie keine Nahrungsmittel aus der »A, B, C, D, E und F«-Liste sowie insgesamt nur sehr wenige Kohlenhydrate essen. Ihre Mahlzeiten bestehen aus fettarmem Protein – gewöhnlich in Form von Eiweiß, Huhn, Pute oder Fisch – und viel Gemüse. (An alle Vegetarier unter Ihnen: Keine Sorge. Viele Vegetarier, die diesen Plan absolvierten, waren sehr gut in der Lage, das tierische Protein durch ausreichende Mengen an pflanzlichem Protein – wie es in Quinoa, Tofu und Tempeh enthalten ist – zu ersetzen. Mit großem Erfolg.) Diese sehr kohlenhydratarme Phase bringt einen zentralen Vorteil mit sich: Sie wird den Kohlenhydrat-Junkies unter Ihnen dabei helfen, die psychische Abhängigkeit von Kohlenhydraten zu durchbrechen. In den ersten zwei Wochen ohne Kohlenhydrate fordere ich Sie dazu auf, Alternativen für jene Zeiten zu finden, in denen Sie üblicherweise auf kohlenhydratreiche Lebensmittel zurückgreifen, zum Beispiel bei Stress oder Müdigkeit. Sobald sich ein solches Bedürfnis einstellt, sollten Sie stattdessen lieber eine kurze Entspannungspause oder eine zehnminütige Trainingseinheit in Betracht ziehen. Wenn Sie den Drang verspüren zwecks Stressabbaus etwas essen zu müssen, dann befriedigen Sie dieses Bedürfnis – aber ohne sich die normalerweise damit verbundenen Kohlenhydrate und Kalorien einzuverleiben. Lust auf etwas Knuspriges? Essen Sie Stangensellerie. Etwas Warmes mit breiartiger Konsistenz gefällig? Greifen Sie auf mein Putenchili oder Blumenkohl-Haschee zurück. Letzteres können Sie auf Wunsch auch mit etwas gedünstetem Knoblauch verfeinern.

Phase 1 des Plans folgt im Wesentlichen einer bestimmten Formel. Machen Sie sich also keine Sorgen, wenn Sie gelegentlich das Gefühl haben, von dem vorgeschriebenen Ernährungsprogramm abweichen zu müssen – zum Beispiel, wenn Sie auf Reisen sind und nicht dazu kommen, sich Ihre eigenen Mahlzeiten zuzubereiten. Solange Sie sich an die Formel halten, können Sie durchaus auch essen gehen und immer noch mit dem Plan erfolgreich sein. Ich habe schon von vielen Klienten gehört, die sehr wohl in der Lage waren, sich streng an den Plan zu halten und trotzdem an Geschäftsessen, Familienfeiern usw. teilzunehmen. Halten Sie sich dabei lediglich an die nachfolgend beschriebenen Richtlinien.

■ **Frühstück.** In Phase 1 besteht das tägliche Frühstück aus einem Protein-Shake (der sich übrigens auch bestens als Reiseproviant eignet). Wenn Sie unterwegs sind, sollten Sie sicherstellen, dass Sie außer dem Proteinpulver noch eine fest verschließbare Wasserflasche dabei haben. Geben Sie das Pulver in die Flasche, füllen Sie sie mit stillem Mineralwasser auf und schütteln Sie das Ganze gut durch. Und voilà, das Frühstück ist fertig. Sie können Ihr Frühstück natürlich auch in fester Form zu sich nehmen, wenn Sie möchten, nur sollten Sie hierbei darauf achten, dass Sie fettarmes Protein auswählen. Idealerweise essen Sie Eiweiß, das Ihrem Körper hochwertiges Protein und alle essen-

ziellen Aminosäuren gibt, die er benötigt. Ich bitte Sie ausdrücklich darum, nur das Eiweiß und nicht ganze Eier zuzubereiten, weil der Großteil der in Eiern enthaltenen Fette und Kalorien im Dotter steckt. Sie könnten Ihren Tag zum Beispiel mit einem Eiweißomelett beginnen, das mit Ihrem Lieblingsgemüse gefüllt ist. Als tolle Eierspeisen eignen sich in Phase 1 auch mein Rührei (ohne Eigelb) mit Shiitake und Putenspeck sowie das Rührei (ohne Eigelb) mit Putenhack und Tomatenwürfeln (siehe »Rezepte für Phase 1« in Kapitel 8).

Egal ob Protein-Shake oder Rührei ohne Eigelb – wichtig ist, dass Sie Ihren Körper am frühen Morgen mit Protein versorgen. Auch wenn Sie es vielleicht gewohnt sind, den Tag mit Kohlenhydraten zu beginnen, womöglich in Form eines Donuts oder, was nur geringfügig besser wäre, in Form von kalten Frühstücksflocken – mit nahrhaftem Protein treffen Sie mit Sicherheit die bessere Wahl. Denn das Protein wird Ihnen dabei helfen, länger gesättigt zu bleiben. Im Gegensatz zu einem kohlyenhydratreichen Frühstück, bei dem Sie vielleicht nach einer Stunde wieder hungrig werden, wird Sie das proteinreiche Frühstück bis tief in den Vormittag hinein satt halten. Es wird auch Ihren Stoffwechsel in Gang bringen, weil der Körper zum Verdauen des

Proteins mehr Kalorien verbraucht als bei der Aufspaltung von Kohlenhydraten.

Wenn Sie zu denjenigen Zeitgenossen gehören, die ihr Frühstück gerne ausfallen lassen, müssen Sie diese Gewohnheit ändern. Um den Stoffwechsel am Laufen zu halten, benötigt Ihr Körper etwa alle drei Stunden eine regelmäßige Dosis an Kalorien. Nach achtstündiger Nachtruhe ist es wichtig, dass Ihr Stoffwechsel wieder in Gang kommt, und das gelingt Ihnen nur, wenn Sie etwas essen.

■ **Vormittagssnack.** Ihre Snacks in Phase 1 werden fett- und kohlenhydratarm sein, dafür aber überaus proteinreich. Es stehen Ihnen dabei unter anderem hart gekochtes Eiweiß, rohe Mandeln, Dosenthunfisch und ein Lachsburger zur Auswahl.

■ **Mittagessen.** Kombinieren Sie dabei eine magere Proteinquelle (wie 170 g Lachs, Thunfisch oder Hähnchen- bzw. Putenbrust) mit einer ordentlichen Portion des von Ihnen bevorzugten gedämpften Gemüses und/oder mit einem gemischten Salat. Ich fände es gut, wenn Sie Ihre Hauptmahlzeit zur Mittagszeit zu sich nähmen. Tun Sie es den Italienern gleich und machen Sie das Mittagessen zur Hauptmahlzeit des Tages, da Sie auf diese Weise genü-

gend Zeit haben, um diese Kalorien bis zum Schlafengehen wieder abzuarbeiten. Wie gesagt: Das Mittagessen kann aus einer mageren Proteinquelle wie zum Beispiel 170 g Hähnchenbrustfilet oder Fisch bestehen, zusammen mit einem halben oder ganzen Teller Ihres Lieblingsgemüses, wie zum Beispiel gedämpftem Brokkoli oder Spinat. Sie können natürlich auch einen großen Salat zubereiten. Richten Sie hierzu grünen Mischsalat auf einem großen Teller an. Mit Ausnahme von Karotten (die wegen ihres hohen Kohlenhydratgehalts zu vermeiden sind) ist dabei alles erlaubt. Geben Sie eine Proteinquelle wie eine Portion Lachs oder Thunfisch, Hähnchenbruststreifen (ohne Haut) oder in Scheiben geschnittene hart gekochte Eiweiße über den Salat und verfeinern Sie ihn mit etwas Essig (jede Sorte mit Ausnahme des zuckerhaltigen Balsamico-Essigs ist erlaubt) sowie einem Teelöffel Olivenöl.

■ **Nachmittagssnack.** Hier gelten dieselben Auswahlkriterien wie beim Vormittagssnack.

■ **Abendessen.** Auch hier zeigt der Protein-Shake seine Vorzüge. Wenn Sie unterwegs sind, können Sie statt eines Abendessens einfach einen Shake trinken. Oder halten Sie sich an dieselbe Formel, die Sie bereits auf Ihr Mittagessen angewendet haben. Das heißt: Machen Sie sich einen großen Salat und kombinieren Sie ihn mit einer fettarmen Proteinquelle. Alternativ können Sie sich auch etwas Gemüse zubereiten (verzichten Sie allerdings wieder auf Karotten) und dazu eine von Ihnen bevorzugte fettarme Fleisch- oder Fischsorte essen, wie zum Beispiel gegrillte Hähnchenbrust, Lachs oder Thunfisch.

Phase 1 des Mahlzeitenplans nimmt zunächst zwei Wochen ein, es kann aber durchaus sein, dass – abhängig von Ihrem Abnehmziel – Phase 1 für Sie etwas länger dauert. Wenn Sie beispielsweise nur 9 Pfund abnehmen möchten, müssten zwei Wochen reichen. Sollten Sie aber den Verlust von 40 und mehr Pfund anpeilen, wäre es sinnvoll, wenn Sie sich auf 5 bis 10 Wochen in Phase 1 einstellen, damit Sie Ihr Ziel auch wirklich erreichen. Meine Mutter blieb mehrere Monate in Phase 1 – die eine oder andere gelegentliche Mogelei nicht mitgezählt. Sie blieb sehr motiviert bei der Sache und akzeptierte, dass die Rigorosität des Plans ihr lediglich helfen sollte, ihrem Wunschgewicht näher zu kommen. Hören Sie in sich hinein und achten Sie auf das, was Ihr Körper und Ihr Geist Ihnen mitteilen. Wenn Sie das Gefühl haben, mit Phase 1 Erfolg zu haben, dann sind Sie auf dem richtigen Weg. Ausgehend von den vielen Menschen, die sich diesem Plan bereits unterzogen haben, kann ich Ihnen versprechen, dass Sie in Phase 1 bis zu sechseinhalb Pfund pro Woche abnehmen können.

PHASE 2

In dieser Phase werden Sie lernen, wie Sie Ihren Gewichtsverlust auch für die Zukunft bewahren können. Zu diesem Zweck reichern Sie Ihren täglichen Speiseplan mit einem Element der »A, B, C, D, E und F«-Liste an, und zwar den Kohlenhydraten. Ich habe diese Phase zusätzlich in den Mahlzeitenplan eingebaut, um zu zeigen, welche Kohlenhydratquellen besonders vorteilhaft sind und wie man sie am besten isst. Mit der Zielsetzung, Ihre Abnehmerfolge langfristig zu sichern und zu steigern, werden Sie also – allerdings nur im Rahmen des Mittagessens – ab Phase 2 einige gesunde, ballaststoffreiche Kohlenhydrate wie Quinoa, Bohnen, Linsen und Süßkartoffeln zu sich nehmen.

PHASE 3

Ich nenne diese Phase gerne auch die »Rest-Ihres-Lebens-Phase«. Obwohl der entsprechende Mahlzeitenplan hierzu nur vier Wochen umfasst, werden Sie den Rest Ihres

Lebens in Phase 3 verbringen, um alle jene Ergebnisse zu bewahren, auf die Sie so hart hingearbeitet haben. In dieser Phase können Sie im Rahmen Ihres Vormittagssnacks jeden Tag eine kleine Portion (ca. 100 bis 150 Kalorien) einer Kohlenhydratquelle Ihrer Wahl sowie ein weiteres Element aus der »A, B, C, D, E und F«-Liste essen.

Ich möchte, dass Sie in Phase 3 Ihr Gewicht, Ihre Maße, Ihre Kleidergröße und deren Passform sorgfältig überprüfen. Nicht jeder kann sich ohne Weiteres eine tägliche Portion an As, Bs, Cs, Ds, Es oder Fs genehmigen. Falls Sie anfangen sollten, wieder zuzunehmen, kehren Sie bitte vorübergehend zu Phase 2 zurück. Wenn Sie sehr empfindlich auf Kohlenhydrate reagieren, kann es auch sein, dass bestimmte Kohlenhydratquellen, die Sie wieder in den Speiseplan aufgenommen haben, zu Essanfällen führen. Halten Sie sich auch von denjenigen Nahrungsmitteln fern, von denen Sie schon in der Vergangenheit nicht die Finger lassen konnten. Je länger Sie ohne sie auskommen, desto weniger Appetit werden Sie darauf verspüren.

Wenn Sie einmal schwach werden ...

Kurz bevor ich anfing diesen Buchabschnitt zu schreiben, hatte ich ein Telefo-nat mit meiner Mutter, die sich schon mehrere Monate in Phase 1 befand und sich eine ganze Weile strikt an deren strenge Ernährungsvorgaben gehalten hatte. Diese Phase ist normalerweise nach zwei Wochen beendet, doch Mutter hatte über 68 Kilo abzunehmen, und da sie dieses Gewicht unmöglich in dem vorgegebenen Zeitrahmen abnehmen konnte, dauerte für sie Phase 1 entsprechend länger. Bis zu der Woche unseres Gesprächs hatte sich Mutter tapfer geschlagen und über 50 Pfund abgenommen, es lag aber noch ein weiter Weg vor ihr. Dann hatte sie jedoch ihre Zielstrebigkeit verloren. Ihr innerer Schweinehund begann allmählich die Kontrolle über ihre Entscheidungen zu übernehmen, und so wanderten Bagels und Pizza wie von selbst wieder auf Frühstückstisch und Mittagsteller. Sie ließ zu, dass äußere Einflüsse ihr Leben beeinflussten und sie von ihrem erfolgreichen Weg abbrachten.

Ich machte mir Sorgen, dass Sie bald in einen Teufelskreis aus schwindender Motivation, nachlassenden Erfolgen und – daraus resultierend – immer stärker schwindender Motivation geraten könnte. Also führte ich ein Gespräch mit ihr, im Laufe dessen ich sie vor die knallharte Wahl stellte, die Diät ohne Wenn und Aber durchzuziehen oder sie ganz bleiben zu lassen. Und ich erinnerte sie – nicht zum ersten Mal – daran, wie wichtig es ist, nicht als passives Opfer durchs Leben zu gehen, sondern stets aktiv die optimalen Entscheidungen für sich selbst zu treffen.

Ich beschrieb ihr die vielen Dinge, an denen ich sie teilhaben lassen wollte – meine künftigen Kindern und beruflichen Erfolge. Ich sagte ihr, mein Interesse an ihrem Abnehmwillen sei durchaus eigennützig, denn schließlich bräuchte ich sie ja auch zu meiner eigenen emotionalen und psychologischen Unterstützung und daher wolle ich, dass sie noch möglichst lange bei mir bleibt. Ich sagte ihr, dass mir ihre Gesundheit sehr am Herzen liege, und ich mir nichts sehnlicher wünsche, als dass wir noch viele Jahre zusammen auf dieser Erde weilen können.

Ich ging mit meiner Mutter so streng und energisch um wie nie zuvor; ich überließ nichts dem Zufall und erklärte, sie müsse sich entweder jetzt oder nie für das Programm entscheiden. Ich machte ihr klar, dass sie mich mit ihrem Verhalten weder hängen ließ noch enttäuschte, sondern höchstens sich selbst. Und ich führte ihr ins Bewusstsein zurück, dass sie das alles letztendlich für

sich selbst tat – und nicht für mich, das Buch oder irgendjemand sonst.

Am Tag nach diesem Gespräch unterzog sich Mutter ihrem bislang härtesten Workout. Ich brachte sie buchstäblich an ihre Grenzen – und noch darüber hinaus. Noch Stunden später spürte sie die energetische Wirkung dieses außerordentlichen Ausdauertrainings, und sie hat seither noch viele ähnlich anstrengende Workouts hinter sich gebracht. Ich bin sehr stolz auf meine Mutter und weiß das Vertrauen zu schätzen, das sie in mich gesetzt hat, damit ich ihr bei ihrer Verwandlung helfen kann. Sie ist wieder am Ball. Ich hoffe, diese kurze Darstellung ihres Durchhaltewillens wird Ihnen dabei helfen, sich ebenfalls wieder aufzurappeln, wenn Sie jemals das Gefühl haben sollten, dass Ihre Aufmerksamkeit nachlässt.

Und ich erzähle Ihnen diese Geschichte auch, weil Ihnen vermutlich erst jetzt klar wird, wie anstrengend der Weg ist, der noch vor Ihnen liegt. Denken Sie positiv, wenn Sie mit der Ultimativen New York Diät beginnen, aber verlieren Sie dabei nicht den Blick für die Realität.

Jede Phase wird ein bisschen leichter zu bewältigen sein. Mit jedem positiven Ergebnis und mit dem daraus erwachsenden Selbstvertrauen werden Sie das Gefühl haben, dass dieses Programm weit mehr ist als jede Diät, der Sie sich jemals zuvor unterzogen haben. Sie werden Ihre Erfolgserlebnisse nicht nur in Form von geringerem Taillen- oder Bauchumfang messen können, sondern auch in vielen anderen Aspekten Ihres Alltags entdecken; denn Sie werden lernen, Ihr gesamtes Dasein mit neuen Augen zu sehen. Ihr »neues Ich« wird mehr Selbstachtung, Stärke und Mut besitzen und dadurch ein produktiveres und glücklicheres Leben führen.

DER ULTIMATIVE NEW YORK NAHRUNGSERGÄNZUNGSMITTELPLAN

Meine Eltern waren schon immer große Anhänger von Nahrungsergänzungsmitteln. Mein Vater war bereits vor 55 Jahren Bodybuilder und hat sich dementsprechend schon sehr früh mit Protein- und Vitaminpräparaten versorgt, um sein Muskelwachstum zu fördern. Als er seinerzeit damit anfing, bestanden diese Mixturen in der Regel aus Eiern, Bierhefe (allein bei dem Gedanken daran wird mir schon

schlecht), Weizenkeimen und anderen, aus heutiger Sicht ziemlich gruselig anmutenden Zutaten.

Obwohl meine Mutter in vielerlei Hinsicht nicht immer den gesündesten Lebenwandel hatte, nahm sie stets Vitamine, Mineralstoffe und Antioxidantien. Durch diese Ergänzungsmittel war sie in der Lage, ihren Körper zu stärken und potenzielle Krankheiten sowie andere körperliche Beschwerden abzuwehren, die Menschen mit starkem Übergewicht leider oft befallen.

Aufgrund dieses elterlichen Vorbilds war es für mich immer selbstverständlich, Vitamine und andere Nahrungsergänzungsmittel einzunehmen. Als ich im Rahmen der Entwicklung meiner eigenen Produktlinie recherchierte, war es mir wichtig, nur bewährte Präparate in mein Programm aufzunehmen – solche, die gefahrlos und effektiv sind und die keine bzw. nur minimale Nebenwirkungen mit sich bringen. Es hat in der Vergangenheit bereits zahlreiche Untersuchungen zur Wirksamkeit bestimmter Präparate und zur gesundheitlichen Bedenklichkeit einiger solcher Mittel gegeben. Ich hoffe, dass Sie nach der Lektüre dieses Kapitels ein besseres Gefühl dafür entwickeln werden, welche Nahrungsergänzungsmittel sich für Sie eignen und von welchen Sie lieber die Finger lassen.

Sie fragen sich jetzt vielleicht »Kann ich nicht einfach durch eine Änderung meiner Ernährungs- und Trainingsgewohnheiten abnehmen? Müssen Nahrungsergänzungsmittel denn wirklich sein?« Nein, »Supplements«, so die englische Kurzform, sind kein Muss. Sie können auch ohne abnehmen, doch gestaltet sich Ihr

Weg zum Wunschgewicht in diesem Fall deutlich beschwerlicher. Sie würden sich dann mit großer Wahrscheinlichkeit oft hungrig fühlen, immer wieder einmal Heißhunger verspüren und die gesetzten Ziele sehr viel langsamer erreichen. Das Gute an der neuen – und von Medizin und Forschung als gesundheitszuträglich anerkannten – Generation von Nahrungsergänzungsmitteln ist, dass sie Ihnen bei der Formung Ihres Traumkörpers helfen, ohne fahrig zu machen, Kopfschmerzen zu verursachen oder Ihre Gesundheit zu schädigen. (Nochmals: Ich setze auf ganzheitliche Wellness. Deshalb würde ich Ihnen niemals etwas empfehlen, das Ihre Gesundheit gefährdet.)

Sie sollten auch noch etwas anderes wissen: Nahrungsergänzungsmittel der alten Schule, die dem Verbraucher vorgaukeln, ihre alleinige Einnahme ersetze regelmäßigen Sport oder die Veränderung ungesunder Essgewohnheiten, *waren* und *sind* zu gut, um wahr zu sein. Wenn ich über diätunterstützende Nahrungsergänzungsmittel rede, meine ich damit nicht, dass man sich mit Cheeseburgern den Bauch vollschlägt und dann einfach eine Pille einwirft. Ich rede vielmehr darüber, dass man sich bewusst ernährt, trainiert *und* sich zusätzlich mit Supplements versorgt.

Der hier vorgestellte Nahrungsergänzungsmittelplan komplettiert dabei den Ernährungs- und Fitnessplan in hervorragender Weise. Er wird Ihnen bei Ihren Bemühungen in der Küche (oder im Restaurant, wie im Falle vieler meiner Klienten) und im Fitnessstudio helfen. Ich spreche mich grundsätzlich nur für Lebensmittel, Übungen und Supplements aus, die gut für Sie sind. Wenn etwas zwar bei der Gewichtsreduktion hilft, aber die Gesundheit beeinträchtigt oder ruiniert, ist es die Einnahme nicht wert.

In diesem Kapitel werden Sie unter anderem etwas über die ernährungsphysiologischen Besonderheiten der wichtigsten Nahrungsergänzungsmittel erfahren, die dazu beitragen Hungergefühle zu dämpfen, das allgemeine Leistungsniveau zu erhöhen, die Lust auf Kohlenhydrate zu unterdrücken und den Stoffwechsel anzukurbeln. Fangen wir mit dem meiner Meinung nach wichtigsten Supplement für Menschen an, die einen hektischen New Yorker Lebensstil führen: den Mahlzeitenersatz-Getränken.

Mahlzeitenersatz-Getränke

Der in diesem Buch vorgestellte Ernährungsplan sieht fünf Mahlzeiten pro Tag vor, das heißt also, Sie werden tagsüber jeweils im Abstand von zwei bis drei Stunden etwas zu sich nehmen. Wie ich bereits erwähnt habe, arbeite ich mit vielen sehr beschäftigten Klienten zusammen, von denen viele noch nie einen Fuß in ihre Küche gesetzt haben. Diese typischen New Yorker befinden sich ständig auf Achse, sodass sie schlichtweg keine Zeit haben, um fünf Mahlzeiten täglich zuzubereiten – mit der Konsequenz, dass Mahlzeiten in flüssiger Form – zumindest für sie – zu einem unerlässlichen Bestandteil ihres Speiseplans wurden.

Nach dem großen Erfolg des *Ultimativen New York Body Plan* habe ich erkannt, dass viele Menschen weit über die Grenzen New Yorks hinaus ein Bedürfnis nach schnellem und praktischem Essen haben. Es gibt überall in den USA, wie auch weltweit, viele Anhänger des *Body Plan*. Diese oft sehr geschäftigen Zeitgenossen haben mir erzählt, dass sie mit meinem Plan nie so erfolgreich gewesen wären, wenn sie nicht einige ihrer Mahlzeiten in flüssiger Form eingenommen hätten. Ihre Mahlzeitenersatz-Shakes kamen ihnen in vielen unterschiedlichen Situationen äußerst gelegen.

Gut abgestimmte Mahlzeitenersatz-Getränke sättigen und versorgen Sie mit allen Nährstoffen, die Ihr Körper braucht. Da-

Fortsetzung auf Seite 102

Ellen Barkin

Ich habe in den letzten Monaten mit der bekannten Schauspielerin Ellen Barkin zusammengearbeitet, und sie ist mir seither zu einer guten Freundin geworden. Im Gegensatz zu vielen Menschen, die meine Hilfe in Anspruch nehmen, wollte Ellen nicht abnehmen. Sie war ihr Leben lang schlank gewesen, wollte sich aber etwas in Form bringen. Mit 51 Jahren sieht sie nun so blendend aus wie irgend möglich.

F: Was wollten Sie mit diesem Programm erreichen?

A: Als ich älter wurde und die 50 erreicht hatte, beschlich mich das Gefühl, dass ein intensiveres Training angesagt wäre. Ich hatte mein Leben lang regelmäßig trainiert, aber mit Ende 40 hatte ich eine Zeit lang pausiert. Ich schätze, ich fühlte mich ausgebrannt. Diese zwei Jahre Auszeit wirkten sich jedoch entscheidend auf meinen Alterungsprozess aus.

Ich bin von Natur aus schlank und sogar untergewichtig. Trotzdem war mein Gewicht für mich immer ein Problem – ganz gleich, was ich früher getan hatte oder wie mich andere darum beneideten. Doch abgesehen davon ist auch mir das passiert, was den meisten Frauen beim Älterwerden nun einmal passiert – die Schwerkraft forderte ihren Tribut. Daher wollte ich meinen Körper straffen und insgesamt besser in Form kommen.

F: Haben Sie mit diesem Programm die Ziele erreicht, die Sie sich gesetzt hatten?

A: Nach nur wenigen Wochen mit David war ich genau an jenem Punkt, an dem ich sein wollte. Er behob alle Probleme, mit denen Frauen in einem bestimmten Alter kämpfen. Ich sagte ihm seinerzeit: »Ich wette, du schaffst es nicht, diese Veränderungen rückgängig zu machen. Am Älterwerden und der Schwerkraft kommt keiner vorbei. So ist das nun einmal, wenn der Körper altert.« Ich habe beispielsweise zu wenig Po. Und David hat hart mit mir gearbeitet, damit sich genau das ändert. Er hat mir dabei geholfen einen Körper zu schaffen, der wohlproportioniert und attraktiv ist. Jetzt bin ich endlich das Mädchen im Fitnessstudio, auf das alle anerkennend blicken und sagen »Wie alt soll die sein?«

F: Im Gegensatz zu vielen Menschen, die sich diesem Programm unterziehen, hatten Sie nicht vor abzunehmen. War es für Sie deshalb besonders schwierig, sich an den strengen Ernährungsplan zu halten?

A: Zunächst sagte ich David, ich könne seinen Plan unmöglich befolgen. Ich beharrte darauf, leider auf meine geliebten Kartoffelchips nicht verzichten zu können. Das trieb ihn fast in den Wahnsinn und deshalb schärfte er mir immer wieder ein, dass ich die Chips aufgeben müsse. Ich beschloss daraufhin, mich einen Monat lang strikt an seine Anweisungen zu halten. Ich bin sehr diszipliniert und habe ganze 30 Tage lang komplett auf Wein, Kohlenhydrate und alles aus der »A, B, C, D, E und F«-Liste verzichtet. Außerdem ließ ich kein einziges Training ausfallen, und das zahlte sich schließlich mehr als aus.

F: Was halten Sie von dem Nahrungsergänzungsmittelplan?

A: Ich nehme alle von Davids Präparaten und halte sie für wirklich einzigartig. Wenn ich sie einen Tag nicht nehme, merke ich es sofort. Sie geben mir mehr Energie und verbessern mein Konzentrationsvermögen. Ich habe zwei Kinder, die noch zu Hause wohnen, eine Produktionsgesellschaft und arbeite außerdem noch als Schauspielerin und Dozentin. Mein Leben ist ziemlich hektisch, doch Davids Nahrungsergänzungsmittel helfen mir dabei, den Tag gut zu überstehen. Wenn ich sie nicht nehme, breche ich gegen 17 Uhr ein – eine Uhrzeit, zu der bei uns das Familienleben eigentlich erst richtig losgeht.

F: Wie hat dieser Plan Ihre Trainingsgewohnheiten verändert?

A: Ich habe 25 Jahre lang Sport getrieben und dabei mit vielen Trainern zusammengearbeitet, die vor allem meinen Oberkörper aufbauen und dort sichtbare Muskeln ausbilden wollten. David hat zum Glück einen ganz anderen Ansatz verfolgt. Er wollte keinen Muskelberg aus mir machen. Ich bin nun einmal so alt, wie ich eben bin – und auch stolz darauf. Ich möchte einfach wie eine 50-Jährige aussehen, die gut in Form ist, und dank David ist mir das auch gelungen.

F: Wie bleiben Sie am Ball, wenn Sie auf Reisen sind?

A: Ich habe immer meine DVDs, Medizinbälle, leichte Kurzhanteln und Davids Nahrungsergänzungsmittel dabei. Das reicht völlig.

F: Was haben Sie bei dem Programm in den letzten sechs Monaten gelernt, das Sie gerne schon mit 20 oder 30 gewusst hätten?

A: Ich wünschte, ich hätte früher bessere Vitaminpräparate genommen, regelmäßiger gegessen und mir von niemandem vorschreiben lassen, wie mein Traumkörper auszusehen hat.

ELLENS RAT AN SIE: Sie müssen nicht persönlich mit David trainieren, um erstaunliche Ergebnisse zu erzielen. Manchmal bin ich zwei oder drei Monate am Stück nicht in der Stadt – Monate, in denen David nicht da ist, um mich zum Training zu motivieren oder durch einen Workout hindurch zu begleiten. In diesen Monaten behelfe ich mir mit seinen Büchern und Videos und koche seine Rezepte nach.

Wenn ich dann nach New York zurückkomme und wieder anfange mit ihm zu trainieren, bin ich jedes Mal noch bestens in Form.

NACHTRAG: *Keine Tricks, Spezialeffekte und falscher Rauch – Ellen ist garantiert keine Mogelpackung! Sie ist so typisch für*

New York wie das Empire State Building und versucht wie viele Frauen Anfang 50 Beruf und Familie mit ihrem eigenen »inneren Frieden« in Einklang zu bringen. Mithilfe meines Programms kann Ellen ihr Leben nun noch effizienter gestalten und sich dabei nicht nur Zeit für jene nehmen, die ihr wichtig sind, sondern auch und vor allem für sich selbst.

durch machen sie alle gängigen Ausreden hinfällig, die viele Leute verwenden, wenn sie wieder in alte Essgewohnheiten verfallen (und glauben Sie mir, ich bin mir mittlerweile ziemlich sicher, dass ich sie alle schon einmal gehört habe). Für viele Abnehmwillige ist es einfach unrealistisch, täglich drei vollständige Mahlzeiten und zwei Snacks zuzubereiten. Sie haben einfach keine Zeit dazu.

Zwei dieser Mahlzeiten lassen sich in meinem Plan durch Shakes ersetzen. Man benötigt nur zwei Minuten, um einen solchen Drink zusammenzurühren. Man kann ihn praktisch überall trinken – auf dem Weg zur Arbeit, während einer Besprechung oder beim eiligen Durchqueren eines Flughafengebäudes. Ich habe festge

stellt, dass Protein-Shakes meinen Klienten dabei geholfen haben, sich den Fast-Food-Lebensstil abzugewöhnen. Oft genug führen sie auch dazu, dass man auf Limonade und Süßigkeiten aus dem Automaten verzichtet – was in meinen Ohren Musik ist.

Andere Klienten wiederum trinken meine Shakes, wenn sie Freunde und Verwandte besuchen. Ich muss gestehen, dass sie auch mich selbst schon vor so manchem schlechten oder ungenießbaren Essen bewahrt haben. Ich rate auch zu einem Mahlzeitenersatz-Getränk, bevor man auf eine Cocktailparty geht oder sogar vor einem Blind Date. Mal ehrlich, bei solchen Verabredungen ist man sowieso viel zu nervös, um etwas zu essen. (Einige meiner Klienten trinken Protein-Shakes auch, um nach einer durchfeierten Nacht ihren Brummschädel zu kurieren, aber dazu mehr in einem anderen Kapitel.)

Ihr Shake soll Sie mit einer perfekten Kombination aus Protein, Kohlenhydraten, gesunden Fetten, Ballaststoffen und Vitaminen versorgen. Wenn Mahlzeitenersatz-Drinks richtig angewendet werden, sind sie eine echte zeitsparende Alternative zu einem vollwertigen Essen. Sie verhindern Hungergefühle, geben Ihnen die nötige Energie für den Workout, halten lange satt und versorgen Sie mit den Aminosäuren, die Ihre Muskeln nach den Übungseinheiten zur Regeneration benötigen.

Achten Sie auf Folgendes, wenn Sie die Liste der Inhaltsstoffe eines im Handel erhältlichen Proteindrinks (Proteinpulvers) in Augenschein nehmen:

■ **Die Art des Proteins.** Proteinpulver kann verschiedenen Ursprungs sein und aus Molke, Ei, Rinderkolostrum, Kasein (Milchprotein) oder Soja bestehen. Entscheiden Sie sich für einen molkehaltigen Shake. Molkeprotein ist ein kasein- und zuckerfreies Milchprotein und allen anderen Sorten vorzuziehen, weil es der Körper am besten verarbeitet und schneller als jede andere Proteinquelle verdaut und weil die Aminosäuren besonders rasch in die Muskelzellen transportiert werden. Kurzum: Diese Proteinart hilft, die Regenerationsphase nach dem Training zu beschleunigen, Muskeln schneller auszubilden und einen nach dem Workout eventuell auftretenden Muskelkater zu verringern.

Vielleicht wichtiger ist jedoch die Tatsache, dass Molke den Hunger dämpft. In einer Untersuchung der University von Toronto setzten Forscher 22 männlichen Testpersonen ein Pizzabüffet vor, von dem sie sich ohne Einschränkungen bedienen konnten. Probanden, die zwei Stunden zuvor einen Molkedrink zu sich genommen hatten, aßen dabei weniger Pizza als jene Vergleichspersonen, die einen Proteintrunk auf Soja- oder Ei-Basis getrunken hatten. Molke dämpft das Hungergefühl, indem sie im Verdauungstrakt die Freisetzung von Peptiden (einfache Proteine, die als körpereigene Botenstoffe fungieren) anregt, die das durch den Shake ausgelöste Sättigungsgefühl verstärken. Eine kleine Bitte an dieser Stelle: Glauben Sie mir diesbezüglich und stellen Sie diese Untersuchung nicht mit einer eigene Pizza-Studie zu Hause nach.

Verglichen mit anderen Proteinmischungen enthalten Molkeproteine die höchste

Konzentration an verzweigten Aminosäurenketten (BCAAs). Diese Aminosäuren sind ein wichtiger Bestandteil des Muskelstoffwechsels und die ersten, die dem Muskelkatabolismus (Muskelabbau) zum Opfer fallen, ein Vorgang, der bei vielen Schlankheitskuren leider allzu häufig einsetzt. Molkeprotein unterstützt darüber hinaus die Produktion von Glutathion. Hierbei handelt es sich um das wirkungsvollste körpereigene Antioxidans, das auch für die Stärkung des Immunsystems eine wichtige Rolle spielt.

Nun, es gibt hochwertiges und weniger hochwertiges Molkepulver. Die Zutatenliste bringt hier Licht ins Dunkel und sollte den folgenden Bestandteil enthalten: *cross-flow-mikrofiltriertes Molkeprotein-Isolat*. Dieses Präparat weist durchschnittlich einen 90-prozentigen Proteingehalt auf, ist praktisch laktose- und fettfrei und führt deshalb meine persönliche Positivliste an – dicht gefolgt von hochwertigem *cross-flow-mikrofiltriertem Molkeprotein-Konzentrat*, das einen ungefähr 80-prozentigen Proteingehalt aufweist. Cross-Flow-Mikrofiltration ist ein Vorgang, bei dem die Proteinmoleküle physikalisch durch mikroskopisch feine Filter separiert werden. Dadurch wird die Zerstörung der Proteine verhindert, die bei Behandlungsmethoden mit Hitze oder Säure

fast unvermeidbar ist. Diese hochwertigen Molkeproteine weisen einen hohen Gehalt an intakten bzw. funktionsfähigen Proteinbausteinen auf, unter anderem auch Immunoglobine, die das körpereigene Abwehrsystem stärken, und die wir uns daher keinesfalls entgehen lassen sollten.

Warum enthalten so viele Mahlzeitenersatz-Getränke sogenannte »Marken-Proteinmischungen«, wenn Molkeprotein doch so bekömmlich ist? Weil isoliertes Molkeprotein deutlich teurer ist als fast alle anderen zuverlässigen Proteinquellen, mit Ausnahme des Albumins in Eiern, das allerdings vom Körper deutlich schlechter verarbeitet wird. Aus diesem Grund wird Molkeprotein entweder gar nicht in entsprechenden Proteinpulvern verwendet oder mit billigeren, weniger gehaltvollen Proteinen wie Kaseinaten oder isoliertem Milchprotein bzw. deren Konzentraten gestreckt. Diese deutlich minderwertigeren Proteine kommen außerdem auch wegen ihres als harmonisch empfundenen Geschmacks zum Einsatz. Wird in einem Proteinpulver Molkeprotein in Kombination mit, sagen wir einmal, zwei oder drei anderen Proteinquellen angeboten, dann ist vermutlich kaum eine Spur dieses qualitativ hochwertigen Bestandteils enthalten, während der

Großteil des Pulvers aus wesentlich weniger wertvollen Inhaltsstoffen besteht.

■ **Kohlenhydrate.** Die große Mehrheit der Hersteller, die Mahlzeitenersatz-Drinks anbieten, scheint diesem Nährstoff nur wenig Beachtung zu schenken. Viele verwenden große Mengen an Maltodextrin, einem billigen und aus Mais gewonnenem Kohlenhydratkomplex, der sehr kurzkettig ist und damit in seinen Eigenschaften einem Zucker stärker ähnelt als hochwertigen Kohlenhydraten – und entsprechend auch schneller verbrannt wird. Einige Hersteller fügen ihren Präparaten darüber hinaus noch einfache Zucker wie Maissirup hinzu. Es ist wohl nicht nötig zu erwähnen, dass solche Produkte aufgrund ihres hohen Kohlenhydratgehalts nichts in einer wirkungsvollen, kohlenhydratarmen Diät verloren haben.

■ **Leinsamenöl.** Leinsamen enthalten wichtige essenzielle Fettsäuren, die vom Körper nicht selbst hergestellt werden können und daher über die Nahrung aufgenommen werden müssen. Leinsamen sind reich an Alphalinolensäure (einer essenziellen Omega-3-Fettsäure) und Linolsäure (einer essenziellen Omega-6-Fettsäure). Diese wichtigen Fette tragen zur Verbesserung des Stoffwechsels und der Fettverbrennung bei, erhöhen die Insulinempfindlichkeit, verhindern die Einlagerung von Fett, verbessern die Muskelspannung, reduzieren den Muskelabbau durch die Stimulation von Muskelrezeptoren und helfen Stimmungsschwankungen und leichte Depressionen zu mildern, die beim Abnehmen auftreten können.

Leinsamen sind eine sehr wirkungsvolle Energiequelle, die reich an löslichen und unlöslichen Ballaststoffen ist, welche wiederum zu einer geregelten Verdauung und einem gesunden Cholesterinspiegel beitragen. Leinsamen enthalten außerdem eine höhere Konzentration an Lignanen als alle anderen handelsüblichen Lebensmittel. Lignane sind überaus wirksame und das Immunsystem stärkende Phytonährstoffe (Pflanzenwirkstoffe).

Leider enthalten nur wenige Protein-Shakes diese wichtige Zutat. Ein leinsamenhaltiger Drink stellt jedoch eine praktische Möglichkeit dar, dem Körper dieses überaus wichtige und den Abnehmprozess unterstützende Power Food zuzuführen.

■ **Mittelkettige Triglyceride.** Neben den essenziellen Fettsäuren gibt es nur noch eine andere Fettquelle, die im Sport- und Fitnessbereich als nützlich gilt: die sogenannten mittelkettigen Triglyceride, kurz MCT. Sie können schnell in Energie umgewandelt werden und spielen nicht nur in der Ernährung von Ausdauersportlern eine Rolle, sondern auch für Menschen, die sich einer kohlenhydratarmen Kost verschrieben haben (mit anderen Worten: für Sie!).

■ **Ballaststoffe.** Eine proteinreiche Ernährung kann sehr wohl zu Verstopfungen führen. Um dieser Tendenz entgegenzuwirken, schließt mein Mahlzeitenplan daher viele Gemüsesorten und Hülsenfrüchte ein. Die Einnahme eines ballaststoffreichen (und insbesondere leinsamenhaltigen) Getränks wird Ihre Verdauung unterstützen.

■ **Wasser.** Idealerweise sollte Ihr Shake aus einem Proteinpulver bestehen, das man in Wasser auflösen kann. Halten Sie sich von Shakes fern, die das Anmischen mit Fruchtsaft (wie Orangensaft) oder Joghurt empfehlen. Sowohl Saft als auch Joghurt stehen auf der »A, B, C, D, E und F«-Liste. Selbst in den Phasen 2 und 3 des Plans rate ich Ihnen davon ab, das Proteinpulver mit Joghurt zu versetzen (ganz gleich, ob es sich um gefrorenen Joghurt oder eine andere Form handelt), da man sich dadurch grundsätzlich mehr Kalorien und Protein pro Mahlzeit zuführt als nötig.

Es ist nicht leicht, ein Mahlzeitenersatz-Pulver zu finden, das allen diesen Anforderungen gerecht wird. Ich hatte es irgendwann einfach satt, von meinen Klienten dauernd mit der Frage gelöchert zu werden, welches Produkt besonders empfehlenswert sei, und deshalb habe ich nach einem Jahr intensiven Austauschs mit einigen der bekanntesten Wissenschaftlern und Koryphäen im Bereich Sportlerernährung einen eigenen Shake auf den Markt gebracht, der eine ausgewogene Mischung aller genannten Zutaten enthält. Diese vergleichsweise einfache Formel weist ein speziell angepasstes Protein-Kohlenhydrat-Verhältnis von 25:9 auf (und einen Ballaststoffanteil von 5,5 Gramm). Mehr Informationen über dieses Mahlzeitenersatz-Getränk finden Sie gegen Ende des Buches im Abschnitt Bezugsquellen. Natürlich können Sie auch die Etiketten der anderen im Handel erhältlichen Shakes unter die Lupe nehmen, um ein Produkt zu finden, welches das richtige Mischverhältnis der erforderlichen Nährstoffe enthält.

Stoffwechsel-Boosters

Wie Sie bereits wissen, geht es bei der Ultimativen New York Diät um eine schnelle Gewichtsreduktion. Ihr Mahlzeitenplan wird Ihnen in Kombination mit den Übungen zwar beim Abnehmen helfen, aber ich habe herausgefunden, dass einige Ergänzungsmittel diesen Vorgang etwas beschleunigen. Halten Sie nach Präparaten Ausschau, die folgende Zutaten enthalten:

■ **Grüntee-Extrakt.** Sie haben bestimmt schon gehört, dass grüner Tee gut fürs Herz ist und das Krebsrisiko verringert. Weniger bekannt ist jedoch die Tatsache, dass grüner Tee auch die Gewichtsreduktion unterstützt. In einer Untersuchung an der Universität von Genf haben Forscher Versuchspersonen auf eine Kost gesetzt, die typisch für die westliche Kultur ist und etwa zu 13 Prozent aus Protein, zu 40 Prozent aus Fett und zu 47 Prozent aus Kohlenhydraten bestand. Die Probanden wurden in drei Gruppen unterteilt, die sechs Wochen lang täglich entweder zwei Kapseln mit Grüntee-Extrakt in Kombination mit 50 Milligramm Koffein, nur 50 Milligramm Koffein oder aber ein Placebo einnahmen. Nach den sechs Wochen hatten die Versuchsteilnehmer, die den Grüntee-Extrakt zu sich genommen hatten, einen deutlichen höheren 24-Stunden-Energieverbrauch (die Anzahl an Kalorien, die der Körper im Laufe eines Tages verbrennt) und einen niedrigeren Respirationsquotienten (mit dem gemessen wird, wie gut der Körper Koh-lenhydrate, Proteine und Fett verwertet). Ein niedrigerer Respirationsquotient bedeutet, dass der Körper zur Energiegewinnung mehr Fett verbrennt. Die anderen beiden Vergleichsgruppen wiesen keine veränderte Fett- oder Kalorienverbrennung auf. Die Wissenschaftler stellten fest, dass grüner Tee Catechinpolyphenole enthält, die die Art und Weise verändern, wie der Körper Noradrenalin verwendet. Hierbei handelt es sich um einen biochemischen Botenstoff des Nervensystems, der die Kalorienverbrennung erhöht.

Grüner Tee kurbelt aber nicht nur den Stoffwechsel an, sondern verbessert auch die körperliche Ausdauer. Eine im *American Journal of Physiology* veröffentlichte Untersuchung stellte fest, dass Mäuse, denen zuvor Grüntee-Extrakt verabreicht wurde, 24 Prozent länger schwimmen konnten und mehr Fett verbrannten als andere Artgenossen.

Jetzt könnte man natürlich einfach jeden Tag mehrere Tassen grünen Tee trinken, und genau das tun auch einige meiner Klienten. Sie haben den Eindruck, dass eine Tasse nach dem Essen den Stoffwechsel in Schwung bringt und darüber hinaus die Mahlzeit auch treffend abrundet. Das verringert die Wahrscheinlichkeit, dass Sie gleich darauf wieder

Fortsetzung auf Seite 110

Liv Tyler

Ich arbeite schon seit fünf Jahren mit Liv zusammen. Obwohl Sie immer toll in Form geblieben ist, wird unser gemeinsames Training immer etwas intensiver, sobald sie sich auf eine Rolle, ein Foto-Shooting oder ein besonderes Event vorbereitet. Einen Monat (ideal) oder zwei Wochen (wahrscheinlicher) vor der Oscar-Verleihung oder dem Beginn zu Dreharbeiten erweitert sie ihre üblichen drei Workouts pro Woche und trainiert dann zweimal täglich bis zu zwei Stunden. Auch ihre sonst zwanglose Ernährungsweise weicht dann einer strikten Vermeidung aller As, Bs, Cs, Ds, Es und Fs, und morgens und abends trinkt sie in solchen Zeiten stets einen meiner Shakes. Etwa zehn Monate nach der Geburt ihres Sohnes Milo erzählte mir Liv, sie sei nun bereit abzunehmen und wieder in Form zu kommen. Doch diesmal lagen die Dinge ein wenig anders als zuvor.

F: Wie hat sich seit der Geburt Ihres Kindes die Art und Weise verändert, wie Sie sich selbst und Ihren Körper wahrnehmen?

A: Ich weiß meinen Körper mittlerweile ganz anders zu schätzen. Vor der Schwangerschaft betrachtete ich ihn stets skeptisch. Die Vorstellung, dass in mir neues Leben entstand, änderte meine Sicht allerdings von Grund auf. Ich fühle mich heute sehr viel wohler in meiner Haut und brenne gleichzeitig darauf, mich selbst an meine Grenzen zu bringen. Ich möchte in Bestform kommen.

F: Wie äußerte sich in der Vergangenheit Ihre überkritische Einstellung Ihrem Körper gegenüber, und wie hat sich diese Haltung verändert?

A: Ich schätze, das kommt daher, dass ich schon so lange im Showgeschäft bin und letztlich auch nur eine junge Frau bin, die sich in der heutigen Welt zurechtfinden muss. Man sieht so viele Bilder in den Medien und begeht dann den großen Fehler, sich mit anderen Menschen vergleichen zu wollen. David hat mir dabei geholfen, stolz auf meine körperlichen Vorzüge zu sein und nicht zu viele Gedanken darauf zu verschwenden, was vielleicht nicht optimal daran ist. Ich habe zum Beispiel – unabhängig von meinem Gewicht – immer einen kleinen Bauchansatz, obwohl ich an Oberschenkeln und Hüften nichts ansetze. David fordert mich immer dazu auf, »mehr Bein zu zeigen«. Statt mich hineinzusteigern und mir auf Biegen und Brechen einen flachen Bauch antrainieren zu wollen, habe ich gelernt, mich so zu akzeptieren, wie ich bin, weil ich weiß, dass ich alles gebe. Ich bin, wie ich bin. So sieht mein Körper aus, und ich bin damit zufrieden.

F: Das Programm ist ziemlich anstrengend. Wie unterscheidet es sich von

den anderen Diäten, die Sie zuvor gemacht haben?

A: Ich habe von Rohkost über »Zone« bis Fasten alles probiert – ohne Ausnahme. Ich konnte mich zwar eine Zeitlang an diese Diäten halten und auch oberflächliche Ergebnisse erzielen, aber sie waren leider nicht von Dauer. Davids Plan führt auch zu schnellen Resultaten, aber sie verschwinden nicht nach zwei Wochen. Man absolviert das Programm und fühlt sich danach wie neu geboren.

F: Wie helfen Ihnen Davids Protein-Shakes dabei, auf Kurs zu bleiben?

A: Das Vitamin-/Mineralpulver trägt ganz wesentlich dazu bei, dass ich mehr trinke. Ich gebe eine Packung in eine große Flasche Mineralwasser und bediene mich dann den ganzen Tag davon. Dank der Mahlzeitenersatz-Shakes kann ich mittlerweile auch kulinarischen Versuchungen widerstehen. Sagen wir zum Beispiel, ich bin in einem schicken Hotel, in dem jedes einzelne Gericht auf der Speisekarte entweder mit Sahne oder Butter serviert wird. Dann rühre ich mir einfach einen Shake an und bin versorgt. Dadurch bringe ich mich gar nicht erst in Versuchung und schenke sogar dem Zimmerservice-Menü keinerlei Beachtung mehr. Oder wenn ich weiß, dass ich abends essen gehe, dann genehmige ich mir eben schon zum Lunch einen Shake und esse dann abends, was immer ich möchte. Es geht nur darum, sich ausgewogen zu ernähren und Maß zu halten.

F: Wie schaffen Sie es, trotz Beruf und Mutterrolle in Form zu bleiben?

A: Wenn ich ein oder zwei Wochen lang intensiv mit David trainiere, stelle ich vorher sicher, dass in dieser Zeit für mich sonst keine anderen Dinge anstehen. Meinen Freunden sage ich Bescheid, dass sie in den nächsten ein oder zwei Wochen auf mich verzichten müssen und gerne auch mal ohne mich ausgehen dürfen. Meiner Familie sage ich außerdem, dass ich sie liebe und schätze, ich aber für einige Tage etwas Zeit für mich selbst brauche. Zum Glück ist mein Mann ein toller und aktiver Vater, und außerdem haben wir noch den großen Vorteil eines wunderbaren Kindermädchens. Sie haben beide viel Geduld mit mir und bieten mir die Gelegenheit, mich voll und ganz auf meine körperliche Verwandlung zu konzentrieren. Die Zeit, die ich in mein Training investiere, ist für mich eine echte Offenbarung und nimmt in meinem Tagesablauf eine enorm wichtige Rolle ein. Als Schauspielerin und frischgebackene Mutter bin ich dauernd beschäftigt. Irgendetwas ist immer los, und irgendjemand will mich immer sprechen. Wenn ich trainiere, blende ich alle diese Ablenkungen aus und besinne mich nur auf mich selbst. Das ist eine Zeit, in der ich nur an mich und mein eigenes Wohlbefinden denke.

LIVS RAT AN SIE: Hängen Sie nicht dem Irrglauben an, man könne allein durchs Abnehmen Gewicht verlieren. Ich habe wirklich jede Diät und jedes Programm ausprobiert, das es gibt. Wenn man sich nicht gesund ernährt und regelmäßig trainiert, werden Sie bald wieder alle Pfunde zulegen, die Sie so mühsam abgenommen haben. Bei diesem Programm geht es um Ihre Gesundheit. Sie werden dauerhafte – und auch schnelle – Ergebnisse erzielen, aber Sie müssen sich wirklich an die Vorgaben halten. Dank Davids Unterweisung

und Rat ist es mir gelungen, die Stärke und das Selbstbewusstsein zu entwickeln, die ich brauchte, um das Beste aus mir herauszuholen.

NACHTRAG: *Trotz des Drucks, der auf Liv als weltbekannter Schauspielerin lastet, hat sie sich ihre innere Schönheit stets bewahrt. Ihr geht es wie vielen anderen Frauen, die schon alle möglichen Diätpläne ohne entscheidende oder langfristige Erfolge ausprobiert haben. Die Eindringlichkeit des Programms zahlt sich jedoch letztlich aus und betont nicht zuletzt die Bedeutung eines seiner Schlüsselelemente – der grundlegenden Veränderung des gesamten Lebens samt aller damit verbundenen Einstellungen und Gewohnheiten.*

auf der Suche nach etwas Essbarem Kühlschrank und Vorratsschränke durchstöbern. Doch nicht allen schmeckt grüner Tee gleichermaßen gut, und gerade deshalb ist Grüntee-Extrakt eine praktische Alternative. Für diese Lösung spricht außerdem, dass das separat verabreichte Extrakt tatsächlich besser vom Körper aufgenommen wird als in Teeform. Halten Sie nach Präparaten Ausschau, die mindestens 100 Milligramm Extrakt pro Portion bzw. Kapsel enthalten.

■ **Zimt.** Zimtrindenextrakt ist ein sehr wirkungsvolles Antioxidans und bewirkt bei Diabetikern eine Senkung des Blutzuckers, die wiederum zu einer Verringerung des Insulinspiegels führt. Hohe Insulinwerte hingegen führen dazu, dass der Körper Fett einlagert und verstärkt Hungergefühle wahrnimmt. Weitere positive Wirkungen von Zimt sind die Verbesserung des HDL-Cholesterinwerts wie auch die Reduktion der Gesamtcholesterin- und Triglyceridwerte. Es gibt auch Untersuchungen, die den thermogenen Effekt von Zimt auf den Körper bestätigen, der zu einer Beschleunigung des Stoffwechsels und zu einer effizienteren Fettverbrennung führt. Wählen Sie am besten ein Präparat, das etwa 100 Milligramm Zimtrindenextrakt pro Portion enthält.

■ **Banaba-Blätter.** Dieses Kraut kommt in der traditionellen Heilkunde bei Diabetes zum Einsatz und trägt zu niedrigen Blutzucker- und Insulinwerten bei, die bewirken, dass der Körper sein Fett leichter freigibt. In einer Untersuchung sank bei fettleibigen Mäusen, denen Banaba unter das Futter gemischt wurde, der Fettspiegel im Vergleich zu ihren fettleibigen Artgenossen, die keine Blätter erhielten, sichtbar ab. Nehmen Sie ca. 10 Milligramm davon täglich.

Diese Zutaten sind so wirksam, dass sie auch in vielen Präparaten meiner eigenen Produktlinie enthalten sind. Mein »Flush and Cleanse«-Supplement zum Beispiel beinhaltet Grüntee-Extrakt, der »PM Appetite Suppressant« enthält unter anderem Banaba und Zimt, und mein Protein-Shake beinhaltet die notwendigen essenziellen Fettsäuren und Ballaststoffe.

Energy Boosters

Verschiedene Studien haben mittlerweile bestätigt, was die meisten Abnehmwilligen zu einem gewissem Ausmaß schon am eigenen Leib erfahren haben: Abnehmen beeinträchtigt – zumindest zeitweise – das geistige Leistungsniveau. In einer bekannten Untersuchung baten Forscher 33 Frauen auf Diät sowie 33 Frauen unter gewohnter Ernährung darum, eine Reihe von Erinnerungstests zu durchlaufen. Die Frauen, die auf kalorienreduzierter Kost waren, zeigten Defizite in höheren geistigen Fähigkeiten wie zum Beispiel abstraktem Planen und Denken. Eine streng kalorienreduzierte Ernährung kann darüber hinaus auch zu leichterer Ermüdbarkeit führen.

Die häufigen Mahlzeiten im Rahmen des hier vorgestellten Ernährungsplans tragen dazu bei, den Körper stets zur richtigen Zeit mit den richtigen Nährstoffen zu versorgen und diese Probleme zu vermeiden. Doch mir geht es auch darum, alle möglichen Ausreden gleich von vornherein auszuschalten. Wenn Sie also dazu neigen nachmittags müde zu sein und Sie sich lieber hinlegen möchten, als Ihre Übungen zu machen, könnte ein entsprechendes Nahrungsergänzungsmittel genau das Richtige sein, um Sie wieder auf Trab bringen.

Nehmen Sie am besten ein Präparat, das auch Ginseng enthält. In einer Untersuchung am Institut für kognitive Neurowissenschaft der Northumbria University in Tyne, Großbritannien, nahmen 15 Testpersonen 400 Milligramm Panax-Ginseng, bevor sie sich einer Reihe von Mentaltests unterzogen. Weitere 15 Probanden machten dieselben Tests ohne die vorige Einnahme dieses natürlichen Pflanzenwirkstoffs. Diejenigen Teilnehmer, denen Ginseng verabreicht worden war, schnitten bei verschiedenen kognitiven Tests besser ab, und daraus wurde geschlossen, dass sie in geistiger Hinsicht weniger ermüdeten als die Vergleichspersonen der anderen Gruppe. Ginseng ist einer der besten Energy Boosters überhaupt und kann zur Leistungssteigerung beitragen, indem er den Blutzucker reguliert und für eine bessere Blutzirkulation sorgt. Außerdem unterstützt Ginseng die Immunabwehr und fördert das allgemeine Wohlbefinden.

Mein Präparat »Afternoon Energy« enthält Vitamin B_{12}, Tyrosin und Vinpocetin. Ich empfehle meinen Klienten seine Einnahme, um das Nachmittagstief zu überwinden. Wenn Sie sich mit fortschreitendem Tagesverlauf zunehmend ausgelaugt fühlen, könnte dieses Supplement Ihre Rettung in der Not sein. Es wirkt auch lindernd bei Stress, Erschöpfung und depressiven Zuständen.

Appetitzügler

Die vermehrte Proteinzufuhr sowie die Häufigkeit der Mahlzeiten tragen im Rahmen des Ernährungsplans beide sehr dazu bei, das Hungergefühl zu reduzieren, das sich zwischendurch gelegentlich einstellt. Ich habe jedoch festgestellt, dass manche Menschen diesbezüglich ein klein wenig Schützenhilfe brauchen. Wenn Sie das Gefühl haben, dass Sie die Lust auf Kohlenhydrate übermannt oder der Magen zwischen den Mahlzeiten einfach nicht aufhört zu knurren, dann sollten Sie in Erwägung ziehen, auf folgende Nahrungsergänzungsmittel zurückzugreifen:

■ **Hoodia.** Dieses wirkungsvolle Mittel stammt aus der südafrikanischen Kalahariwüste. Es wirkt sich appetithemmend aus und zügelt Heißhunger. Die Buschmänner des dort beheimateten San-Stammes verlassen sich seit Jahrtausenden auf diese Kaktusfrucht, um auf langen Jagdausflügen ihren Hunger zu unterdrücken. Ein Pflanzenmolekül namens P 57 beeinflusst die Fähigkeit des Gehirns, die Höhe des Blutzuckerspiegels wahrzunehmen. Normalerweise steigt beim Essen der Blutzucker an mit der Folge, dass das Gehirn dem übrigen Körper signalisiert, das Hungergefühl einzustellen. Eine Untersuchung am Hallett-Zentrum für Diabetes und Endokrinologie an der Brown Medical School in Providence, Rhode Island, ergab, dass Hoodia zu einem Anstieg von Adenosintriphosphat (ATP) im Hypothalamus führt, einem Gehirnbereich, in dem Appetit und Hungergefühle verarbeitet werden. Die Untersuchung ermittelte ebenfalls, dass das Mittel den Hunger um 40 bis 60 Prozent verringert. Führt man den Zellen im Hypothalamus nun mehr ATP zu, vermindert sich der Appetit und es wird letztlich weniger Nahrung aufgenommen. Kurzum, Hoodia löst im Gehirn selbst dann das Signal »Sättigungszustand erreicht« aus, wenn der Blutzucker gar nicht angestiegen ist, sprich: obwohl man gar nichts gegessen hat. Meine Mutter nimmt das Mittel regelmäßig ein und bemerkt dazu »Wenn ich Hoodia nehme, spricht der Kühlschrank nicht mit mir«. Weitere Vorteile von Hoodia sind seine leicht aphrodisierende und antidepressive Wirkung sowie der Umstand, dass bisher keine Nebenwirkungen festgestellt werden konnten. Halten Sie nach einem Präparat Ausschau, dass mindestens 500 Milligramm Hoodia-Extrakt enthält.

■ **5-HTP (5-Hydroxytryptophan).** Wenn Sie zu denjenigen gehören, die Heißhunger auf Kohlenhydrate entwickeln, sobald Sie aufhören, welche zu essen, sollten Sie geradewegs ins Reformhaus gehen und 5-HTP holen (es sei denn, Sie nehmen gerade Antidepressiva ein). Dadurch wird die Produktion von Gehirnbotenstoffen vorangetrieben, die Heißhunger reduzieren. Es handelt sich bei 5-HTP um eine Art Vorstufe des Neurotransmitters Serotonin, ein Hormon, das für gute Laune und gesunden Schlaf zuständig ist und ebenfalls den Appetit reduziert. Nimmt man 5-HTP-Supplements ein, gelangen sie über den Blutkreislauf zum Gehirn und erhöhen dort die Serotoninsynthese. Untersuchungen haben gezeigt, dass 5-HTP nicht nur den Appetit zügeln und Essanfällen vorbeugen kann, sondern auch gegen Schlaflosigkeit und Migräne hilft. Studien an Ratten ergaben, dass 5-HTP durch seine stimmungsaufhellende und entspannende Wirkung selbst den Konsum von Alkohol reduzieren hilft. Nehmen Sie täglich 40 Milligramm ein, aber sprechen Sie vor der Einnahme mit Ihrem Arzt, wenn Sie ein SSRI-Antidepressivum wie Prozac, Zoloft oder Paxil nehmen, da zu viel Serotonin Nebenwirkungen wie Verwirrungs- und Erregungszustände sowie Koordinationsverlust mit sich bringen kann.

■ **Ballaststoffe.** Die meisten meiner eigenen Nahrungsergänzungsmittel – vor allem mein Mahlzeitenersatz-Shake – enthalten zusätzliche Ballaststoffe, um die Verdauung zu verlangsamen und die Fettverdauung zu hemmen. Ballaststoffe verlangsamen die Aufnahme von Kohlenhydraten in den Blutkreislauf, reduzieren nach den Mahlzeiten den Insulinspiegel um bis zu 50 Prozent und tragen nach dem Essen zu einem besseren Sättigungsgefühl und niedrigeren Cholesterinwerten bei. Eine Untersuchung im *American Journal of Clinical Nutrition* verglich das Sättigungsgefühl von Versuchspersonen nach dem Konsum von Trauben beziehungsweise Traubensaft oder Orangen beziehungsweise Orangensaft. Bei den Testteilnehmern stellte sich ein anhaltenderes Sättigungsgefühl ein, wenn sie statt des (ballaststoffarmen) Saftes dieselbe Menge an (ballaststoffreicher) ganzer Frucht aufnahmen. Auch stieg ihr Insulinspiegel nicht so stark an, wenn sie anstelle von Saft das frische Obst zu sich nahmen.

Ich empfehle Ihnen ein Präparat, das einen (oder beide) der folgenden Ballaststoffe in der höchstmöglichen Dosis enthält:

■ **Methylzellulose.** Aktuelle Untersuchungen zeigen, dass diese Art von Ballaststoff den Appetit um 10 Prozent reduzieren kann. Sie füllt Magen und Verdauungstrakt mit Masse, ohne jedoch Extrakalorien zuzuführen, und sättigt auf diese Weise auch bei niedriger Kalorienzufuhr.

■ **Guarkernmehl.** In einer Studie verglichen Forscher zwei verschiedene Frühstücke auf ihren anhaltenden Sättigungsgrad hin, wobei das eine reich an Guarkernmehl war, das andere hingegen nicht. Die Versuchspersonen, die ein guarkernmehlhaltiges Frühstück einnahmen, verzeichneten 30 bis 60 Minuten nach dem Essen ein stärkeres Sättigungsgefühl als die Vergleichsgruppe ohne Guarkernmehl. Andere Untersuchungen haben überdies ergeben, dass Guarkernmehl nach Mahlzeiten den Blutzuckerspiegel ausgleichen kann und im weiteren Tagesverlauf hilft, den Appetit zu reduzieren. Es scheint also bei einer Ernährung mit gedrosselter Kalorienzufuhr – etwa im Rahmen einer Diät – den Anstieg von Hunger, Appetit und Esslust zu hemmen.

■ **Chrom.** Dieses Mineral steuert die Fähigkeit von Insulin, Hungergefühle zu reduzieren. Indem es die Zellen insulinempfindlicher macht, veranlasst Chrom die Bauchspeicheldrüse dazu, weniger von diesem fettspeichernden und hungerfördernden Hormon zu produzieren. Chrom reduziert aber nicht nur den Hunger, sondern unterstützt auch den Körper dabei, Fett zu verbrennen und Muskeln zu erhalten. Es hat zudem eine stimmungsaufhellende Wirkung und kann dadurch den Heißhunger auf Kohlenhydrate verringern. In einer kleinen Untersuchung am Institut für Neurowissenschaft in White Plains, New York, gaben depressive Patienten zu Protokoll, dass sie sich unter dem Einfluss eines Chrompräparats insgesamt zuversichtlicher und weniger hungrig fühlten sowie nicht so häufig und intensiv Appetit auf Kohlenhydrate verspürten als Patienten, die kein chromhaltiges Mittel einnahmen. Ein weiterer Vorteil dieses Nahrungsergänzungsmittels ist, dass es zur Senkung der Blutfettwerte beitragen kann, was sich ebenfalls positiv auf den allgemeinen Gesundheitszustand auswirkt.

Der menschliche Körper kann Chrom nicht ohne Weiteres aus der Nahrung aufnehmen, und gerade deshalb ist es so wichtig, ein entsprechendes Supplement einzunehmen. Außerdem reduziert sich der Chromspiegel mit zunehmendem Alter; wenn Sie also kein junger Hüpfer mehr sind, ist ein Supplement umso sinnvoller. Verwenden Sie am besten ein Mittel, das Sie mit dem kompletten Tagesbedarf versorgt.

Am einfachsten ist es, wenn Sie eine Mischung all jener Ergänzungsmittel zu sich nehmen, auf die Ihr Körper anspricht. Ich habe Guarkernmehl, Zellulose, Magnolienrinde, Zimt, Banaba, Chrom und 5-HTP in einem hochwirksamen Appetitzügler vereint, auf den viele meiner Klienten schwören. Nimmt man diesen in Kombination mit Hoodia ein, verabschiedet sich nicht nur der kleine Hunger zwischendurch fast wie von selbst, auch abends werden Sie der Lust auf süße oder herzhafte Nascherreien leicht widerstehen können.

Entschlackende Präparate

Im Laufe der Jahre setzt man sich einer Vielzahl von Giftstoffen aus – etwa in Form von Luftverschmutzung, Pestizidrückständen in Gemüse oder Schwermetallen in Fisch und Geflügel. Zur Entgiftung seines Systems lagert der Körper diese Toxine in den Fettzellen ein. Eine der wenigen ungünstigen Nebenwirkungen der schnellen Gewichtsreduktion ist deshalb die Freisetzung der Giftstoffe aus den Fettzellen in den Blutkreislauf. Damit Ihr Körper mit diesen Giftstoffen fertig wird, schlage ich daher folgende Präparate vor, die dem Körper auf unterschiedliche Weise beim Entgiften helfen:

■ **Extrakt des Sennablattes.** Der Senna-Strauch ist vergleichsweise klein und wächst in den oberen Nilregionen sowie auf der arabischen Halbinsel. Senna wurde schon vor über 3500 Jahren von altägyptischen Ärzten verwendet und erweist sich auch heute noch als ein wirkungsvolles Mittel gegen Verstopfung. Die zusätzlichen Ballaststoffe, die Sie im Rahmen des hier vorgestellten Ernährungsplans zu sich nehmen, unterstützen zwar bereits eine regelmäßige Darmaktivität, welche wiederum Verunreinigungen rasch aus Ihrem System entfernt. Falls Sie jedoch diesbezüglich etwas Extrahilfe benötigen, kommt Senna ins Spiel. Nehmen Sie vor dem Schlafengehen 150 Milligramm Sennablatt-Extrakt mit einem großen Glas Wasser ein, um am nächsten Morgen eine zeitige Darmaktivität herbeizuführen.

■ **Mariendistel.** Dieses Kraut wurde bereits in der Antike zur Behandlung von Lebererkrankungen verwendet. Untersuchungen haben ergeben, dass Silimarin und andere Aktivsubstanzen in der Mariendistel die Leber vor Schaden durch Viren, Toxine, Alkohol und bestimmte Medikamentenwirkstoffe bewahren. In einem Tierversuch wurde außerdem festgestellt, dass Silimarin ebenso wirksam ist wie das cholesterinsenkende Medikament Probucol und darüber hinaus das gute (HDL-) Cholesterin erhöht. Nehmen Sie pro Tag 200 Milligramm Mariendistel-Extrakt ein.

■ **Extrakt aus Löwenzahnblättern.** Wie die Mariendistel hilft auch dieses Kraut bei der Entgiftung der Leber. Es wirkt außerdem leicht abführend, beruhigt den Magen und verhindert Sodbrennen. Nehmen Sie mindestens ein Milligramm täglich.

Halten Sie nach einem Nahrungsergänzungsmittel Ausschau, das diese Kräuter in einer ausgewogenen Mischung enthält. Ich empfehle meinen Klienten immer »Flush and Cleanse« aus meiner eigenen Produktlinie. Es enthält Senna, Löwenzahnblätter, Mariendistel und andere entschlackende Kräuter und Mineralstoffe. Außerdem beinhaltet es zusätzlich Grüntee-Extrakt, um den Stoffwechsel anzukurbeln.

Eine rundum gute Nährstoffversorgung

Ich rate meinen Klienten stets, ein Multivitaminpräparat zu nehmen. Ganz gleich wie gesund und ausgewogen man sich ernährt, man weiß einfach nie, ob nicht doch etwas fehlt. Ein täglich eingenommenes Multivitaminpräparat schützt in jedem Fall vor einem eventuell auftretenden Nährstoffmangel.

Achten Sie darauf, dass das Nahrungsergänzungsmittel Ihrer Wahl Sie mit dem kompletten Tagesbedarf der folgenden Nährstoffe versorgt:

■ **Zink.** Zinkmangel kommt in der Tat sehr häufig vor, vor allem bei sehr aktiven oder beanspruchten Menschen. Zink ist wichtig für die Immunabwehr und trägt unter anderem dazu bei, lästigen Erkältungen vorzubeugen, die Sie vom Workout abhalten und dadurch Ihre Fitnessbemühungen zunichtemachen können. Ein niedriger Zinkspiegel kann auch den Stoffwechselumsatz senken, indem er die Produktion von Schilddrüsenhormonen negativ beeinflusst. Eine Untersuchung hat bewiesen, dass Zinkpräparate dazu beitragen konnten, den Stoffwechselumsatz bei Versuchspersonen mit einem zuvor ausgeprägtem Zinkmangel um 300 Kalorien pro Tag zu erhöhen.

■ **Magnesium.** Sie benötigen 320 Milligramm pro Tag, aber nur 32 Prozent der amerikanischen Bevölkerung nimmt über ihre Nahrung so viel auf. Dieses Mineral trägt dazu bei den Blutdruck zu regulieren, Knochen zu stärken und Müdigkeit zu verringern.

■ **Vitamin C, E, Betakarotin und Coenzym Q$_{10}$.** Diese wirkungsvollen Antioxidantien geben ihre Elektronen an freie Radikale ab, die sich daraufhin stabilisieren und anderen Zellen nicht mehr gefährlich werden können. Dies wiederum kann vielen Problemen wie Herzerkrankungen, Krebs und Arthrose vorbeugen und auch den allgemeinen Alterungsprozess positiv beeinflussen. Gegen freie Radikale hilft am besten ein gezielter Rundumschlag, und deshalb empfehle ich alle diese Vitamine, statt nur eines davon. Einige im Reformhandel erhältliche Multivitamin- und Mineralstoffpräparate liefern eine gute Kombination dieser Antioxidantien, inklusive einer Dosis anderer hilfreicher Vitamine und Mineralien.

■ **Kalzium.** In den ersten zwei Wochen dieses Programms werden Sie ganz auf Milchprodukte verzichten, und deshalb empfehle ich Ihnen, ergänzend ein Kalziumpräparat zu nehmen. Immer mehr Studien belegen, dass dieses Mineral für die Fettverbrennung eine wichtige Rolle spielt. Nehmen Sie zweimal täglich ein Mittel ein, dass 500 Milligramm Kalzium enthält, da der Körper nur so viel auf einmal aufnehmen kann. Auf diese Weise bewahren Sie sich starke Knochen und eine rege Fettverbrennung. Es gibt viele verschiedene Arten von Kalziumpräparaten auf dem Markt, aber ich empfehle besonders Korallenkalzium. Im Rahmen einer kalziumreichen Ernährung sollte aber auch tiefgrünes Gemüse wie Brokkoli und Spinat nicht fehlen.

■ **Vitamin B$_{12}$.** Dieses Vitamin ist wichtig für Ihren Energiehaushalt. Nehmen Sie ein Vitaminpräparat, das 100 Prozent der empfohlenen Tagesdosis pro Kapsel enthält.

Zusätzlich zu dieser Liste sehr üblicher Stoffe habe ich meinem eigenen Vitamin- und Mineralpulver Spirulina und Astragalus beigefügt. Spirulina ist eine Mikroalge, die reich an Protein, Betakarotin, Eisen, Vitamin B$_{12}$ sowie einer seltenen essenziellen Fettsäure ist. Viele Menschen betrachten Spirulina daher als eines der besten Nahrungsmittel der Welt. Astragalus ist ein chinesisches Kraut, das sich positiv auf den körpereigenen Energiehaushalt auswirkt. Dadurch trägt es zur Verbesserung des Immunsystems und der allgemeinen Befindlichkeit bei.

Ich selbst nehme ebenfalls einige traditionelle chinesische Heilmittel ein wie Reishi, Maitake, Shiitake und Raupenpilze. Sie stärken das Immunsystem und fördern insgesamt das Wohlbefinden und die Vitalität. Ich nehme sie in flüssiger Form zu mir und gebe sie mehrmals am Tag in meinen Tee.

Was man braucht und warum

Nahrungsergänzungsmittel können die Lebensqualität erheblich verbessern, wenn man sie klug einsetzt. Sollten Sie jedoch vor den anfallenden Ausgaben für alle in diesem Kapitel aufgeführten Präparate zurückschrecken, empfehle ich Ihnen, sich auf die zwei wichtigsten Dinge zu beschränken: ein Mahlzeitenersatz-Proteinpulver und ein Vitamin-Mineralstoff-Präparat.

Falls Sie Protein-Shakes nichts abgewinnen können, sollten Sie alternativ auf mein Afternoon Energy ausweichen und dazu das Vitamin-/Mineralpulver nehmen. Einige meiner Klienten haben diese beiden Präparate kurzerhand »David-Kirsch-Crack« getauft.

Allen anderen empfehle ich auf jeden Fall, die ganze Bandbreite der vorgestellten Nahrungsergänzungsmitteln einzunehmen. Das bedeutet nicht, dass sie für den Erfolg dieses Plans zwingend erforderlich sind, aber sie werden sich mit Sicherheit positiv auf Ihr Wohlbefinden

Was man nicht einnehmen sollte

Es gibt im Handel eine Menge Präparate, die unkomplizierten Gewichtsverlust, eine schnellere Fettverbrennung und Leistungssteigerungen jeder Art versprechen. Ich rate Ihnen eindringlich, die Finger von Mitteln zu lassen, die viel Koffein oder andere anregende Stoffe wie Theobromin enthalten. Bedenken Sie, dass viele dieser Wunderschlankheitsmittel große Mengen Koffein beinhalten – oft in versteckter Form, zum Beispiel getarnt als Bitterorange, Guarana oder grüner Kaffeebohnenextrakt. Solche Mittel enthalten oft pro Kapsel eine Koffeindosis, die derjenigen von fünf oder sechs Tassen Kaffee entspricht.

Bitte achten Sie auf die Inhaltsstoffe in Ihren Präparaten und lesen Sie das Etikett stets aufmerksam durch. Meine obigen Empfehlungen sollten hoffentlich dazu beitragen, dass Sie im Zweifelsfall die richtige Auswahl treffen. Ich habe sehr lange nach möglichst perfekten Nahrungsergänzungsmitteln zur Gewichtsreduktion gesucht und mich schließlich entschlossen, meine eigenen Produkte zu kreieren. Ich glaube, dass die drei Präparate, die mein Forschungsteam entwickelt hat – das Vitamin-/Mineralpulver, Afternoon Energy und das PM Appetite Suppressant – absolute Volltreffer in Sachen Gesundheit, Vitalität und Gewichtsverlust sind. Aber was auch immer Sie tun: Geben Sie acht und stellen Sie sicher, dass die Produkte Ihrer Wahl keine versteckten oder sogar ungesunden Zutaten enthalten.

auswirken, Ihre Chancen auf Erfolg verbessern und Ihnen dabei helfen, ein optimales Ergebnis zu erzielen.

Das Mahlzeitenersatz-Pulver und das Vitamin-/Mineralpulver wurden schon von zahlreichen schwangeren Frauen eingenommen, doch ich möchte Sie dennoch darum bitten, Ihren Arzt aufzusuchen, um sich diesbezüglich Expertenrat einzuholen. Abgesehen davon sollte die Einnahme bestimmter Supplements immer mit einem Arzt abgesprochen werden, um mögliche Wechselwirkungen mit einer bereits bestehenden medikamentösen Behandlung auszuschließen.

Mein Vater – der an Diabetes Typ 2 leidet und kürzlich eine vierfache Bypassoperation hinter sich gebracht hat – nimmt mein Mahlzeitenersatz-Pulver und Vitamin-/Mineralpulver mit großem Erfolg. Es ist eine tolle Sache, meinen Eltern mit Rat und Tat zur Seite zu stehen, während sie älter werden. Ich habe sie beide auf eine sehr strikte und überaus nahrhafte Kost gesetzt – Mutter, damit sie ihre Pfunde loswird, und Vater, damit er nach seiner Krankheit wieder zu Kräften kommt. Die Nahrungsergänzungsmittel helfen ihnen dabei, ihr Ziel zu erreichen – und ich bin davon überzeugt, dass dies auch bei Ihnen der Fall sein wird.

DER ULTIMATIVE NEW YORK FITNESSPLAN

Etwa einen Monat bevor Sara Rotman mit der Ultimativen New York Diät begann, trug Sie Kleidergröße 34 und wog 53,5 Kilo. Sie war zwar sehr dünn – aber weit davon entfernt, gesund und fit zu sein. Nach einer traumatischen Scheidung hatte Sara ihren Körper zwei Jahre lang sehr schlecht behandelt. Von ihrer Wut und ihrer Enttäuschung lenkte sie sich mit Arbeit ab und verwendete ihren fordernden Beruf als

Ausrede, um sich gehen zu lassen und keinen Sport zu treiben. Der berufsbedingte Stress zusammen mit ihrem emotionalen Stress führte schließlich dazu, dass sie jeglichen Appetit verlor. »Ich aß nichts. Ich trank Kaffee zum Frühstück und einen Martini zum Abendessen«, beichtete sie mir.

Obwohl Sara aufgrund dieser »Koffein-und-Alkohol-Diät« stark abgenommen hatte,

hatte sie an den falschen Stellen Gewicht verloren. Sara hatte praktisch keine Muskelspannung (Tonus) mehr. »Ich war zwar dünn, hatte aber keine gute Figur. Wenn ich Treppen hinunterging, klapperte und schwappte alles an meinem Körper.«

Saras Körperfettanteil war für ihr Körpergewicht und ihre Konfektionsgröße viel zu hoch. Darüber hinaus brachte das fehlende Muskelgewebe ihren Stoffwechsel allmählich zum Erlahmen, sodass sie dringend eine Energiespritze benötigte. Jedes Pfund Muskelmasse verbrennt nämlich an die 35 bis 50 Kalorien täglich, nur um sich aufrechtzuerhalten. Hätte Sara in diesem Zustand angefangen sich plötzlich normal zu ernähren, hätte sie sofort ordentlich Fett zugelegt.

Sara suchte ihren Hausarzt auf und klagte über lähmende Brustschmerzen. Nach einer gründlichen Untersuchung schloss der Arzt eine Herzerkrankung aus. Er vermutete vielmehr, dass die Brustschmerzen von einer Mischung aus Stress und schlechter Ernährung herrührten. Er wies sie an, mit dem Kaffee aufzuhören und normal zu essen. Sie befolgte seinen Rat – und nahm innerhalb von einem Monat sieben Kilo zu.

Sara, die in ihrer Jugend in der Rudermannschaft gewesen war, entfremdete sich immer mehr von ihrem Körper. »Ich war sehr unzufrieden mit mir«, erzählte sie. »Eines schönen Tages sagte ich mir schließlich, dass ich es einfach nicht zulassen durfte, nicht nur geschieden, sondern auch noch dick zu sein und ungesund zu leben. Ich konnte vielleicht meine Scheidung nicht ändern, alles andere aber schon.«

Und das tat sie auch. Nach zwei Wochen mit der Ultimativen New York Diät hatte Sara über 4 Kilo abgenommen, ihren Körper in Form gebracht und einen strahlenden Teint bekommen, wie sie ihn schon seit Jahren nicht mehr gehabt hatte. Die Brustschmerzen? Am Ende der ersten zwei Wochen hatte sie die längst vergessen.

Sara erfuhr am eigenen Leib, dass das Schwierigste am Abnehmen der erste Schritt ist – sein Leben in die eigene Hand zu nehmen. Sara tat genau dies und erhielt dafür im Gegenzug eine starke, positive und gesunde Einstellung sowie einen fitten Körper. Der Körper ist eigentlich nur das i-Tüpfelchen. Saras eigentliche Belohnung ist ihre neue, gesunde Einstellung, die ihr nicht nur gut tut, sondern die sie auch benötigt, um die sichtbaren Ergebnisse der Diät zu bewahren.

Davids Schütteltest

Der Schütteltest ist ein wirkungsvoller Test, den man selbst durchführen kann und der den Grad der Muskelgrundspannung (Tonus) bestimmt. Allzu oft berichten mir Klienten, dass sie ihr Gewicht im Urlaub oder auf Geschäftsreisen bewahren konnten, ohne auch nur einen Fuß ins Fitnessstudio zu setzen. Schlimmer noch, sie erzählen mir, dass sie ihr Gewicht auch trotz einer sehr laxen Ernährungsweise halten konnten. Weil Muskeln aber schwerer als Fett sind, kann es durchaus sein, dass diese Klienten durch zu viel Essen schlichtweg Fett zugenommen, und durch zu wenig Training an Muskelmasse abgebaut haben. Die Waage zeigt vielleicht dasselbe an, aber sie sind »fettschlank«. Der beste Test für Ihre Fitness ist ein Körperfetttest, der von einem Spezialisten durchgeführt wird und der Ihnen sehr genau das Verhältnis von Muskel- zu Fettgewebe anzeigt. Alternativ dazu können Sie sich auch vor einen Spiegel stellen und sich schütteln. Bewegen Sie dabei Arme, Beine und Po. Wenn sich nichts anderes mitbewegt, dann sind Sie fit. Wenn die Haut allerdings wabbelt und schlackert, haben Sie zu viele Workouts ausfallen lassen.

Diät und Sport als Erfolgsgaranten

Saras Geschichte illustriert sehr anschaulich die Bedeutung des körperlichen Trainings im Rahmen eines Diätprogramms. Viele Abnehmwillige unterliegen der irrigen Annahme, dass sie allein durch eine Diät abnehmen können – ganz ohne Training. Nun, wie man an Saras Beispiel sehen kann, ist das schlichtweg nicht wahr. Ja, man kann eine Menge Gewicht verlieren, indem man einfach nichts isst, und man kann dieses Gewicht auch *schnell* verlieren, aber man kann das neue Gewicht nicht halten. Wenn man abnimmt, ohne Sport zu treiben, besteht die Hälfte des verlorenen Gewichts aus magerer Körpermasse (also Muskeln, Knochensubstanz und anderem fettfreiem Gewebe). Dieser Verlust an magerer Substanz verlangsamt den Stoffwechsel erheblich und führt geradewegs zu einer neuerlichen Gewichtszunahme, sobald sich die Nahrungszufuhr erhöht.

Wenn Sie Ihre Muskeln trainieren, reagiert der Körper, indem er mehr Muskelfasern bildet. Gleichzeitig wächst in den Muskelzellen die Anzahl der Mitochondrien, der Zellkraftwerke, in denen Fett zur Energiegewinnung verbrannt wird. Diese beiden Änderungen versetzen den Körper quasi in einen Fettverbrennungsmodus, und er bedient sich dann vom Fett aus den Fettzellen, um sie als Energiequelle für seine neue Muskulatur zu verwenden. Ohne zusätzliche Bewegung findet das Gegenteil statt. Der Körper klammert sich ans Fett und verbrennt alles andere, einschließlich Muskelgewebe.

Körperliches Training ermöglicht es dem Körper, Blutzucker effizienter zu verbrennen. Nachdem der Körper die aufgenommene Nahrung in Blutzucker umgewandelt hat, sondert die Bauchspeicheldrüse das Hormon Insulin ab. Dieses Hormon funktioniert wie ein Schlüssel, der Körperzellen aufschließt, um Zucker aufzunehmen und ihn zur Energiegewinnung zu verbrennen. Wenn man nicht trainiert, bleibt jedoch das Insulin weitgehend wirkungslos. Deshalb produziert die Bauchspeicheldrüse immer mehr Insulin, um den immer noch vorhandenen Zucker in die vorhandenen Körperzellen zu schleusen. Hohe Insulinspiegel und mangelndes Training sorgen also dafür, dass der Zucker genau dorthin gelangt, wo Sie ihn am wenigsten haben wollen – in die Fettzellen am Bauch. Interessanterweise neigt Insulin auch dazu das Hungergefühl zu verstärken, was wiederum zu übermäßigem Essen verleitet.

Das Training wird umso wichtiger, wenn Sie möglichst schnell Gewicht verlieren wollen. Bei einer verringerten Kalorienzufuhr klammert sich der Körper normalerweise an jede einzelne Kalorie. Dieser eigentlich hilfreiche Mechanismus hat den Sinn, dass wir notfalls auch eine Hungerperiode überleben können. Sport trickst den Körper also praktisch aus, indem er ihn dazu bringt, sein Fett bereitwillig freizugeben – ohne jedoch den Stoffwechsel zu verlangsamen.

Ich hoffe Sie stimmen mir jetzt zu, wenn ich sage, dass Training absolut notwendig ist, um einen dauerhaften Gewichtsverlust zu sichern. Nun, wer mich kennt, weiß auch, dass ich die Dinge gerne auf die Spitze treibe. Beim Abnehmen geht es nicht nur um Eitelkeit, sondern auch um Gesundheit und Wohlbefinden. Und das sind zwei weitere wichtige Gründe, weshalb es sich lohnt, Übungen in seinen Diätplan einzubeziehen. Wenn man regelmäßig trainiert, bringt das folgende Vorteile mit sich:

■ **Stärkung von Herz, Blutgefäßen und Lunge.** Viele von uns »trainieren«, indem sie mit einer Geschwindigkeit von 4 km/h von der Couch zum Kühlschrank gehen oder von der Haustüre ins Auto. Derartige Geschwindigkeiten und Entfernungen bringen Ihr Herz-Kreislauf-System nicht wirklich auf Touren. Wenn man aber richtig trainiert, regt dies das Herz-Kreislauf-System dergestalt an, dass pro Herzschlag mehr Blut durch den gesamten Organismus gepumpt wird. Das bedeutet, es kehrt mehr sauerstoffreiches Blut ins Herz zurück, nachdem es seinen Weg durch den Körper gemacht hat, und versorgt den Herzmuskel mit mehr Sauerstoff. Auf diese Weise reduziert sich auch der Blutdruck, was wiederum das Risiko von Schlaganfällen und Herzinfarkten reduziert.

■ **Weniger Schmerzen und andere körperliche Beschwerden.** Training stärkt die Bänder, welche die Knochen miteinander verbinden, sowie die Sehnen, welche die Knochen und die Muskeln verbinden. Dies hilft die Gelenke zu stabilisieren und dadurch das Risiko zu minimieren, sich einen Knöchel zu verstauchen oder ein Knie zu verdrehen. Sogar die Symptome einer Osteoarthrose können gelindert werden.

■ **Stärkere Immunabwehr.** Regelmäßiges Training unterstützt die Funktion der körpereigenen Killerzellen – der sogenannten T-Zellen – sowie anderer Zellen, was die Wahrscheinlichkeit von grippalen Infekten und ähnlichen Erkrankungen verringert. Ein weiterer positiver Nebeneffekt ist, dass Training auch gegen bestimmte Arten von Krebs, einschließlich Darmkrebs, vorbeugen hilft.

■ **Längere Lebenserwartung.** Training reduziert das Risiko für eine Vielzahl von Krankheiten, einschließlich Osteoporose, Krebs, Diabetes und Herzinfarkt.

■ **Positive Lebenseinstellung.** Menschen, die regelmäßig Sport treiben, berichten oft von einer positiveren Stimmung, höheren Selbstachtung, mehr Selbstbewusstsein und besseren Gehirnleistungen als träge Couch-Potatoes. Sport trägt vor allem dazu bei, die bei Diäten gelegentlich auftretenden Stimmungstiefs zu beseitigen beziehungsweise gar nicht erst aufkommen zu lassen.

■ **Erfolg im Beruf.** Untersuchungen haben ergeben, dass regelmäßiger Sport zu verbesserter Denkfähigkeit sowie mehr Scharfsinn und Reaktionsvermögen führt.

David's Express Workout Plan (besser bekannt als »New York Minute«-Workouts)

In meinem letzten Buch, dem *Ultimativen New York Body Plan*, habe ich ein intensives Übungsprogramm vorgestellt, das 45 bis 90 Minuten rigoroses Training beinhaltet. Obwohl ich immer noch das Gefühl habe, dass dies ein idealer Trainingsplan ist – wie die Tausenden von Menschen Ihnen bestätigen können, die dieses Buch gekauft haben –, haben mir doch eine Reihe von Leuten mitgeteilt, dass dieses ursprüngliche Programm mehr Zeit in Anspruch nimmt, als sie bereit sind zu investieren. Ich möchte, dass Sie erfolgreich sind, deshalb habe ich einen neuen Übungsplan entwickelt, den selbst der meistbeschäftigte Workaholic in jeder Situation ausführen kann.

Sie finden auf den nächsten Seiten einen Plan, der selbst den hartnäckigsten Ausreden trotzt. Er besteht aus einer Reihe von 10-Minuten-Workouts, die auf verschiedene Typen von Menschen mit unterschiedlichen Lebensweisen zugeschnitten sind.

Wenn es nach mir ginge, würden Sie jeden Tag einen längeren Workout machen, der aus 45 Minuten Ausdauertraining in Form von Powerwalking, Radfahren oder Laufen besteht, sowie mindestens einer halben Stunde Cardio-Sculpting oder Body-Forming – Workouts, die ich sehr detailliert im *Ultimativen New York Body Plan* sowie meinen Videos dargestellt habe. Wenn Sie diese zeitlichen Ressourcen nicht zur Verfügung haben, können Sie verschiedene 10-Minuten-Einheiten zu einem längeren, schweißtreibenden Workout kombinieren. (Auf den Seiten 191–192 finden Sie mein 45-minütiges Total-Body Blast und einen Muster-Trainingsplan.)

An wirklich stressigen Tagen, an denen Sie beim besten Willen keine Zeit für so viel Training haben, greifen Sie einfach auf eine oder mehrere einzelne dieser 10-minütigen Minieinheiten zurück. Auf diese Weise können Sie es von Ihren individuellen Lebensumständen abhängig machen, *wie* und *wann* Sie trainieren – allerdings nicht, *ob* Sie trainieren. In der Ultimativen New York Diät stehen Sie also nicht mehr vor der Wahl, entweder das 45-minütige Training zu absolvieren oder gar keins. Diese Minieinheiten werden nicht nur Ihren Puls auf Touren bringen, sondern, zu einem gewissen Grad, auch den Bewegungsdrang Ihres Körpers befriedigen.

Wenn Sie ein wirklich sehr straffes Zeitkorsett plagt, dann machen Sie *mindestens*

Fortsetzung auf Seite 130

Davids Training ohne Ausreden

Wie Ihnen viele meiner Klienten bestätigen können, kommt man bei mir mit Ausreden nicht weit. Glauben Sie mir, ich habe im Laufe der Jahre mehr als genug davon gehört. Die klassischen New Yorker Ausreden für ausgefallene Trainingseinheiten sind verspätete oder defekte U-Bahn-Züge, Taxifahrer, die sich verfahren haben oder übellaunig sind, Berufsverkehr, zu Hause vergessene Sportkleidung und jene berühmten kurzfristig angesetzten Konferenzgespräche im Büro – um nur einige zu nennen. Wer mich kennt und/oder schon mit mir trainiert hat, weiß aber, dass ich immer dieselbe Frage auf diese häufig verwendeten Ausreden habe. Die Antwort lautet: »Worauf wollen Sie hinaus?« Keine (oder nur wenige) Ausreden sind wirklich akzeptabel. Man kann immer trainieren. Hier nur einige Anregungen:

■ Wenn die U-Bahn eine Betriebsstörung meldet, könnten Sie einige Sumo-Ausfallschritte (wenn genügend Platz vorhanden ist) und Plié Squats machen, während Sie darauf warten, dass der Verkehr wieder aufgenommen wird. Sie werden nicht nur einige Kalorien verbrennen und Ihre Muskeln kräftigen, sondern zugleich auch etwas Dampf ablassen und dadurch vermutlich leichter einen Sitz im Zug ergattern.

■ Wenn Sie mit dem Berufsverkehr auf Kriegsfuß stehen, können Sie es meiner Bekannten und Klientin Stephanie gleichtun – und aus dem Taxi aussteigen und zum Club laufen. Das Laufen kann man dann ohne Weiteres als Aufwärmtraining durchgehen lassen.

■ Wenn es Ihnen wie einigen meiner Klienten geht und Sie auf dem Rücksitz einer Limousine festsitzen, die von einem Chauffeur gefahren wird, dann könnten Sie sich quer über die Rückbank legen, die Jeans öffnen und einige Crunches, Brücken und Streckübungen machen.

■ Um die Ausrede »Ich habe nichts, was ich im Fitnessstudio anziehen kann« zu vermeiden, versuche ich immer, zusätzliche Sportkleidung sowie hochwertige Sportschuhe im Club vorrätig zu haben. Viele Klienten lassen Ihre Sportsachen und

Schuhe auch direkt im Studio, damit sie sich keine Sorgen darüber machen müssen, sie könnten sie vergessen.

■ Während einer Telefonkonferenz im Büro könnten Sie die Freisprechanlage oder ein Headset verwenden, um beweglich zu sein und beispielsweise einen schnellen Satz Liegestütze zu machen. Das wird Ihr Gehirn wieder auf Trab bringen, während Ihr Gegenüber am anderen Ende der Leitung weiterquasselt. Wenn das nicht möglich ist, sollten Sie mit beiden Beinen Ausfallschritte, Trizepsdrücken gegen den Schreibtisch oder seitliche Kniebeugen machen. Diese Übungen bringen Ihren Puls mit Sicherheit auf Touren, und selbst wenn Sie sonst nichts anderes davon haben – Sie werden zumindest sehr viel aufmerksamer bei dem Gespräch sein.

Die Idee ist ganz einfach. In meinem Buch gibt es nur wenige annehmbare Ausreden, wenn es um den Ausfall von Trainingseinheiten geht. Stehen Sie auf und bewegen Sie sich! Sie können und Sie werden sich danach besser fühlen. Egal ob jung oder alt, Neuling oder erfahrener Sportler – alle werden von den Vorzügen dieser gesunden, eigenverantwortlichen Einstellung profitieren.

eine Minieinheit am Tag. Idealerweise absolvieren Sie jedoch drei oder vier davon, die Sie gerne auch über den gesamten Tag verteilen können. Am Montag könnten Sie zum Beispiel am frühen Morgen eine 10-minütige Minieinheit machen, die sich nur auf die Beinpartie konzentriert. Das ist der perfekte Weg, um aufzuwachen und den Tag energiegeladen zu beginnen. Dann machen Sie eine weitere Einheit in der Mittagspause oder am Nachmittag. Sie werden sich so fit und aufgedreht fühlen, als

hätten Sie gerade eine Tasse frisch gebrühten Espresso getrunken. Schließlich absolvieren Sie noch ein weiteres kurzes Training, wenn Sie von der Arbeit nach Hause kommen. Das hilft Ihnen dabei, den Stress des Arbeitstags hinter sich zu lassen und unterstützt Sie auch dabei, sich der Familie aufmerksamer und entspannter widmen zu können. Am Dienstag beispielsweise könnten Sie nach demselben Schema vorgehen, aber stattdessen einen Oberkörper-Workout absolvieren.

Zeit zum Umdenken

Ich arbeite mit einigen der meistbeschäftigten Menschen, die Sie sich vorstellen können. Sara zum Beispiel ist die Inhaberin einer eigenen Werbeagentur. Um Kunden wie die Modedesignerin Carolina Herrera, MTV sowie mehrere Rockbands immer rechtzeitig mit Werbung, Design und diversen Marketingdienstleistungen zu versorgen, arbeitet sie 60 bis 100 Stunden pro Woche. Trotzdem erscheint sie jeden Morgen im Madison Square Club, an fünf Tagen in der Woche. An den Wochenenden geht sie dann noch ihrem Hobby Reiten nach. An jenen Tagen, an denen mein guter Freund und Klient Jack nicht dazu kommt, sein allmorgendliches Training zu absolvieren, versucht er nach Dienstschluss noch mindestens 5 Kilometer zu laufen, bevor er nach Hause oder essen geht. Genau diese Gewohnheiten helfen geschäftigen, erfolgreichen New Yorkern wie Sara oder Jack, zu den Besten Ihres Fachs zu gehören. Sie wissen um das feine Gleichgewicht von Körper und Geist und bekommen im Gegenzug dafür einen ausgeglichenen Geist, einen straffen Bauch und einen knackigen Hintern.

Wenn diese Menschen es schaffen, dann können Sie es auch. Es ist keine Frage der Zeit, sondern der Hingabe. Wenn Sie es sich vornehmen, dann schaffen Sie es auch. Be-

vor Sie also mit dem Plan beginnen, möchte ich, dass Sie sich an Ihre vergangenen sportlichen Betätigungen erinnern (wenn es denn welche gegeben hat) oder an die vergangenen Ausreden, weshalb Sie erst gar nicht damit angefangen haben. Ergründen Sie, warum Sie vom Fitnesszug ab- oder erst gar nicht aufgesprungen sind, und überlegen Sie sich eine geeignete Strategie, um dies in Zukunft zu vermeiden. Womöglich wird diese Seelenschau Sie geradewegs zu Ihrem persönlichen »Erfolgsschlüssel« führen – der einzigartigen Formel, die Sie auf dem Pfad zu Ihrem ultimativen Ziel anspornen und leiten wird.

Wenn es darum geht, sich an den Übungsplan zu halten, benötigen Sie nur drei Dinge: Willenskraft, Hingabe und Ihren Körper. Meine Mutter, deren Geschichte ich Ihnen bereits erzählt habe, absolvierte ihren ersten Workout mit 69 Jahren und mit 68 Kilo Übergewicht. Sie gab zu, dass es in ihrem Alter und mit ihrem Gewicht schwer war, selbstbewusst in meinen Club zu spazieren und neben jüngeren, wesentlich dünneren und leichter bekleideten Damen zu trainieren. (Wie Mutter zu sagen pflegt: »Die Mädchen hier tragen Zahnseide statt Hosen.«) Aber sie hat diese Phase überwunden. Heute hat sie zwar immer noch 45 Kilo abzu-

Fortsetzung auf Seite 134

Marni Opatowski

Als Marni sich meinem Programm unterzog, war sie gerade arbeitslos. Marni wollte die Gelegenheit beim Schopf packen und die freie Zeit konstruktiv nutzen, um die 14 Pfund abzunehmen, die sie über einige Jahre hinweg zugenommen hatte – statt destruktiv zu sein, auf dem Sofa zu sitzen und zu viel zu essen. Ihre Mutter schenkte ihr anlässlich des Chanukah-Fests einen Gutschein für mein Fitnessstudio. Glücklicherweise entschloss sich Marni dazu, ihre Zeit sinnvoll zu nutzen und in ihre Gesundheit zu investieren.

F: Warum haben Sie mehr als 15 Pfund zugenommen?

A: Ich habe das Gewicht langsam über einen Zeitraum von 2 Jahren zugelegt. Ich hatte einen Bürojob und wurde oft von Bagels und anderem Gebäck in Versuchung gebracht, das im Pausenraum herumlag. Mein Gewicht schwankte auch immer wieder. Ich nahm viereinhalb Pfund zu und nahm sie mit einer Diät wie Atkins, The Zone oder Jenny Craig wieder ab. Dann nahm ich das Doppelte zu und machte wieder eine Diät. So steigerte sich das Übergewicht nach und nach auf 14 und schließlich 18 Pfund. Ich schaffte es immer irgendwie, mein Zielgewicht zu erreichen, aber das hielt meist nicht lange. Ich ging mit meinen Freunden aus und aß die falschen Sachen. Ich nahm mir vor, ich würde mich am nächsten Tag wieder aufraffen, aber in letzter Konsequenz schlug ich zu häufig über die Stränge, gab schließlich frustriert auf und nahm dann wieder zu.

F: Wie wirkten sich Ihre Extrapfunde auf Ihr Leben aus?

A: Ich war sehr unzufrieden mit mir. Ich hatte immer irgendetwas an meinem Aussehen auszusetzen. Ich fühlte mich unwohl in meiner Haut. Ich sah, wie dünnere Freundinnen diese ganzen hübschen Sachen trugen, aber wenn ich versuchte etwas Ähnliches zu tragen, war es mir unangenehm. Ich fühlte mich einfach ungesund.

F: **Warum können Sie Ihr Gewicht mit diesem Plan so gut halten?**

A: Ich erkannte schließlich, dass meine Nahrung mein Wohlbefinden beeinflusst. Letztes Jahr an Silvester beispielsweise ernährte ich mich wirklich schlecht und ich fühlte mich anschließend ziemlich mies. Statt fünf kleinere Mahlzeiten über den Tag zu verteilen, wie es David empfiehlt, aß ich eine große. Außerdem trainiere ich inzwischen viel, und wenn ich nun jeden Abend losziehen und Hamburger mit Pommes essen würde, würde dies nur meine ganzen Bemühungen untergraben. Das Training hilft mir auch, die Motivation zu finden, mich gesund zu ernähren. Früher aß ich zum Beispiel immer, wenn ich unter Stress stand, aber mittlerweile habe ich gelernt, den Kreislauf zu durchbrechen. Ich habe erkannt, dass ich mich nicht durch Essen, sondern nur durch ein intensives, befriedigendes Training besser fühle. Wenn ich heute gestresst bin, dann gehe ich lieber ins Fitnessstudio.

Außerdem habe ich gelernt, mir selbst oberste Priorität einzuräumen. Früher war ich mir selbst nicht besonders wichtig, zumindest nicht in dem Ausmaß, wie es heute der Fall ist. Ich machte mir Sorgen, dass ich etwas verpassen könnte, wenn ich mir Zeit fürs Fitnessstudio nähme. Mittlerweile ist Sport treiben für mich aber so selbstverständlich wie Zähneputzen. Mir fehlt etwas, wenn ich es nicht mache, und ich bin mir dessen bewusst, dass ich meine Freunde auch noch später treffen kann.

F: **Wie schaffen Sie es, das Programm auch weiterhin konsequent fortzusetzen?**

A: Meine Familie und Freunde geben mir viele tolle Rückmeldungen über mein Äußeres, und das hält mich auf Kurs. Ich trage jetzt mehr ärmellose Oberteile, Trägertops und Hüftjeans, Kleidung, die ich mich früher nie getraut hätte zu tragen. Mein Vater war auch viele Jahre lang übergewichtig – und nahm immer wieder ab und dann wieder zu. Vor fünf Jahren hatte er sich deswegen den Magen operativ verkleinern lassen. Wenn ich mir das vor Augen halte, dann ist das ein echter Motivationsschub, weil ich weiß, dass mich vielleicht dasselbe Schicksal ereilt wie meinen Vater, wenn ich nicht auf mich achte.

Aber das für mich Wichtigste ist, dass ich mich sehr viel gesünder fühle. Ich habe so viel Energie, und ich liebe es zu trainieren. Früher hätte ich mir nie vorstellen können, so etwas zu sagen! Ich gehe 6- oder 7-mal in der Woche ins Fitnessstudio. Ich bin viel zufriedener mit mir und auch selbstbewusster. Ich bin glücklicher. Ich habe das Gefühl, als könnte ich einfach alles schaffen.

MARNIS RAT AN SIE: Wenn Sie jemals das Gefühl haben, dass Sie es nicht schaffen, dann versprechen Sie sich selbst, sich noch ein paar Tage Zeit zu lassen. Irgendetwas

passiert spätestens am dritten Tag, und alles fügt sich zusammen. Man fängt an, Dinge in und an sich wahrzunehmen, die man vorher ignoriert hat.

NACHTRAG: *Als ich mit diesem Buch anfing, da war es gerade ein Jahr her, seit Marni das Programm erfolgreich absolviert hatte. Sie hat ihre sehr beeindruckenden Ergebnisse (14 Pfund in zwei Wochen!) inzwischen sogar noch weiter ausgebaut und lässt nur selten ein Ausdauertraining ausfallen. Im Gegensatz zu vielen anderen, die ihr Ausdauertraining gerade so hinter sich bringen, treibt sich Marni jedes Mal an Ihre Grenzen. Sie hat Ihr Leben völlig umgestellt und nun definitiv im Griff.*

nehmen, aber sie schreitet dennoch voller Selbstvertrauen und mit auffälliger farbenfroher Sportkleidung ins Studio. Sie ist dafür bekannt, dass sie den jüngeren, zierlicheren und »Zahnseide tragenden« Frauen am benachbarten Laufband zuruft »Hass' mich nicht, nur weil ich schön bin«. Und an den Tagen, an denen sie sich weniger wohl in ihrer Haut fühlt, nimmt sie einfach ihre Brille ab und zieht es vor, die anderen Frauen im Fitnessstudio nicht so genau in Augenschein zu nehmen.

Meine Botschaft an Sie lautet: Wenn meine Mutter es kann, dann können Sie es auch. In nur wenigen Monaten hat sie 27 Kilo abgenommen! Etwas, das als schier unüberwindliche Aufgabe begonnen hat, ist mittlerweile zu Mutters zweiter Natur geworden. Sie sind also nie zu alt, zu dick und zu sehr außer Form. Ganz gleich welches Alter oder Gewicht, welche Lebensgeschichte, berufliche Tätigkeit oder Familienverpflichtungen Sie gerne vorschützen möchten: Sie können in jeder Umgebung und zu jeder Zeit trainieren.

Der Fitnesstest

Wenn Sie sehr außer Form sind, sollten Sie sich vom Arzt untersuchen lassen und gemeinsam mit ihm Ihre Ziele in gesundheitlicher Hinsicht besprechen. Dieser Besuch trägt nicht nur dazu bei, Ihr Programm auf Ihre persönlichen Bedürfnisse abzustimmen, sondern kann auch als echte Motivationsquelle dienen. Viele meiner Klienten fingen erst nach Jahren der Untätigkeit im Anschluss an einen solchen Arztbesuch mit dem Training an, nachdem sie erfahren hatten, dass ihr Cholesterinwert, ihr Blutdruck oder ein anderer Wert völlig außer Kontrolle geraten war. Um sich noch mehr zu motivieren, können Sie Ihren Arzt bitten, Ihnen das Training zu verschreiben und alle gesund-

heitlich bedingten Beschränkungen zu notieren, auf die Sie beim Workout achten müssen. Heften Sie das Rezept an den Kühlschrank oder den Computer – dorthin, wo Sie es häufig sehen.

Machen Sie dann den folgenden Fitnesstest. Er soll Ihnen helfen, Ihren momentanen Fitnessstatus zu ermitteln und Ihnen ein erstes Gefühl für einen optimalen Workout vermitteln. Obwohl die verschiedenen 10-minütigen Workouts, die Sie in diesem Kapitel finden, nur wenig Zeit beanspruchen, sind sie sehr anspruchsvoll. Sie werden also eine gewisse Grundfitness benötigen, um die Übungen korrekt auszuführen und so wirklich davon zu profitieren.

1. KNIEBEUGE: Stellen Sie sich aufrecht hin, die Füße etwas mehr als schulterbreit voneinander entfernt, und lehnen Sie sich mit dem Rücken an eine Wand. Spannen Sie den Bauch an und drücken Sie den unteren Rücken gegen die Wand. (Anmerkung: Wenn Sie einen Gymnastikball besitzen, dann platzieren Sie ihn zwischen Rücken und Wand.) Setzen Sie Ihre Füße etwas nach vorne, ca. 60 cm von der Wand entfernt. Dann beugen Sie die Knie so tief

wie möglich und halten inne, sobald sich die Oberschenkel parallel zum Boden befinden (oder früher). Stellen Sie sicher, dass Ihre Knie sich genau über Ihren Knöcheln befinden und nicht darüber hinausragen. Ist dies der Fall, sind die Füße noch zu nah an der Wand. Halten Sie diese Position so lange Sie können und schauen Sie auf die Uhr.

Notieren Sie sich hier, wie lange Sie diese Kniebeuge halten konnten: _____ Sekunden/Minuten.

2. AROUND THE WORLD: Ihre Füße stehen etwas mehr als hüftbreit voneinander entfernt. Gehen Sie etwas in die Knie. Nehmen Sie einen Medizinball oder zwei leichte Hanteln (1,5 bis 2,5 Kilo) in beide Hände und heben Sie die Arme über den Kopf. Beugen Sie sich dann aus den Hüften nach rechts vorne und führen Sie Ihre ausgestreckten Arme an die Außenseite des rechten Knöchels. Heben Sie den Ball in einem Halbkreis rechts vom Körper hoch bis über den Kopf – und dann links am Körper entlang wieder nach unten, bis Sie am Boden nahe der Außenseite Ihres linken Fußes ankommen. Wiederholen Sie die kreisenden Bewegungen auf beiden Seiten so oft wie möglich und zählen Sie mit.

Notieren Sie sich hier die Anzahl der ausgeführten Halbkreise: _____

3. LIEGESTÜTZ: Sie können diese Übung entweder mit den Knien am Boden (die leichtere Variante) oder mit ausgestreckten Beinen machen (anspruchsvoller). Legen Sie die Hände flach auf den Boden, die Handflächen nach unten. Beugen Sie die Ellbogen nach außen und lassen Sie die Brust zu Boden sinken. Stemmen Sie sich dann wieder hoch. Führen Sie so viele Liegestütze aus, wie Sie können.

Notieren Sie sich hier die Anzahl der Liegestütze, die Sie gemacht haben: _____

4. KNIEHEBER: Stellen Sie sich etwa hüftbreit hin. Schieben Sie Ihr Becken leicht nach vorne, sodass Sie merken, wie sich die unteren Bauchmuskeln anspannen und sich die Krümmung am unteren Rücken verringert. Verlegen Sie Ihr Körpergewicht auf den rechten Fuß. Beugen Sie das linke Knie und heben Sie es zur Brust (so nahe an die Brust wie möglich). Senken Sie das Bein und heben Sie nun das rechte. Erst das Anheben beider Beine nacheinander gilt als eine Wiederholung. Fahren Sie damit fort, so oft wie möglich abwechselnd das linke und das rechte Bein zu heben, ohne dabei das Gleichgewicht zu verlieren.

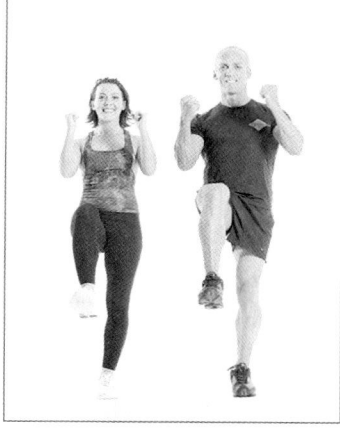

Notieren Sie sich hier die Anzahl Wiederholungen, die Sie geschafft haben: _____

Lesen Sie den nachfolgenden Abschnitt erst dann, wenn Sie den Test vollständig absolviert haben.

Testauswertung

Wir werden nun die durch den Test erworbenen Informationen verwenden, um Ihre Ausgangsfitness zu bestimmen. Wenn Sie weniger als 15 Liegestütze, Around the Worlds und Knieheber geschafft haben und Ihre Kniebeuge weniger als 20 Sekunden halten konnten, sollten Sie sich zunächst an die Übungen aus dem Fitnesstest halten und sie so lange machen, bis Sie sie beherrschen. Wiederholen Sie dazu jede dieser vier Übungen 15-mal (die Kniebeuge nicht unter 30 Sekunden), und zwar zwei Wochen lang 3-mal täglich. Nach dieser Zeit werden Sie genügend Kraft und Gleichgewichtssinn entwickelt haben, um alle 10-Minuten-Einheiten in diesem Kapitel durchzuhalten. Haben Sie im Fitnesstest mehr als 15 Liegestütze, Knieheber und Around the Worlds geschafft und konnten Sie die Kniebeuge länger als 20 Sekunden halten, dann verfügen Sie bereits über genügend Kraft und Gleichgewicht für jede der in diesem Kapitel vorgestellten Übungssequenzen.

Kleine Helfer zur Stärkung der Willenskraft

Beherzigen Sie folgende hilfreiche Ratschläge, um den Fitnessplan erfolgreich zu starten und ihn vor allem auch durchzuhalten:

■ Trainieren Sie jeden Tag zur selben Zeit. Das trägt dazu bei, Ihre Übungen so selbstverständlich werden zu lassen wie Zähneputzen.

■ Schließen Sie mit sich selbst einen Vertrag, der Sie zum Training verpflichtet. Es gibt nichts Schlimmeres, als sich selbst untreu zu werden.

■ Tragen Sie Ihre Trainingszeiten in Ihren Terminkalender ein und betrachten Sie sie als fixe Termine, die nicht verschoben werden dürfen.

■ Vergessen Sie nicht, dass Training keine Frage von alles oder nichts ist. Wenn Sie keine Zeit für einen 45-minütigen Workout haben, tut es auch einer meiner Express-Workouts.

■ Führen Sie täglich Buch über Ihre Aktivitäten. Auf diese Weise kommen Sie nicht in Versuchung zu mogeln. Außerdem stellt sich so das Gefühl einer Verpflichtung sich selbst gegenüber ein. Und schließlich werden Ihre Aufzeichnungen Ihnen auch zeigen, wie Sie sich verbessern.

■ Verfolgen Sie Ihre Fortschritte. Bringen Sie vor Programmbeginn Ihren Blutdruck, Cholesterinwert, Ruhepuls, Körperfettanteil und andere Gesundheitsfaktoren in Erfahrung. Notieren Sie sich auch, in welchem Ausmaß sich Ihre Fitness verbessert. Können Sie mittlerweile mehr Liegestütze als zuvor? Ist Ihr Puls langsamer geworden? Diese Ergebnisse – wie auch der Gewichtsverlust – werden Ihnen immens helfen, auf Kurs zu bleiben.

■ Verwenden Sie Ihre Lieblingsjeans oder Ihren Lieblingsbadeanzug, um daran Ihren Erfolg zu messen. Es gibt nichts Besseres als das Gefühl, in knackige Jeans zu schlüpfen, sie zuzumachen und sich sexy und attraktiv zu fühlen!

Ihre Ausrüstung

Für einige der Express-Workouts werden Sie die folgenden Gegenstände benötigen:

■ **Gymnastikball.** Halten Sie Ausschau nach einem reißfesten Ball und kaufen Sie den passenden Ball für Ihre Größe. Wenn Sie sich auf den Ball setzen und die Füße auf den Boden stellen, sollten sich Ihre Knie in einem 90-Grad-Winkel befinden. Grundsätzlich passen die folgenden Ballgrößen zu den entsprechenden Körpergrößen.

Balldurchmesser	Körpergröße
55 cm	1,50 m bis 1,62 m
65 cm	1,63 m bis 1,80 m
75 cm	1,81 m +

■ **Kurzhanteln.** Fangen Sie mit 1 bis 1,5 Kilo schweren Hanteln an und arbeiten Sie sich auf 2,5 Kilo pro Hantel hoch, wenn Sie das Gefühl haben, dass der Workout zu leicht wird. Entscheiden Sie sich für Hanteln mit einer Plastikhaut und wählen Sie eine Farbe, die Ihnen gut gefällt. Sie werden Sie lieber in die Hand nehmen, wenn Sie Ihnen optisch gefallen.

■ **Medizinball.** Moderne Medizinbälle sind mit einer weichen Plastikhaut bezogen; es gibt sie in vielen Farben und in Gewichten zwischen 1 Kilo und 11 Kilo. Entscheiden Sie sich für einen Ball zwischen 1 und 4 Kilo.

Fortsetzung auf Seite 142

Greg Namin

Greg war einer von sechs Teilnehmern des Fox News Challenge, die alle abnehmen und in Form kommen wollten – unter meiner Anleitung. Greg war früher bei der Army und nahm mir etwas von meiner Arbeit ab, indem er den anderen Teilnehmern jeden Tag eine Motivationsmail schrieb. Seine Entschlossenheit und seine Fähigkeit, sich strikt an den Plan zu halten, zahlten sich aus. Er nahm 9 Pfund ab und verlor 15 cm Baumumfang. Außerdem sanken seine ursprünglich bedrohlich hohen Cholesterin- und Triglyceridwerte ganz ohne Medikamente auf ein normales Niveau. Auch nach der Fernsehsendung nahm er noch weiter ab und verlor insgesamt an die 32 Pfund.

F: Wann nahmen Sie zu?

A: Als ich noch bei der Army war, fiel es mir nicht schwer mein Gewicht zu halten. Wenn man in der Army dick wurde, musste man sich einem speziellen Sportprogramm unterziehen oder eben gehen. Aufgrund der vorgeschriebenen Trainingseinheiten und der regelmäßigen Mahlzeiten blieb ich sportlich und fit. Nach meiner Dienstzeit hörte ich allerdings auf mit dem Training. Ich aß nach wie vor dieselben Sachen, aber der fehlende Sport führte dazu, dass ich nach und nach immer mehr Gewicht ansetzte.

F: Welche Diäten haben Sie in der Vergangenheit ausprobiert?

A: Einmal habe ich die Atkins-Diät gemacht und dabei tatsächlich 28 Pfund abgenommen. Sie war jedoch nicht besonders fordernd, und deshalb war stets die Versuchung vorhanden, wieder in alte Gewohnheiten zu verfallen. Schließlich hörte ich damit auf und hatte in Windeseile fast alles wieder zugenommen.

F: Wie wirkte sich Ihr Übergewicht auf Ihr Leben aus?

A: Ich war 1,73 m groß und wog 104 Kilo. Meine Knie schmerzten beim Gehen. Beim Aufstehen tat mir der Rücken weh. Meine kleine Tochter legte sich gerne auf meinen Bauch, weil er so weich war und ein tolles Kissen für sie. Mein Cholesterin hatte einen Wert von 243 erreicht. Ich habe immer noch Fotos von mir aus der Zeit, als ich übergewichtig war. Ich sehe sie mir manchmal an und frage mich, wie es dazu kommen konnte. Manchen Menschen macht es vielleicht nichts aus, dick zu sein. Mir schon. Es entspricht nicht meinem Naturell. Auch die Schmerzen störten mich gewaltig.

F: Warum entschieden Sie sich für die Ultimative New York Diät?

A: Sie erforderte großes Engagement, was gut in mein – auch durch meinen Einsatz in der Army geprägtes – Weltbild passte. Mir gefiel die Vorstellung, sich der Herausforderung zu stellen. Man muss seine Einstellung grundlegend ändern, aber genau das war mir auch wichtig. Es war diese anfängliche Herausforderung, die mir den Weg zum Erfolg ebnete. Weil das Programm so viel Arbeit und Disziplin erfordert, hilft es mir das Gefühl zu entwickeln,

etwas geschafft und mich selbst überwunden zu haben. Ich habe hart daran gearbeitet, das zu erreichen. Jetzt gibt es für mich kein Zurück mehr! Wenn man sich diesem Plan mit Leib und Seele verschreibt und so viel investiert, gibt man nicht einfach so auf.

F: Wie haben diese Ergebnisse Ihr Leben verändert?

A: Mein Bauch ist jetzt fest und straff, und deshalb benutzt mich meine Tochter nicht mehr als Kissen. Ich musste auch losziehen und mir eine neue Garderobe zulegen, weil ich statt Hosen der Größe 42 jetzt Größe 36 trage. Wenn ich morgens aufwache und in den Spiegel sehe, denke ich immer wieder: »Wow.«

F: Wie haben sich infolge des Programms Ihre Prioritäten im Leben verändert?

A: Ich bin nicht mehr jemand, der versucht irgendwie durch den Tag zu kommen, sondern jemand, der sich nicht mehr mit halben Sachen zufriedengibt und der alles Erforderliche tut, um gesund zu bleiben. Ich trainiere regelmäßig und ohne Ausnahme fünf Tage in der

Woche. Das letzte Mal war das der Fall, als ich noch in der Army war.

F: Wie motivieren Sie sich, um die Ergebnisse zu bewahren?

A: Für mich geht das ein Leben lang so weiter. In meiner Familie gibt es viele Diabetesfälle. Ich möchte lang genug leben, um meine Kinder aufwachsen und ins College gehen zu sehen. Ich will meine Enkelkinder noch miterleben. Um diese Ziele zu erreichen, muss ich weiter an mir arbeiten und am Ball bleiben.

GREGS RAT AN SIE: Sie müssen sich fragen, ob Sie die notwendigen Veränderungen auch wirklich wollen. Wenn Sie nicht mit Haut und Haaren dabei sind, werden Sie es nicht schaffen. Wenn Sie sich der Verwandlung aber bewusst und mit Hingabe verschreiben, geht alles wie von selbst. Ihre Hingabe ist wirklich das Wichtigste an der ganzen Sache.

NACHTRAG: *An alle Kerle da draußen, die glauben, dass dieses Programm nur etwas für Frauen ist – denkt noch mal darüber nach! Greg ist der lebende Beweis dafür, dass die Ultimative New York Diät nicht nur auf weibliche Bedürfnisse zugeschnitten ist. Es wirkt bei jedem – Männern und Frauen, Jung und Alt, Fitnessneuling oder Spitzensportler.*

Express-Workouts (auch bekannt als »New York Minute«-Workouts)

Auf den folgenden Seiten finden Sie eine Reihe kurzer, aber sehr fordernder Workouts, die für praktisch jede Gelegenheit geeignet sind, in die Sie kommen können. Jeder Workout ist so konzipiert, dass er an die zehn Minuten lang ist. Am Anfang können die Übungssequenzen etwas länger dauern, weil Sie sich erst noch an die Bewegungen gewöhnen müssen. Wärmen Sie sich vor den Übungseinheiten auf, indem Sie einige Minuten lang auf- und abmarschieren oder auf der Stelle laufen.

Workouts im Büro

Mein Klient Greg Namin ist Systemtechniker und führt zusätzlich zu seinem morgendlichen Workout noch kleine Übungseinheiten an seinem Schreibtisch aus. »Meine Einstellung hat sich grundlegend verändert. Früher habe ich einfach nur den

Tag hinter mich gebracht, aber heute tue ich alles, was nötig ist, um gesund zu bleiben«, sagt er. An den Tagen, an denen er seinen Oberkörper-Workout macht, ergänzt er sein morgendliches Training mit einigen Liegestützen an seinem Arbeitsplatz. An »Unterkörper-Workout-Tagen« übt er im Laufe des Tages zusätzlich Ausfallschritte. »Ich nehme mir damit quasi eine kleine Auszeit von der Arbeit. Ich warte nicht darauf, dass sich eine besondere günstige Gelegenheit ergibt. Ich mache es einfach. Diese Minieinheiten helfen mir produktiv zu bleiben, weil ich dann klarer denken kann.«

Ich höre diese Äußerung von vielen meiner karriereorientierten Klienten. Statt sie von der Arbeit abzuhalten, helfen diese Übungen ihnen tatsächlich dabei, konzentrierter, kreativer und aufmerksamer zu sein. Richard Jones, Hauptgeschäftsführer eines Unternehmens, fing vor etwa einem Jahr erstmals mit dem Training an. (Dabei unterzog er sich übrigens gleichzeitig einer Diät und hörte mit dem Rauchen auf.) Er erzählte mir: »Die Angestellten, die für mich arbeiten, meine Kollegen und auch die Menschen, denen ich Rechenschaft ablegen muss, sagten mir alle, ich hätte sie mit meiner Leistung inspiriert. Ich bekomme viel Respekt von ihnen und fühle mich durch sie darin bestärkt weiterzumachen.«

Selbst in einem kleinen Büro oder einer Arbeitsnische können Sie einen Gymnastik- und Medizinball aufbewahren (zum Beispiel unter dem Schreibtisch) und sich dadurch effektivere Büro-Workouts ermöglichen. Wenn Ihnen gar kein Platz zur Verfügung steht, können Sie den Gymnastikball auch als Sitzgelegenheit verwenden. Wenn Sie darauf Platz nehmen und arbeiten, können Sie den ganzen Tag über die Rumpfmuskeln trainieren. Ich bin sicher, Sie werden sehr schnell anfangen den Ball zu schätzen und ihn Ihrer alten Sitzgelegenheit vorziehen.

BÜRO-WORKOUT #1
Bauch/Rumpf

Tiefes und hohes Körperbrett auf dem Gymnastikball

1. Platzieren Sie den Ball auf dem Boden, legen Sie sich mit dem Bauch darauf und bringen Sie sich anschließend in die Liegestütz-Position, wobei sich die Fußballen auf dem Ball befinden und die Handflächen unter Ihrer Schulter auf dem Boden aufgestützt sind. Spannen Sie die Bauchmuskeln an und achten Sie darauf, die Hüften nicht abzusenken. *Bleiben Sie etwa 15 Sekunden in dieser Position.*

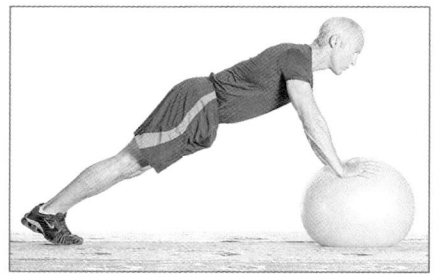

2. Nehmen Sie nun eine Liegestütz-Position ein, bei der die Handflächen auf dem Ball ruhen und die Fußballen auf den Boden gestellt sind. Die Beine sollten gestreckt sein, und Ihr Körper sollte zwischen Fersen und Kopf eine gerade Linie bilden. *Halten Sie diese Position für 15 Sekunden.*

3. *Kehren Sie dann zum tiefen Körperbrett zurück und wiederholen Sie erst das tiefe und dann das hohe Körperbrett 1- bis 2-mal.* Schließen Sie mit dem tiefen Körperbrett ab, und gehen Sie von dort nahtlos zur nächsten Übung über.

Liegestütz auf Gymnastikball mit Hüftbeugung nach oben (Pikes)

1. Nehmen Sie die tiefe Körperbrett-Position ein und heben Sie das Gesäß hoch in Richtung Zimmerdecke, während Sie den Ball ein Stück zur Körpermitte hin rollen. Die Bauchmuskulatur bleibt angespannt und die Beine sind gestreckt. Ihr Oberkörper sollte ein umgedrehtes »V« bilden.

2. *Diese Stellung 10 bis 15 Sekunden halten.*

Rumpfstrecken mit Gymnastikball

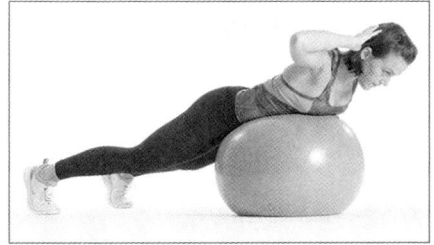

1. Legen Sie sich bäuchlings auf den Gymnastikball und stützen Sie dabei die Fußflächen gegen eine Wand. (Sobald Sie kräftiger sind, werden Sie auch ohne Wand auskommen; dadurch wird diese Übung noch anspruchsvoller.)

2. Strecken Sie den Rücken und heben Sie dabei Kopf, Schultern und Ellbogen in Richtung Decke.

3. Senken Sie sich wieder ab *und wiederholen Sie die Übung 15- bis 20-mal.*

Rumpf-Seitneigung mit Gymnastikball

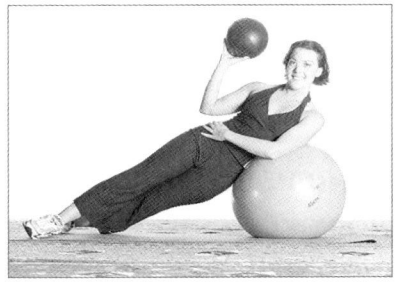

1. Legen Sie sich mit der linken Körperseite auf den Gymnastikball. Schlagen Sie die Beine übereinander, das rechte Bein liegt über dem linken, sodass Sie einen guten Halt haben. Legen Sie die linke Handfläche entweder auf den Bauch oder auf die Taille. Nehmen Sie einen kleinen Medizinball in die rechte Hand. Heben Sie den Ball auf Augenhöhe, der Ellbogen ist gebeugt.

2. Führen Sie jetzt seitliche Bauchpressen aus. Richten Sie sich hierzu in kleinen Bewegungen in Richtung des Medizinballs auf und verfolgen Sie dabei seine Bewegungen mit den Augen.

3. *Kehren Sie in die Ausgangsposition zurück, machen Sie 15 bis 20 Wiederholungen und wechseln Sie dann die Seite.*

Anspannung der schrägen und unteren Bauchmuskeln mit Gymnastikball

1. Nehmen Sie eine kniende Position ein, die Unterarme ruhen auf dem Gymnastikball, die Knie auf dem Boden, und kreuzen Sie die Beine auf Knöchelhöhe. Rollen Sie den Ball mit den Armen nach vorne, während Sie gleichzeitig den Oberkörper nach vorne bewegen. Spüren Sie, wie sich Ihre Bauchmuskeln anspannen, wenn sie Ihren Körper stabilisieren. *15 Sekunden halten, in die Ausgangsposition zurückkehren und 3-mal wiederholen.* Schwieriger wird die Übung, wenn man während der Vorwärtsbewegung des Oberkörpers den Ball in einem 45-Grad-Winkel schräg von sich wegrollt. Spüren Sie die Anspannung der schrägen Bauchmuskeln.

2. *Wiederholen Sie im Laufe von 10 Minuten die gesamte Übungssequenz mindestens ein Mal.*

BÜRO-WORKOUT #2
Power-Übungen für den gesamten Körper

Laufen auf der Stelle mit Medizinball

1. Stehen Sie hüftbreit und nehmen Sie den Medizinball in beide Hände. Strecken Sie die Arme auf Brusthöhe nach vorne.

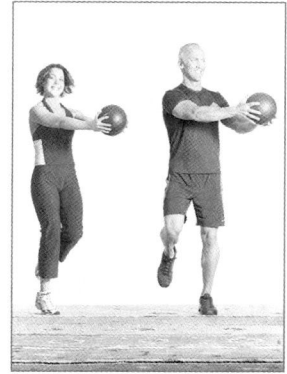

2. *Joggen Sie 30 Sekunden auf der Stelle,* wobei Sie den Medizinball auf Brusthöhe ausgestreckt nach vorne halten. Verlagern Sie nicht Ihr ganzes Gewicht auf die Zehen, da dies die Kniegelenke zu sehr belastet.

3. Joggen Sie weiterhin auf der Stelle, während Sie mit gestreckten Armen den Rumpf nach links drehen. *Joggen Sie weitere 30 Sekunden.* Drehen Sie dann den Rumpf nach rechts *und joggen Sie weitere 30 Sekunden.*

Strecksprung nach hinten mit Medizinball
1. Stehen Sie etwas weiter als hüftbreit. Halten Sie den Medizinball beidhändig mit gebeugten Ellbogen auf Brusthöhe.

2. Beugen Sie Ihre Knie, strecken Sie Ihr Gesäß nach hinten und gehen Sie in die Hocke.

3. Halten Sie die Knie nach wie vor gebeugt, während Sie sich von der Hüfte aus nach vorne beugen und den Medizinball auf den Boden unter Ihrem Brustbein ablegen.

4. Stützen Sie sich jetzt mit den Händen auf den Medizinball, während Sie mit einem Sprung Ihre Beine nach hinten strecken, sodass Sie in die Liegestütz-Position kommen. Die Bauchmuskeln bleiben die ganze Zeit angespannt. Springen Sie wieder nach vorne und kehren Sie in die Ausgangsposition zurück.

5. *Führen Sie 10 bis 15 Wiederholungen aus.* Bleiben Sie während der letzten Wiederholung in dieser modifizierten Liegestütz-Position und machen Sie gleich mit der nächsten Übung weiter.

Bergklettern mit Medizinball

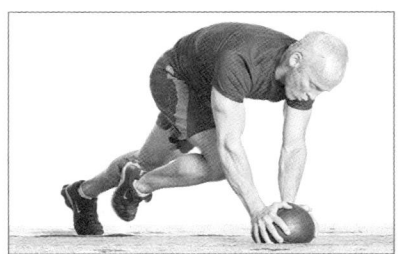

1. Gehen Sie von der eben geschilderten Liegestütz-Position in eine Strecksprung-Position über, indem Sie das rechte Knie beugen und anziehen. Der rechte Oberschenkel befindet sich nun unter der rechten Rumpfseite.

2. Springen Sie mit dem rechten Bein zurück, während Sie gleichzeitig das linke Knie an sich ziehen.

3. *Springen Sie 15 bis 30 Sekunden lang abwechselnd mit dem linken und dem rechten Bein nach hinten.*

Gesprungener Ausfallschritt mit Medizinball

1. Stehen Sie in aufrechter Position, die Füße sind schulterbreit voneinander entfernt. Halten Sie einen Medizinball ausgestreckt vor der Brust. Machen Sie mit dem rechten Fuß einen großen Ausfallschritt nach vorne. Gehen Sie tief in die Knie, bis beide Beine einen rechten Winkel bilden.

2. Schnellen Sie kraftvoll nach oben, sodass Sie mit beiden Beinen abheben. Wechseln Sie im Sprung die Beine, sodass der linke Fuß nun vorne und der rechte hinten steht. Gleich nach dem Sprung vollführen Sie wieder einen tiefen Ausfallschritt, diesmal mit dem linken Fuß.

3. *Führen Sie die Übung abwechselnd mit links und rechts aus und machen Sie dabei jeweils 10 bis 15 Wiederholungen.*

Gesprungene Kniebeuge mit Medizinball

1. Stehen Sie in aufrechter Position, die Füße sind etwas mehr als schulterbreit voneinander entfernt, die Fußspitzen zeigen nach außen. Halten Sie einen Medizinball mit etwas Abstand vor der Brust. Gehen Sie in die Kniebeuge und strecken Sie dabei das Gesäß heraus. Halten Sie die Knie etwa auf Höhe der Zehen – aber nicht weiter vorne.

2. Springen Sie nach oben und heben sie zugleich die Arme über den Kopf. Führen Sie im Sprung die Absätze zusammen und bringen Sie die Füße wieder auseinander, bevor Sie mit den Fersen aufsetzen und die Füße nach vorne abrollen. *Führen Sie 15 Wiederholungen aus.*

3. *Wiederholen Sie im Laufe von 10 Minuten die gesamte Übungssequenz mindestens ein Mal.*

BÜRO-WORKOUT #3
Beine/Po

Seitlicher Ausfallschritt mit Medizinball

1. Stehen Sie etwas mehr als hüftbreit. Halten Sie den Medizinball mit beiden Händen etwa auf Brusthöhe, die Ellbogen sind angewinkelt.

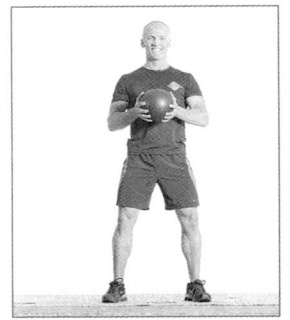

2. Beugen Sie das linke Knie und machen Sie einen seitlichen Ausfallschritt, während Sie das rechte Bein gestreckt halten. Drücken Sie im Ausfallschritt mit gestreckten Armen den Ball von der Brust weg, und halten Sie die Arme dabei parallel zum Boden. *Halten Sie die Position und zählen Sie bis fünf.*

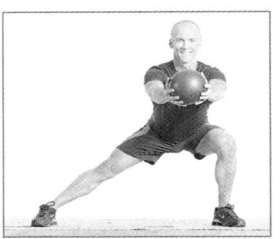

3. *Gehen Sie wieder in die aufrechte Position und führen Sie 15 Wiederholungen aus, dann die Seite wechseln.*

Einbeinige Kniebeuge mit Gymnastikball

1. Platzieren Sie den Gymnastikball etwa 30 cm hinter das rechte Bein. Beugen Sie das rechte Knie und legen Sie den rechten Fußballen auf dem Ball ab.

2. Beugen Sie das linke Knie, während Sie gleichzeitig das rechte Bein strecken und den Gymnastikball nach hinten drücken.

3. Zur Ausgangsposition zurückkehren und *10- bis 15-mal wiederholen.*

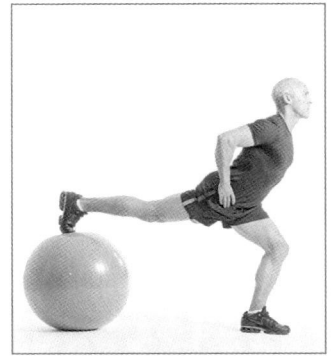

Kniebeugen auf Fußballen mit Medizinball

1. Achtung: Überspringen Sie diese Übung, wenn Sie Kniebe-
schwerden haben. Stehen Sie hüftbreit und klemmen Sie einen
Medizinball zwischen die Knie. Stützen Sie sich mit einer Hand
gegen eine Wand, einen Türgriff, einen Stuhl oder Tisch, um das
Gleichgewicht zu halten.

2. Beugen Sie die Knie, kippen Sie das Becken nach vorne und
gehen Sie in die Kniebeuge. Das Gewicht bleibt auf den Fußballen, während Sie sich vorbeugen.

3. Sobald die Unterschenkel fast parallel zum Boden stehen,
strecken Sie die Beine, indem Sie sie von den Fußballen her auf-
wärtsdrücken.

4. Kehren Sie zur Ausgangsposition zurück. Senken Sie die Fersen und führen Sie *10 bis 15 Wiederholungen aus.*

Brücke mit Gymnastikball

1. Legen Sie sich rücklings und flach auf den
Boden, die Fersen befinden sich nebeneinander
auf dem Gymnastikball. Legen Sie die Arme im
rechten Winkel zum Oberkörper ab, Handflächen nach unten.

2. Heben Sie die Hüften, bis nur noch Kopf, Schultern und Arme auf dem Boden liegen.
Machen Sie *20 bis 30 Sekunden* lang kleine Auf-und-ab-Bewegungen mit den Hüften.
Bleiben Sie in der Rückenlage und fahren Sie mit den Hamstring Curls fort.

Oberschenkelbeugen (Hamstring Curls) mit Gymnastikball

Wählen Sie bei dieser Übung zwischen Option A (leichter) und Option B (schwerer).

■ **Option A:** Beugen Sie die Knie von der Brückenposition aus und ziehen Sie den Ball mit Ihren Füßen in Richtung Gesäß. Strecken Sie die Beine und bringen Sie den Ball wieder in die Brückenposition zurück. *Führen Sie 10 Wiederholungen aus.*

■ **Option B:** Heben Sie aus der Brückenposition heraus das linke Bein Richtung Decke. Balancieren Sie auf der rechten Ferse, auf den Schultern, den Armen und dem Kopf. Beugen Sie das rechte Knie und ziehen Sie den Ball Richtung Gesäß. Strecken Sie das Bein, wodurch Sie den Ball wieder nach vorne drücken. *Machen Sie 5 bis 10 Wiederholungen.* Wechseln Sie dann die Seite und wiederholen Sie die Übung.

Davids Beinscheren in Bauchlage

1. Legen Sie sich mit dem Gesicht nach unten auf den Boden. Spreizen Sie die Beine so weit wie möglich, es liegen nur die Fußspitzen auf.

2. Drücken Sie die Hüften gegen den Boden.
Atmen Sie aus, während Sie die Füße anheben und die Beine in einer einzigen fließenden

Bewegung zusammenführen. Drücken Sie die Fersen am Ende der Bewegung zusammen und atmen Sie beim Absenken wieder ein. Führen Sie *15 bis 20 Wiederholungen aus.*

3. *Wiederholen Sie im Laufe von 10 Minuten die gesamte Übungssequenz mindestens ein Mal.*

BÜRO-WORKOUT #4
Oberkörper

Around the World mit Medizinball

1. Stellen Sie sich aufrecht hin, die Füße etwas mehr als hüftbreit voneinander entfernt. Nehmen Sie einen Medizinball und legen Sie ihn etwas vor die Außenseite des rechten Fußes. Beugen Sie sich nun aus der Hüfte nach rechts vorne und ergreifen Sie den Ball mit ausgestreckten Armen.

2. Heben Sie den Ball in einem Halbkreis rechts vom Körper nach oben über den Kopf und führen Sie ihn links am Körper wieder nach unten, bis Sie am Boden nahe der Außenseite Ihres linken Fußes ankommen. Wiederholen Sie die Bewegung, beginnend mit der anderen Seite. Kreisen Sie weiter von rechts nach links und dann wieder von links nach rechts.

3. *Führen Sie 30 Sekunden kreisende Bewegungen aus.*

Liegestütze mit Gymnastikball

1. Legen Sie zunächst Ihren Bauch auf den Gymnastikball und Ihre Handflächen auf den Boden vor dem Ball. Bewegen Sie sich nun mit den Händen vorwärts, während Sie mit dem Rumpf nach vorne gleiten, bis Sie in die Liegestütz-Position kommen; Oberschenkel, Unterschenkel oder Fußballen bleiben auf dem Ball (Anmerkung: Mit den Oberschenkeln auf dem Ball ist die Ausführung leichter, mit den Unterschenkeln mittelschwer, mit den Fußballen oder Zehen am schwersten). Stützen Sie Ihre Handflächen auf den Boden unterhalb Ihrer Schultern. Die Bauchmuskeln müssen angespannt und der Rücken gerade sein. Senken Sie die Hüften nicht ab.

2. Beugen Sie Ihre Ellbogen seitlich nach außen, während Sie Gesicht und Brust zum Boden absenken. Atmen Sie aus, während Sie die Ellbogen strecken und sich wieder in die Ausgangsposition stemmen.

3. *Führen Sie 10 bis 15 Wiederholungen aus.*

Schulter-Frontheben mit Schulterrotation zur Seite

1. Legen Sie sich mit der Brust oder dem Bauch (was immer für Sie bequemer ist) auf den Gymnastikball. Stützen Sie die Fußflächen gegen eine Wand (sobald Sie kräftiger sind, können Sie auch ohne Wand auskommen; dadurch wird die Übung anspruchsvoller). Nehmen Sie in jede Hand eine Kurzhantel und halten Sie diese mit gestreckten Armen knapp über dem Boden.

2. Heben Sie die Kurzhanteln an, bis sich die Arme parallel zum Boden und in einer Linie zur Schulter befinden.

3. Führen Sie die Arme in einem Halbkreis zur Seite. Die Arme bleiben gestreckt und bilden zuletzt mit dem Rumpf jeweils einen rechten Winkel.

4. Senken Sie die Kurzhanteln zum Boden. Dann verfahren Sie umgekehrt, indem Sie die Kurzhanteln im rechten Winkel zum Rumpf auf Schulterhöhe anheben und sie in einem Halbkreis nach vorne bringen.

5. *Führen Sie 20 bis 30 Wiederholungen aus.*

Trizepsdrücken (Dips) auf dem Gymnastikball

1. Setzen Sie sich auf den Boden. Legen Sie die Fersen oder Waden oben auf den Gymnastikball und die Handflächen – mit nach vorne gerichteten Fingern – auf den Boden hinter die Hüften.

2. Drücken Sie Ihr Körpergewicht in die Handflächen, während Sie die Ellbogen strecken und das Gesäß anheben. Beugen Sie die Ellbogen, während Sie das Gesäß wieder zu Boden senken, ohne aber den Boden zu berühren. Dann strecken Sie die Ellbogen erneut durch.

3. *Wiederholen Sie die Übung 20- bis 30-mal.*

Rumpfstrecken mit Gymnastikball

1. Legen Sie sich bäuchlings auf den Gymnastikball. Stützen Sie die Fußflächen gegen eine Wand. (Sobald Sie kräftiger sind, geht es auch ohne Wand; dadurch wird die Übung anspruchsvoller.)

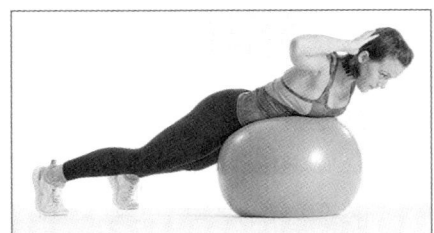

2. Strecken Sie den Rücken und heben Sie dabei Kopf, Schultern und Ellbogen Richtung Decke. Senken Sie sich wieder ab *und wiederholen Sie die Übung 15- bis 20-mal.*

3. *Wiederholen Sie im Laufe von 10 Minuten die gesamte Übungssequenz mindestens ein Mal.*

Workouts im Hotelzimmer

Viele Menschen, die geschäftlich unterwegs sind, verfallen in dieser Situation leicht in schlechte Essgewohnheiten und pausieren auch mit ihrem Training. Auf Reisen gibt es aber viele Gelegenheiten zu trainieren. Wenn man auf Geschäftsreise ist, hat man zum Beispiel keine Familie, die einen morgens bis abends auf Trab hält, und kann diese Zeit für Workouts verwenden. Wenn Sie sich also dabei ertappen, dass Sie sich oder anderen einreden wollen »Ich kann nicht trainieren, wenn ich unterwegs bin«, dann fragen Sie sich selbst »Worauf will ich eigentlich hinaus?« – und dann fangen Sie mit einem der nachfolgenden Übungskomplexe an. Sie können alle ohne weitere Ausrüstung in dem beschränkten Raum eines Hotelzimmers ausgeführt werden.

HOTEL-WORKOUT #1
Bauch/Rumpf

Standard-Crunch

1. Legen Sie sich rücklings auf den Boden, beugen Sie die Knie und stellen Sie die Füße auf. Wenn Sie Ihre Bauchmuskeln besonders beanspruchen und die Belastung des unteren Rückens verringern möchten, können Sie die Beine auf dem Bett oder Sofa ablegen (falls Sie ein Sofa im Hotelzimmer haben). Legen Sie die Hände möglichst weit oben an den Nacken, der Kopf ruht auf den Unterarmen. Stellen Sie sich vor, die Schwerkraft zieht Ihren Bauchnabel nach unten in den Boden und begradigt dabei Ihre untere Rückenpartie.

2. Konzentrieren Sie sich auf die Bauchmuskeln, während Sie Rücken, Nacken, Schultern und Arme entspannen. Blicken Sie zur Decke. Atmen Sie bei der Aufwärtsbewegung aus und spannen Sie zunächst die unteren und dann die restlichen Bauchmuskeln an, wobei Sie einen Rückenwirbel nach dem anderen vom Boden abheben, bis Sie an den Schultern ankommen. Stellen Sie sicher, dass Sie den Kopf nicht mit Händen oder Armen hochziehen, die Bewegung muss von den Schultern ausgehen. Wenn Sie sich nicht weiter aufrollen können, senken Sie den Körper wieder. Gehen Sie gleich in die nächste Wiederholung über, bevor die Schultern den Boden berühren, um eine pausenlose Beanspruchung der Bauchmuskeln zu gewährleisten.

3. *Führen Sie 10 bis 15 Wiederholungen aus.*

Doppelter Crunch Diagonal (mit Heranziehen der Knie)

1. Legen Sie sich mit dem Rücken auf den Boden. Die Ellbogen sind gebeugt und zeigen nach
außen, die Fingerspitzen befinden sich auf dem
Hinterkopf. Beugen Sie die Knie und heben Sie
die Beine an, bis die Schienbeine parallel zum
Boden ausgerichtet sind.

2. Atmen Sie aus, während Sie die Knie zur rechten Schulter heranziehen und die Schultern
gleichzeitig anheben. Wieder absenken und
dann die Knie zur linken Schulter ziehen.

3. *Führen Sie links und rechts abwechselnd 20
bis 30 Wiederholungen aus.*

Beinkreisen

1. Setzen Sie sich auf den Boden, die Arme sind
hinter dem Gesäß aufgestützt, die Fingerspitzen
zeigen nach vorne. Ihre Beine sind leicht angewinkelt und angehoben.

2. Achten Sie darauf, dass Ihre Knie ständig Kontakt haben, und ziehen Sie mit den Füßen so-
wohl im Uhrzeigersinn als auch im Gegenuhrzeigersinn langsam Kreise in die Luft.

3. *Ziehen Sie 15 bis 20 Kreise in jede Richtung.*

Doppelter Crunch mit Kissenübergabe

1. Legen Sie sich auf den Rücken. Klemmen Sie ein Kissen zwischen Ihre Unterschenkel. Strecken Sie die Beine gegen die Decke, Beine und Rumpf bilden einen rechten Winkel. Strecken Sie die Arme über den Kopf.

2. Kippen Sie das Becken in Richtung Bauchnabel und ziehen Sie die Beine etwas in Richtung Oberkörper heran, während Sie sich gleichzeitig mit Armen und Schultern aufrichten, bis Sie das Kissen erreichen können.

3. Greifen Sie nach dem eingeklemmten Kissen. Senken Sie die ausgestreckten Arme mit dem Kissen nach hinten auf den Boden und legen Sie auch die Beine ab. Setzen Sie die Übung fort und reichen Sie das Kissen von den Beinen zu den Händen und den Händen zu den Beinen.

4. *Führen Sie 10 bis 15 Wiederholungen aus.*

Superman

1. Legen Sie sich bäuchlings auf den Boden und halten Sie die Beine gestreckt. Nehmen Sie die Hände hinter den Kopf. Spannen Sie Gesäß- und Bauchmuskeln an.

2. Heben Sie Schultern und Füße vom Boden und atmen Sie dabei aus; achten Sie darauf, dass Bauch und Po angespannt bleiben. Strecken Sie beim Heben Oberkörper und Beine jeweils nach vorne beziehungsweise nach hinten. *Halten Sie diese Position 10 bis 15 Sekunden* und atmen Sie beim Absenken aus. *3- bis 4-mal wiederholen.*

3. *Wiederholen Sie im Laufe von 10 Minuten die gesamte Übungssequenz mindestens ein Mal.*

HOTEL-WORKOUT #2
Beine/Po

Step-Ups auf Stuhl mit Ausfallschritt nach hinten

1. Stellen Sie sich vor einen Stuhl (ein stabiles Modell ohne Rollen). Platzieren Sie den rechten Fuß auf den Stuhl. Drücken Sie sich über die rechte Ferse nach oben ab, bis Sie mit gestrecktem Bein auf dem Stuhl stehen.

2. Heben Sie das linke Knie angewinkelt in Richtung Brust an.

3. Gehen Sie nun mit dem linken Fuß zurück auf den Boden, indem Sie einen Schritt nach hinten (unten) machen. Dann gehen Sie weiter nach unten in einen Ausfallschritt und beugen beide Knie bis zu einem rechten Winkel an.

4. *Führen Sie 10 bis 15 Wiederholungen pro Bein aus und wechseln Sie jedes Mal die Seite.*

Sumo-Ausfallschritt mit Sidekick und Frog Jump (Strecksprung)

1. Nehmen Sie eine »Sumo«-Position ein,
die Beine sind etwas mehr als schulterbreit
voneinander entfernt, die Knie gebeugt
und das Körpergewicht nach hinten verlagert, etwa oberhalb der Fersen.

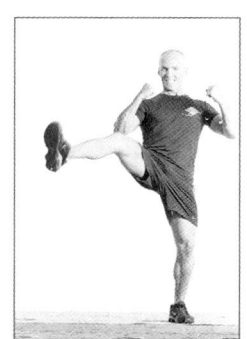

2. Machen Sie mit dem rechten Bein einen großen Schritt seitwärts, führen Sie
dazu das rechte Knie gebeugt zur Brust
und strecken Sie dann das Bein nach
rechts aus, in einer einzigen fließenden
Bewegung.

3. Sobald der rechte Fuß den Boden berührt, führen Sie das Knie wieder zurück zur
Brust und vollführen einen Sidekick, indem
Sie einem imaginären Gegner seitlich mit
der rechten Ferse in den Magen treten
(oder ans Kinn, je nach Körpergröße des imaginären Gegners).

4. Senken Sie das rechte Bein zum Boden und nehmen Sie erneut
die »Sumo«-Position ein. Gehen Sie in eine Kniebeuge und strecken
Sie das Gesäß nach hinten. Die Knie müssen exakt oberhalb der Zehen sein und dürfen nicht weiter nach vorne geschoben werden.

5. Jetzt springen Sie auf und stoßen die Arme über den Kopf nach oben. Sie landen auf
den Fersen und rollen nach vorne auf die Zehen. Wiederholen Sie den Sumo-Ausfallschritt
und Sidekick mit dem linken Bein, wiederum mit einem Frog Jump zum Abschluss.

6. Die Übung immer links und rechts abwechselnd ausführen, bis Sie auf jeder Seite 10
Sumo-Ausfallschritte und 10 Frog Jumps ausgeführt haben.

Kniebeuge an der Wand

1. Lehnen Sie sich mit dem Rücken an die Wand, Beine hüftbreit voneinander entfernt. Beugen Sie die Knie, während Sie sich nach unten bewegen, der Rücken gleitet die Wand entlang. Das Becken in Richtung Bauchnabel kippen und so den unteren Rücken flach an die Wand drücken (Anmerkung: Die Knie müssen auf Höhe der Knöchel sein. Wenn sie weiter vorne sind, bewegen Sie die Füße weg von der Wand.) *20 bis 30 Sekunden halten.*

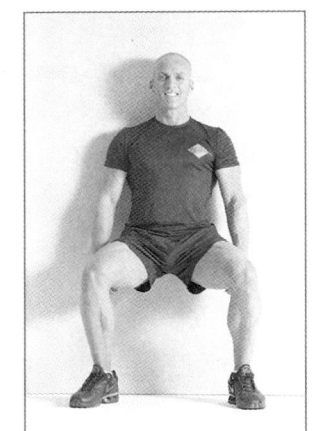

2. Richten Sie sich auf, stellen Sie die Füße jeweils ca. 30 cm weiter nach außen und wiederholen Sie die Kniebeuge.

3. Richten Sie sich wieder auf, vergrößern Sie den Fußabstand auf etwa eine Beinlänge, drehen Sie die Füße im 45-Grad-Winkel nach außen und wiederholen Sie die Kniebeuge.

4. Wenn Sie können, wechseln Sie von der Kniebeuge in einen sogenannten Plié Squat mit angehobenen Waden, indem Sie in die Kniebeuge gehen und sich dabei gleichzeitig auf die Fußspitzen stellen. Noch anspruchsvoller wird es, wenn Sie während des gesamten Satzes an Kniebeugen auf den Fußspitzen bleiben.

5. *Den ganzen Satz 15- bis 20-mal wiederholen.*

Hüftstrecken mit gebeugten Knien und anschließendem Gesäß-Crossover

1. Begeben Sie sich in den Vierfüßlerstand, die Hände befinden sich auf Brusthöhe und die Knie unterhalb der Hüften. Spannen Sie die Bauchmuskeln an und halten Sie sie bei der gesamten Ausführung angespannt.

2. Führen Sie das rechte Knie an die Brust.

3. Atmen Sie aus, während Sie das rechte Bein wieder nach hinten bewegen, den Fuß nach oben führen und das Bein in einen rechten Winkel bringen. Der Fuß zeigt dabei zur Decke.

4. Ziehen Sie das Bein erneut an die Brust, strecken Sie es dann wieder nach hinten, dieses Mal halten Sie es aber gerade, parallel zum Boden, während Sie das Gesäß anspannen.

5. Kreuzen Sie das rechte Bein über das linke und berühren Sie mit der rechten Fußspitze den Boden etwa 30 cm links neben dem linken Unterschenkel. Wieder zurück in die Mitte bringen.

6. *Führen Sie die Übung auf beiden Seiten aus und machen Sie pro Bein 15 bis 20 Wiederholungen.*

Bein-Seitheben aus dem Vierfüßlerstand

1. Knien Sie auf allen Vieren, die Hände sind unter der Brust, die Knie unter den Hüften.

2. Beugen Sie das rechte Bein seitlich nach außen, bis Oberschenkel und Wade parallel zum Boden ausgerichtet sind.

3. Strecken Sie das rechte Bein und versuchen Sie es noch etwas höher zu heben. In die Ausgangsposition zurückkehren und *10- bis 15-mal wiederholen.* Seiten wechseln.

4. *Wiederholen Sie im Laufe von 10 Minuten die gesamte Übungssequenz mindestens ein Mal.*

HOTEL-WORKOUT #3
Übungen für den ganzen Körper

Asymmetrische Ausfallschritte stehend mit Stuhl oder Bett

1. Stehen Sie hüftbreit mit dem Rücken zu einem Bett oder Bürostuhl. Beugen Sie das linke Bein nach hinten und platzieren Sie den Fußballen auf dem Bett oder Stuhl. Stemmen Sie die Hände in die Hüften, um sich zu stabilisieren.

2. Beugen Sie das rechte Knie zu einem Ausfallschritt. Das Gewicht ruht auf der rechten Ferse.

3. *Führen Sie 15 bis 20 Wiederholungen aus und wechseln Sie dann das Bein.*

Liegestütze mit Füßen auf dem Bett

1. Begeben Sie sich in eine Liegestütz-Position. Legen Sie die Füße auf das Bett und stützen Sie sich mit den Händen auf dem Boden ab. Die Hände befinden sich dabei auf Brusthöhe und sind etwas weiter als schulterbreit voneinander entfernt. Spannen Sie die Bauchmuskeln an und kippen Sie das Becken nach vorne, um den Rücken gerade zu halten.

2. Beugen Sie die Ellbogen nach außen und atmen Sie ein, während Sie die Brust zu Boden senken. Beim Hochstemmen wieder ausatmen. *10-mal wiederholen.*

3. Dann führen Sie die Hände enger zusammen, bis sie direkt unter der Brust sind. Machen Sie von dieser Variante *10 Ausführungen.*

4. Drehen Sie nun die Hände nach innen und führen Sie sie enger zusammen, bis sich die Finger berühren. *Führen Sie 10 Wiederholungen aus.*

Halber Handstand

1. Mit den Füßen auf dem Bett und den Händen auf dem Boden in einen halben Handstand gehen, bei dem die Hüften unmittelbar über dem Kopf sind. Um diese Position zu erreichen, legen Sie sich zunächst mit dem Bauch auf das Bett. Stellen Sie die Hände auf den Boden und rutschen Sie dann mit dem Körper immer weiter über die Bettkante, während Sie sich mit den Händen etwa 30 cm nach vorne bewegen und die Fußballen nahe an die Bettkante bringen.

2. Beugen Sie jetzt die Ellbogen so weit Sie können und strecken Sie sie dann wieder.

3. *Führen Sie 10 bis 15 Wiederholungen aus.*

Crunch mit Beinschere in Rückenlage

1. Legen Sie sich rücklings auf den Boden, die Arme sind seitlich ausgestreckt und die Handflächen zeigen nach unten. Heben Sie die Beine nach oben, sodass Sie mit dem Körper einen rechten Winkel bilden. Spreizen Sie dann die Beine und formen Sie ein »V«.

2. Heben Sie das Becken an und bringen Sie die Fersen gleichzeitig zusammen. Senken Sie dann das Becken ab und spreizen Sie die Beine dabei wieder zu einem »V«. (Für eine stärkere Beanspruchung können Sie Gewichtsmanschetten verwenden.)

3. *Führen Sie 15 bis 20 Wiederholungen aus.*

Davids Beinscheren in Bauchlage

1. Legen Sie sich mit dem Gesicht nach unten auf den Boden. Spreizen Sie die Beine so weit wie möglich, nur die Fußspitzen liegen auf.

2. Drücken Sie die Hüften gegen den Boden. Atmen Sie aus, während Sie die Füße anheben und die Beine in einer einzigen fließenden Bewegung zusammenführen. Bringen Sie am Ende der Bewegung die Fersen zusammen. Beim Senken einatmen. Führen Sie *15 bis 20 Wiederholungen aus.*

3. *Wiederholen Sie im Laufe von 10 Minuten die gesamte Übungssequenz mindestens ein Mal.*

Workouts zu Hause

Sie müssen nicht Mitglied in einem Fitnessstudio werden, um in den Genuss eines tollen Workouts zu kommen. Sie müssen auch kein kleines Vermögen für Sportgeräte ausgeben. Selbst wenn Sie nur wenig Platz haben, können Sie sich zu Hause immer noch einen effektiven und umfassenden Workout gestalten. Sie brauchen nur ein Paar Hanteln und einen Gymnastikball. Falls es bei Ihnen besonders eng zugeht, können Sie den Gymnastikball auch als Sitzgelegenheit oder Fußablage verwenden, wenn Sie gerade nicht trainieren (einige Klienten sind der Meinung, dass es ein tolles Turngerät für ihre Kinder ist).

HOME-WORKOUT #1
Übungen für den ganzen Körper

Plié Squat mit Hammer Curl und Schulterdrücken

1. Stellen Sie sich so auf, dass Ihre Füße etwas weiter als hüftbreit auseinanderstehen. Die Fußspitzen zeigen nach außen und die Fersen nach innen. Nehmen Sie eine Hantel in jede Hand, die Arme hängen seitlich herab, die Handflächen zeigen nach innen.

2. Verlagern Sie Ihr Körpergewicht auf die Fersen, während Sie die Knie beugen und das Gesäß nach hinten strecken.

3. Während Sie in die Knie gehen, beugen Sie die Arme nach oben Richtung Schultern. Halten Sie die Ellbogen dicht am Körper und drehen Sie die Hände mit den Gewichten nach oben.

4. Behalten Sie die Fuß- und Beinposition bei, während Sie nun die Hanteln über den Kopf drücken und dabei die Ellbogen nicht ganz durchstrecken. Senken Sie die Arme dann wieder, strecken Sie die Beine und kehren Sie zur Ausgangsposition zurück.

5. *Absolvieren Sie 20 bis 30 Hammer Curls mit Schulterdrücken, während Sie jeweils in die Knie gehen.*

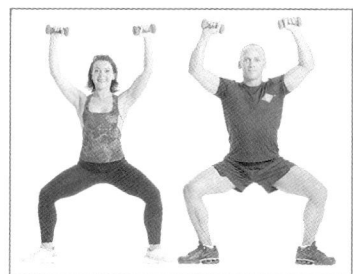

Davids Ultimatives Schattenboxen

1. Nehmen Sie in jede Hand eine Kurzhantel und stellen Sie sich mit angespannten Bauchmuskeln und geradem Rücken auf. Führen Sie mit der rechten Faust einen diagonalen Luftschlag aus, der links auf Brusthöhe endet.

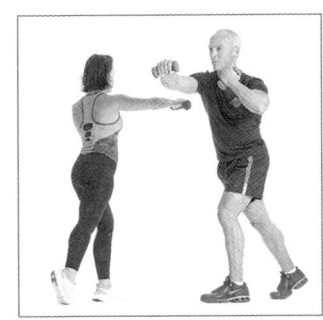

2. Während Sie leicht in die Knie gehen, ziehen Sie Ihre Fäuste zurück und ducken sich, als würden Sie einem Schlag ausweichen. Wiederholen Sie die Übung mit der anderen Seite und strecken Sie dabei jeweils das Bein auf der Schlagseite, wobei Sie das Gesäß anspannen. *Führen Sie 20 bis 30 Wiederholungen aus.*

3. Aus der Position, dass der rechte Ellbogen an den Rippen anliegt und die Fingerknöchel nach oben zeigen, schlagen Sie mit der rechten Faust aufwärts, als würden Sie jemandem einen Kinnhaken verpassen. Dabei strecken Sie das rechte Bein. Weichen Sie gleich wieder mit einer Kniebeuge zurück, wobei Sie das Gewicht auf die Fersen verlagern. Wiederholen Sie diesen Bewegungsablauf mit dem anderen Arm, während Sie das Bein auf der Schlagseite strecken. *Führen Sie 20 bis 30 Wiederholungen auf jeder Seite aus.*

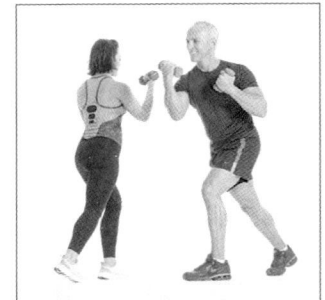

4. Heben Sie Ihren gebeugten Arm an, sodass der Oberarm parallel zum Boden ist. Führen Sie einen Seitwärtshaken aus, so als würden Sie jemandem einen Schlag ans Kinn versetzen. Weichen Sie wieder mit einer Kniebeuge zurück, wobei Sie das Gewicht auf die Fersen verlagern. Wiederholen Sie diesen Bewegungsablauf mit beiden Armen, während Sie jeweils die Beine strecken. *Führen Sie 20 bis 30 Wiederholungen auf jeder Seite aus.*

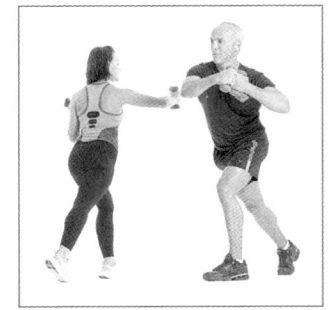

Davids kombinierte Brustübung mit Kurzhanteln und Gymnastikball

Diese Übung ist sehr hilfreich, wenn es um die Formung der Brust geht. Wenn Sie aber nur sehr leichte Kurzhanteln haben, sollten Sie sich überlegen, statt dieser Übung lieber Liegestützen auf dem Gymnastikball oder auf dem Boden zu machen.

1. Kurzhanteldrücken: Setzen Sie sich auf den Gymnastikball und stellen Sie die Füße weit vor sich ab, neigen Sie den Oberkörper nach hinten und rollen Sie mit dem Gesäß vom Ball herunter, bis Sie in eine Bankdrück-Position kommen und nur noch mit dem oberen Rücken und Kopf auf dem Ball liegen. Die Knie sollten jetzt einen rechten Winkel zeigen, die Füße parallel auf dem Boden stehen. Nehmen Sie eine Kurzhantel in jede Hand und strecken Sie die Arme nach oben.

2. Kurzhanteldrücken fliegend: Drehen Sie die Ellbogen nach außen, während Sie die Kurzhanteln zur Brust senken. Drücken Sie dann die Hanteln wieder in die Ausgangsposition.

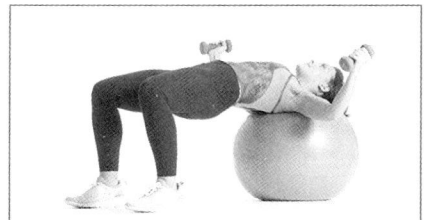

3. Kurzhanteldrücken-Überzüge: Senken Sie die Arme jetzt ausgestreckt seitlich ab, lassen Sie aber die Ellbogen leicht angewinkelt. Stoppen

Sie die Bewegung, sobald die Hanteln mit der Brust auf einer Höhe sind. Führen Sie die Arme wieder über sich zusammen, so als wollten Sie einen Baum umarmen.

4. Halten Sie die Hände zusammen und die Arme gestreckt und senken Sie die Hanteln hinter Ihren Kopf.

5. *Richten Sie sich auf, pausieren Sie einen Augenblick und wiederholen Sie dann die Übung 15-mal.*

Trizepsdrücken (Dips) auf dem Gymnastikball

1. Setzen Sie sich auf den Boden. Legen Sie Ihre Fersen oder Waden oben auf den Gymnastikball und platzieren Sie die Handflächen – mit nach vorne gerichteten Fingern – hinter sich auf dem Boden.

2. Drücken Sie Ihr Körpergewicht in die Handflächen, während Sie die Ellbogen strecken und das Gesäß anheben. Beugen Sie die Ellbogen, während Sie das Gesäß wieder zu Boden senken, ohne aber den Boden zu berühren. Strecken Sie dann die Ellbogen erneut *und wiederholen Sie die Übung 20- bis 30-mal.*

3. Die ultimative Herausforderung: Wenn Sie kräftig genug sind, können Sie auch versuchen die Übung mit nur einem Bein auf dem Ball zu machen, das andere heben Sie einige Zentimeter an.

Kurzhantel-Rudern nach hinten auf dem Gymnastikball

1. Legen Sie sich mit Bauch oder Brust auf den Gymnastikball und stützen Sie die Füße mit den Fußflächen gegen eine Wand. Nehmen Sie in jede Hand eine Kurzhantel und lassen Sie Ihre Hände unterhalb Ihrer Schultern auf dem Boden ruhen.

2. Beugen Sie jetzt die Ellbogen seitlich nach außen, während Sie zugleich die Kurzhanteln anheben, als würden Sie rudern. Kehren Sie dann zur Ausgangsposition zurück.

3. Heben Sie die Kurzhanteln wieder an, die Ellbogen bleiben dieses Mal aber nahe beim Rumpf. *Führen Sie den kompletten Bewegungsablauf insgesamt 15- bis 20-mal aus.*

4. *Wiederholen Sie im Laufe von 10 Minuten die gesamte Übungssequenz mindestens ein Mal.*

HOME-WORKOUT #2
Bauch/Rumpf

Ausfallschritt nach hinten mit Rumpfdrehung

1. Nehmen Sie einen hüftbreiten Stand ein. Fassen Sie einen Medizinball mit beiden Händen und strecken Sie die Arme aus. Halten Sie den Rumpf gerade und stabil und verlagern Sie das Gewicht auf die Fersen. Machen Sie mit dem rechten Fuß einen großen Schritt nach hinten, setzen Sie den Fuß auf und senken Sie den Körper, bis sich beide Beine in einem rechten Winkel befinden.

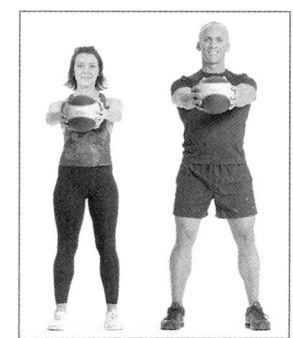

2. Während Sie einen Ausfallschritt machen, drehen Sie zugleich den Rumpf nach links über das linke Bein.

3. Führen Sie den Oberkörper wieder zur Mitte und atmen Sie aus, während Sie die Beine strecken. Wiederholen Sie die Bewegung mit dem linken Bein und drehen Sie sich diesmal nach rechts.

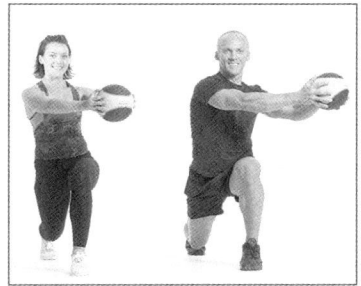

4. *Führen Sie die Bewegung abwechselnd links und rechts aus und machen Sie 15 Ausfallschritte pro Seite.*

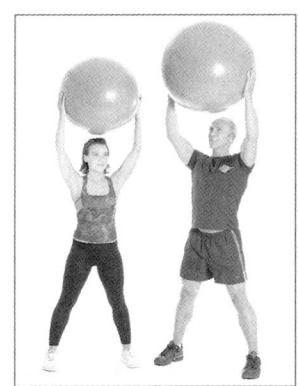

Rumpfbeugen im Stand (Good Mornings)

1. Stehen Sie hüftbreit. Halten Sie den Gymnastikball mit beiden Händen über Ihren Kopf.

2. Neigen Sie sich mit leicht gebeugten Knien von der Hüfte aus nach vorne, halten Sie die Oberarme dabei eng an den Ohren. Stoppen Sie, sobald der Rumpf eine Hüftbeugung von 90 Grad erreicht hat. Strecken Sie sich von den Fingerspitzen über den Kopf bis zum Steißbein durch. Der Rücken ist gerade und die Bauchmuskeln sind angespannt.

3. Heben Sie das rechte Schulterblatt an und senken Sie das linke in Richtung Boden, während Sie in den Hüften rotieren. Strecken Sie sich weiterhin von den Fingerspitzen über den Kopf bis zum Steißbein durch. *Bleiben Sie 15 Sekunden in dieser Position und wechseln Sie dann die Seite.*

Doppelter Crunch mit Ballübergabe (Handoff)

1. Sie liegen auf dem Rücken. Klemmen Sie den Gymnastikball zwischen Ihre Knie und Unterschenkel. Strecken Sie die Beine gegen die Decke, Beine und Rumpf bilden einen rechten Winkel. Halten Sie die Arme über den Kopf.

2. Kippen Sie das Becken jetzt in Richtung Bauchnabel, während Sie den Ball anheben und sich mit Armen und Schultern aufrichten, bis Sie den Gymnastikball erreichen können.

3. Greifen Sie nach dem eingeklemmten Ball. Senken Sie die Füße zum Boden und lassen Sie ebenfalls die Arme mit dem Ball nach hinten über den Kopf zu Boden sinken. *Wiederholen Sie die Übung 10- bis 15-mal,* wobei Sie den Ball von den Beinen an die Hände übergeben und umgekehrt.

Hüftrollen

1. Legen Sie sich mit angewinkelten Knien auf den Rücken, die Füße stehen auf dem Boden. Strecken Sie die Arme seitlich aus. Heben Sie die Beine, bis die Oberschenkel mit dem Oberkörper und auch die Waden mit den Oberschenkeln einen rechten Winkel bilden (die Waden befinden sich also parallel zum Boden).

2. Halten Sie mit dem Oberkörper Bodenkontakt, während Sie sich aus dem Rumpf heraus drehen und die Beine nach links absenken. Wenn sie gerade den Boden berühren, heben Sie sie wieder in die Ausgangsposition und wiederholen Sie die Übung zur rechten Seite hin.

3. *Führen Sie die Bewegung auf jeder Seite 10- bis 15-mal aus.*

Doppelter Crunch mit Ballkontakt

1. Legen Sie sich auf den Rücken. Halten Sie den Gymnastikball zwischen Knien und Unterschenkeln. Strecken Sie die Beine gegen die Decke, wobei Oberschenkel und Rumpf einen rechten Winkel bilden. Halten Sie gleichzeitig einen Medizinball ausgestreckt hinter Ihrem Kopf.

2. Atmen Sie aus, während Sie Ihr Becken in Richtung Bauchnabel kippen, den Gymnastikball leicht nach hinten führen und sich zugleich mit Armen und Schultern aufrichten und den Medizinball schnell in Richtung Gymnastikball führen, so als ob Sie ihn dorthin werfen würden, bis die beiden sich berühren (halten Sie den Medizinball dabei gut fest). Senken Sie Beine und Arme gleichzeitig zu Boden. *Wiederholen Sie die Übung 10- bis 15-mal.*

3. *Wiederholen Sie im Laufe von 10 Minuten die gesamte Übungssequenz mindestens ein Mal.*

HOME-WORKOUT #3
Power-Übungen für Beine und Po

Dieser Abschnitt enthält einige meiner härtesten Übungen und ist nichts für Weicheier.

Crossover-Ausfallschritte vorwärts und rückwärts mit Bizeps-Curls

1. Stehen Sie schulterbreit und nehmen Sie in jede Hand eine Kurzhantel. Lassen Sie die Arme an den Seiten hängen und strecken Sie die Handflächen nach innen.

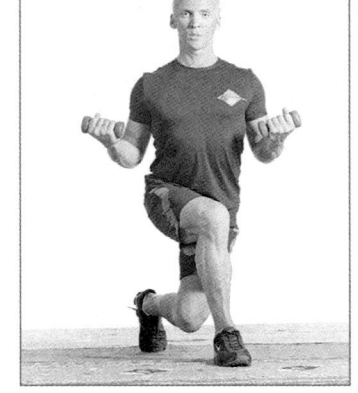

2. Machen Sie einen großen Schritt mit dem rechten Fuß diagonal nach vorne, sodass Sie etwa in einer Elf-Uhr-Stellung stehen. Beide Beine müssen einen rechten Winkel formen. Während Sie die Knie beugen, führen Sie einen sogenannten Bizeps-Curl aus, wobei Sie die Kurzhanteln in Richtung Oberarme nach oben bringen und dabei die Handflächen nach oben drehen.

3. Strecken Sie die Beine wieder, dann heben Sie das rechte Knie an und bewegen es in Richtung Brust, während Sie gleichzeitig die Arme senken. Machen Sie mit dem rechten Bein jetzt einen Ausfallschritt rückwärts, sodass Sie in

einer Acht-Uhr-Stellung stehen. Zu diesem Ausfallschritt nach hinten führen Sie wiederum gleichzeitig einen Bizeps-Curl aus. *Machen Sie 15 bis 20 Wiederholungen mit dem rechten Bein und wechseln Sie dann zum linken Bein.* Beim Ausfallschritt nach vorne müssen Sie dann eine Ein-Uhr-Stellung, beim Ausfallschritt nach hinten eine Vier-Uhr-Stellung einnehmen.

Gesprungene Kniebeuge mit Medizinball

1. Stehen Sie in aufrechter Position, die Füße etwas mehr als schulterbreit voneinander entfernt, die Fußspitzen zeigen nach außen. Halten Sie einen Medizinball mit etwas Abstand vor der Brust. Gehen Sie in die Kniebeuge und strecken Sie dabei das Gesäß heraus. Halten Sie die Knie etwa auf Höhe der Zehen – und nicht weiter vorne.

2. Springen Sie nach oben und strecken Sie dabei die Arme über den Kopf. Führen Sie im Sprung die Absätze zusammen und bringen Sie die Füße wieder auseinander, bevor Sie mit den Fersen aufsetzen und die Füße nach vorne abrollen. *Führen Sie 15 Wiederholungen aus.*

Sumo-Ausfallschritt mit Sidekick und Frog Jump (Strecksprung)

1. Nehmen Sie eine »Sumo«-Position ein, die Beine sind etwas mehr als schulterbreit voneinander entfernt, die Knie gebeugt und das Körpergewicht nach hinten verlagert, etwa oberhalb der Fersen.

2. Machen Sie mit dem rechten Bein einen großen Schritt seitwärts, führen Sie dazu das rechte Knie gebeugt zur Brust und strecken Sie dann das Bein nach rechts aus, in einer einzigen fließenden Bewegung.

3. Sobald der rechte Fuß den Boden berührt, führen Sie das Knie wieder zurück zur Brust und vollführen einen Sidekick, indem Sie einem imaginären Gegner seitlich mit der rechten Ferse in den Magen treten (oder ans Kinn, je nach Körpergröße des imaginären Gegners).

4. Senken Sie das rechte Bein zum Boden und nehmen Sie erneut die »Sumo«-Position ein. Gehen Sie in eine Kniebeuge und strecken Sie das Gesäß nach hinten. Die Knie müssen exakt oberhalb der Zehen sein und dürfen nicht weiter nach vorne geschoben werden.

5. Jetzt springen Sie auf und stoßen die Arme über den Kopf nach oben. Sie landen auf den Fersen und rollen nach vorne auf die Zehen. Wiederholen Sie den Sumo-Ausfallschritt und Sidekick mit dem linken Bein, wiederum mit einem Frog Jump zum Abschluss.

6. *Die Übung immer links und rechts abwechselnd ausführen, bis Sie auf jeder Seite 10 Sumo-Ausfallschritte und 10 Frog Jumps ausgeführt haben.*

Platypus Walk (Schnabeltier-Gang) mit Medizinball

1. Stellen Sie sich mit mehr als schulterbreit gespreizten Beinen aufrecht hin, die Fußspitzen zeigen nach außen. Nehmen Sie einen Medizinball in beide Hände und strecken Sie die Arme über den Kopf. Gehen Sie in die Hocke bis sich Ihre Knie exakt oberhalb Ihrer Zehen befinden und strecken Sie das Gesäß so weit wie möglich nach hinten.

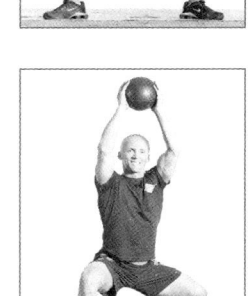

2. Behalten Sie eine gerade Oberkörperhaltung bei und bewegen Sie sich auf diese Weise watschelnd nach vorn, wobei Sie sich jeweils mit den Fersen vom Boden abstoßen. Wenn Sie diese Übung korrekt ausführen, werden Ihr Gesäß und die Innenseite der Oberschenkel wie Feuer brennen. Bewegen Sie sich auf diese Weise durchs Zimmer, drehen Sie sich um und marschieren Sie zurück. Falls es sich um ein kleines Zimmer handelt, sollten Sie diese Übung gleich noch einmal machen.

3. *Wiederholen Sie im Laufe von 10 Minuten die gesamte Übungssequenz mindestens ein Mal.*

Workouts mit Kindern

Vor etlichen Jahren bekam eine Klientin von mir ein Kind. Es war Sommer und sie wollte unbedingt an meinem Boot Camp teilnehmen, das ich am Strand in den Hamptons leitete. Ich bot an, auf das Kind aufzupassen, und sie nahm dankend an. Die Babytrage wurde abwechselnd von Olivia, die mir assistierte, und mir auf den Rücken geschnallt, während Lisa am Strand ihre Übungen und Laufeinheiten absolvierte. Es gibt immer einen Weg.

Die folgenden Workouts werden alle Ausreden aus dem Weg räumen, die Sie bislang verwenden, um die Fitnessübungen nicht durchzuführen. Denn Sie gestatten Ihnen, *mit* Ihren Kindern zu trainieren. Nichtsdestoweniger fordere ich Sie auf, sich hin und wieder etwas Zeit freizumachen, in der Sie auf die eine oder andere Weise auch ohne Kinder trainieren können. Richten Sie es sich einfach so ein, wie es am angenehmsten für Sie ist und sich am besten in Ihren Terminplan einfügt. Bitten Sie einen Nachbarn darum, auf die Kinder aufzupassen, während Sie eine halbe Stunde laufen oder powerwalken, und bieten Sie ihm im Gegenzug Ihre Dienste als Babysitter an. Oder wechseln Sie sich mit Ihrem Partner oder Ihrer Partnerin bei der Kinderbetreuung ab. Während Sie Sport treiben, hütet er/sie die Kinder. Und wenn Sie nach Hause kommen, duschen Sie schnell und übernehmen dann die Aufsicht, während Ihr Partner trainieren geht.

Auf den folgenden Seiten werden Sie einige Übungen finden, die speziell darauf abgestimmt sind, dass sie mit einem Säugling oder Kleinkind durchgeführt werden können. Etwas größere Kinder können Sie in jede andere hantelfreie Übung in diesem Kapitel mit einbeziehen. Kinder lieben es zu springen, zu hüpfen und zu rennen, also arbeiten Sie mit gesprungenen Kniebeugen, Sumo-Ausfallschritten, Jumping Jacks (Hampelmännern) und einer Reihe von Ausfallschritten (Sie können sie ja »Riesenschritte« nennen) und Sie sind auf dem besten Weg, ein tolles Fitnessprogramm für die ganze Familie zu entwickeln.

ELTERN-WORKOUT #1
Mit Säuglingen im Alter von 0 bis 1 Jahr

Plié Squat mit Baby in Bauchtrage

Das Tolle am Training mit Baby ist, dass Sie im gleichen Ausmaß stärker werden, wie das Baby schwerer wird. Dennoch
wird diese Veränderung nur langsam stattfinden, und so werden Sie es womöglich nicht einmal bemerken. Setzen Sie das
Baby in eine Bauchtrage. (Wenn Sie mögen, können Sie das
Baby auch in den Armen halten – Sie haben dann zusätzlich
den Vorteil, die Arme zu kräftigen und zu formen.)

1. Nehmen Sie eine etwas weiter als hüftbreite Position ein. Die Fußspitzen zeigen nach
außen, die Fersen nach innen.

2. Verlagern Sie das Gewicht auf die Fersen, während Sie die Knie beugen und sich nach
unten bewegen, das Gesäß ist dabei nach hinten gestreckt.

3. *Richten Sie sich auf und führen Sie 15 Wiederholungen aus.*

Platypus Walk mit Baby in Bauchtrage

1. Setzen Sie das Baby in eine Bauchtrage. (Wenn Sie mögen, können Sie das Baby auch hier wieder in den Armen
halten.) Begeben Sie sich in eine Kniebeugeposition, die
Knie und Zehenspitzen bilden eine gerade Linie, das Gesäß ist nach hinten gestreckt.

2. Halten Sie den Rumpf angespannt, während Sie sich
nach vorne bewegen, und drücken Sie sich mit der Ferse
ab. Wenn Sie die Bewegung richtig ausführen, werden Po

und innere Oberschenkel ordentlich brennen. Watscheln Sie so durchs Zimmer in eine Richtung, kehren Sie um und gehen Sie dann wieder zurück. Wenn das Zimmer sehr klein ist, durchschreiten Sie das Zimmer einfach ein weiteres Mal. Sobald sich im Laufe der Zeit Ihre Kraft und Ausdauer entsprechend entwickelt hat, *führen Sie die Übung 2- oder 3-mal hintereinander durch.*

Ultimatives Multitasking

Verbrennen Sie einige Extrakalorien, während Sie Ihr schreiendes Baby beruhigen. Nehmen Sie es hierzu auf den Arm, setzen Sie sich auf den Gymnastikball und federn Sie auf und ab. Oder halten Sie es im Stehen und machen Sie andere federnde Bewegungen. Sie können das Kind auch in ein Tragetuch oder eine Bauchtrage setzen und die Treppen auf und ab gehen. Alternativ ist es natürlich auch möglich, das Baby in den Kinderwagen zu legen und loszumarschieren. Vor allem Schreibabys reagieren oft sehr positiv auf federnde Bewegungen und sanfte Erschütterungen. Es hilft Ihnen einzuschlafen, wodurch auch Sie selbst eine wohlverdiente Auszeit bekommen.

Meine gute Freundin Erin und ihr reizender Sohn erklärten sich freundlicherweise bereit, sich auf den folgenden Seiten ablichten zu lassen. Erin erwartet ihr zweites Kind und wird, so Gott will, bis zur Veröffentlichung dieses Buches eine hübsche Tochter als weiteres Familienmitglied haben. Sie können auch in der Schwangerschaft trainieren, müssen dabei aber Vorsicht walten lassen. Wenn Sie also ein Kind erwarten, dann ziehen Sie vorher einen Arzt zurate, bevor Sie die geschilderten Übungen ausprobieren.

Liegestütze über dem Baby

Für Frauen, die kürzlich entbunden haben, können Liegestütze zunächst sehr anstrengend sein. Bleiben Sie trotzdem dran. Die Übungen fallen Ihnen immer leichter, je stärker Sie werden und je mehr Ihr Körper wieder zu Kräften kommt.

1. Beginnen Sie mit den Knien am Boden abgestützt. Mit zunehmender Kraft können Sie den Schwierigkeitsgrad erhöhen und die Liegestütze mit gestreckten Beinen ausführen. Setzen Sie während der Übung das Baby unter Ihre Brust und zwischen die Arme. Versuchen Sie die ganze Zeit über Augenkontakt mit dem Baby zu halten, um die Eltern-Kind-Bindung zu festigen.

2. Begeben Sie sich mit den Händen auf Schulterhöhe in eine Liegestütz-Position. Spannen Sie den Körper an und halten Sie den Rücken gerade.

3. Beugen Sie die Arme und senken Sie sich über das Baby, wobei Sie den Augenkontakt beibehalten.

4. Strecken Sie die Arme und richten Sie sich auf.

5. *Führen Sie 15 Wiederholungen aus.*

Brücke mit Baby auf dem Bauch

1. Legen Sie sich auf den Rücken, die Knie sind angewinkelt und halten Kontakt. Abhängig von der Größe des Kindes und seiner motorischen Entwicklung legen Sie das Baby rittlings auf die Oberschenkel oder auf den Bauch, mit Gesicht zu Ihnen. Halten Sie das Baby dabei gut mit den Händen fest.

2. Kippen Sie das Becken leicht nach vorne und stellen Sie sich vor, die Schwerkraft zieht Ihren Bauchnabel nach unten in den Boden. Spannen Sie dabei die unteren Bauchmuskeln und die Gesäßmuskeln an und stemmen Sie sich in die Fersen, während Sie gleichzeitig die Hüften heben. Halten Sie das Becken nach vorne gekippt – dies wird Ihnen

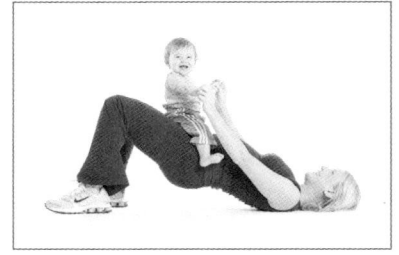

dabei helfen, den unteren Bauchbereich zu aktivieren. Halten Sie die Knie eng zusammen, da man dazu neigt, sie zu öffnen. *Halten Sie diese Position 30 Sekunden lang.*

3. *Absenken und ein Mal wiederholen.* Sobald Sie kräftiger werden, halten Sie die Position *30 Sekunden*, pausieren Sie und wiederholen Sie die Übung dann 1- bis 2-Mal.

Crunch mit ruhendem Baby auf angewinkelten Beinen

1. Legen Sie sich auf den Rücken, die Knie sind angewinkelt und die Oberschenkel zusammen. Legen Sie das Baby bäuchlings auf die Unterschenkel, mit dem Gesicht zu Ihnen. Halten Sie das Baby gut mit den Händen fest, damit es nicht abrutschen kann.

2. Ziehen Sie den Bauchnabel nach unten und halten Sie den unteren Rücken gerade. Atmen Sie aus, während Sie den Oberkörper nach oben führen. Beginnen Sie an den unteren Bauchmuskeln und heben Sie einen Wirbel nach dem anderen vom Boden

ab, bis die Bauchmuskeln alle angespannt sind. Dann lassen Sie sich wieder zurücksinken *und wiederholen das Ganze 15-mal.*

3. *Wiederholen Sie im Laufe von 10 Minuten die gesamte Übungssequenz mindestens ein Mal.*

ELTERN-WORKOUT #2
Mit Babys und Kleinkindern im Alter von 6 Monaten bis 2 Jahren

Ticktock

Sie können diesen Bewegungsablauf ausführen, sobald das Baby seinen Kopf aufrecht halten kann. Es ist empfehlenswert, mit dieser Übung zu beginnen, solange das Baby noch sehr klein ist, da sie zunehmend anstrengender wird, wenn das Kind wächst.

1. Stellen Sie sich mit leicht gebeugten Knien in Position, die Füße sind schulterbreit voneinander entfernt. Greifen Sie das Baby unter den Armen und halten Sie es mit ausgestreckten Armen vor sich. Sagen Sie »Ticktock, ticktock, die Maus rennt um den Stock« und schwingen Sie währenddessen das Baby so hin und her, als sei es das Pendel einer Uhr.

2. Dann rufen Sie »Die Uhr schlägt *eins*!« und ziehen die Arme – samt Kind – in einer fließenden Bewegung über den Kopf. Das Kind wird dabei sicherlich vor Vergnügen quietschen.

3. Fahren Sie fort mit »Ticktock, ticktock, die Maus rennt um den Stock« und wiederholen Sie dabei die Schwingbewegung. Dann führen Sie die Arme wieder nach oben und rufen »Die Uhr schlägt *zwei*!«. Zunächst werden Sie vermutlich nur etwa zwei Überkopfbewegungen ausführen können, bevor die Schultermuskeln anfangen zu brennen. Mit der Zeit werden Sie es aber sicher bis »5 Uhr« schaffen.

Ringelreihen

Sie können dieses »Spiel« mit einem oder mehreren Kindern spielen. Die Kinder werden es lieben und ihre Begeisterung wird auch Sie zum Weitermachen motivieren, selbst wenn Ihre Beine längst ans Aufhören denken.

1. Alle Mitspieler fassen sich an den Händen und während sie im Kreis gehen, hüpfen oder rennen singen sie »Ringel, Ringel, Reihe, sind der Kinder dreie, sitzen unterm Hollerbusch, machen alle husch, husch, husch!«

2. Bei den Worten »husch, husch, husch« führen alle eine Kniebeuge oder einen Ausfallschritt aus. Richten Sie sich wieder auf und führen Sie so viele Wiederholungen aus, bis die Kinder das Interesse verlieren. Wenn Sie im wahrsten Sinne des Wortes keine weitere Kniebeuge mehr machen können, versuchen Sie sich fallen zu lassen und sich auf dem Boden zu rollen. Das bringt die Kinder zum Lachen und ist eine unterhaltsame Art, ein paar Extrakalorien zu verbrennen.

London Bridge

1. Legen Sie sich auf den Bauch. Verschränken Sie die Hände und heben Sie den Körper an, sodass Sie auf den Unterarmen und den Zehenspitzen ruhen. Ihr Körper sollte sich parallel zum Boden befinden und die Bauchmuskeln sollten angespannt sein. Halten Sie die Muskeln die ganze Zeit über angespannt und lassen Sie den Po nicht absinken. Halten Sie dabei auch den Rücken gerade.

2. Beugen Sie die Hüften in die Pike-Position (siehe Büro-Workout #1, Übung 2). Verlagern Sie das Körpergewicht auf die Füße, und kippen Sie Ihr Becken nach vorne. Singen Sie das Kinderlied »London Bridge is falling down, falling down, falling down, London Bridge is falling down, my fair

lady« [Anm.: oder ein passendes deutsches Lied oder eine Eigenkomposition]. Fordern Sie das Kind beim Singen dazu auf, unter der Brücke hindurchzukrabbeln, die Sie mit Ihrem Körper bilden.

3. Wenn Sie mit der Strophe fertig sind, lassen Sie die Brücke »einstürzen«, indem Sie in die Ausgangsposition gehen. Machen Sie ein Spiel daraus, um herauszufinden, ob das Kind es schafft, rechtzeitig vor dem Einsturz unter der Brücke hervorzukrabbeln (vorsichtig natürlich!). Machen Sie sich nichts daraus, wenn das Kind zunächst nicht unter der Brücke hindurchkriechen will. Es möchte vielleicht lieber auf Ihren Rücken krabbeln oder nur dasitzen und zuschauen. Alles ist in Ordnung, solange das Baby sicher und in Sichtweite ist, und Sie zu Ihrem Workout kommen. Übertreiben Sie es bei dieser Übung nicht. Vergessen Sie nicht, dass sich unter Ihrer »Brücke« wertvolle Fracht befindet!

Flugzeug

1. Legen Sie sich rücklings auf den Boden, die Knie angewinkelt. Halten Sie das Kind über Ihren Oberkörper, die Hände umfassen es sicher um die Brust. (Wenn das Kind zu groß ist oder es diese Haltung zu unbequem findet, dann ändern Sie die Position und halten das Kind mit flachen Händen auf Ihren Unterarmen.)

2. Machen Sie Geräusche wie ein Flugzeug und geben Sie lustige Kommentare von sich, während das Kind »fliegt«. Imitieren Sie Sturzflüge, indem Sie die Arme über Ihren Kopf heben und sie dabei beugen. Je kreativer Sie mit den Bewegungen, Geräuschen und Bemerkungen sind, umso mehr wird auch Ihr Kind Spaß daran haben.

3. *Wiederholen Sie im Laufe von 10 Minuten die gesamte Übungssequenz mindestens ein Mal.*

Workouts für den Aktivurlaub

Ich kann persönlich bestätigen, dass man überall aktiv sein kann, wo immer man sich gerade befindet. Als ich im Sommer 2005 drei Wochen Urlaub in der Türkei machte, machte ich vier bis sechs Stunden täglich Powerwalking durch Istanbul. Es gibt dort viele interessante Sehenswürdigkeiten und so kam nie Langeweile auf.

Danach verbrachte ich sieben Tage auf einer großen Segeljacht in der südlichen Ägäis. Dort beschäftigte ich mich mit anspruchsvollen Kletter- und Schwimmeinheiten, Stretching und Yoga (und vielen Backgammon-Spielen mit meinem guten Freund Sam). Ich begann jeden Tag mit Liegestützen, Klimmzügen (am Baum, dem Ding, das das Hauptsegel hält) und mit Crunches. Danach gab es stets ein gesundes Frühstück bestehend aus fettfreiem Joghurt, Eiweiß (Omeletts oder Frittaten) und einem kleinen türkischen Kaffee (immerhin war ich im Urlaub und hatte das Bedürfnis, ein bisschen nachlässiger zu sein als sonst).

Wie Sie sehen: Sie können sich überall Ihre »Wellnesszone« einrichten. Um etwas nachzuhelfen, habe ich den folgenden Workout für den Strand, den Garten (falls Sie sich ein paar Tage zu Hause freinehmen) oder den nächsten Park entwickelt.

Platypus Walk (Schnabeltier-Gang)

1. Legen Sie die Hände an den Hinterkopf und strecken Sie die Ellbogen zur Seite aus. Gehen Sie in eine Kniebeugeposition, die Knie befinden sich dabei direkt oberhalb der Zehen und das Gesäß ist so weit als möglich herausgestreckt.

2. Halten Sie den Rumpf angespannt, während Sie vorwärtswatscheln und sich dabei mit den Fersen vom Boden abstoßen. Wenn Sie die Übung richtig ausführen, werden Gesäß und innere Oberschenkel wie Feuer brennen. Gehen Sie zum Wasser (real existierend oder nicht) und sprinten Sie 3 Mal zum Badetuch und wieder zurück (nicht mogeln, indem Sie das Strandtuch zu nah ans Wasser legen). Sie können diese Übung auch auf einem Boot ausführen, vorausgesetzt es ist genug Platz, um mindestens drei bis fünf Meter hin- und wieder zurückzulaufen. Passen Sie auf die Reling auf, ich möchte nicht, dass jemand über Bord geht!

Davids kombinierte Unterarmstütze

1. Legen Sie sich auf den Bauch. Stützen Sie sich auf die Unterarme, die dicht zusammen unter dem Oberkörper ruhen, und heben Sie Ihren Körper so, dass Sie nur noch mit Unterarmen und Fußballen Bodenkontakt haben. Ihr Körper sollte parallel zum Boden sein und die Bauchmuskeln angespannt. Ziehen Sie die Bauchmuskeln ein, lassen Sie das Gesäß nicht absacken oder den Rücken rund werden.

2. Bringen Sie sich in einen rechten Seitstütz, indem Sie die rechte Hand nach vorne schwenken (sodass der Unterarm senkrecht zum Körper ist) und sich zur Seite drehen. Die linke Hand kann währenddessen an der linken Hüfte ruhen. *Diese Position zwei Sekunden halten.*

3. Stützen Sie sich wieder mit beiden Unterarmen ab und führen Sie die Übung für die linke Seite aus. *Auf beiden Seiten jeweils 10-mal wiederholen.*

Strecksprung nach hinten

1. Stehen Sie aufrecht, Ihre Füße sind dabei etwas weiter als hüftbreit auseinander.

2. Beugen Sie Ihre Knie, strecken Sie Ihr Gesäß nach hinten und gehen Sie in die Hocke.

3. Halten Sie die Knie nach wie vor gebeugt, während Sie sich von den Hüften aus nach vorne beugen und sich mit den Händen auf dem Boden unterhalb Ihrer Brust abstützen.

4. Verlagern Sie jetzt das Gewicht auf die Hände, während Sie mit einem Sprung Ihre Beine nach hinten strecken, sodass Sie in die Liegestütz-Position kommen. Die Bauchmuskeln bleiben die ganze Zeit angespannt. Stoßen Sie Ihre Beine ab und springen Sie in die Ausgangsposition zurück. *Führen Sie 10 bis 15 Wiederholungen aus.* Bleiben Sie während der

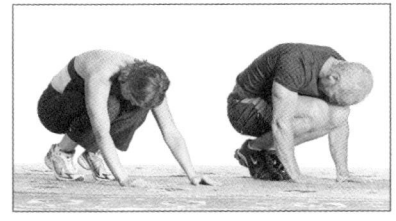

letzten Wiederholung in dieser modifizierten Liegestütz-Stellung und machen Sie gleich mit der nächsten Übung weiter. (Wenn man für diese Übung den Medizinball verwendet, wie auf Seite 147 unten gezeigt, erhöht sich der Schwierigkeitsgrad.)

Bergklettern mit Medizinball

1. Gehen Sie von der eben geschilderten Liege-stütz-Position in eine Strecksprung-Position über, beugen Sie das rechte Knie und ziehen Sie es an. Der rechte Oberschenkel befindet sich nun unter der rechten Rumpfseite.

2. Springen Sie mit dem rechten Bein zurück, während Sie gleichzeitig das linke Knie heranziehen.

3. Fahren Sie 15 bis 30 Sekunden lang damit fort, immer abwechselnd links und rechts.

Davids Rückwärtskrabbler

1. Setzen Sie sich auf den Boden, die Hände hinter dem Gesäß. Die Finger zeigen nach vorne, die Knie sind gebeugt.

2. Ziehen Sie die Schultern zurück, verlagern Sie Ihren Schwerpunkt auf die Arme und heben Sie das Gesäß vom Boden.

3. Gehen Sie nun auf Händen und Füßen rückwärts. Sie sollten dabei ein starkes Brennen in Ihrem Trizeps fühlen. Halten Sie Ihre Schultern zurückgezogen und die Ellbogen nicht ganz durchgedrückt. Den unteren Rücken nicht krümmen. Gehen Sie so bis zum Wasser und kehren Sie wieder zum Strandtuch zurück.

Football Drills

1. Machen Sie Football-/Basketball-Überkreuzsprints zum Wasser und wieder zurück. Bei dem ersten Sprint stehen Sie mit der linken Seite zum Wasser. Laufen Sie auf das Wasser zu, indem Sie das rechte Bein erst vor das linke kreuzen und dann hinter das linke, immer wieder und so schnell Sie können. Kehren Sie zurück und machen Sie 15 Liegestütze. Dann drehen Sie sich mit der rechten Seite zum Wasser und starten einen weiteren Überkreuzsprint zum Wasser.

2. Wiederholen Sie im Laufe von 10 Minuten die gesamte Übungssequenz mindestens ein Mal.

Wie man alles optimal zusammensetzt

Wie ich bereits erwähnt habe, kann man die 10-Minuten-Workouts in diesem Kapitel separat ausführen, zum Beispiel in den kurzen Zeiträumen, die man sich während eines arbeitsreichen Tages freimachen kann. Aber ich rate Ihnen dazu, diese wenn möglich zu einem mindestens 45-minütigen Training für den gesamten Körper zusammenzustellen. Idealerweise sollten Sie sich an das folgende wöchentliche Übungsprogramm halten:

■ 45 Minuten Cardio-Sculpting am Stück (wie zum Beispiel mein 45-minütiges Total-Body Blast) an drei bis vier Tagen in der Woche.

■ 30 Minuten Cardio-Sculpting (entweder in mehrere 10-minütige Einheiten aufgeteilt oder alle auf einmal) an den anderen Wochentagen.

■ 30 bis 45 Minuten Ausdauertraining nach Wahl – Laufen, Powerwalking, Radfahren – und zwar täglich und zusätzlich zum Cardio-Sculpting-Workout (wie man sein Ausdauertraining in den Tagesplan einbaut, erfahren Sie in Kapitel 5).

Wenn Sie sich an diese Vorgaben halten, dann sind Sie eine bis eineinhalb Stunden täglich in Bewegung. Nachfolgend finden Sie einen 45-minütigen Workout, der Ihnen genau das ermöglicht. Er besteht aus verschiedenen Übungen, die Sie von den Miniworkouts in diesem Kapitel bereits kennen, und setzt sie zu einem vollständigen Cardio-Sculpting-Training zusammen. Sie finden auch zwei kürzere Workouts speziell für den Ober- und Unterkörper, die Sie abwechselnd durchführen können, um Körper und Geist etwas Abwechslung zu bieten.

Davids 45-minütiges Total-Body Blast

Laufen auf der Stelle mit Medizinball

Strecksprung nach hinten mit Medizinball

Bergklettern mit Medizinball

Davids Ultimatives Schattenboxen

Ausfallschritt nach hinten mit Rumpf-drehung

Rumpfbeugen im Stand (Good Mornings)

Gesprungener Ausfallschritt mit Medizinball

Gesprungene Kniebeuge mit Medizinball

Plié Squat mit Hammer Curl und Schulterdrücken

Crossover-Ausfall-schritte vorwärts und rückwärts mit Bizeps-Curls

Sumo-Ausfall-schritt mit Sidekick und Frog Jump (Strecksprung)

Platypus Walk mit Medizinball

Tiefes und hohes Körperbrett auf dem Gymnastik-ball

Liegestütze auf Gymnastikball mit Hüftbeugung nach oben (Pikes)

Rumpf-Seit-neigung mit Gym-nastikball

Anspannung der schrägen und unteren Bauch-muskeln mit Gym-nastikball

Davids kombi-nierte Brust-übung mit Kurz-hanteln und Gymnastikball

Liegestütze mit Gymnastikball

Trizepsdrücken auf dem Gymnas-tikball

Kurzhantel-Rudern nach hinten auf dem Gymnastikball

Doppelter Crunch mit Ballübergabe (Handoff)

Doppelter Crunch mit Ballkontakt

Hüftrollen

Football Drills (Führen Sie Ham-pelmänner aus, wenn Sie nicht genügend Platz haben.)

Davids Rückwärts-krabbler

Muster-Trainingsplan

Lassen Sie sich von diesem Plan inspirieren, wenn Sie Ihre 10-minütigen Workouts kombinieren und aufeinander abstimmen. Unabhängig davon, wo Sie sich befinden, sollten Sie das 45-minütige Total-Body Blast mindestens dreimal in der Woche ausführen (so wie es der Plan vorschlägt). An den anderen Tagen finden Sie sicherlich immer wieder Möglichkeiten, die verschiedenen 10-minütigen Workouts zu kombinieren, angepasst an Ihren jeweiligen Lebensstil, ob Büroangestellter, Vollzeitmutter oder -vater, Urlauber oder Geschäftsreisender. Das nachfolgende Raster bietet Ihnen Trainingsmöglichkeiten für jede Körperzone und jeden Tag.

Alternativ dazu können Sie sich auch dazu entscheiden, sich an bestimmten Wochentagen auf einzelne Körperpartien zu konzentrieren. Wenn zum Beispiel die Beine Ihr Hauptanliegen sind, dann könnten Sie Donnerstag und Freitag zu Ihren offiziellen Bein-Workout-Tagen erklären, indem Sie sich die entsprechenden Übungen aus den 10-minütigen Beine/Po-Workouts aussuchen. Oder Sie ernennen den Dienstag zum Bauchmuskel-Tag, den Donnerstag zum Oberkörper-Tag, Freitag zum Beine/Po-Tag und Sonntag zum Tag, an dem Sie sich nur auf Ihre Problemzone konzentrieren. Es gibt unendlich viele Möglichkeiten!

	Montag	Dienstag	Mittwoch	Donnerstag	Freitag	Samstag	Sonntag
Morgen	Davids 45-minütiges Total-Body Blast	Home-Workout #1 (vor der Arbeit)	Davids 45-minütiges Total-Body Blast	Urlaubsworkout	Home-Workout #3 (bevor die Kinder aufstehen)	Davids 45-minütiges Total-Body Blast	Home-Workout #1 und #2
Vormittag							
Mittagspause		Büro-Workout #3			Home-Workout #1		
Nachmittag		Büro-Workout #1		Home-Workout #1 (während die Kinder ihren Mittagsschlaf halten)			
Früher Abend				Urlaubsworkout	Home-Workout #2 (auf dem Boden des Badezimmers, während die Kinder baden)		Hotel-Workout #3

Belebend und wirkungsvoll

Sie haben jetzt alle meine Übungen des Ultimativen New York Fitnessplans kennengelernt. Nun liegt es an Ihnen, diese Workouts nach eigenem Belieben zu verändern, neu zu kombinieren oder auf jede andere Weise Ihren besonderen Bedürfnissen oder zeitlichen Bedingungen anzupassen. Die Eindringlichkeit und Energie, die in diesen Express-Übungen steckt, übertrifft bei Weitem die traditionellen zweistündigen Workouts, die es in vielen anderen Fitnessclubs gibt, und unterstützt meinen Grundsatz, dass es keine Ausreden für versäumtes Training gibt. Die kurzen 10-Minuten-Workouts sind ein belebendes, wirkungsvolles und zielorientiertes Programm, von dem Sie ein Leben lang profitieren werden.

DER ULTIMATIVE NEW YORK WALKING PLAN

Zur Vorbereitung auf die vierfache Bypassoperation meines Vaters zogen meine Eltern in die Stadt, um so näher am Krankenhaus und an diversen Arztpraxen zu sein. Dieser Umzug hatte unter anderem zur Folge, dass sie im Alter von 71 beziehungsweise 69 Jahren und nach 40 Jahren Leben in der Vorstadt schlussendlich auch ihr Auto verkauften. Meine Mutter entschied sich, nicht nur den Hund selbst auszuführen, sondern auch ihre Einkäufe ohne fahrbaren Untersatz zu erledigen. Wenn sie einmal längere Wegstrecken zurücklegen musste, dann griff sie auf öffentliche Verkehrsmittel zurück und suchte – ebenfalls zu Fuß – die Bushaltestelle auf. Ich hielt es für einen enormen Fortschritt, dass meine Mutter von nun an per pedes zur Bushaltestelle und ins Büro ging. Besonders aber gefiel mir der Gedanke, dass sie in aller Frühe aufstand und ihren Kreislauf in Schwung brachte.

Nun gab es keine vorstädtische Trägheit mehr. Die Zeiten, in denen sie mit dem Auto zur Arbeit fuhr, am Schreibtisch aß, zurück ins Auto stieg, nach Hause kam, wieder etwas aß, vor dem Fernseher hing und später ins Bett fiel, waren ein für alle Mal vorbei. »Mit jedem Schritt und Tritt musste sich dieser fette Hintern mitbewegen«, witzelt Mutter gerne. »Wo wir früher wohnten, fuhr man mit dem Auto ans Ende der Auffahrt, um die Post zu holen. In New York musste ich aber überall zu Fuß hin.«

Diese Spaziergänge führten dazu, dass meine Mutter in den ersten Wochen ihres neuen Stadtlebens 9 Pfund verlor. Inzwischen hat sie das gesamte Programm mit großer Begeisterung angenommen. Um die Pfunde noch schneller purzeln zu lassen, macht sie tägliche Fitnessübungen, folgt einem strengen Ernährungsplan und nimmt meine Nahrungsergänzungsmittel. Der Auslöser für diese gesamte Entwicklung war jedoch das Gehen – eine Art von Bewegung, die Mutter zunächst nicht einmal als körperliches Training wahrnahm.

Die Welthauptstadt des Walking

Ich lebe seit fast 25 Jahren in New York und war immer von der treibenden Energie fasziniert, die dort jede Facette des täglichen Lebens durchdringt. Doch neben all den Gelegenheiten, die diese Stadt bietet, sich auf gesunde Weise zu bewegen – sie liefert mindestens ebenso viele Ausreden für alle, die lieber faul auf ihren vier Buchstaben sitzen bleiben. New York City gilt als »Welthauptstadt der Lieferdienste«. Alles, von der Wäsche über Lebensmittel bis hin zu warmen Mahlzeiten, kann binnen kürzester Zeit direkt an die Wohnungstür geliefert werden.

Einige meiner Klienten hatten noch nie zuvor Sport getrieben, als Sie in meinem Fitnesscenter mit dem Training begannen. Bevor mich zum Beispiel Richard Jones, von Beruf Hauptgeschäftsführer eines Unternehmens, vor einem Jahr kennen lernte, hatte er sich noch nie in seinem Leben zu irgendeiner Art von Sport überwinden können. Trotz seines erfolgreichen Berufslebens fühlte er sich bei dem Gedanken, ins Fitnesscenter zu gehen, ziemlich unwohl. Und wissen Sie was? Inzwischen trainiert er nicht nur vier Tage in der Woche im Madison Square Club, sondern spielt mit seinen halbwüchsigen Kindern am Wochenende auch Tennis oder Basketball. Außerdem läuft er jeden Tag die Treppen hinauf zu seinem Loft in Downtown Manhattan – insgesamt 10 Stockwerke. Durch den einfachen Akt des Treppensteigens verbrennt er 200 bis 300 Kalorien täglich. Kurzum, Richard verlor in den vergangenen neun Monaten über 50 Pfund und hat das Konzept und die Philosophie der Ultimativen New York Diät vollkommen verinnerlicht.

Ich freue mich jedes Mal, wenn ich einem Fitnessneuling begegne, weil ich weiß, wie schnell und nachhaltig die Verwandlung vom unerfahrenen Debütanten zum unermüdlichen Sportenthusiasten erfolgt. Diese immer wieder aufs Neue erstaunliche Entwicklung bestätigt das Newton'sche Trägheitsgesetz, demzufolge ein ruhender Körper dazu neigt, in Ruhe zu verharren, während ein Körper in Bewegung grundsätzlich in Bewegung bleibt. Wenn ehemalige Couch-Potatoes erst einmal anfangen sich zu bewegen, können Sie normalerweise nicht mehr damit aufhören.

Diese Verwandlung findet statt, weil der Bewegungsdrang in unseren Genen angelegt ist. Neugeborene, Säuglinge und Kleinkinder fühlen sich zu Bewegungen hingezogen. Sie können es kaum abwarten sich zu bewegen, zu stehen, zu gehen, zu laufen und auf Entdeckungstour zu gehen. Leider hören viele von uns mit diesen einfachen und grundlegenden Tätigkeiten auf, sobald sie älter werden, und verbringen ihr Leben überwiegend im Sitzen.

Walking wirkt

Was sich wirklich auszahlt, sind viele und wiederholt durchgeführte »inoffizielle« Übungseinheiten. Zum einen sind sie ein guter Kalorienpuffer für den seltenen Fall, dass man nicht zu seinem »offiziellen« Workout kommt. Zum anderen tragen diese kleinen Übungen zwischendurch dazu bei, die Laune und den Energiepegel den ganzen Tag über auf einem gleichmäßig hohen Niveau zu halten. Um etwa sein tägliches Nachmittagstief zu überwinden, gibt es keine bessere Methode als im Treppenhaus einige Stockwerke auf und ab zu marschieren, einmal flott durchs Büro zu walken oder einen Satz Liegestütze am Schreibtisch zu machen. Außerdem helfen diese »inoffiziellen« Übungen dabei, die Leistungsfähigkeit von Herz und Lunge zu verbessern und verleihen somit mehr Kraft, Energie und Gesundheit. Weiterhin regt diese Form der Bewegung gemäß Newtons Trägheitsgesetz dazu an, weiterhin in Bewegung zu bleiben. Je häufiger Sie sich

Fortsetzung auf Seite 200

Richard Jones

F: Was bewog Sie, Ihr Leben von Grund auf zu verändern?

A: Die ersten 35 Jahre meines Lebens war ich schlank, aber weder gesund noch besonders muskulös. Als ich 35 Jahre alt war, holten mich meine Essgewohnheiten ein und ich fing an, Gewicht zuzulegen. Mit 50 war ich übergewichtig und rauchte eineinhalb Schachteln Zigaretten am Tag. Ich war viele Jahre lang nicht beim Arzt gewesen. Als ich 50 wurde, ging ich dann aber doch zu einer Vorsorgeuntersuchung. Dort wurde festgestellt, dass mein Blutdruck ziemlich hoch war. Mein Arzt machte sich Sorgen, ich könnte einen Schlaganfall erleiden. Das ließ mich aufhorchen. Ich traf die Entscheidung, dass ich noch lange am Leben bleiben und für meine Familie da sein wollte. Deshalb hörte ich mit dem Rauchen auf und fing zum ersten Mal in meinem Leben an, Sport zu treiben.

F: Das ist ganz schön viel auf einmal. Hatten Sie jemals das Gefühl, sich vielleicht zu viel zugemutet zu haben?

A: Jeder erzählte mir, dass ich nur ein Problem auf einmal angehen sollte. Ich betrachte das aber als eine einzige Veränderung. Es geht darum, gesund zu sein. Die Entscheidungen mit dem Rauchen aufzuhören, Sport zu treiben und meine Essgewohnheiten umzustellen bedingten einander und waren miteinander verbunden. Ich bin mir nicht sicher, ob meine Motivation ausgereicht hätte, hätte ich versucht, alle meine Schwächen nacheinander anzugehen.

F: Welche Sucht war für Sie am schwierigsten zu überwinden?

A: Ich war ganz schön zuckersüchtig. Am Anfang war es wirklich hart, damit klarzukommen. Es dauerte eine Weile, aber rückblickend hielt diese Phase nicht allzu lange an. Man kann nicht davon ausgehen, so etwas in einer oder zwei Wochen zu verändern, aber es gelang mir über einen Zeitraum von mehreren Monaten hinweg. Es ist noch nicht vorbei, aber mittlerweile fällt es mir viel leichter. Und wenn ich einen kleinen Rückschlag erleide und meine Lust auf Süßes stille, dann gehe ich anschließend nicht zu hart mit mir ins Gericht. Ich verwende einen einmaligen Ausfall nicht als Ausrede, um ständig zu naschen. Ich habe gelernt, dass es wichtig ist, Maß zu halten.

F: Wie hat sich Ihre Einstellung zu Sport und körperlichem Training verändert?

A: Am Anfang war es mir ziemlich unangenehm, ins Fitnessstudio zu gehen. Beruflich bin ich sehr selbstbewusst und erfolgreich, aber in sportlicher Hinsicht fühlte ich mich ziemlich unsicher. Jetzt genieße ich körperliche Tätigkeiten wie Radfahren in vollen Zügen. Im Gegensatz zu früher machen mir körperliche Aktivitäten heute großen Spaß.

F: Welche Ergebnisse verblüffen Sie am meisten?

A: Es verblüfft mich, dass ich es durchgezogen habe. Ich halte mich nicht für besonders diszipliniert. Was das Essen und Rauchen angeht, war ich lange Zeit so undiszipliniert gewesen, dass es mich wirklich erstaunt, dass ich das Steuer noch einmal herumreißen konnte. Jetzt wiege ich 84 Kilo, bin muskulöser als je zuvor und fühle mich bestens. Ich rauche nicht mehr. Ich fühle mich fit und bin aktiv. Ich fühle mich wohl in meiner Haut und strotze dementsprechend vor Selbstbewusstsein

wie schon lange nicht mehr. Als ich übergewichtig war, benutzte ich Kleidung, um meinen Körper zu verstecken. Jetzt bin ich wieder in der Lage, Kleidung zu tragen, die ihren Namen auch verdient. Statt mich in Pullis und Hemden in Größe XXL zu packen, trage ich heute anliegende Jacken und maßgeschneiderte Kleidung.

RICHARDS RAT AN SIE: Der Wunsch nach Veränderung muss in Ihrem Leben oberste Priorität einnehmen. Haben Sie keine Angst vor den vielen Neuerungen, die auf Sie zukommen. Wenn ich das kann, dann kann das wirklich jeder.

NACHTRAG: *Richard steht stellvertretend für alle jene Männer, die dieses Buch in diesem Moment in den Händen halten (oder vielleicht die Ehemänner einiger Frauen, die es gerade lesen). Ich bin besonders stolz auf Richards Leistungen, weil er neben seiner Ernährungsumstellung und seinem Training gleichzeitig ein sehr reges soziales und berufliches Leben führen musste. Wenn er gelegentlich einen »ernährungstechnischen Rückschlag« erleidet, reagiert er darauf mit einem besonders schweißtreibenden Ausdauertraining. Er hat die Prinzipien meines Programms verinnerlicht und gelernt, sie an sein Leben individuell anzupassen.*

bewegen, umso wahrscheinlicher werden Sie auch in Zukunft auf Trab bleiben. Und last, not least habe ich herausgefunden, dass man dazu neigt, sich gesünder zu ernähren, wenn man dauerhaft aktiv ist. Für alle, die tagsüber permanent unterwegs sind, ist es beispielsweise viel einfacher, schnell einmal einen meiner Mahlzeitenersatz-Shakes zu schlürfen, als umständlich einen Hotdog zu verdrücken, für den man erst lange beim Straßenhändler um die Ecke anstehen muss.

Sie müssen nicht in New York oder einer anderen Großstadt leben, um diese Verwandlung zum bewegungsfreudigen Fußgänger zu erleben. Es spielt keine Rolle, ob Sie auf dem Land, in einer Vorstadt, einem urbanen Zentrum oder ganz woanders wohnen: Sie haben jeden Tag viele Gelegenheiten, einige Kalorien extra zu verbrennen. Sie müssen nur aufmerksam sein und die jeweilige Situation zu nutzen wissen. Die nachfolgenden Ratschläge helfen Ihnen dabei, genau dies zu tun.

In diesem Kapitel werde ich Ihnen eine Reihe von Anregungen geben, wie Sie mehr Zeit auf den Beinen verbringen können. Von den Vorschlägen ausgehend, die Sie auf den folgenden Seiten finden, möchte ich, dass Sie sich Ihre eigenen

Ziele setzen. Innerhalb von acht Wochen werden sie quasi nebenbei 10 000 bis 12 000 Schritte pro Tag auf Ihrem Aktivkonto verbuchen, das sind abhängig von Ihrer individuellen Schrittlänge zwischen 5 und 8 Kilometer. Dies ist in etwa die Laufleistung, die man Fachleuten zufolge täglich absolvieren sollte, um sein Herz zu stärken. Abgesehen davon: Verschiedenen Studien zufolge ermöglicht diese Anzahl von Schritten zugleich auch den Verlust überflüssiger Pfunde.

Um dieses Ziel zu erreichen, benötigen Sie einen Schrittzähler – ein einfaches Gerät, das in vielen Sportgeschäften erhältlich ist und am Hosenbund getragen wird. Er erfasst Ihre Bewegungen und zählt die Schritte für Sie. Tragen Sie Ihren Schrittzähler ein oder zwei Tage lang, um eine ungefähre Ahnung davon zu bekommen, wie viele Schritte Sie üblicherweise gehen. Vermutlich werden Sie feststellen, dass Sie für Ihre normalen Aktivitäten zwischen 900 und 3000 Schritte am Tag gehen. Wenn Sie einmal Ihren Ausgangspunkt kennen, können Sie damit anfangen, Extraschritte in Ihren Tagesplan einzubauen. Setzen Sie sich das Ziel, jede Woche 20 % mehr Schritte zu machen. Mit anderen Worten: Wenn Ihr Ausgangspunkt 3000 Schritte ist, nehmen Sie sich einfach vor, in der ersten Programmwoche 3600 Schritte täglich zu machen. (Aber Achtung: Das schließt Ihre Workouts aus dem Ultimativen New York Fitnessplan nicht mit ein, die Sie zusätzlich zu Ihren täglichen 10 000 bis 12 000 Schritten machen werden.)

Hier entlang

Wenn Sie einmal Ihren Schrittzähler angelegt haben, werden Sie bald feststellen, dass Sie automatisch zusätzliche Schritte machen. Konzentrieren Sie sich darauf, sowohl Ihre großen als auch kleinen Walking-Einheiten durch immer mehr Extraschritte auszubauen.

EINE GROSSE UND VIELE KLEINE WALKING-EINHEITEN

Planen Sie mehrmals in der Woche Zeit für eine große Walking-Einheit ein (Sie können natürlich auch laufen oder eine andere Form von Herz-Kreislauf-Training durchführen). Fangen Sie an und walken Sie so lange, wie Sie körperlich dazu imstande sind, und verlängern Sie jede Woche die Gehdauer um fünf weitere Minuten. Je nachdem, wie gut Ihr Fitnessstand ist, walken oder laufen Sie in Intervallen, das heißt, Sie gehen eine Zeit lang in einem flotteren Tempo, das Ihren Puls nach oben treibt und Sie ins Schwitzen bringt,

und dann abwechselnd wieder etwas langsamer. Sie können Ihr Intervalltraining sowohl draußen als auch auf dem Laufband absolvieren. Fangen Sie an, indem Sie zum Aufwärmen fünf Minuten in normalem Schritttempo gehen. Ändern Sie dann die Geschwindigkeit und walken bzw. laufen Sie zwei Minuten schneller. Drosseln Sie daraufhin Ihr Tempo und gehen (bzw. laufen) Sie anschließend zwei Minuten langsamer, um sich zu erholen. Ihr flotteres Tempo sollte auf einer Skala von 1 bis 10 etwa einer 8 entsprechen und Ihr entspanntes Tempo sollte eine 4 oder 5 sein. Wenn Sie lieber Rad fahren, rudern oder eine andere Form von Ausdauertraining machen, dann nur zu, aber wechseln Sie zwischen zwei Minuten anstrengender und zwei Minuten entspannter Bewegung ab.

Zusätzlich zu Ihrer offiziellen täglichen Walking-Einheit, sollten Sie im Laufe des Tages mehrere kleine Mini-Einheiten einschieben.

UND WEITERE EXTRA- SCHRITTE FÜR ...

Viel beschäftigte Eltern mit Babys. Fast alle Babys lieben es, in einem Kinderwagen umhergefahren zu werden. Häufig ist es sogar so, dass man das Kind auf diese Weise bestens in den Schlaf wiegen kann. Wenn Sie darüber hinaus ein Schreibaby haben, wird die Spazierfahrt im Wagen womöglich die einzige Zeit am Tag sein, in der Sie etwas Ruhe haben. Ich kannte einmal eine Mutter, deren Kind fast jeden Tag von 15 Uhr bis Mitternacht durchgehend weinte. Deswegen legte sie das Baby oft in den Kinderwagen und schob es in einer 800-Meter-Schleife durch ihr Wohnviertel – immer und immer wieder. Das Baby hörte auf zu schreien, noch während sie die Auffahrt hinunterschritt, und solange sie unterwegs war, konnte sie endlich einmal ihre Gedanken und Nerven sammeln – bis sie wieder nach Hause zurückkehrte. Wenn Sie mehr als ein Kind haben, nehmen sie das ältere einfach mit auf Ihre Spaziergänge oder führen Sie das Baby über den Spielplatz, während Sie das ältere Kind im Auge behalten, das gerade an den Spielgeräten tobt.

Die täglichen Spaziergänge mit Ihrem Baby werden Ihnen dabei helfen, Stress abzubauen und Ihre Stimmung zu verbessern. Sie können sogar Wochenbettdepressionen wirksam abwenden, die von schwankenden Hormonspiegeln herrühren. Außerdem baden sie sich und Ihr Baby in Sonnenlicht, was, wie die Forschung gezeigt hat, Ihnen beiden hilft,

nachts besser zu schlafen. Diese Wirkung zeigt sich besonders dann, wenn Sie morgens spazieren gehen.

Sie verbrennen beim Spazierengehen nicht nur Kalorien, sondern kräftigen auch Brust und Arme, wenn Sie den Kinderwagen schieben – insbesondere bergauf.

Fangen Sie mit einem Kinderwagen an, bei dem es möglich ist, das Baby in einen Sitz zu legen, der gegen die Fahrtrichtung montiert ist. Dies ist bequemer für Ihr Baby, da viele Neugeborene es nicht unbedingt mögen, flach auf dem Rücken zu liegen. Außerdem können Sie so besser beobachten, was Ihr Kind gerade macht. Wenn Ihr Baby im Alter von sechs Monaten aufrecht sitzen kann, können Sie zu einem Babyjogger wechseln, der leichter und wendiger ist als ein normaler Kinderwagen.

Wenn Ihnen das Schieben zu langweilig wird, sollten Sie sich auch überlegen, ganz auf ein Gefährt zu verzichten und Ihr Kind in ein Tragetuch oder ein spezielles Tragegestell zu setzen, mit dem Sie in Ihrem Haus die Treppen auf und ab gehen. Oder fahren Sie in ein überdachtes Einkaufszentrum und machen Sie einen Powerwalk beim Schaufensterbummel.

Viel beschäftigte Eltern mit Kleinkindern ab einem Jahr. Einige Eltern erzählen mir, dass ihre Kinder, die etwa ein Jahr alt sind, einfach nicht mehr mit dem Kinderwagen, der Babytrage oder dem Fahrradanhänger befördert werden möchten. Diese agilen Kinder brauchen mehr Bewegungsraum und das ist auch gut so. In diesem Fall ermuntere ich Sie ausdrücklich dazu, sich eine Auszeit zu nehmen, in der Sie eine ausreichend lange, ungestörte Walking-Einheit in flottem Tempo machen können. Vielleicht können Sie sich mit einer/m Bekannten das Babysitten teilen. An einem Tag passen Sie auf die Kinder Ihres oder Ihrer Bekannten auf, damit er/sie sich eine Auszeit nehmen kann. Ein andermal hütet sie/er im Gegenzug Ihre Kinder, damit Sie walken oder laufen können.

Ziehen Sie auch in Betracht, einen »Walking-Zirkel« für junge Eltern ins Leben zu rufen. Treffen Sie sich einfach an einem nahe gelegenen Sportplatz oder Park. Jeder sollte Decken, Spielsachen und natürlich seine Kinder mitbringen. Bei jedem Treffen passen ein oder zwei Eltern auf die Kinder auf, während die anderen walken oder laufen.

Lassen Sie sich auch von den folgenden Anregungen inspirieren, um weitere Extraschritte auf Ihrem Aktivkonto zu verbuchen:

■ **Spielen Sie Fangen und andere aktive Spiele.** Ermuntern Sie Ihren Sohn oder Ihre Tochter, Sie durchs Haus oder den Garten zu jagen, wechseln Sie dann die Rollen und spielen Sie im Gegenzug den Fänger. Wenn Ihre Kinder älter werden, nehmen Sie an den Bewegungsspielen teil, die sie sich ausdenken. Machen Sie mit bei Haschen, Baseball, Fußball und andere Spielen, statt nur herumzusitzen und zuzusehen.

■ **Gehen Sie in der Natur spazieren.** Kleine Kinder lieben es, im Freien zu sein. Suchen Sie einen nahe gelegenen Park auf und gehen Sie auf Entdeckungstour. Sie erlauben Ihrem Kind auf diese Weise nicht nur, seinem Bewegungsdrang freien Lauf zu lassen, sondern haben auch die Gelegenheit, ihm etwas über Bäume, Blätter, Pflanzen, Blumen und andere Schätze der Natur beizubringen. Sie üben sich außerdem auch in Geduld, wenn Ihr Kind alle paar Schritte innehält, um Blätter, Äste und andere faszinierende Dinge zu bestaunen.

■ **Steigen Sie Treppen.** Auf viele Kleinkinder üben Stufen eine geradezu magische Anziehungskraft aus. Statt Ihr Kind immer wieder vom Klettern abzuhalten, sollten Sie ab und zu das Kinderschutzgitter öffnen und ihm erlauben, einige Stufen hinauf und wieder herunter zu klettern, während Sie ihm dicht auf den Fersen bleiben. So ist Ihr Kleinkind in der Lage, eine wichtige Fähigkeit zu erwerben, während auch Sie gleichzeitig aktiv sind.

■ **Verwenden Sie einen Bollerwagen.** Wenn Ihr Kleinkind den Kinderwagen nicht mag, könnten Sie es mit einem Bollerwagen versuchen, vor allem, wenn Sie ihn mit Stofftieren beladen und zu einer »Abenteuerreise« aufbrechen. Gehen Sie in die Innenstadt, ziehen Sie Ihr Kind im Bollerwagen die Hauptstraße entlang oder durch eine Einkaufspassage. Zwischendurch sollten Sie ihn oder sie natürlich auch einmal aussteigen lassen.

Kopfarbeiter, die viele Stunden am Schreibtisch verbringen. Viele meiner Klienten verbringen mehr Zeit damit zu arbeiten, an Arbeit zu denken oder sich dafür vorzubereiten als mit irgendeiner anderen Beschäftigung. Selbst wenn sie nicht im Büro sind, arbeiten sie in der Regel noch vom Handy oder Laptop aus – oder von beidem. Ich frage sie oft, was sie unternehmen, um tagsüber aktiv zu sein, und habe eine Liste mit einigen ihrer Tricks erstellt.

■ **Machen Sie eine Pause.** Egal wie gestresst Sie sind, weil Sie ein Projekt oder eine Arbeit zum Abschluss bringen müssen: Gönnen Sie sich mindestens zwei Pausen am Tag, eine am Morgen und eine am Nachmittag. In diesen 5 bis 10 Minuten Auszeit sollten Sie stramm durchs Büro walken – oder besser noch ins Freie gehen. Diese 5-bis-10-Minuten-Pause wird Ihnen nicht nur dabei helfen, einige Extrakalorien zu verbrennen, sondern auch Ihre geistigen und körperlichen Akkus aufladen. Zusätzlich zu diesen beiden regulären Pausen sollten Sie sich immer dann bewegen, wenn sich das Gefühl eines geistigen Leerlaufs einstellt. Ob uns das nun gefällt oder nicht: Jeder von uns hat am Tag Phasen, in denen man sich nicht konzentrieren kann und sich das Gehirn praktisch auf Stand-by schaltet. Flottes Walking hilft auch dabei, unseren Denkapparat wieder auf Touren zu bringen.

■ **Halten Sie geschäftliche Besprechungen im Gehen ab.** Gehen Sie zum Brainstorming oder Troubleshooting mit Ihren Kollegen spazieren. Bewegung führt dazu, dass man kreativer wird und weniger kritisch ist. Kennen Sie auch solche Typen, die Ihnen in Besprechungen auf die Nerven gehen, weil sie sich selbst gerne reden hören? Wenn sie sich bewegen, fällt ihnen das viel schwerer. Die Walk-and-Work-Session wird jedem helfen, den richtigen Weg einzuschlagen (das Wortspiel ist, ganz nebenbei, völlig unbeabsichtigt).

■ **Verwenden Sie den entlegensten Parkplatz.** Wen interessiert es schon, dass Sie sich beruflich nach oben gekämpft haben, um jenen ruhmvollen Parkplatz zu ergattern, auf dem Ihr Namensschild steht und der sich rechts neben dem Haupteingang befindet? Stellen Sie Ihren Wagen auf demjenigen Parkplatz ab, der vom Eingang am weitesten entfernt ist, und schwingen Sie die Hufe. Der kurze, flotte Gang wird Ihnen am Morgen dabei helfen, wach zu werden und Sie auf den neuen Arbeitstag einzustimmen. Halten Sie sich an diesen Grundsatz – ganz gleich, wo Sie parken müssen. Wie meine Klientin Christine Capulong so treffend formulierte: »Statt meine Zeit weiter damit zu verschwenden, mehrmals über den Parkplatz zu fahren und einen Stellplatz zu suchen, der möglichst direkt an der Ladentür ist, suche ich mir mittlerweile eine Lücke, die nahe am Eingang zum Parkplatz ist.« Sie benutzt auch keine Aufzüge und nimmt beim Treppensteigen immer zwei Stufen auf einmal.

■ **Klären Sie Dinge von Angesicht zu Angesicht.** Ich kann nicht genau sagen, wann es unter Kollegen üblich wurde, sich anzurufen oder E-Mails zu schreiben, statt Angelegenheiten persönlich miteinander zu besprechen. Wenn Sie etwas von jemandem im Büro benötigen, dann nehmen Sie dies als Anlass, um aufzustehen und dorthin zu gehen, wo sich die Person befindet, mit der Sie in Kontakt treten möchten. Das wird Ihnen nicht nur helfen, Ihr tägliches Schrittpensum zu erhöhen, Sie werden voraussichtlich auch Ihr Anliegen besser vermitteln können, da Sie zusätzlich zu Ihren Worten auch Körpersprache und Stimmlage einsetzen können.

■ **Gehen Sie mittags zu Fuß zum Essen.** Suchen Sie sich für Ihren Lunch Speiselokale aus, die 10 bis 15 Minuten von Ihrer Arbeitsstelle entfernt sind, und gehen Sie zu Fuß dorthin und wieder zurück.

Geschäftsreisende. Auch wenn Sie während der Reise zwangsläufig eine Zeit lang bewegungslos verharren müssen, haben Sie vermutlich mehr Gelegenheiten, als Sie denken, um einige zusätzliche Bewegungseinheiten einzuschieben. Ziehen Sie die folgenden Strategien in Betracht:

■ **Verwenden Sie niemals Rollbänder.** Verstauen Sie Ihr Gepäck in einem Flughafen-Schließfach oder legen Sie sich einen

Reiserucksack mit Trolley-Funktion zu. Dies erlaubt Ihnen, bequem in den Aufenthaltsbereich zu gehen. Kaufen Sie sich auch komfortable Reiseschuhe. Timberland und andere Firmen stellen mittlerweile modische Business-Schuhe mit Gummisohlen her, die sich bestens für (Flug-)Reisen eignen. Wenn Sie erst einmal das richtige Gepäck und die richtigen Schuhe haben, können Sie leichter die Treppen nehmen und einen großen Bogen um Aufzug, Rollband oder Rolltreppe machen (Sie haben das Treppenhaus vermutlich ganz für sich alleine und können auf diese Weise dem üblichen Gedränge aus dem Weg gehen).

■ **Bewegen Sie sich am Morgen.** Gehen Sie spazieren, sobald Sie Ihr Reiseziel erreicht haben. Dies hilft auch, dem Jetlag vorzubeugen. Vor allem wenn Sie mehrere Zeitzonen überschritten haben, sollten Sie eine flotte Walking-Einheit nachlegen oder gleich am ersten Tag nach Ihrer Ankunft früh wandern gehen. Ihr Morgenspaziergang unterstützt Sie dabei, Ihre innere Uhr an die neue Zeitzone anzupassen.

■ **Bereiten Sie sich vor.** Nehmen Sie eines Ihrer bevorzugten Fitnessbücher oder eine DVD mit auf die Reise (meine wirken stets schnell). Falls Ihr Hotelzimmer keinen DVD-Player hat (klären Sie das am besten im Vorfeld), können Sie das Programm immer noch auf Ihrem Laptop abspielen.

Urlauber. Viele Menschen ziehen es im Urlaub vor, ausgiebig zu relaxen. Ich dagegen vertrete die Meinung, dass die Auszeit von der Arbeit und dem gewohnten Umfeld die beste Zeit ist, um sich in Form zu bringen. Jedes Urlaubsziel bietet dem geneigten Touristen einzigartige Möglichkeiten, um sich unterwegs fit zu halten. Wenn Sie Urlaub an einem See oder Weiher machen, können Sie nach einem Schlauchboot-, Kanu- oder Ruderbootverleih Ausschau halten. Bei Urlaub in verschneitem Gebirge bietet es sich an, Ski zu fahren oder mit Schneeschuhen zu laufen oder Schneewandertouren zu machen. Probieren Sie bei einem Strandurlaub doch einmal Bodysurfen, Bodyboarden, Paddelball, Strandfußball (mein Favorit) oder Beachvolleyball aus. Und wenn Sie eine Ferienwohnung gemietet haben, dann erkundigen Sie sich, ob es Gelegenheiten zu Hufeisenwerfen oder anderen Freizeitaktivitäten gibt, und spielen Sie ein wenig. Gehen Sie am Strand spazieren. Waten Sie durch den hoteleigenen Swimmingpool. Und ziehen Sie auch die folgenden Möglichkeiten in Erwägung:

■ **Legen Sie auf langen Autofahrten**

Pausen ein und vertreten Sie sich die Beine. Wenn Sie mit Ihrem Wagen zum Zielort fahren, halten Sie alle paar Stunden an einem Stadtpark, Spielplatz oder Restaurant mit Spielfläche. Erlauben Sie Ihren Kindern herumzutoben, während Sie sich die Beine vertreten. Oder schließen Sie sich an und spielen Sie gemeinsam mit den Kids Fangen oder Fußball.

■ **Machen Sie eine** Aktivurlaub-Kreuzfahrt. Auf einigen größeren Schiffen gibt es Swimmingpools, Kletterwände, Basketballkörbe, Fitnessräume und Bereiche zum Joggen und Walken sowie Fitnessunterricht unter Anleitung eines fachkundigen Trainers. Auf Ihren Ausflügen zu Wasser und zu Land können Sie Kalorien verbrennen, indem Sie schnorcheln, schwimmen, wandern, tauchen und reiten gehen. Auf einer Reise in der Türkei begann ich jeden Morgen mit Liegestützen, Sit-ups und einigen Bahnen im Swimmingpool, bevor ich dann auf eine schweißtreibende Wanderung ging. Nach einer Stunde unter der türkischen Sonne war das Frühstück gleich doppelt so köstlich und lohnenswert.

■ **Gehen Sie überall zu Fuß hin.** Sie können ganz nebenbei einiges für Ihre Fitness tun, wenn Sie Ihre Besichtigungstouren und Ausflüge zu Fuß machen. Meine

Klientin Sabina traf eine Woche vor Ihrer Hochzeit in Frankreich ein. Sie verbrachte dort jeden Morgen mit einem Spaziergang auf dem Land. »Es half mir dabei, eine Beziehung zu meiner Umgebung aufzubauen«, bemerkt sie dazu. Flanieren Sie durch die Innenstadt Ihres Zielorts oder den örtlichen Zoo und suchen Sie auch andere Sehenswürdigkeiten zu Fuß auf. Schlendern Sie bei einer Städtereise durch die Straßen und suchen Sie sich zum Beispiel Ihr Restaurant für den Abend aus, statt sich auf das Hotelpersonal, Telefonbuch oder den Reiseführer zu verlassen. Werfen Sie einen Blick auf die Speisekarte und reservieren Sie sich einen Tisch. Sie können leicht drei Stunden am Tag walken, wenn Sie die Sehenswürdigkeiten zu Fuß besuchen.

■ **Nehmen Sie den Urlaub zum Anlass, eine neue Sportart zu erlernen.** Richten Sie Ihren gesamten Urlaub auf eine bestimmte Aktivität aus und lernen Sie Segeln, Skifahren, Schwimmen, Bergwandern oder eine andere Sportart. Reisebüros bieten in der Regel eine große Auswahl von Pauschalreisen an, in denen Sie aktiv bleiben und darüber hinaus Ihren Wissensdurst stillen können. Für Familien oder alleinerziehende Eltern, die mit Ihrem Nachwuchs unterwegs sind, gibt es kindgerechte Pauschalreisen, die zum Beispiel die Ausgrabung von Dinosaurierknochen oder andere naturwissenschaftliche Erkundungen beinhalten.

■ **Buchen Sie einen Abenteuerurlaub.** Viele Reiseanbieter helfen Ihnen nicht nur dabei in Form zu bleiben, sie sorgen vielmehr tatkräftig dafür, dass Sie in die beste Form Ihres Lebens kommen werden. *Backroads* zum Beispiel ist eine Firma, die auf Abenteuerreisen spezialisiert ist und weltweit Rad-, Kayak- und Wandertouren anbietet. Ein anderer Veranstalter namens *Trek Travel* organisiert unter anderem Radreisen durch die Toskana, die Provence oder Dänemark. Viele Veranstalter haben Abenteuerreisen im Programm, die sich auf den Gesundheitszustand und das sportliche Können des Urlaubers abstimmen lassen und von leicht bis extrem schwer alle Schwierigkeitsstufen abdecken.

Anzeige

FITNESS**FORMEL**

Sie wollen Ihr Muskelgewebe straffen und überflüssige Kilos abbauen?

Dann sind Sie bei David Kirsch genau richtig, denn ihm vertrauen neben Heidi Klum auch Tausende weiterer Frauen auf der ganzen Welt. Was Sie mitbringen sollten, ist einzig die richtige Einstellung. Die Produkte von David Kirsch finden Sie auf www.fitness-formel.de

- **Trainingsequipment**
- **Bücher und DVDs**
- **Nahrungsergänzungsmittel**

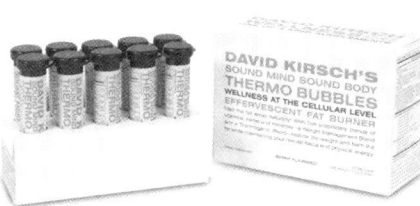

WEITERE INFORMATIONEN UNTER:

www.FITNESS-FORMEL.de

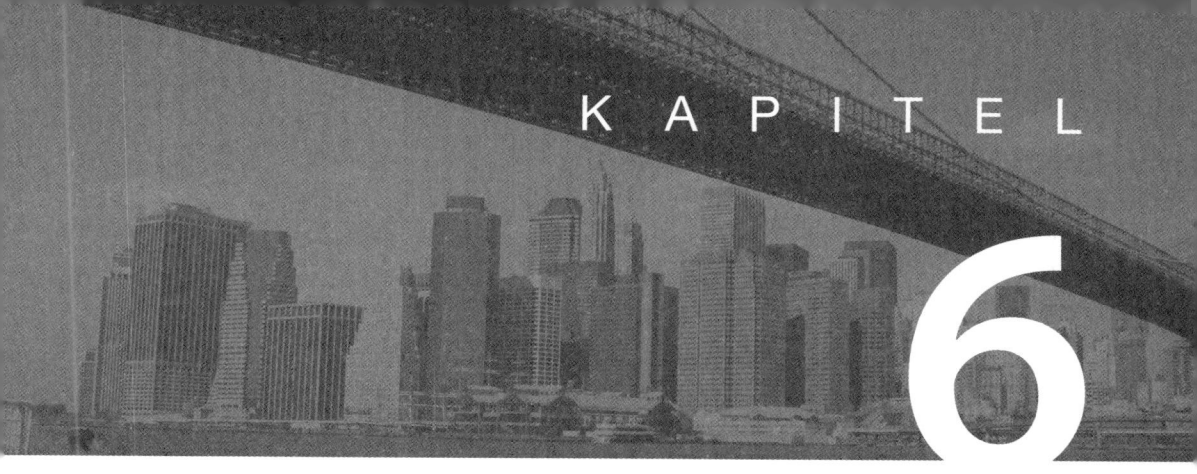

DIE ULTIMATIVE NEW YORK DIÄT LEBEN

Während der vergangenen 20 Jahre habe ich mit den unterschiedlichsten Persönlichkeiten zusammengearbeitet – Männern, Frauen, Jung und Alt. Ich habe Vorstandsvorsitzende, Supermodels und Schauspielerinnen ebenso trainiert wie Vollzeitmütter, Rockstars, Küchenchefs, Innenarchitekten, PR-Profis und jeden anderen irgendwo dazwischen liegenden Beruf und Lebensstil. Einige meiner Klienten pendelten ständig zwischen New York, L.A., London und anderen Städten, sie lebten praktisch aus dem Koffer. Andere hingegen verließen ihre Stadt nie. Einige von ihnen lieben es zu kochen. Andere gehen ständig essen oder lassen sich jede Mahlzeit nach Hause liefern. Die einen hatten lediglich vor, ihren Körper etwas zu straffen, während die anderen 5 oder 10 Pfund verlieren wollten. Und in einigen Fällen sogar 100 Pfund und mehr.

Ja, sie kommen aus allen Schichten und Berufen und haben unterschiedliche Lebensstile, aber sie haben trotzdem eines gemeinsam. Um aus einem schlaffen Körper einen straffen, aus einem pummeligen einen schlanken oder aus einem angegriffenen einen gesunden zu machen, müssen sie zunächst ihre Geisteshaltung verändern. Sie müssen tief in ihr Innerstes blicken und jenen Motivationsfaktor entdecken, der es ihnen ermöglicht, gesunde Ernährungs- und Trainingsgewohnheiten dauerhaft beizubehalten. Sie müssen sich den negativen Gedanken stellen, die sie zu destruktivem Verhalten verleiten. Kurzum: Wenn man anhaltende körperliche Veränderungen erzielen will, muss man zunächst an seiner Grundeinstellung arbeiten und sich zu einem klaren Kurs bekennen.

Ich war da, als meine Klienten nach einer Nacht mit Martinis und Brezeln verlegen in meinen Club geschlichen kamen. Ich rief sie an, wenn sie ihre Übungseinheiten ausfallen ließen, und brachte sie wieder auf den richtigen Weg. Ich hörte zu, wenn sie mir über ihren Stress, ihre Gefühle und andere Auslöser für Essanfälle berichteten. Vor allem aber arbeitete ich mit ihnen an Lösungen, um die Hindernisse zu beseitigen, die sich ihnen auf dem Pfad zu mehr Wohlbefinden entgegenstellten.

Auf der Grundlage dieser Erfahrungen habe ich über die Jahre hinweg ein mentales Trainingsprogramm entwickelt, das ich Ihnen auf den folgenden Seiten vorstellen möchte. Es ist für Sie vielleicht nicht nötig, diesen Plan ganz durchzuarbeiten, aber ich bin mir ziemlich sicher, Sie werden zumindest einen Teil Ihres geistigen, emotionalen und spirituellen Selbst entdecken und ihm etwas mehr Aufmerksamkeit schenken. Seien Sie ehrlich mit sich, wenn Sie jetzt weiterlesen und Ihre Fähigkeiten, Gefühle und spontanen Reaktionen bewerten. Diese innere Offenheit wird Ihnen dabei helfen, jene Seiten Ihrer Persönlichkeit aufzudecken, an denen Sie arbeiten müssen – das können Seiten sein, die Sie entweder auf dem Weg zu mehr Wohlbefinden behindern oder Seiten, die Sie geradewegs zum Erfolg führen.

Glauben Sie an sich

Um mit diesem – oder jedem anderen Plan – erfolgreich zu sein, müssen Sie lernen sich von der Vorstellung zu verabschieden, Dinge steuern zu wollen, die nicht in Ihrer Macht liegen und stattdessen die Kontrolle über all das übernehmen, was Sie in der

Hand haben: Ihre persönlichen Entscheidungen. Sie *können* das Beste aus sich herausholen. Sie können nicht das Gewicht auf der Waage oder sogar Ihre Konfektionsgröße kontrollieren, aber Sie können kontrollieren, welche Nahrungsmittel Sie essen und welche Übungen Sie mit Ihrem Körper ausführen. Sie können auch kontrollieren, ob Sie äußeren Umständen – Situationen, Menschen und Orten – die Macht einräumen, Ihren Alltag zu beeinflussen. Mit anderen Worten: Sie haben tatsächlich Kontrolle über die Tüte Chips, die Sie nach einem besonders anstrengenden Bürotag in die Finger bekommen (und die letztlich in Ihren Mund wandert).

Während ich dieses Kapitel schreibe, nasche ich eine Handvoll rohe Bio-Mandeln – mein Lieblingssnack. Mein Leben war in letzter Zeit ganz schön stressig, aber trotzdem (und vielleicht gerade deshalb) bin ich besonders konzentriert und versuche »alles zusammenzuhalten«. Die kleinen Dinge im Griff zu haben – zum Beispiel, was ich esse oder mit meiner Freizeit anfange – hilft mir wirklich dabei, das »große Gesamtbild« im Auge zu behalten.

Ich habe mit vielen Klienten zusammengearbeitet, die vor der Ultimativen New York Diät viele andere Diäten ausprobiert hatten.

Jedes Mal nahmen sie etwas ab. Aber jedes Mal gerieten sie letztlich an einen toten Punkt, ab dem der Gewichtsverlust stagnierte, und nahmen dann wieder zu. Die Ultimative New York Diät hingegen brachte ihnen den erwünschten Erfolg – und das nicht unbedingt wegen des Ernährungs-, Trainings- oder Nahrungsergänzungsplans (obwohl diese natürlich dazu beigetragen haben), sondern weil sie endlich ihr Leben selbst in die Hand nahmen. Schlussendlich taten sie einen wirklich konsequenten Schritt und *entschieden* sich bewusst für neue Ess-, Trainings- und Denkgewohnheiten sowie für die Versorgung ihres Körpers mit wichtigen Nahrungsergänzungsmitteln.

»Ich hatte Probleme mit meinem Gewicht, seit ich 10 Jahre alt war«, berichtet meine Klientin Christine Capulong, nachdem sie 9 Pfund und zwei Kleidergrößen mit meinem Plan abgenommen hatte. »Bei meinen Abnehmversuchen habe ich so viel Geld ausgegeben. Ich habe es mit den Weight Watchers, Jenny Craig und anderen Diätmethoden versucht. Ich habe an krankenhausgestützten Programmen teilgenommen. Ich war sogar fünf Monate in einem Diätlager. Jedes Mal nahm ich ab, aber der Gewichtsverlust hörte an einem bestimmten Punkt einfach auf. Dann brach ich das Programm einfach ab, an dem ich gerade teilnahm, und nahm wieder zu. Dieses Mal war es aber anders. Dieses Mal übernahm ich die volle Verantwortung und nahm den Vorgang selbst in die Hand. Es ist keine Diät im herkömmlichen Sinn; es ist eher eine Lebenseinstellung. Ich bin von niemandem mehr anhängig, der mein Gewicht für mich kontrolliert. Das mache ich jetzt selbst.« Schon im Laufe der ersten zwei Tage nach dem Beginn des Programms gewann ich den entschiedenen Eindruck, dass Christine es diesmal nicht einfach nur schaffen, sondern dass sie uns alle verblüffen würde. Ihr Enthusiasmus und ihre positive Energie steckten ihre gesamte Umgebung an und leisteten einen wesentlichen Beitrag zu ihrem Erfolg.

Aber wie schaffen Sie es, die Dinge selbst in die Hand zu nehmen? Wie kommen auch Sie an den Punkt, an den Christine nach so vielen Jahren vergeblicher Mühe endlich kam? Um die Kontrolle über sich zu erlangen, muss man ein inneres Selbstvertrauen entwickeln. Studien haben gezeigt, dass es Menschen mit mehr Selbstvertrauen leichter fällt, sich neue Gewohnheiten anzueignen, als Menschen mit wenig Selbstbewusstsein.

Die schnellen Ergebnisse, die Sie mit diesem Programm verzeichnen, werden Ih-nen helfen, Ihr Selbstvertrauen zu stärken. Wenn Sie lernen, Ihre innere Stärke zu nähren, werden Sie Vorteile ernten, die weit über die Größe Ihres Badeanzugs hinausgehen. Sie werden Ihre berufliche Laufbahn wie auch Ihre zwischenmenschlichen Beziehungen, Ihr Verhältnis zu sich selbst und Ihre allgemeine Lebensperspektive verbessern. Sie werden dieses innere Gefühl der Selbstsicherheit allerdings kaum über Nacht entwickeln, sondern müssen ständig an seiner Stärkung arbeiten. Hier einige Vorschläge, wie Sie dies erreichen können:

■ **Führen Sie Buch über die Ziele, die Sie bereits erreicht haben.** Schreiben Sie am Ende jedes Tages Ihre Erfolgsmomente auf – das hart gekochte Ei, das Sie statt des üblichen morgendlichen Bagels aßen, die Treppe, die Sie statt des Aufzugs genommen haben, und das Glas Wasser, das Sie statt einer Cola getrunken haben.

■ **Betrachten Sie Ausrutscher als Chance, um etwas über sich zu lernen.** Sie haben sich also einen Café Latte, einen Schokokeks oder eine Tüte Kartoffelchips genehmigt. Statt sich über sich selbst (oder das Essen) oder denjenigen zu ärgern, der Sie »zum Essen verleitet hat«, sollten Sie etwas daraus lernen – und wie gehabt mit der Diät fortfahren. Warum haben Sie das eigentlich gegessen? Analysieren Sie das Motiv und überlegen Sie sich konstruktive Wege, um dieses Problem in Zukunft in den Griff zu bekommen.

■ **Ändern Sie bewusst die Art, wie Sie über sich denken.** Wir alle haben irgendwo in unseren Köpfen eine kaputte Schallplatte, die destruktive Gedanken abspielt – ganz gleich, ob wir das nun wollen oder nicht. Diese negativen Kommentare unterscheiden sich von Mensch zu Mensch, aber typische Aussagen sind zum Beispiel folgende:

»Für wen hältst du dich eigentlich, wenn du ins Fitnessstudio gehst?
Du weißt doch selbst, dass du
unsportlich bist.«

»Du bist nun mal dick. Finde dich damit ab.
Du wirst nie dünn sein.«

»Du hasst doch Sport. Warum tust du dir das überhaupt an?«

»Das schaffst du nie.«

Ich fordere Sie ausdrücklich dazu auf, ein Tagebuch bei sich zu tragen und solche Gedanken aufzuschreiben, sobald sie an die Oberfläche kommen. Zunächst bemerken Sie sie vielleicht gar nicht. Mit etwas Übung werden Sie sie aber schließlich zur Kenntnis nehmen, sobald sie auftauchen, und in der Lage sein, ihnen mit etwas zu begegnen, das viel motivierender und – was vielleicht wichtiger ist – viel zutreffender ist. Auf diese Weise werden Sie nicht mehr »der aus der Form geratene Sportmuffel« oder »die dicke Frau, die Eiscreme mag« sein. Sie sind dann vielmehr die »disziplinierte Person mit den gesunden Essgewohnheiten« und die »fitte Person, die um ihrer Gesundheit willen Sport treibt«.

Finden Sie Ihren Schlüssel zum Erfolg

An einem Punkt auf Mutters Weg zu mehr Wohlbefinden hatte sie schon über 50 Pfund verloren, aber sie war eindeutig an einem kritischen Punkt, dem Punkt, an den viele von Ihnen (die sehr viel Gewicht verlieren müssen) im Laufe dieses Programms womöglich einmal kommen werden. Sie hatte einige Trainingseinheiten verpasst und mein Vater hatte mit gesundheitlichen Problemen zu kämpfen. Das waren die ersten verräterischen Anzeichen dafür, dass sie langsam vom Kurs abwich. Auf den gelegentlichen Bagel folgte das Caesar's-Salad-Dressing zu ihrem an-

Fortsetzung auf Seite 218

Shannon Lyons

Ich habe Shannon zwar noch nie persönlich getroffen, aber es kommt mir vor, als ob ich sie bereits seit vielen Jahren kenne. Kurz nachdem sie das zweiwöchige Programm durchlaufen hatte, das im *Ultimativen New York Body Plan* beschrieben ist, schrieb sie mir eine E-Mail. Sie war sehr erfolgreich damit gewesen und bat mich schriftlich um Rat, wie sie ihre Ergebnisse bewahren könne. Wir korrespondierten über E-Mail miteinander, und ich half ihr beim Übergang zur Ultimativen New York Diät.

F: Welche Gründe machen Sie für Ihre früheren Gewichtsprobleme verantwortlich?

A: Als ich noch in der High School war und ins College ging, trainierte ich regelmäßig. Ich hatte damals Kleidergröße 34 oder 36, aber selbst dann war ich mit meinem Körper unzufrieden. Nach meiner Heirat nahm ich 9 Pfund zu und wuchs zunächst auf Kleidergröße 38 an, später dann auch auf 40. Ich ging weiter ins Fitnessstudio. Ich trainierte sogar auf einen Marathon hin und bewältigte ihn erfolgreich. Ich dachte, dass die ganze Lauferei mir dabei helfen würde, den athletischen Körper einer Läuferin zu bekommen, den ich mir immer erträumt hatte. Es half aber nichts.

Als ich schwanger wurde, nahm ich über 30 Kilo zu. Das war kein schöner Anblick! Nach der Niederkunft verlor ich 25 Kilo. Dann wurde ich wieder schwanger und nahm wieder 22 Kilo zu. Als mein jüngstes Kind seinen ersten Geburtstag feierte, hatte ich noch etwas mehr als 10 Kilo abzunehmen. Ich hatte keine Ahnung, wie ich mich ernähren sollte, und meine Besuche im Fitnessstudio brachten rein gar nichts. Ich wusste einfach nicht wie und wo ich anfangen sollte, was ich essen und wie ich Sport treiben sollte. Wenn man viel abnehmen muss, ist das ziemlich entmutigend, und man weiß nicht, wo man den »Angriff« starten soll.

F: **Wie wirkte sich das Übergewicht auf Ihr Leben aus?**

A: Ich ekelte mich vor mir selbst. Ich hatte das Gefühl, als sähe mein Körper total unförmig aus. Ich war mit mir unzufrieden, vor allem nach der Geburt der beiden Kinder. Ich traute mich nicht mehr an die Öffentlichkeit. Ich wünschte mir sehnlichst einen Idealkörper, den ich nicht hatte, und das war mental sehr anstrengend. Ich gab mir immer Mühe und versuchte hübsch auszusehen, aber wenn man übergewichtig ist, ist es ein Albtraum, sich anzuziehen oder ins Fitnessstudio zu gehen. Ich wünschte mir jeden Tag dünn zu sein und träumte sogar davon. Ich schämte mich. Ich war auch deshalb am Boden zerstört, weil ich genau wusste, wie viel Gewicht ich noch zu verlieren hatte.

F: **Warum half dieser Plan und andere nicht?**

A: Bei den anderen Diäten trainierte ich nicht so intensiv wie bei Davids Plan, deshalb nahm ich zwar ab, aber mein Körper veränderte sich nicht wirklich. Hier war es aber anders, weil ich praktisch dabei zusehen konnte, wie mein Körper sich verwandelte. Ich habe bei anderen Diäten nie diese Art von Ergebnissen gesehen, deshalb hatte ich auch immer aufgegeben. Mit Davids Plan stellte ich aber schon in der ersten Woche echte Resultate fest, und das motivierte mich weiterzumachen. Als ich anfing, wog ich um die 64 Kilo und jetzt, gerade einmal zwei Monate später, bringe ich 56 Kilo auf die Waage. Diese Zahlen habe ich schon seit Jahren nicht mehr auf der Waage gesehen. Ich trage Kleidung, in die ich jahrelang nicht mehr hineingepasst habe, und einiges davon ist mir sogar schon etwas zu groß.

F: **Was brachte Sie dazu weiterzumachen, als die kleine Stimme in Ihrem Hinterkopf Sie zum Aufgeben überreden wollte?**

A: Ich war verzweifelt darum bemüht, mein Leben zu verändern. Ich sagte mir jede Sekunde und jeden Tag »Das schaffst du«. Ich habe erkannt, dass mein Geist ein sehr machtvolles Instrument ist. Ich halte jeden Tag Zwiesprache mit mir selbst und mit Gott, damit ich standhaft bleibe – und manchmal auch, um wieder auf den richtigen Weg zurückzukommen.

Ja, ich habe hin und wieder einmal einen schlechten Tag, an dem ich meinem Heißhunger nachgebe. Dann rufe ich mir aber all die harte Arbeit, die ich geleistet habe, ins Gedächtnis zurück und reiße mich wieder am Riemen. Am nächsten Tag lege ich dafür dann einen besonders anstrengenden Workout hin.

F: Wie haben Sie den Plan an Ihren persönlichen Lebensstil, Ihre kulinarischen Vorlieben sowie an Beruf und Familie angepasst?

A: Inzwischen hat sich eine stabile Routine eingestellt, und vieles ist zur Gewohnheit geworden. Ich nehme mir einen Tag nach dem anderen vor. Ich zwinge mich dazu, Entscheidungen zu treffen. Wenn ich weiß, dass ich am Abend oder am Wochenende ausgehe, versuche ich, an diesem Tag einige Pluspunkte zu sammeln, indem ich zum Beispiel intensiver trainiere und besonders auf meine Ernährung achte. Ich habe jetzt vieles besser im Griff, und das liegt nicht zuletzt auch daran, dass ich weiß, wie hart es war, an diesen Punkt zu gelangen. Ich will das nicht wieder verlieren.

F: Wie hat der Plan Ihr Leben verändert?

A: Ich bin sehr zufrieden mit mir. Ich fühle mich dünner, gesünder, attraktiver und entschlackt. Es ist ein tolles Gefühl, wieder in Jeans zu passen,

---

sonsten schlichten Salat mit Grillhuhn. Auf der Pizza-Party meiner Nichte in Pennsylvania tat sie sich dann an dem Einzigen gütlich, was es an dem Tag zu essen gab – fettige, üppige Pizza. Was sollte ich tun? Wie sollte ich die Situation auf positive Weise ansprechen und sie dabei nicht demotivieren? Ich ließ nicht locker und brachte sie schließlich dazu, sich wieder auf ihren Wunsch nach einer gesunden Gewichtsabnahme zu besinnen. Zunächst konfrontierte sie mich jedoch mit reichlich Ausreden. Ich musste mir anhören, dass sie auf die 70 zuging und immer noch 90 Pfund abzunehmen hätte. Ich erfuhr etwas über ihre Ängste, ihre Trauer und ihre Gefühle von Verlust und Frustration. Ich ließ mir sagen, dass in ihrem Leben andere Dinge wichtiger und dringlicher seien – wie etwa die Herzprobleme meines Vaters – als ihre eigene Gesundheit.

die ich seit drei Jahren nicht mehr getragen habe (und sie sind sogar ein bisschen zu groß). Ich fühle mich wieder wie ich selbst. Sich in seiner Haut wohl zu fühlen ist eine Erfahrung von unschätzbarem Wert. Man kann wirklich alles erreichen, wenn man die nötige Selbstachtung hat. Das Programm durchzuziehen, es erfolgreich zu bewältigen und die Resultate am eigenen Leib zu sehen, gab mir enorm viel Selbstbewusstsein und Selbstachtung, und das hat meine emotionale Befindlichkeit komplett verändert.

SHANNONS RAT AN SIE: Sie können wirklich alles schaffen, was Sie sich vornehmen. Wenn die ersten Tage erst einmal vorbei sind und man die Ergebnisse sieht, dann werden Sie davon beflügelt und zum Durchhalten bewegt. Glauben Sie an sich selbst; das sind Sie sich schuldig. Dieses eine Mal im Leben sollten Sie alles geben und den Versuch zu einer wirklich ernsthaften Veränderung starten. Sie werden verblüfft sein.

NACHTRAG: *Shannon ist der beste Beweis dafür, dass alles möglich ist. Ich bin von dieser Vorstellung überzeugt und sehr stolz auf Shannons Erfolge und auf ihre Verwandlung.*

»Was ist mit dir, Mutter?«, fragte ich sie schließlich. »Willst du das alles denn nicht für dich selbst machen?«

Nachdem sie lange darüber nachgedacht hatte, sah mich meine Mutter an und erwiderte: »Ich muss das für mich tun. Bevor ich diese Welt verlasse, möchte ich auch etwas nur für mich tun, etwas Eigennütziges. Ich will sagen können, dass ich es geschafft habe, dass ich etwas angefangen und auch zu Ende gebracht habe, und zwar ganz ohne fremde Hilfe.« Nun ja, ein wenig Hilfe erhielt sie ja hin und wieder (oder auch den einen oder anderen Stups).

Seit diesem aufrichtigen, aber für sie durchaus auch unangenehmen Gespräch hat Mutter nur wenige Tage im Fitnessstudio gefehlt. Darüber hinaus hat sie zu Hause ihre eigenen Mahlzeiten zubereitet – indem sie meine Rezepte nachgekocht und einen großen Bogen um die üblichen chinesischen Mitnahmegerichte und morgendlichen Bagels gemacht hat. Jetzt purzeln die Pfunde und Mutter hat sich komplett verändert – Körper, Geist und Seele. Sie macht das jetzt nicht mehr für mich, meinen Vater oder irgendjemand anderen. Sie hat einen Grund gefunden, um die richtigen Entscheidungen zu treffen, die dann letztlich zum Gewichtsverlust führen. Das ist es, was ich den »Schlüssel zum Erfolg« nenne.

Meine Mutter nahm zunächst anderen zuliebe ab – für mich, meinen Vater und den Rest der Familie, doch mittlerweile hat sich ihre Einstellung verändert. Anfangs hielt sie das Abnehmen für eine Art Hausaufgabe, bei der sie mir helfen wollte, aber inzwischen betrachtet sie es als ein Ziel, das sie sich selbst zuliebe erfüllen möchte. Mit diesem Programm erfolgreich zu sein ist für sie zu einer Angelegenheit geworden, bei der es nur noch um sie selbst geht. Und das ist die ultimative Belohnung.

Ich habe das immer und immer wieder beobachten können. Es ist ein so wichtiger Aspekt, dass ich hoffe, Sie werden es mir nachsehen, wenn ich Ihnen noch eine weitere Geschichte erzähle, die wirklich dabei hilft, die Bedeutung dieses Punkts zu unterstreichen. Ich traf Greg Namin, als ich meinen *Ultimativen New York Body Plan* der Öffentlichkeit vorstellte. Er und fünf weitere Teilnehmer erklärten sich dazu bereit, meinen Plan zwei Wochen lang auszuprobieren, während Fox News Channel ihre Ergebnisse dokumentierte (Sie haben zuvor schon über Greg und Christine, eine andere Teilnehmerin, gelesen). Greg hatte schon früher versucht abzunehmen, aber er kam zur Fox News Challenge mit einer Hingabe, die ich noch nie zuvor gesehen hatte. Er erzählte mir, dass seine Tochter anfing, ihn wegen seines Bauchumfangs »Mr. Incredible im Ruhestand« zu nennen (in Anspielung auf die gleichnamige Filmfigur). Er sagte, sein Übergewicht bereite ihm dauerhafte Knie- und Rückenbeschwerden. Erst kurz zuvor war er wegen einer Vorsorgeuntersuchung zum Arzt gegangen. Sein Cholesterin betrug 243 und seine Triglyceride hatten einen Wert von 900 erreicht. Cholesterin senkende Medikamente brachten keine Verbesserung. Er wollte für seine Tochter wahrhaftig ein Mr. Incredible sein. Er wollte nicht nur gut aussehen und seine Rettungsringe um den Bauch loswerden, er wollte sich vor allem wieder gut fühlen. »Ich fühlte mich die ganze Zeit über so kaputt. Meine Knie taten weh, wenn ich zu Fuß unterwegs war oder morgens aus dem Bett stieg.« Er wollte für seine Tochter da sein und ihr noch möglichst lange beim Aufwachsen zusehen können. Das sind schwerwiegende Motive. Aber genau die treiben zu Höchstleistungen an.

In nur zwei Wochen sank Gregs Cholesterinwert auf 168 und seine Triglyceride waren herunter auf 89. Er arbeitet immer noch auf sein Zielgewicht hin, aber das letzte Mal, als ich mit ihm sprach, hatte er bereits 16 Kilo verloren und war immer noch hoch motiviert.

Nun ist es an der Zeit, dass Sie sich auf sich selbst konzentrieren. Welche Gründe haben Sie, um abzunehmen? Tun Sie es für sich selbst? Wenn Ihre spontane Antwort darauf der meiner Mutter ähnelt, dann möchte ich Sie darum bitten, etwas länger über diese Frage nachzudenken. Sie glauben vielleicht, dass Sie Gewicht verlieren wollen, um Ihren Ehemann glücklich zu machen oder endlich vom Arzt in Ruhe gelassen zu werden. Das sind zwar gute Gründe, aber sie reichen vermutlich nicht aus, um die ganze Diät hindurch motiviert zu bleiben. Sie müssen es für sich selbst tun. Um dieses innere Feuer zu entfachen und am Lodern zu halten, müssen Sie Ihren ganz persönlichen Grund zum Abnehmen finden, etwas, das Sie besonders stark anspricht. Geht es Ihnen um bessere Gesundheit, höhere Energiepegel, mehr Selbstachtung, Lebensfreude oder ein größeres Selbstwertgefühl? Denken Sie gründlich darüber nach und tragen Sie Ihre Antwort in die dafür vorgesehenen Zeilen unten ein. Immer wenn Sie im Laufe des Programms anfangen nachzulassen, sollten Sie an diese Stelle des Buches zurückkehren, zu dieser Frage und Ihrer Antwort darauf. Auf diese Weise werden Sie in der Lage sein, sich selbst dieselbe Motivationsrede zu halten, die ich meiner Mutter an jenem für sie so wichtigen Tag gab – und Sie werden in der Lage sein, sich selbst wieder auf Kurs zu bringen.

Ich möchte abnehmen und in Form kommen, weil _____ _____ _____ _____.

Gestatten Sie sich, selbst die oberste Priorität zu sein

Ich traf Sue Blake, als sie engagiert wurde, um Werbung für mein zweites Buch zu machen. Bis zum Alter von 43 Jahren hatte

Sue einen Großteil ihrer Zeit damit zugebracht, sich hauptsächlich um andere – vor allem ihre Familie, Freunde und Klienten – zu kümmern. »In den vergangenen Jahren dachte ich immer, dass ich so viel zu tun hätte, dass ich mir unmöglich noch etwas anderes – wie zum Beispiel ein Wellnessprogramm – aufhalsen könnte, selbst wenn es etwas wäre, das meine Gesundheit verbessern würde«, erzählte sie mir. »Ich versuchte immer, anderen alles recht zu machen, stillte meine eigenen Bedürfnisse aber lediglich mit viel Essen und Schlaf.«

»Als ich mit der Ultimativen New York Diät anfing, ließ ich es endlich zu, mich selbst vor *alle* anderen zu stellen«, berichtete sie. Das war nicht einfach. Sue musste einige schwierige Entscheidungen treffen. Ihre Entscheidung 6 Uhr morgens ins Fitnessstudio zu gehen, bedeutete, sie konnte nicht zu Hause sein, um dafür zu sorgen, dass ihre halbwüchsigen Töchter sich schulfertig machten. Es bedeutete, ihr allmorgendliches Frühstück aufzugeben, das aus einem großen Cappuccino mit Vollmilch und einem Speck-Sandwich bestand. Und es bedeutete, ihren Gefühlen Ausdruck zu verleihen, statt sie mit Essen ruhig zu stellen.

So viele Menschen – vor allem Frauen – stellen alles und jeden über sich selbst. In dem Versuch, sich für ihre Kinder, Ehepartner und Kunden voll einzusetzen, verzichten sie auf Schlaf und ignorieren sämtliche Signale, die ihnen ihr Körper sendet. Um es mit den Worten einer meiner Klienten zu schildern: Bei einem erfolgreichen Gewichtsverlust geht es nicht zuletzt darum, »sich selbst zu ehren«. Das erfordert für viele ein gewisses Umdenken. Um sich dieses Umdenken zu ermöglichen, sollten Sie sich einen Moment Zeit nehmen und genau über die folgenden Fragen nachdenken.

- Für wen tun Sie es und warum?
- Erschiene Ihnen der Plan immer noch lohnenswert, wenn Sie nach dem Ende des achtwöchigen Plans zwar nicht abgenommen hätten, sich aber gesünder und energiegeladener fühlten und den Eindruck hätten, eine enorme Leistung vollbracht zu haben?
- Wie wichtig sind *Sie* sich selbst?
- Inwiefern werden sich der Gewichtsverlust und die gesteigerte Fitness positiv auf Sie auswirken? Wie können Sie von diesem Programm profitieren?
- Werden Sie die Kraft und das Selbstvertrauen haben, um die nötigen Veränderungen in Ihren Alltag zu übertragen, indem Sie zum Beispiel Ihrer Familie gesündere Mahlzeiten kochen und die Initiative ergreifen, wenn es etwa um

kurzweilige sportliche Aktivitäten an den Wochenenden geht?

Wenn Sie diese Fragen beantwortet haben, möchte ich, dass Sie sich selbst ein Versprechen geben. Ich möchte, dass Sie sich in den nächsten acht Wochen und darüber hinaus selbst ehren. Ja, Sie können in Ihrem Leben weiterhin zahlreiche Rollen übernehmen, etwa als Mutter, Vater, Ehemann, Ehefrau, Großmutter usw., aber in den nächsten acht Wochen sind Sie Ihre oberste Priorität. Von nun an werden Sie die Bedürfnisse anderer nicht mehr über Ihre eigene Gesundheit und Ihr Wohlbefinden stellen. Sie bedeuten vielen Menschen eine Menge, aber zunächst einmal sind Sie Sie – eine einzigartige und wertvolle Persönlichkeit, die Anerkennung und Aufmerksamkeit verdient.

Durchbrechen Sie den Kreislauf des Krisen-Essens

Ich habe es schon oft beobachtet. Die Menschen beginnen mit einer Diät und alles scheint zu funktionieren. Dann geschieht *etwas*. Vielleicht ist es ein anstrengender Arbeitstag. Ein Urlaub. Reisen. Eine mit Freunden durchgefeierte Nacht. Das Ende einer Beziehung. Der Tod eines nahestehenden Menschen. Eine lange Stress-phase. Es kommt nicht darauf an, was dieses *etwas* ist. Die Wirkung ist aber grundsätzlich dieselbe. Die Diät? Aus und vorbei. Bringt ja doch nichts.

Kommt Ihnen das irgendwie bekannt vor? Ich bezeichne diese Reaktion als den »Kreislauf des Krisen-Essens«, ein Hin und Her aus Panik und unkontrolliertem Essen. Dieser Kreislauf wird nicht nur durch negatives, sondern auch durch ungenaues Denken ausgelöst. Gedanken wie »Ich hab's vermasselt. Jetzt kann ich genauso gut …« führen in der Regel zum Scheitern der gesamten Diät. Die Panik, die aus dem schlechten Gewissen entsteht, weil man einen einzigen Keks gegessen hat, führt schließlich dazu, dass man die ganze Packung aufisst.

Das muss aber nicht sein. Sie *können* diesen Kreislauf durchbrechen. Ich weiß es, weil ich viele meiner Klienten dabei beobachtet habe, wie sie es geschafft haben. Ich habe sogar gesehen, wie meine Mutter es geschafft hat.

Vor nicht allzu langer Zeit erfuhren meine Eltern bei einer kardiologischen Vorsorgeuntersuchung meines Vaters, dass ihm in einer seiner Koronararterien vier Stents (künstliche Gefäßerweiterungen) einge-

Fortsetzung auf Seite 226

Sue Blake

Ich lernte Sue Blake vor über einem Jahr kennen. Das Lesen und Promoten meines Buchs gaben ihr die nötige Motivation, um gesunde Ernährung und Training schließlich zur obersten Priorität in ihrem Leben zu machen. In nur einem Jahr nahm sie vier Kleidergrößen und 16 Kilo ab. Ich freue mich sagen zu können, dass sich aus der anfänglich rein geschäftlichen Beziehung eine lebenslange Freundschaft entwickelt hat.

F: Warum haben Sie sich der Ultimativen New York Diät zugewendet?

A: Nachdem ich Davids Buch gelesen hatte, erkannte ich, dass ich es satthatte, übergewichtig und außer Form zu sein. Zu jener Zeit trug ich Kleidergröße 52 (und hatte auch einige 54er in meiner Garderobe für den Fall, dass ich einmal essen ging). Erst kurz zuvor war ich aus einem Urlaub zurückgekehrt, in den ich dick ging und noch dicker wieder zurückkam. Sich in einen Badeanzug zu zwängen (kein Bikini) und sich dabei aufgedunsen und enttäuscht zu fühlen, reichte voll und ganz, um mich aufzurütteln. Davids Programm ergab in meinen Augen vollkommen Sinn. Er predigte mir nicht, ich solle nur um des Abnehmens Willen abnehmen. Mich sprach sein ganzheitlicher Ansatz an, der Körper, Geist und Seele gleichermaßen einbezog. Für mich lautete die Botschaft »Selbstbestimmung«. Ich begann mit dem Plan heimlich, still und leise und erzählte keiner Menschenseele etwas davon – für den Fall, dass ich scheitern sollte. Kleine Anmerkung am Rande: Ein Jahr später trug ich zum ersten Mal nach über 15 Jahren einen Bikini im Urlaub.

F: Wie veränderte sich Ihre Haltung dem Fitnesstraining gegenüber?

A: Als Kind musste ich nicht am Schulsport teilnehmen, wenn ich sagte, dass ich mich nicht wohl fühlte. Ich hatte keine Ahnung davon, wie wohltuend es sein könnte, Sport zu treiben. Ich habe auch stets mein Asthma als Vorwand benutzt, um nicht mittrainieren zu müssen. Irgendwann hatte ich es satt, am Treppenabsatz angekommen nach Luft zu ringen, und deshalb änderte ich meine Einstellung von »Das schaffe ich ja doch nicht, also lasse ich es gleich sein« hin zu »Oh doch – das geht!«. Für mich stellte das Programm in jeder Hinsicht eine Veränderung meiner Einstellung dar. Früher dachte ich immer, es sei schon eine große Leistung, überhaupt ins Fitnessstudio zu gehen (das war es ja auch!). Aber ich nahm meine gesamte mentale Energie zusammen und so wurde ich schließlich zu einer Meisterin des Rudergeräts: Anfangs schaffte ich nur zwei Minuten auf leichtester Stufe, doch nach nur neun Monaten waren es schon 75 Minuten auf dem höchsten Niveau. Ich muss wohl nicht extra erwähnen, dass sich mein Asthma enorm verbessert hat. Was das Cardio-Sculpting angeht – nun, wenn man sich einredet, man schafft es nicht, dann wird es auch nichts. Als ich erst einmal alle Übungen gelernt und die zittrig-wackelige Anfangsphase überwunden hatte, machte es richtig Spaß. Dank Davids Übungen sieht mein Körper besser aus als je zuvor.

F: Worauf sind Sie besonders stolz?

A: Auf jeden Fall, dass ich es geschafft habe! Das hat mein Leben von Grund auf verändert. Je mehr ich trainiere, umso mehr Energie gewinne ich dazu. Je gesünder ich mich ernähre, umso dynamischer fühle ich mich. Meine Augen leuchten und mein Teint strahlt. Ich habe nicht nur die ganze Cellulitis am Hintern verloren, sondern auch überall sonst am Körper etliche Zentimeter Umfang. Zum ersten Mal seit langer Zeit kann ich meine Zehen wieder sehen. Nur wenige Monate, nachdem ich mit dem Programm begonnen hatte, wusste ich einfach, dass ich mich von nun an stets und in jeder Hinsicht besser um mich kümmern würde, und das tue ich bis heute. Ich habe meine Ergebnisse über neun Monate bewahrt und sogar noch mehr abgenommen. Meine Körperform hat sich grundlegend verändert.

Ich bin endlich diejenige, die ich schon immer sein wollte, und ich bin stolz darauf. Ich bin kurz davor 45 zu werden und es geht mir besser denn je. Hätte ich gewusst, dass es ein solches Programm gibt, dann hätte ich schon viel früher damit angefangen. Verstehen

Sie mich nicht falsch, das Programm war das Anstrengendste, das ich jemals durchgemacht habe, aber gleichzeitig war es in mancherlei Hinsicht auch sehr leicht zu befolgen, da man so schnell sichtbare Resultate erzielt. Auftrag erledigt? Fast. Bis zu meinem Geburtstag werde ich mein Zielgewicht erreicht haben.

SUES RAT AN SIE: Warten Sie keine Sekunde länger, um Ihr Leben zu verändern. Kommen Sie lieber früher als später mit sich ins Reine, wenn Sie wirklich in ei-

nem gesünderen Körper leben (und ihn nicht einfach nur haben) wollen. Denn das Heute ist kein Probelauf für morgen, und die Herausforderungen des Lebens sehen ganz anders aus, wenn Sie mit sich zufrieden sind.

NACHTRAG: *Sue verkörpert die Mehrheit all jener da draußen, die nie die Zeit gefunden haben, sich um sich selbst zu kümmern. Sie hat festgestellt, dass sie durch die Würdigung ihrer eigenen Person und das erfolgreiche Beenden des Programms jetzt mehr für sich selbst, für ihre Familie und ihre Freunde tun kann als je zuvor.*

setzt werden müssten. Diese Nachricht brachte meine Mutter aus dem Gleichgewicht, sie machte sich Sorgen darüber, was sie wohl tun würde, wenn ihm etwas zustieße. Später am Tag ertappte sie sich dabei, wie sie vor dem Kühlschrank stand, hineinstarrte und nach Trost suchte. »Ich stand da und schaute und schaute. Ich fand einen gefrorenen Bagel in der Kühltruhe, nahm ihn heraus, toastete ihn und aß ihn. Dann aß ich noch einen. Es ging eigentlich nicht um den Bagel. Wie gut hätte es jetzt getan, wenn ich einfach nach Hause zu meiner Mutter hätte laufen kön-

nen. Ich erkannte, dass Essen gar nichts ändern würde, deshalb trank ich eine Tasse Kaffee und verließ die Küche, um die Dinge wieder ins Lot zu rücken.«

Ja, Mutter hatte den Kurs verloren. Sie aß zwei Bagels und trank eine Tasse Kaffee. Wichtig ist aber, dass sie am nächsten Tag das Diätprogramm fortsetzte. Ich betrachte dieses Ereignis als Wendepunkt in Mutters Kampf gegen das Trostessen. Sie war dabei, es in den Griff zu bekommen – ganz alleine. Sie nahm alle ihre Kräfte zusammen, und kämpfte gegen das »unbewusste« stressbedingte Essen an, das sie so viele Jahre lang geplagt hatte.

Mein eigenes Verhältnis zum Essen ist sicher auch eine Reaktion auf das Umfeld, in dem ich groß geworden bin. Ich wuchs in einem Haushalt auf, in dem Essen eine Stellvertreterrolle für viele verschiedene Emotionen spielte – Trost, Geborgenheit, Belohnung, aber auch Flucht – und daher musste ich einen Weg finden, mich von diesen »Funktionen« des Essens zu lösen. Ich musste ein gesundes Gleichgewicht finden. Ich wählte den Weg der Selbstbeherrschung und Disziplin. Dabei ist es ja nicht so, dass ich nicht auch hin und wieder mogeln würde. Ich habe nach wie vor eine Schwäche für mexikanisches Essen und genehmige mir gelegentlich ein Stück Pecan-Nusskuchen. An Thanksgiving fragte mich mein Cousin, wie ich mich nur mit zwei Bissen Pecan-Nusskuchen zufrieden geben könne. Mit Disziplin kann man aber den Kreislauf durchbrechen. Statt ein schlechtes Gewissen zu bekommen – und dadurch in Panik und in eine Krise zu geraten – halte ich inne und denke darüber nach, was ich gerade esse und/oder trinke. Dadurch genieße ich das Essen mehr und gebe meinem Gehirn die Gelegenheit, sich in den Prozess der Nahrungsaufnahme einzuschalten und mich daran zu erinnern, was ich tue und wie es sich unter Umständen auf meine Figur und mein allgemeines Fitnessprogramm auswirkt. Es geht darum, sich vor dem Essen mit dem Gedanken »Muss ich wirklich das ganze Ding essen?« auseinanderzusetzen, statt dann im Nachhinein zu denken: »Ich kann nicht glauben, dass ich das ganze Ding gegessen habe!« An Thanksgiving bedeutete es für mich eben, die Gabel nach nur zwei Bissen des Pecan-Nusskuchens niederzulegen und mir die Unannehmlichkeiten einer Magenverstimmung zu ersparen.

Fast alle meine Klienten, die sich im Laufe ihres Lebens immer wieder Diäten unterzogen hatten, erzählten mir, dass sie erst den Kreislauf des panikartigen Krisen-Essens durchbrechen mussten, um mit der Ultimativen New York Diät Erfolg zu haben. »Ich muss nicht in Panik geraten. Ich gehe einfach ins Fitnessstudio. Ich unterbreche die Negativspirale und gehe wieder auf Kurs. Ich gehe ans Laufband oder an die Rudermaschine, wenn ich es wirklich übertrieben habe, und damit ist die Sache erledigt«, meint meine Klientin Sara Rotman dazu.

Diese Einstellung ist sehr wichtig für Ihre Erfolgsaussichten, weil es Zeiten geben wird, in denen Sie sich nicht an den Plan halten – ganz gleich, ob der Grund dafür gerechtfertigt sein mag oder nicht. Wenn Sie etwas aus der »A, B, C, D, E und F«-Liste essen oder Ihren Workout ausfallen lassen, müssen Sie in der Lage sein, Ihre Selbstanklagen, Schuldgefühle und Ihre Angst zu überwinden – und mit dem Plan fortzufahren. Das gilt für kleine Ausrutscher wie ein Glas Wein ebenso wie für größere – etwa ein zweitägiges Trink- oder Essgelage anlässlich eines Festtags.

Während der Phase 2 des Plans musste Richard Jones beispielsweise auf eine Geschäftsreise. Eines Nachts alleine im Hotelzimmer stürzte er sich auf die Minibar und fing an zu essen. Er war *die ganze Nacht* wach und stopfte Konfekt, Schokodragees sowie zucker- und fettreiche Schokoriegel in sich hinein. Er aß schlichtweg die gesamte Minibar leer. Für einige Menschen wäre eine solche Völlerei das Ende gewesen. Sie hätten die Fahnen gestrichen. Am nächsten Tag war Richard wütend auf sich, womöglich war ihm auch etwas schlecht, er war »zuckertranig« (wer wäre das nicht?) – aber er verschrieb sich dem Programm aufs Neue. »Es war ein herber Rückschlag, aber ich rief mich wieder zur Ordnung, und das war's. Ich verwendete den einmaligen Ausrutscher nicht als Ausrede, um die ganze Zeit so weiter zu essen.«

Um den Kreislauf von Krise-Panik-Essen, Krise-Panik-Essen zu unterbrechen, sollten Sie folgende Tipps beherzigen:

■ Wenn Sie schon unbedingt Ihre Schuldgefühle loswerden wollen, die Sie wegen eines Essanfalls verfolgen, dann sollten Sie dies wenigstens auf konstruktive Weise tun. Statt Ihren Schuldgefühlen mit mehr Essen Vorschub zu leisten, sollten Sie lieber ins Fitnessstudio gehen und sich selbst mit einer Stunde auf dem Laufband oder der längsten Cardio-Sculpting-Einheit Ihres Lebens wieder zur Ordnung rufen.

■ Sehen Sie den Wald trotz lauter Bäume. Viele glauben, schon ein einzelner Ausrutscher führe sofort zu einer neuen Gewichtszunahme, doch das ist nicht unbedingt der Fall. Wenn Sie sich einen Abend lang an Martinis und Pizza gütlich tun, macht das nicht gleich Ihre gesamte Arbeit rückgängig. Gehen Sie auf die Waage und sehen Sie selbst nach, um sich davon zu überzeugen. Notieren Sie sich Ihre Maße. Ziehen Sie enge Hosen an. Bewerten Sie den verursachten Schaden und setzen Sie den Plan fort.

■ Fällen Sie Ihre Entscheidungen bewusst. Bei jeder Mahlzeit und jedem Snack haben Sie die Wahl. Sie können zwischen einem Stück Grillhuhn oder einem Stück frittiertem Huhn wählen. Niemand zwingt Sie mit vorgehaltener Pistole dazu, das frittierte Huhn zu essen. Wenn Sie es trotzdem essen, dann nur, weil Sie sich bewusst dafür *entschieden* haben. Hören Sie auf, Ihrem hektischen Zeitplan, Ihrer Laune oder dem Ehepartner die Schuld zu geben. Es geht hier um Sie. Entscheiden Sie sich dafür, gesund zu sein. Oder wollen Sie lieber in Ihrer Opferrolle verharren?

Benutzen Sie Probleme nicht als Ausreden

Erinnern Sie sich an Ihre vergangenen Diätversuche. Welche Auslöser haben Sie zum Aufhören bewegt? Denken Sie daran, welche Anforderungen der Plan an Sie stellen wird. Welche Ihrer persönlichen Lebensumstände könnten eine erfolgreiche Umsetzung des Plans womöglich torpedieren?

Nicht jeder von uns hat ein perfektes Leben. Jeder von uns ist beschäftigt. Jeder hat auf seine eigene Weise damit zu kämpfen, sich die Zeit für das Training und eine gesunde Ernährungsweise freizuschaufeln. Um mit diesem Plan erfolgreich zu sein, müssen Sie zunächst Ihre ganz persönlichen Schwächen beim Namen nennen,

und dann wirkungsvolle Maßnahmen ergreifen, um sie zu meistern. Nachfolgend finden Sie eine Reihe von Anregungen, wie man einige der gängigsten Stolpersteine auf dem Weg zu Gewichtsverlust und Wohlbefinden überwindet.

■ **Finden Sie eine Alternative zum Essen.** Meine Mutter liebt frisches Brot und Pasteten. Der Duft erinnert sie an ihre Kindheit und verschafft ihr ein behagliches Gefühl von Wärme und Wohlbefinden. Natürlich kann Sie im Rahmen des Plans alle diese Dinge nicht essen, und deshalb tut sie das aus ihrer Sicht Nächstliegende. Sie macht einen Schaufensterbummel. Sie legt eine Powerwalking-Einheit ein und marschiert dabei bewusst an einigen von New Yorks besten Feinkostgeschäften für französische Pasteten vorbei; sie betrachtet die Schaufenster und atmet tief ein. Der Gebäckduft alleine befriedigt sie so sehr, dass sie der Versuchung widerstehen kann, hineinzugehen. Sue stillte ihren Drang nach Kaffee in den ersten Monaten damit, dass sie einfach daran roch. Das funktioniert nicht immer, aber ich habe selbst auch schon diese »Schnuppermethode« angewendet, als es um eines meiner Lieblingsgetränke ging – fettarmen Milchkaffee mit einem Extraschuss Espresso.

Zucker-Tran

Ein Nahrungskoma oder Zucker-Tran tritt oft ein, nachdem man sich an Süßigkeiten, Kohlenhydraten oder Alkohol berauscht hat. Die körperlichen Auswirkungen bestehen in einem Gefühl äußerster Trägheit und tiefer Selbstverachtung. Ihr Körper lechzt nach noch mehr Kohlenhydraten, weil Sie sich einbilden, das gäbe Ihnen neue Energie, aber gleichzeitig werfen Sie sich selbst vor, dass Sie während des Programms schwach geworden sind. In Wirklichkeit brauchen Sie das genaue Gegenteil: Bewegung und fettarmes Protein. Wenn Sie sich zuckertranig fühlen, dann sollten Sie einen Protein-Shake trinken und eine extra Trainingseinheit einlegen. Und Sie werden garantiert wieder aus diesem Tief herauskommen.

■ **Seien Sie vorbereitet.** Sie wissen nie, wann Sie zu beschäftigt sind, um eine Mahlzeit zu kochen, deshalb sollten Sie immer eine Notration an schnell und einfach zuzubereitenden Nahrungsmitteln vorrätig haben, auf die Sie stets zurückgreifen können. Tragen Sie Mandeln, Mineralwasser und eine Packung meines Vitamin-/Mineralpulvers in Ihrer Handtasche, oder horten Sie sie in Ihrem Schreibtisch. Bunkern Sie dort auch einige andere Lebensmittel, wie eine Dose Thunfisch oder Lachs, Proteinpulver und fettarme Brühe, auf die Sie im Notfall schnell zugreifen können. Virginia Gordon, die im Laufe der ersten zwei Wochen des Plans 9 Pfund abnahm, ließ früher regelmäßig Mahlzeiten ausfallen. Inzwischen trägt sie immer Mandeln, Mineralwasser und Proteinpulver bei sich. Weil sie ihre Shakes gut durchgemixt mag, macht sie unterwegs in einem Restaurant Halt und bittet dort darum, Wasser und Pulver gegen ein kleines Entgelt für sie zu mixen. Sie hat außerdem immer drei Pfund Mandeln in ihrer Küche, die sie in praktische Tagesrationen einteilt und abends zusammen mit dem Wasser neben ihre Handtasche legt, um sie am nächsten Morgen beim Verlassen der Wohnung mitzunehmen.

■ **Reduzieren Sie Ihre Fernseh- und Internetzeit.** Fernsehen und Internet tragen in dreifacher Hinsicht zu Übergewicht bei. Zum einen nehmen sie viel Zeit in Anspruch, die man sonst in die Zubereitung gesunden Essens oder in Sport investieren könnte. Zum anderen saugt man sich unwillkürlich an der Couch oder am Sessel fest, wo man sehr wenige Kalorien verbrennt. Darüber hinaus verleiten sie zum Naschen. Es ist daher kein Wunder, dass eine Harvard-Studie einen Zusammenhang zwischen einem täglichen Fernsehkonsum von 86 oder mehr Minuten und erhöhter Gefahr für Fettleibigkeit festgestellt hat.

■ **Beschäftigen Sie Ihre Hände in den typischen Knabberstunden.** Wenn Sie es bislang gewohnt waren, nach 19 Uhr zu essen, sollten Sie in dieser Zeit stricken, sauber machen oder sich der Handpflege widmen.

■ **Sagen Sie die Wahrheit.** Wenn Sie sich über jemanden ärgern, sollten Sie es der betreffenden Person sagen oder schnell darüber hinwegkommen. Benutzen Sie Ihre Wut nicht als Ausrede, um sich weiter mit Essen zu bestrafen. Dasselbe gilt, wenn Sie sich überfordert fühlen. Gewöhnen Sie sich daran, andere um Hilfe zu bitten, statt im Stress zu versinken und sich dem Essen als Rettungsanker zuzuwenden. Äußern Sie Ihre Wut, Trauer und andere Gefühle, statt sie mit Essen zu verdrängen.

Denken Sie langfristig

Ich habe es zwar schon oft gesagt, muss es aber noch einmal wiederholen. Die Ultimative New York Diät mag auf den ersten Blick aus einem achtwöchigen Plan bestehen, eigentlich dauert sie aber ein ganzes Leben lang. Wenn Sie dazu neigen, Diäten als kurzfristige Heilmittel zu betrachten, sollten Sie Ihre Einstellung überdenken. Jeder von uns hat eine etwas andere persönliche Veranlagung, deshalb unterscheiden sich Ihre Gründe zum Abnehmen von denen eines jeden anderen Teilnehmers. Jeder beginnt die Ultimative New York Diät mit anderen individuellen Bedürfnissen, Anforderungen, Gefühlen und Lebensbedingungen. Im Laufe des Programms ändern Sie nicht nur Ihre Ernährungs- und Trainingsgewohnheiten, Sie ändern auch den Rest Ihres Lebens. Seien Sie darauf gefasst. Dies ist keine Diät. Es ist eine Veränderung Ihres gesamten Lebens.

Sie werden angenehm überrascht sein über die positiven Veränderungen, die mit der Diät einhergehen. Nicht nur Ihre Einstellung zu Ernährung, Sport und Wohlbefinden im Allgemeinen wird sich für immer verändern. Auch Ihr Verhältnis zum Essen und zu Ihrem Körper wird nie mehr dasselbe sein. Ich weiß, das sind sehr kühne Behauptungen, aber nachdem ich jahrelang an meinem Programm gefeilt habe und sehr motivierende Ergebnisse bei Tausenden von Männern und Frauen weltweit beobachten konnte, äußere ich sie voller Selbstbewusstsein.

Wenn Sie den Plan beendet haben, werden Sie nicht nur umwerfend aussehen, sondern sich auch großartig fühlen. Sie werden fit und gesund sein und mehr Energie haben. Sie werden auch klarer und effektiver denken. Sie werden gelernt haben, sich weiterzuentwickeln, sich für sich selbst einzusetzen und Ihr wahres Ich zum Vorschein zu bringen.

Sie werden auch lernen, dass Training keine lästige Pflicht oder Strafe ist; vielmehr ist es eine Art, sich selbst Respekt zu zollen. Es ist eine Belohnung. Sie werden lernen, dass gesundes Essen nicht mit einer lebenslänglichen Verurteilung gleichzusetzen ist, sondern vielmehr zur Selbstbefreiung führt.

Nach acht Wochen werden Sie zurückblicken und erkennen, dass Sie verdammt noch mal hart an sich gearbeitet haben. Sie werden das starke Gefühl verspüren, etwas Großes geleistet zu haben. Ich wünsche mir aufrichtig, dass Sie ganz zuletzt einen Blick auf jenen Menschen werfen, der den Plan vor acht Wochen begonnen hatte – und ihn nicht wiedererkennen.

Wenn Sie diesen Plan für den Rest Ihres Lebens fortsetzen, wird es gelegentlich Rückfälle geben. Ja, Sie werden Rückschläge erleben, aber Sie werden vermutlich nie wieder an jenen Anfangspunkt zurückkehren, an dem Sie mit dem Plan begonnen haben. Wenn Sie nach jedem Absturz wieder aufstehen, sich aufraffen und sich aufs Neue dem Erfolg verschreiben, wird Sie jeder Tag, jede Woche, jeder Monat und jedes Jahr hin zu einer effektiveren und selbstständigeren Persönlichkeit führen.

Geben Sie sich selbst also bitte ein für alle Mal das Versprechen, dass Sie sich keiner Diät unterziehen. Sie nehmen vielmehr ein lebenslanges Projekt in Angriff. Nennen Sie es das Projekt *Ich*.

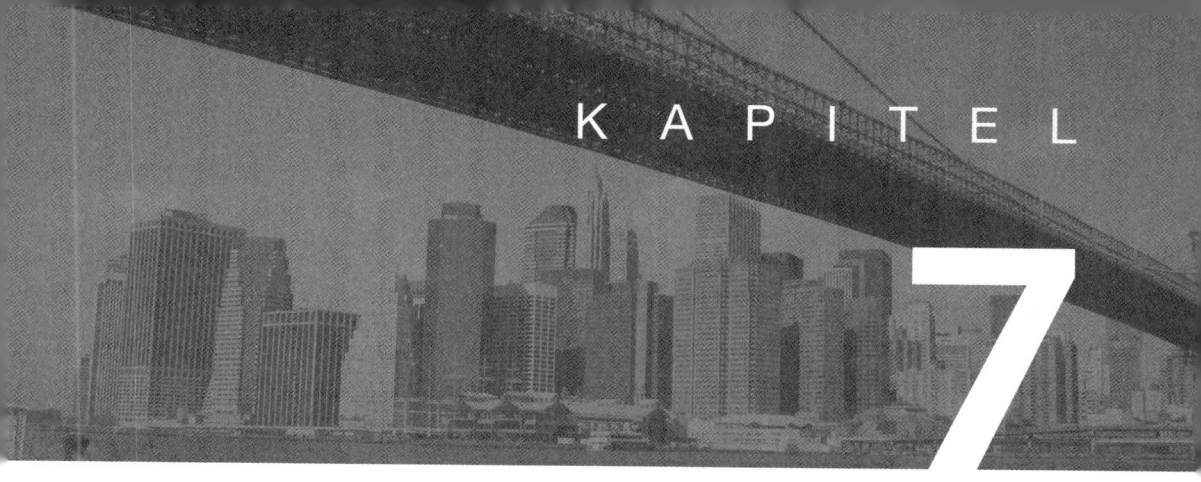

KAPITEL

7

DER ULTIMATIVE NEW YORK MAHLZEITENPLAN

Herzlich Willkommen zum Mahlzeitenplan – jenem Buchabschnitt, in dem Sie erfahren, was Sie in den kommenden acht Wochen tagein, tagaus essen werden. Die Gerichte auf den nächsten Seiten setzen alles das in die Praxis um, was Sie in Kapitel 2 über gesunde Ernährung gelernt haben.

Ich habe den folgenden achtwöchigen Mahlzeitenplan in drei Phasen unterteilt.

Sie beginnen mit Phase 1, der rigorosesten Phase des Plans. In dieser Phase werden Sie nichts zu sich nehmen, was auf meiner »A, B, C, D, E und F«-Liste steht. Mit anderen Worten: Kein Alkohol, keine stärkereichen Kohlenhydrate, Milchprodukte, Süßigkeiten, Früchte und nicht zu viel Fett (in dieser Phase sorgen wir jedoch für eine ausreichende Menge an gesunden Fetten in Form von Mandeln und Olivenöl).

PHASE 1

Im Hinblick auf die Speisenwahl ist Phase 1 zwar der strikteste Teil des Mahlzeitenplans, dafür verliert man in dieser Zeit aber auch besonders viele überflüssige Pfunde. Wenn Sie viel abnehmen müssen, dann führen Sie Phase 1 einfach über die vorgegebenen zwei Wochen hinaus so lange fort, bis Sie Ihr Ziel erreicht haben. In diesem Fall müssen Sie sich auch nicht streng an die Reihenfolge der Mahlzeiten in Phase 1 halten, sondern können sie nach Belieben auswählen. Wenn Ihnen also zum Beispiel das Putenchili besonders zugesagt hat, dann können Sie dieses Gericht häufiger als die anderen zum Abendessen servieren. Diese Phase gestattet Ihnen also durchaus einen gewissen Spielraum. Doch Vorsicht: Fügen Sie keine weiteren Zutaten hinzu, vor allem nicht solche aus der »A, B, C, D, E und F«-Liste.

Wenn Sie mehr als 7 bis 9 Kilo abnehmen müssen und Phase 1 bereits verlängert haben, kann es vorkommen, dass die dort vorgegebene Speisenwahl einfach zu begrenzt ist, um sie bis zum Erreichen des Zielgewichts auf unbestimmte Dauer fortzusetzen. Machen Sie sich deshalb nicht verrückt – Gewissensbisse führen nur dazu, dass man wieder in alte Essgewohnheiten zurückfällt. Gehen Sie stattdessen eine Zeit lang zu Phase 2 über, gestatten Sie sich einige Wochen lang zusätzliche Kohlenhydrate, und kehren Sie zu Phase 1 zurück, wenn Sie sich dazu bereit fühlen. Einige meiner Klienten, die viel abnehmen mussten, verloren erfolgreich Gewicht, indem sie ihr Abnehmziel in kleinere Unterphasen aufteilten und zwischen den Phasen 1 und 2 wechselten, bis sie ihr Gesamtziel erreicht hatten.

Ihre Hausaufgaben

Bevor Sie damit beginnen den Mahlzeitenplan in die Tat zu setzen, möchte ich, dass Sie einige Dinge erledigen, die für den Erfolg Ihrer Diät von zentraler Bedeutung sind.

■ **Werfen Sie einen Blick auf die erste Woche des Mahlzeitenplans und die dazugehörige Zutatenliste auf Seite 240.** Gehen Sie Küchenschränke und Kühlschrank durch und überprüfen Sie, welche Zutaten vorrätig sind und welche noch fehlen. Danach gehen Sie einkaufen und decken sich mit allen benötigten Lebensmitteln ein.

■ **Nehmen Sie eine große Mülltüte zur Hand, während Sie in Schritt 1 die Küchenschränke und den Kühlschrank durchgehen.** Werfen Sie alles in die Tüte, was in Phase 1 nicht ausdrücklich erlaubt ist – das heißt also alle Frühstücksflocken, Cracker, Kartoffelchips, Eiscreme, Käse, Joghurt, Brot, Reis, Nudeln, fette Fleischsorten, Obst und Süßspeisen. Sollten Sie ein schlechtes Gewissen bekommen, weil Sie so viel Essen wegwerfen, dann geben Sie die Lebensmittel einer gemeinnützigen Hilfsorganisation oder Suppenküche. Sie kommen viel weniger in Versuchung, Chips oder andere Dinge aus der »A, B, C, D, E und F«-Liste zu naschen, wenn sie nicht im Haus sind.

■ **Legen Sie sich einen Vorrat von einem Dutzend hart gekochter Eier an.** Mein Rezept für das perfekte hart gekochte Ei finden Sie ein paar Zeilen weiter.

Wenn Sie diese Aufgaben einmal erledigt haben, dann sind Sie bereit, den Plan umzusetzen. Viel Erfolg. Ich werde Sie in Phase 2 als schlankere und zielstrebigere Person willkommen heißen.

Kochstrategien für Phase 1

In Phase 1 werden Sie folgende Lebensmittel relativ häufig essen: hart gekochte Eiweiße, gedämpfte oder sautierte Gemüse und grüne Mischsalate. Ich empfehle Ihnen, am Anfang der Woche ein Dutzend Eier zu kochen, damit Sie diese für den klei-

nen Hunger zwischendurch stets griffbereit haben. Denken Sie daran: Dieser Mahlzeitenplan duldet keine Ausreden. Wenn Sie keine Zeit haben, um einen der empfohlenen Nachmittagssnacks vorzubereiten, dann greifen Sie auf einige hart gekochte Eiweiße oder 10 rohe Mandeln zurück. Wenn Sie keine Zeit haben, um ein Essen vorzubereiten, dann ersetzen Sie die Mahlzeit einfach durch einen Protein-Shake. Es gibt immer gesunde, schnelle und einfache Alternativen.

Hier finden Sie die Tipps, die Sie benötigen, um die Basisgerichte der New York Diät zuzubereiten.

■ **Davids perfektes hart gekochtes Ei.** Die Eier in einen Topf geben und so viel kaltes Wasser zugeben, bis sie bedeckt sind. Den nicht abgedeckten Topf auf eine Herdplatte stellen und auf hohe (Elektroherd) bzw. mittelhohe Stufe (Gasherd) schalten. Den Herd ausschalten, sobald das Wasser anfängt zu kochen. Den Topf bedecken und die Eier acht Minuten ziehen lassen. Dann den Topf von der Herdplatte nehmen, das Wasser abgießen und Topf samt Inhalt mit kaltem Wasser abbrausen, um die Eier abzuschrecken und den Garvorgang zu unterbrechen. Die Schale vorsichtig aufbrechen und jedes Ei behutsam auf ausgelegtem Küchenpapier hin- und herrollen, um es zu schälen. Die Schale sollte sich problemlos entfernen lassen, und übrig bleibt ein perfektes hart gekochtes Ei. Wenn es Ihnen wie meiner Bekannten Desiree und mir geht, dann essen auch Sie die Eier lieber, wenn sie noch warm sind. (Ich hasse es, wenn sie aus dem Kühlschrank kommen.) Bestreuen Sie die Eier vor dem Verzehr mit ein wenig frisch gemahlenem schwarzen Pfeffer und einer Prise Salz. Wenn Sie es richtig scharf mögen, können Sie sie auch mit etwas Dijonsenf bestreichen. Essen Sie nur das Eiweiß. Falls Sie einen gesunden Hund haben, können Sie ihm ab und zu ein Dotter als Leckerchen zustecken, andernfalls entsorgen Sie sie.

■ **Davids perfekter grüner Mischsalat.** Lassen Sie bei der Salatzubereitung Ihrer Fantasie freien Lauf. Versuchen Sie, mindestens zwei Tassen Salatblätter (Sie können auch die abgepackte, vorgewaschene Variante nehmen) mit einer Tasse gehacktem Gemüse (wie Gurke, Paprika, Radieschen, Blumenkohl oder Brokkoli) zu mischen. Zutaten, die in Ihrem Salat nichts verloren haben, sind unter anderem Speckwürfel, Croûtons, Käse, Frühstücksfleisch, Karotten, Mais oder Rosinen. Geben Sie zwei Esslöffel

von meiner *Rotwein-Vinaigrette darüber (alle mit * markierten Gerichte finden sich in Kapitel 8), oder kreieren Sie Ihre eigene Essig-Öl-Mischung. Verwenden Sie nur einen Teelöffel Öl für Ihren Salat.

■ **Davids perfektes gedämpftes oder sautiertes Gemüse.** Zu jedem Abend- und manchmal auch zum Mittagessen wird eine Gemüsebeilage gereicht. Normalerweise werden Sie Ihr Gemüse dämpfen. Dies ist eine der besten Methoden, um Gemüse zu garen, da man auf diese Weise ganz ohne Fett auskommt und zugleich den ursprünglichen Geschmack wie auch den Nährstoffgehalt des Gemüses bewahrt. Hierzu einen großen Topf etwa 2,5 bis 5 cm hoch mit Wasser füllen, auf eine Herdplatte stellen und auf hohe Stufe schalten. In der Zwischenzeit das Gemüse waschen, säubern und schneiden. Darauf achten, dass das Gemüse in gleich große Stücke geschnitten wird, damit es gleichmäßig durchgart. Sobald das Wasser anfängt zu kochen, einen Bambusdämpfer auf den Topf stellen und das Gemüse hineingeben. Das Gemüse 1 bis 3 Minuten dämpfen und dabei regelmäßig überprüfen, ob es schon fertig ist. Zum Sautieren eine beschichtete Pfanne mit Olivenöl-Kochspray einsprühen, einen Teelöffel Olivenöl dazu geben und die Pfanne auf mittelhohe Stufe erhitzen.

Einen Esslöffel fein gehackten Knoblauch hineingeben und unter häufigem Rühren goldgelb sautieren. Das Gemüse hinzufügen, mit frisch gemahlenem schwarzem Pfeffer und einem halben Teelöffel zerriebenen roten Chiliflocken (nach Wunsch) würzen und ca. 2 Minuten lang unter häufigem Rühren fertig garen.

Liste erlaubter Snacks in Phase 1

Einige Rezepte für diese Snacks finden sich in Kapitel 8. Wegen der Wahlmöglichkeiten bei den Vormittagssnacks schließt die Nährwertanalyse, die für jeden Tag des Mahlzeitenplans angegeben ist, diese nicht ein. Wer es besonders genau nimmt und seine tägliche Gesamtnährwertstatistik ermitteln möchte, muss nur die Nährwertanalyse des gewählten Snacks aus der nachfolgenden Liste zur Tagesanalyse addieren. Alle anderen müssen sich keine Sorgen machen, da jeder dieser Snacks hervorragend auf die übrigen Mahlzeiten des Tages abgestimmt wurde und einer schnellen, anhaltenden Gewichtsabnahme keinesfalls im Wege steht. Wählen Sie aus der folgender Liste Ihren täglichen Vormittagssnack:

- Eine kleine Dose (ca. 85 Gramm) Thunfisch in Wasserlake: 90 Kalorien, 20 g Protein, 0 g Kohlenhydrate, 1 g Fett, 0 g gesättigte Fette, 0 g Ballaststoffe, 0 g Zucker

- Eine kleine Dose (ca. 85 Gramm) Wildlachs: 120 Kalorien, 21 g Protein, 0 g Kohlenhydrate, 2 g Fett, 0 g gesättigte Fette, 0 g Ballaststoffe, 0 g Zucker

- Zwei oder drei hart gekochte Eier (nur das Eiweiß): 50 Kalorien, 11 g Protein, 1 g Kohlenhydrate, 0 g Fett, 0 g gesättigte Fette, 0 g Ballaststoffe, 0 g Zucker

- 10 rohe Mandeln: 70 Kalorien, 3 g Protein, 2 g Kohlenhydrate, 6 g Fett, 0 g gesättigte Fette, 1 g Ballaststoffe, 1 g Zucker

- Ein *pikanter Wasabi-Lachs-Burger: 205 Kalorien, 28 g Protein, 3 g Kohlenhydrate, 9 g Fett, 1 g gesättigte Fette, 1 g Ballaststoffe, 0 g Zucker

- Ein *Wildlachsburger: 179 Kalorien, 26 g Protein, 2 g Kohlenhydrate, 7 g Fett, 1 g gesättigte Fette, 0 g Ballaststoffe, 0 g Zucker

- Ein *mexikanischer Putenburger mit Jalapeño-Chili und mexikanischer Salsa: 129 Kalorien, 22 g Protein, 7 g Kohlenhydrate, 2 g Fett, 0 g gesättigte Fette, 2 g Ballaststoffe, 3 g Zucker

- Ein *Lachsbratling: 183 Kalorien, 26 g Protein, 1 g Kohlenhydrate, 7 g Fett, 1 g gesättigte Fette, 0 g Ballaststoffe, 1 g Zucker

- Eine Portion *Hähnchensticks mit Sesam: 195 Kalorien, 26 g Protein, 2 g Koh-

lenhydrate, 8 g Fett, 1 g gesättigte Fette, 2 g Ballaststoffe, 0 g Zucker
- Eine Portion *Davids fettarmer Eiersalat: 91 Kalorien, 14 g Protein, 3 g Kohlenhydrate, 2 g Fett, 1 g gesättigte Fette, 1 g Ballaststoffe, 0 g Zucker
- Eine Portion *Rührei (ohne Eigelb) mit Shiitakepilzen und Putenspeck: 130 Kalorien, 16 g Protein, 2 g Kohlenhydrate, 6 g Fett, 1 g gesättigte Fette, 0 g Ballaststoffe, 1 g Zucker
- Eine Portion *Rührei (ohne Eigelb) mit Putenhack und Tomatenwürfeln: 92 Kalorien, 18 g Protein, 3 g Kohlenhydrate, 1 g Fett, 0 g ungesättigte Fette, 0,5 g Ballaststoffe, 2 g Zucker

Davids Vorratsliste für Phase 1

Eine große Packung rohe Mandeln

Drei Dutzend Eier

Eine Dose Proteinpulver

Grüner Mischsalat

Ein Beutel Babyspinat

Ein ganzer Brokkoli

Eine Schale Kirschtomaten

Salzarme Sojasoße

Zwei oder drei Knoblauchknollen

Ingwerwurzel

Thailändische Chilipaste

Olivenöl, Extra Vergine

Rote Paprika

Getrockneter Oregano

Getrockneter Majoran

Je zwei Packungen gewürfelte und
  eingekochte Tomaten (ungewürzt)

Fettfreie, salzarme Hühnerbrühe

Tabasco-Soße

Fettfreies Kochspray auf pflanzlicher Basis

Reisessig

Rotweinessig

Sesamöl

Dijonsenf

Zerstoßene rote Chiliflocken

Frisch gemahlener schwarzer Pfeffer

Fünf bis sieben Frühlingszwiebeln

Drei oder vier Dosen Thunfisch
  in Wasserlake

Drei oder vier Dosen oder Beutel mit
  Sockeye- oder rotem Wildlachs

Eine Dose sonnengetrocknete Tomaten
  (nicht in Öl eingelegt)

Halten Sie diese Zutaten stets griffbereit. Kaufen Sie Hähnchen, Pute, Fisch, frische Kräuter und Gemüse dagegen bei Bedarf – und vorzugsweise aus biologischer Aufzucht beziehungsweise aus biologischem Anbau.

Menüs für Phase 1

TAG 1

Frühstück
*Davids Protein-Shake, als Mahlzeitenersatz (für Davids Rezept siehe Index, für die Kriterien zur Auswahl eines anderen geeigneten Shakes siehe Kapitel 3)

Snack
ausgewählt aus der Liste erlaubter Snacks

Mittagessen
*Putenchili mit grünem Mischsalat

Snack
10 rohe Mandeln

Abendessen
Protein-Shake oder *gekräuterte Putenbrust mit einer Tasse gedämpftem Brokkoli

Gesamt
805 Kalorien, 104 g Protein, 48 g Kohlenhydrate, 23 g Fett, 5 g gesättigte Fette, 18 g Ballaststoffe, 16 g Zucker

(alle mit * markierten Gerichte finden Sie in Kapitel 8)

TAG 2

Frühstück
*Davids Protein-Shake (für Davids Rezept siehe Index, für die Kriterien zur Auswahl eines anderen geeigneten Shakes siehe Kapitel 3)

Snack
ausgewählt aus der Liste erlaubter Snacks

Mittagessen
*Salat mit Basilikum und gegrillter Pute

Snack
*Hähnchensticks mit Sesam

Abendessen
Protein-Shake oder *Marinara-Garnelen mit einer Tasse gedämpftem Spinat und grünem Mischsalat

Gesamt
925 Kalorien, 141 g Protein, 46 g Kohlenhydrate, 19 g Fett, 4 g gesättigte Fette, 21 g Ballaststoffe, 13 g Zucker

TAG 3

Frühstück
*Davids Protein-Shake (für Davids Rezept siehe Index, für die Kriterien zur Auswahl eines anderen geeigneten Shakes siehe Kapitel 3)

Snack
ausgewählt aus der Liste erlaubter Snacks

Mittagessen
*Klein gehackter Salat mit Hähnchenbrust und Tomaten

Snack
*Wildlachsburger

Abendessen
Protein-Shake oder *Pfefferhuhn nach Western-Art mit einer Tasse gedünstetem Spargel und grünem Mischsalat

Gesamt
866 Kalorien, 117 g Protein, 62 g Kohlenhydrate, 17 g Fett, 4 g gesättigte Fette, 19 g Ballaststoffe, 22 g Zucker

TAG 4

Frühstück
*Davids Protein-Shake (für Davids Rezept siehe Index, für die Kriterien zur Auswahl eines anderen geeigneten Shakes siehe Kapitel 3)

Snack
ausgewählt aus der Liste erlaubter Snacks

Mittagessen
*Pochierte Hähnchenbrust mit einer Tasse gedämpftem Brokkoli und grünem Mischsalat

Snack
*Davids fettarmer Eiersalat

Abendessen
Protein-Shake oder *gebackener Heilbutt mit einer Kruste aus sonnengetrockneten Tomaten, *gebackener Rosenkohl und grüner Mischsalat

Gesamt
947 Kalorien, 140 g Protein, 57 g Kohlenhydrate, 17 g Fett, 4 g gesättigte Fette, 22 g Ballaststoffe, 11 g Zucker

TAG 5

Frühstück
*Davids Protein-Shake (für Davids Rezept siehe Index, für die Kriterien zur Auswahl eines anderen geeigneten Shakes siehe Kapitel 3)

TAG 6

Frühstück
*Davids Protein-Shake (für Davids Rezept siehe Index, für die Kriterien zur Auswahl eines anderen geeigneten Shakes siehe Kapitel 3)

Snack

ausgewählt aus der Liste erlaubter Snacks

Mittagessen

*Putenhackbraten mit grünem Mischsalat

Snack

10 rohe Mandeln

Abendessen

Protein-Shake *oder* *Lachs mit Meerrettichkruste, eine Tasse sautierter Bok Choy und grüner Mischsalat

Gesamt

891 Kalorien, 92 g Protein, 49 g Kohlenhydrate, 36 g Fett, 7 g gesättigte Fette, 17 g Ballaststoffe, 20 g Zucker

Snack

ausgewählt aus der Liste erlaubter Snacks

Mittagessen

*Klein gehackter Salat mit Hähnchenbrust und Tomaten

Snack

*Mexikanischer Putenburger mit Jalapeño-Chili und mexikanischer Salsa

Abendessen

Protein-Shake *oder* *pikanter Wasabi-Lachs-Burger mit einer Tasse gedämpftem Spinat und grünem Mischsalat

Gesamt

813 Kalorien, 112 g Protein, 51 g Kohlenhydrate, 20 g Fett, 4 g gesättigte Fette, 21 g Ballaststoffe, 14 g Zucker

TAG 7

Frühstück

*Davids Protein-Shake (für Davids Rezept siehe Index, für die Kriterien zur Auswahl eines anderen geeigneten Shakes siehe Kapitel 3)

Snack

ausgewählt aus der Liste erlaubter Snacks

Mittagessen

*Putenchili mit grünem Mischsalat

Snack

zwei oder drei hart gekochte Eiweiß

TAG 8

Frühstück

*Davids Protein-Shake (für Davids Rezept siehe Index, für die Kriterien zur Auswahl eines anderen geeigneten Shakes siehe Kapitel 3)

Snack

ausgewählt aus der Liste erlaubter Snacks

Mittagessen

*Putenhackbraten mit grünem Mischsalat

Snack

10 rohe Mandeln

Abendessen

Protein-Shake oder *Hähnchensticks mit Sesam, *pfannengerührter Brokkoli nach asiatischer Art und grüner Mischsalat

Gesamt

829 Kalorien, 96 g Protein, 57 g Kohlenhydrate, 23 g Fett, 6 g gesättigte Fette, 22 g Ballaststoffe, 19 g Zucker

Abendessen

Protein-Shake oder *Branzino (Wolfsbarsch) Puttanesca mit *gebratener Gemüse-Caponata

Gesamt

894 Kalorien, 90 g Protein, 63 g Kohlenhydrate, 28 g Fett, 6 g gesättigte Fette, 18 g Ballaststoffe, 29 g Zucker

TAG 9

Frühstück

*Davids Protein-Shake (für Davids Rezept siehe Index, für die Kriterien zur Auswahl eines anderen geeigneten Shakes siehe Kapitel 3)

Snack

ausgewählt aus der Liste erlaubter Snacks

Mittagessen

*Pochierte Hähnchenbrust mit einer Tasse gedünstetem Brokkoli und grünem Mischsalat

Snack

*Davids fettarmer Eiersalat

Abendessen

Protein-Shake oder *gekräuterte Putenbrust mit *Blumenkohl-Haschee und grünem Mischsalat

Gesamt

966 Kalorien, 149 g Protein, 57 g Kohlenhydrate, 15 g Fett, 5 g gesättigte Fette, 21 g Ballaststoffe, 13 g Zucker

TAG 10

Frühstück

*Davids Protein-Shake (für Davids Rezept siehe Index, für die Kriterien zur Auswahl eines anderen geeigneten Shakes siehe Kapitel 3)

Snack

ausgewählt aus der Liste erlaubter Snacks

Mittagessen

*Salat mit Basilikum und gegrillter Pute

Snack

10 rohe Mandeln

Abendessen

Protein-Shake oder *Pfefferhuhn nach Western-Art mit einer Tasse gedämpftem Spargel und grünem Mischsalat

Gesamt

819 Kalorien, 118 g Protein, 56 g Kohlenhydrate, 14 g Fett, 2 g gesättigte Fette, 19 g Ballaststoffe, 20 g Zucker

TAG 11

Frühstück
*Davids Protein-Shake (für Davids Rezept siehe Index, für die Kriterien zur Auswahl eines anderen geeigneten Shakes siehe Kapitel 3)

Snack
ausgewählt aus der Liste erlaubter Snacks

Mittagessen
*Klein gehackter Salat mit Lachs

Snack
*Mexikanischer Putenburger mit Jalapeño-Chili und mexikanischer Salsa

Abendessen
Protein-Shake oder *asiatisches Pfefferhuhn mit *Blumenkohl-Pilz-Püree und grünem Mischsalat

Gesamt
852 Kalorien, 115 g Protein, 57 g Kohlenhydrate, 20 g Fett, 3 g gesättigte Fette, 22 g Ballaststoffe, 19 g Zucker

TAG 12

Frühstück
*Davids Protein-Shake (für Davids Rezept siehe Index, für die Kriterien zur Auswahl eines anderen geeigneten Shakes siehe Kapitel 3)

Snack
ausgewählt aus der Liste erlaubter Snacks

Mittagessen
*Putenhackbraten mit grünem Mischsalat

Snack
*Davids fettarmer Eiersalat

Abendessen
Protein-Shake oder *Thunfisch mit Sesamkruste, eine Tasse gedünsteter Spargel und grüner Mischsalat

Gesamt
955 Kalorien, 115 g Protein, 61 g Kohlenhydrate, 27 g Fett, 7 g gesättigte Fette, 19 g Ballaststoffe, 22 g Zucker

TAG 13

Frühstück
*Davids Protein-Shake (für Davids Rezept siehe Index, für die Kriterien zur Auswahl eines anderen geeigneten Shakes siehe Kapitel 3)

TAG 14

Frühstück
*Davids Protein-Shake (für Davids Rezept siehe Index, für die Kriterien zur Auswahl eines anderen geeigneten Shakes siehe Kapitel 3)

Snack
ausgewählt aus der Liste erlaubter Snacks

Mittagessen
*Putenchili mit grünem Mischsalat

Snack
10 rohe Mandeln

Abendessen
Protein-Shake oder *asiatisches Pfefferhuhn mit *pfannengerührtem Brokkoli nach asiatischer Art

Gesamt
814 Kalorien, 95 g Protein, 53 g Kohlenhydrate, 25 g Fett, 6 g gesättigte Fette, 19 g Ballaststoffe, 19 g Zucker

Snack
ausgewählt aus der Liste erlaubter Snacks

Mittagessen
*Paillard vom Huhn mit Shiitakepilzen und grünem Mischsalat

Snack
*Wildlachsburger

Abendessen
Protein-Shake oder *Putenhackbraten mit einer Tasse gedämpftem Brokkoli und grünem Mischsalat

Gesamt
973 Kalorien, 122 g Protein, 63 g Kohlenhydrate, 26 g Fett, 7 g gesättigte Fette, 20 g Ballaststoffe, 18 g Zucker

PHASE 2

Herzlichen Glückwunsch zum erfolgreichen Abschluss von Phase 1 des Plans. Ganz gleich, ob Ihre ganz persönliche Phase 1 nun zwei Wochen, zwei Monate oder länger gedauert hat – Sie haben Ihre Grenzen ausgetestet und sogar überwunden. Sie haben durchgehalten und Trägheit, Bequemlichkeit, Erschöpfung, Heißhunger und Suchtverhalten überwunden. Sie haben sich selbst zur Chefsache erklärt und dadurch Ihrem Leben oberste Priorität gegeben. Mehr noch: Sie sind am Ball geblieben und haben Fähigkeiten erworben, die sich auch auf andere Lebensbereiche positiv auswirken werden. Ich bin stolz auf Sie und hoffe, Sie sind es auch. Es gibt nichts Besseres als das Gefühl, wirklich etwas erreicht zu haben.

In Phase 2 werden Sie eine Portion Kohlenhydrate in Ihren täglichen Mahlzeitenplan aufnehmen. Das war's dann aber auch schon – also erwarten Sie bitte nicht, sich in den nächsten zwei Wochen an süßem

Gebäck, Eiscreme oder Pasta gütlich tun zu dürfen. Sie werden Ihre Kohlenhydrate entweder im Rahmen des Vormittagssnacks oder des Mittagessens zu sich nehmen. Zu dieser Tageszeit ist Ihr Körper nämlich am besten dazu in der Lage, Kohlenhydrate zur Energiegewinnung zu verbrennen. Wie in Phase 1 können Sie Ihren Vormittagsimbiss aus der Liste erlaubter Snacks auswählen. Obwohl ich auch in Phase 2 nach wie vor einen Shake zum Frühstück empfehle, steht Ihnen in dieser Phase etwas mehr Spielraum zur Verfügung. Der normale Protein-Shake ist optimal, aber wenn Sie mögen, können Sie auch einen anderen Shake von zwei weiteren Rezepten ausprobieren. Auch können Sie unter einer größeren Anzahl von Salatdressings auswählen. Werfen Sie diesbezüglich doch einmal einen Blick auf den in Kapitel 8 enthaltenen Abschnitt »Soßen, Dips und Dressings«, der im Rezeptteil für die Phasen 2 und 3 zu finden ist.

Auch in den folgenden zwei Wochen werden Sie weiterhin Gewicht verlieren – wenn auch etwas langsamer als bisher. Diese mittlere Phase des Plans soll Ihnen vor allem dabei helfen, das in Phase 1 erlernte Wissen dauerhaft zu verinnerlichen und zu einem festen Bestandteil Ihres Lebens zu machen. Inzwischen hat sich Ihr Heißhunger auf bestimmte Nahrungsmittel vermutlich schon verringert (nun, zumindest größtenteils). Vielleicht haben Sie sich in der ersten Woche noch gesagt »Sobald dieses Programm zu Ende ist, werde ich mich mit X, Y und Z sinnlos vollstopfen«, aber mittlerweile denken Sie sich sicherlich: »Ich möchte nicht, dass alles umsonst war, wofür ich so hart gearbeitet habe. Außerdem erscheinen mir X, Y und Z ohnehin nicht mehr so verlockend.« Neulich trank meine Klientin Nina eines Abends ein Glas Cabernet und hatte am nächsten Tag mit den Folgen zu kämpfen. Sie klagte darüber, dass Sie vor dem Programm einige Gläser Rotwein am Abend nahezu schwipsfrei trinken konnte. Nach Beendigung des Programms kann sie allerdings kaum ein Glas Wein austrinken, ohne seine Wirkung sofort – und auch am nächsten Morgen noch – deutlich zu spüren. Am Vorabend hatte sie sogar den Großteil des zweiten Glases von diesem erlesenen Wein weggeschüttet.

Machen Sie sich keine Sorgen, wenn Sie noch nicht an diesem Punkt angelangt sind. Sie werden bald dahin kommen und sich wunderbar befreit fühlen von dem Heißhunger, der Sie Ihr Leben lang dazu veranlasst hat, mehr als nötig zu essen und dadurch zu viel Gewicht auf die Waage zu bringen. An diesem Punkt werden Sie auch ein besseres Verständnis dafür haben, wie Ihr Körper funktioniert und auf Ihr Mogeln reagiert. Eine Tüte Chips, ein Glas Wein oder ein Burger sollten Sie spätestens dann auch nicht mehr völlig aus der Bahn werfen; vielmehr werden Sie dann das Wissen und das Selbstvertrauen haben, um sich aufzuraffen und direkt zu Ihrem persönlichen Pfad des Wohlbefindens zurückzukehren. Dieser Wandel vollzieht sich nicht von heute auf morgen, und jeder braucht unterschiedlich lange dafür, aber ich verspreche Ihnen, dass Sie an diesen Punkt kommen, wenn Sie sich an meinen Rat halten und sich diesem Plan voll und ganz verschreiben. Also versprechen Sie mir und sich selbst, dass Sie Phase 2 mit demselben Eifer, Willen und Selbstvertrauen angehen wie Phase 1. Sie werden erstaunt sein, wie leicht Sie die Ergebnisse aus Phase 1 halten können und – wie es oft der Fall ist – sogar noch übertreffen werden.

Viel Erfolg mit dem Plan, ich sehe Sie in Phase 3 wieder!

Liste erlaubter Snacks in Phase 2

Wählen Sie in Phase 2 aus den folgenden Möglichkeiten einen Vormittagssnack:

- Eine kleine Dose (ca. 85 Gramm) Thunfisch in Wasserlake: 90 Kalorien, 20 g Protein, 0 g Kohlenhydrate, 1 g Fett, 0 g gesättigte Fette, 0 g Ballaststoffe, 0 g Zucker
- Eine kleine Dose (ca. 85 Gramm) Wildlachs: 120 Kalorien, 21 g Protein, 0 g Kohlenhydrate, 2 g Fett, 0 g gesättigte Fette, 0 g Ballaststoffe, 0 g Zucker
- Zwei oder drei hart gekochte Eier (nur das Eiweiß): 50 Kalorien, 11 g Protein, 1 g Kohlenhydrate, 0 g Fett, 0 g gesättigte Fette, 0 g Ballaststoffe, 0 g Zucker
- 10 rohe Mandeln: 70 Kalorien, 3 g Protein, 2 g Kohlenhydrate, 6 g Fett, 0 g gesättigte Fette, 1 g Ballaststoffe, 1 g Zucker
- Ein *pikanter Wasabi-Lachs-Burger: 205 Kalorien, 28 g Protein, 3 g Kohlenhydrate, 9 g Fett, 1 g gesättigte Fette, 1 g Ballaststoffe, 0 g Zucker
- Ein *Wildlachsburger: 179 Kalorien, 26 g Protein, 2 g Kohlenhydrate, 7 g Fett, 1 g gesättigte Fette, 0 g Ballaststoffe, 0 g Zucker
- Ein *mexikanischer Putenburger mit Jalapeño-Chili und mexikanischer Salsa: 129 Kalorien, 22 g Protein, 7 g Kohlenhydrate, 2 g Fett, 0 g gesättigte Fette, 2 g Ballaststoffe, 3 g Zucker
- Ein *Lachsbratling: 183 Kalorien, 26 g Protein, 1 g Kohlenhydrate, 7 g Fett, 1 g gesättigte Fette, 0 g Ballaststoffe, 1 g Zucker

- Eine Portion *Hähnchensticks mit Sesam: 195 Kalorien, 26 g Protein, 2 g Kohlenhydrate, 8 g Fett, 1 g gesättigte Fette, 2 g Ballaststoffe, 0 g Zucker
- Eine Portion *Davids fettarmer Eiersalat: 91 Kalorien, 14 g Protein, 3 g Kohlenhydrate, 2 g Fett, 1 g gesättigte Fette, 1 g Ballaststoffe, 0 g Zucker
- Eine Portion *Rührei (ohne Eigelb) mit Shiitakepilzen und Putenspeck: 130 Kalorien, 16 g Protein, 2 g Kohlenhydrate, 6 g Fett, 1 g gesättigte Fette, 0 g Ballaststoffe, 1 g Zucker
- Eine Portion *Rührei (ohne Eigelb) mit Putenhack und Tomatenwürfeln: 92 Kalorien, 18 g Protein, 3 g Kohlenhydrate, 1 g Fett, 0 g ungesättigte Fette, 0,5 g Ballaststoffe, 2 g Zucker
- *Frittata mit Wildbrokkoli, sonnengetrockneten Tomaten und Parmesan: 151 Kalorien, 16 g Protein, 7 g Kohlenhydrate, 7 g Fett, 3 g gesättigte Fette, 1 g Ballaststoffe, 2 g Zucker
- *Eiweiß-Frittata mit Putenspeck und Spinat: 72 Kalorien, 10 g Protein, 2 g Kohlenhydrate, 3 g Fett, 1 g gesättigte Fette, 0 g Ballaststoffe, 1 g Zucker
- *Frittata mit Putenspeck, Süßkartoffel und Frühlingszwiebel: 96 Kalorien, 9 g Protein, 9 g Kohlenhydrate, 2 g Fett, 1 g gesättigte Fette, 2 g Ballaststoffe, 4 g Zucker
- *Thunfischsalat mit körnigem Senf und Wasserkastanien: 113 Kalorien, 22 g Protein, 3 g Kohlenhydrate, 1 g Fett, 0 g gesättigte Fette, 1 g Ballaststoffe, 1 g Zucker

Davids Vorratsliste für Phase 2

Eine große Packung rohe Mandeln	Tabasco-Soße
Drei Dutzend Eier	Fettfreies Olivenöl-Kochspray
Eine Dose Proteinpulver	Reisessig
Grüner Mischsalat	Sesamöl
Ein Beutel Babyspinat	Dijonsenf
Ein ganzer Brokkoli	Zerstoßene rote Chiliflocken
Eine Schale Kirschtomaten	Frisch gemahlener schwarzer Pfeffer
Ein oder zwei Limetten	Fünf bis sieben Frühlingszwiebeln

Salzarme Sojasoße

Zwei oder drei Knoblauchknollen

Ingwerwurzel

Thailändische Chilipaste

Olivenöl, Extra Vergine

Rote Paprika

Getrockneter Oregano

Getrockneter Majoran

Je zwei Packungen gewürfelte und
eingekochte Tomaten (ungewürzt)

Eine Dose Kichererbsen

Eine Dose Kidneybohnen

Fettfreie, salzarme Hühnerbrühe

Drei oder vier Dosen Thunfisch in
Wasserlake

Drei oder vier Dosen oder Beutel mit
Sockeye- oder rotem Wildlachs

Eine Dose sonnengetrocknete Tomaten
(nicht in Öl eingelegt)

Quinoa

Linsen

Grobes Hafermehl

Zimt

Zwei oder drei Süßkartoffeln

Salsa

Menüs für Phase 2

TAG 15

Frühstück

Wahlweise *Davids Energy Boost, *Davids Protein-Shake oder *Frühstücksshake (für Davids Rezepte siehe Index, für die Kriterien zur Auswahl eines anderen geeigneten Shakes siehe Kapitel 3)

Snack

ausgewählt aus der Liste erlaubter Snacks

Mittagessen

*Hähnchen-Bohnen-Salat mit grünem Mischsalat

TAG 16

Frühstück

Wahlweise *Davids Energy Boost, *Davids Protein-Shake oder *Frühstücksshake (für Davids Rezepte siehe Index, für die Kriterien zur Auswahl eines anderen geeigneten Shakes siehe Kapitel 3)

Snack

ausgewählt aus der Liste erlaubter Snacks

Mittagessen

*Thunfisch-Quinoa-Salat

Snack

10 rohe Mandeln

Abendessen

*Gebackener Heilbutt mit einer Kruste aus
sonnengetrockneten Tomaten, eine Tasse
gedämpfter Brokkoli und grüner Mischsalat

Gesamt

907 Kalorien, 105 g Protein, 79 g Kohlenhydrate, 18 g Fett, 4 g gesättigte Fette,
27 g Ballaststoffe, 21 g Zucker

Snack

*Mexikanischer Putenburger mit Jalapeño-Chili
und mexikanischer Salsa

Abendessen

*Putenhackbraten mit grünem Mischsalat und
einer Tasse sautiertem Spinat

Gesamt

962 Kalorien, 104 g Protein, 64 g Kohlenhydrate, 34 g Fett, 6 g gesättigte Fette, 20 g Ballaststoffe, 18 g Zucker

---

TAG 17

Frühstück

Wahlweise *Davids Energy Boost, *Davids Protein-
Shake oder *Frühstücksshake (für Davids Rezepte
siehe Index, für die Kriterien zur Auswahl eines
anderen geeigneten Shakes siehe Kapitel 3)

Snack

ausgewählt aus der Liste erlaubter Snacks

Mittagessen

*Mandel-Linsen-Braten mit grünem Mischsalat

Snack

*Thunfischsalat mit körnigem Senf und Wasser-
kastanien

Abendessen

*Gekräuterte Putenbrust mit *Blumenkohl-Ha-
schee und grünem Mischsalat

TAG 18

Frühstück

Wahlweise *Davids Energy Boost, *Davids Protein-
Shake oder *Frühstücksshake (für Davids Rezepte
siehe Index, für die Kriterien zur Auswahl eines
anderen geeigneten Shakes siehe Kapitel 3)

Snack

ausgewählt aus der Liste erlaubter Snacks

Mittagessen

vom Vortag übrig gebliebener *Mandel-Linsen-
Braten mit grünem Mischsalat

Snack

*Wildlachsburger

Abendessen

*Davids fettarmer Barbecue-Burger mit
*Blumenkohl-Pilz-Püree

Gesamt
914 Kalorien, 116 g Protein, 74 g Kohlenhydrate,
17 g Fett, 3 g gesättigte Fette, 23 g Ballaststoffe,
17 g Zucker

Gesamt
913 Kalorien, 106 g Protein, 70 g Kohlenhydrate,
25 g Fett, 5 g gesättigte Fette, 22 g Ballaststoffe,
18 g Zucker

TAG 19

Frühstück
Wahlweise *Davids Energy Boost, *Davids Protein-Shake oder *Frühstücksshake (für Davids Rezepte siehe Index, für die Kriterien zur Auswahl eines anderen geeigneten Shakes siehe Kapitel 3)

Snack
ausgewählt aus der Liste erlaubter Snacks

Mittagessen
*Rote Paprikaschoten mit Quinoa-Füllung und grünem Mischsalat

Snack
*Hähnchensticks mit Sesam

Abendessen
*Ingwerglacierter Heilbutt mit *pfannengerührtem Brokkoli nach asiatischer Art und grünem Mischsalat

Gesamt
870 Kalorien, 92 g Protein, 84 g Kohlenhydrate,
19 g Fett, 3 g gesättigte Fette, 25 g Ballaststoffe,
29 g Zucker

TAG 20

Frühstück
*David Kirschs Power-Pfannkuchen

Snack
ausgewählt aus der Liste erlaubter Snacks

Mittagessen
*Putenchili mit grünem Mischsalat

Snack
*Davids fettarmer Eiersalat

Abendessen
*Sautierte Garnelen nach thailändischer Art mit einer Tasse gedämpftem Brokkoli und grünem Mischsalat

Gesamt
916 Kalorien, 102 g Protein, 77 g Kohlenhydrate,
25 g Fett, 10 g gesättigte Fette, 23 g Ballaststoffe,
23 g Zucker

TAG 21

Frühstück
*Frittata mit Wildbrokkoli, sonnengetrockneten Tomaten und Parmesan

Snack
ausgewählt aus der Liste erlaubter Snacks

Mittagessen
*Gebackene Falafel mit Joghurt-Minz-Dressing und grünem Mischsalat

Snack
10 rohe Mandeln

Abendessen
*Hähnchen-Satay mit einer Tasse sautiertem Spinat und grünem Mischsalat

Gesamt
976 Kalorien, 93 g Protein, 77 g Kohlenhydrate, 33 g Fett, 6 g gesättigte Fette, 28 g Ballaststoffe, 23 g Zucker

TAG 22

Frühstück
Wahlweise *Davids Energy Boost, *Davids Protein-Shake oder *Frühstücksshake (für Davids Rezepte siehe Index, für die Kriterien zur Auswahl eines anderen geeigneten Shakes siehe Kapitel 3)

Snack
ausgewählt aus der Liste erlaubter Snacks

Mittagessen
übrig gebliebene *gebackene Falafel mit Joghurt-Minz-Dressing vom Vortag und grüner Mischsalat

Snack
*Thunfischsalat mit körnigem Senf und Wasserkastanien

Abendessen
*Paillard vom Huhn mit Shiitakepilzen, eine Tasse gedünsteter Brokkoli und grüner Mischsalat

Gesamt
914 Kalorien, 112 g Protein, 92 g Kohlenhydrate, 14 g Fett, 3 g gesättigte Fette, 31 g Ballaststoffe, 22 g Zucker

TAG 23

Frühstück
Wahlweise *Davids Energy Boost, *Davids Protein-Shake oder *Frühstücksshake (für Davids Rezepte

TAG 24

Frühstück
Wahlweise *Davids Energy Boost, *Davids Protein-Shake oder *Frühstücksshake (für Davids Rezepte

siehe Index, für die Kriterien zur Auswahl eines anderen geeigneten Shakes siehe Kapitel 3)

Snack
ausgewählt aus der Liste erlaubter Snacks

Mittagessen
*Garnelen auf Vollkornpasta mit Rucola-Dressing und grünem Mischsalat

Snack
*Hähnchensticks mit Sesam

Abendessen
*Gekräuterte Putenbrust mit einer Tasse sautiertem Spinat und grünem Mischsalat

Gesamt
1006 Kalorien, 129 g Protein, 73 g Kohlenhydrate, 22 g Fett, 3 g gesättigte Fette, 26 g Ballaststoffe, 14 g Zucker

siehe Index, für die Kriterien zur Auswahl eines anderen geeigneten Shakes siehe Kapitel 3)

Snack
ausgewählt aus der Liste erlaubter Snacks

Mittagessen
*Putenchili mit grünem Mischsalat

Snack
*Pikanter Wasabi-Lachs-Burger

Abendessen
*Asiatisches Pfefferhuhn mit *pfannengerührtem Brokkoli nach asiatischer Art

Gesamt
958 Kalorien, 120 g Protein, 56 g Kohlenhydrate, 28 g Fett, 7 g gesättigte Fette, 20 g Ballaststoffe, 19 g Zucker

TAG 25

Frühstück
Wahlweise *Davids Energy Boost, *Davids Protein-Shake oder *Frühstücksshake (für Davids Rezepte siehe Index, für die Kriterien zur Auswahl eines anderen geeigneten Shakes siehe Kapitel 3)

Snack
ausgewählt aus der Liste erlaubter Snacks

Mittagessen
*Thunfisch-Quinoa-Salat mit einer Tasse gedämpftem Brokkoli

TAG 26

Frühstück
Wahlweise *Davids Energy Boost, *Davids Protein-Shake oder *Frühstücksshake (für Davids Rezepte siehe Index, für die Kriterien zur Auswahl eines anderen geeigneten Shakes siehe Kapitel 3)

Snack
ausgewählt aus der Liste erlaubter Snacks

Mittagessen
*Hähnchen-Bohnen-Salat

Snack
10 rohe Mandeln

Abendessen
*Davids fettarmer Barbecue-Burger mit *Blumen-
kohl-Haschee und grünem Mischsalat

Gesamt
869 Kalorien, 96 g Protein, 69 g Kohlenhydrate,
26 g Fett, 4 g gesättigte Fette, 20 g Ballaststoffe,
16 g Zucker

Snack
*Mexikanischer Putenburger mit Jalapeño-Chili
und mexikanischer Salsa

Abendessen
*Branzino (Wolfsbarsch) Puttanesca mit grünem
Mischsalat und *gebratener Gemüse-Caponata

Gesamt
1021 Kalorien, 117 g Protein, 90 g Kohlenhydrate,
17 g Fett, 6 g gesättigte Fette, 26 g Ballaststoffe,
32 g Zucker

TAG 27

Frühstück
*David Kirschs Power-Pfannkuchen

Snack
ausgewählt aus der Liste erlaubter Snacks

Mittagessen
*Pochierte Hähnchenbrust mit einer Tasse ge-
dämpftem Brokkoli und grünem Mischsalat

Snack
*Davids fettarmer Eiersalat

Abendessen
*Putenhackbraten mit grünem Mischsalat und
*Blumenkohl-Haschee

Gesamt
1006 Kalorien, 129 g Protein, 74 g Kohlenhydrate,
22 g Fett, 10 g gesättigte Fette, 20 g Ballaststoffe,
22 g Zucker

TAG 28

Frühstück
*Eiweiß-Frittata mit Putenspeck und Spinat

Snack
ausgewählt aus der Liste erlaubter Snacks

Mittagessen
*Mandel-Linsen-Braten mit grünem Mischsalat
und *Blumenkohl-Pilz-Püree

Snack
10 rohe Mandeln

Abendessen
*Gekräuterte Putenbrust mit *gebackenem Ro-
senkohl und grünem Mischsalat

Gesamt
819 Kalorien, 87 g Protein, 74 g Kohlenhydrate,
22 g Fett, 2 g gesättigte Fette, 24 g Ballaststoffe,
23 g Zucker

Phase 3

Willkommen zur Phase 3 des Mahlzeitenplans, die ich gerne auch die »Rest-Ihres-Lebens-Phase« nenne. Der nachfolgende, insgesamt vierwöchige Mahlzeitenplan soll Sie auf dem Weg zu mehr Wohlbefinden und Ausgeglichenheit begleiten. Stellen Sie sich diesen Plan als eine Art Vorlage vor, einen Idealplan, den Sie entweder 1:1 umsetzen oder den Sie so abwandeln, dass er Ihrem Lebensstil, Geschmack und Ihren persönlichen Vorlieben entspricht.

Ebenso wie Sie mit Ihren Übungen weitermachen müssen, um die erzielten Ergebnisse halten zu können, so müssen Sie sich auch weiterhin gesund ernähren. Wenngleich Phase 3 der Ultimativen New York Diät nicht ganz so strikt ist wie die vorangegangenen Phasen 1 und 2, werden Sie sich auch in diesem Abschnitt die meiste Zeit über an die »A, B, C, D, E und F«-Ernährungsregeln halten. Der Mahlzeitenplan für die kommenden vier Wochen wird Ihnen zeigen, wie Sie Ihr Programm mit ein oder zwei Nahrungsmitteln aus der »A, B, C, D, E und F«-Liste ergänzen können, ohne gleich wieder zuzunehmen. Im Rahmen dieser Umstellung ist eventuell etwas Experimentierarbeit erforderlich, um herauszufinden, was man hinzufügen kann – und was nicht.

Leider sind nicht alle Körper gleich und manche Menschen können mehr mogeln als andere, ohne dass sich die Ergebnisse gleich negativ auf Hüften, Po oder Bauch auswirken. Einige Bedauernswerte können praktisch überhaupt nicht mogeln. Also seien Sie vorsichtig und überprüfen Sie, ob Ihre Kleidung auch in Phase 3 weiterhin gut passt. Schließlich aber wird das Essen nach den Grundsätzen der Ultimativen New York Diät zu einer Lebensart werden und Sie werden Ihr neues reduziertes Gewicht ohne besondere Anstrengung aufrechterhalten können.

Wie Phase 3 funktioniert

In Phase 3 werden Sie dieselbe Anzahl von Mahlzeiten und Snacks zu sich nehmen wie in den Phasen 1 und 2. Der einzige Unterschied besteht darin, dass Sie ab sofort ein weiteres Nahrungsmittel aus der »A, B, C, D, E und F«-Liste verwenden sowie eine Mogel-Mahlzeit pro Woche essen dürfen. Sie können den Mahlzeitenplan genau übernehmen oder Ihre eigenen Mahlzeiten erfinden, indem Sie sich an die folgende Formel halten:

■ **Frühstück.** Für die meisten Tage empfehle ich einen Protein-Shake, entweder den herkömmlichen Shake oder eine Variation mit Beerenobst oder Milchprodukten. Wenn Sie am Wochenende mehr Zeit für die Frühstücksvorbereitung haben, können Sie sich überlegen, ob Sie sich vielleicht eine vollwertige, ballaststoffreiche Kohlenhydrat-Alternative wie traditionelles Hafermehl, das lange gekocht wird, oder mein Pfannkuchenrezept gönnen möchten. Denken Sie aber daran, dass Sie damit schon eine Ihrer »A, B, C, D, E und F«-Optionen verbrauchen. Sollten Sie später am Tag noch über die Stränge schlagen wollen, indem Sie sich eine Mogel-Mahlzeit gönnen oder abends ausgehen, cann wählen Sie stattdessen lieber ein proteinreiches Frühstück mit Rührei (ohne Eigelb) oder eines meiner Rezepte für Eiweiß-Frittaten.

■ **Vormittagssnack.** Im Idealfall sollte man Kohlenhydrate vor 14 Uhr essen, daher ist der Vormittagssnack eine gute Gelegenheit, wenn Sie die Lust auf etwas Knuspriges packt. Sollten Sie aber später am Tag noch Kohlenhydrate (oder etwas anderes aus der »A, B, C, D, E und F«-Liste) zu sich nehmen wollen, danr entscheiden Sie sich jetzt lieber für eine der als »optimal« eingestuften Snackempfehlungen auf den folgenden Seiten 260–262. Wenn Sie sich aber unbedingt etwas von der »A, B, C, D, E und F-Liste« gönnen möchten, dann wählen Sie daraus einen kohlenhydrathaltigen Imbiss.

■ **Mittagessen.** Ich empfehle, eine fettarme Proteinquelle (wie zum Beispiel 170 g Lachs, Thunfisch oder Hähnchen- bzw. Putenbrust) mit einer großen Portion Ihres bevorzugten Dämpfgemüses und/oder einem grünen Mischsalat zu kombinieren. Auch ist der Mittag eine gute Zeit, um eine gesunde Kohlenhydratquelle wie Quinoa, Süßkartoffeln oder Linsen zu sich zu nehmen. Generell empfehle ich Kohlenhydrate eher zum Mittag- als zum Abendessen.

■ **Nachmittagssnack.** Halten Sie es einfach und gesund. Wählen Sie etwas aus dem »Optimal«-Abschnitt Ihrer Snackliste.

■ **Abendessen.** Halten Sie sich an dieselbe Formel, die Sie bereits von Ihrem Mittagessen kennen, und kombinieren Sie eine fettarme Proteinquelle mit Gemüse. Einmal in der Woche können Sie statt eines gewöhnlichen Abendessens eine Mogel-Mahlzeit einplanen. Auf den Seiten 265 und 266 finden Sie eine Auswahl meiner beliebtesten Mogel-Mahlzeiten. Wenn Sie ein Glas Wein oder Bier zum Abendessen trinken, dann zählen Sie dieses zu Ihren As, Bs, Cs, Ds, Es und Fs des Tages. Mit anderen Worten: Sie sollten vor dem Abendessen nur eine Speise aus dieser Liste zu sich genommen haben. Planen Sie hingegen für abends eine Mogel-Mahlzeit ein, dann sollten Sie sich im Laufe des Tages so strikt wie möglich an die Grundsätze der Ultimativen New York Diät halten und sonst auf alles verzichten, was in der »A, B, C, D, E und F«-Liste aufgeführt ist.

Sie haben die Wahl

Wenn Sie Ihren Mahlzeitenplan wieder um weitere Nahrungsmittel ergänzen, dann fangen Sie am besten mit den gesündesten As, Bs, Cs, Ds, Es und Fs an – also jenen Lebensmitteln, die Ihren Blutzucker am wenigsten nach oben treiben und keinen Heißhunger auslösen. Je mehr Ihr Essen etwas ähnelt, das in der Natur wächst (oder je weniger ein Nahrungsmittel verarbeitet ist), umso besser. Immer wenn Sie sich die Zeit für eine Mahlzeit oder einen Snack nehmen, sollten Sie sich fragen, ob Sie gerade die richtige Wahl treffen. Oft hat eine kleine Umstellung in der Nahrung große Auswirkungen auf Gesundheit, Energiereserven und Hüftumfang. Nachfolgend einige einfache Änderungsvorschläge, mit denen man seine Ernährung – ohne große kulinarische Einbußen – unglaublich bereichern kann.

◼ Indem man von Instant-Hafermehl auf traditionelles, langkochendes Hafermehl umstellt (wie in den USA zum Beispiel McCann's Steel Cut Irish Oatmeal), nimmt man einen höheren Prozentsatz von harten, kompakten Stärkekörnern und Ballaststoffen auf. Diese kompakten Stärkekörner sind schwerer vom Körper aufzuspalten, verlangsamen den Verdauungsprozess und sättigen über einen längeren Zeitraum hinweg. Im Gegensatz dazu wurde die Stärke in Instant-Hafermehl vorgeweicht, was wiederum die Verdauung unvorteilhaft beschleunigt.

◼ Wenn man von Weißbrot auf reines Vollkornbrot umstellt, nimmt man mehr Ballaststoffe auf, die zu einer langsameren Verdauung und darüber hinaus zu niedrigerem Blutzucker führen. Geht man einen Schritt weiter und wechselt von Vollkornbrot auf steingemahlenes Vollkornbrot, dann führt man seinem Körper ebenfalls gröbere Stärkekörner zu, die schwerer aufzuspalten und zu verdauen sind.

◼ Isst man statt eines einfachen grünen Mischsalats einen Salat mit Tomaten, schafft das ein leicht saures Milieu, das dem Körper mehr Energie verleiht und die Verdauung verlangsamt.

◼ Wenn man statt Knabbergebäck, wie zum Beispiel Minibrezeln, einen mit Mandelbutter bestrichenen aufgeschnittenen Apfel zu sich nimmt, wird der Körper nicht nur mit Vitaminen und Mineralstoffen versorgt, die er für ein optimales Wohlbefinden benötigt, sondern auch mit einfach gesättigten Fetten, welche die Verdauung verlangsamen und ein nachhaltiges Sättigungsgefühl hervorrufen.

■ Verglichen mit normalem Instantreis enthält Basmati-Reis eine größere Anzahl kompakter und für den Körper schwer verdaulicher Stärkekörner. Stellt man sogar auf braunen Reis um, versorgt man sich mit weiteren Ballaststoffen, welche die Verdauung verlangsamen und den Blutzuckerspiegel stabil halten. Brauner Reis enthält etwa sechsmal so viel Ballaststoffe wie weißer Reis.

Ich könnte beliebig fortfahren, aber ich denke diese Beispiele genügen, um Ihnen ein Bild davon zu vermitteln, wie viel von der optimalen Lebensmittelauswahl abhängt. Je ursprünglicher, unbehandelter und gesünder das Essen, umso besser. Weitere Empfehlungen zur Entscheidungsfindung lassen sich auch den folgenden Hinweisen zur »A, B, C, D, E und F«-Liste entnehmen.

■ **Alkohol.** Alkohol ist eines der kniffligsten Nahrungsmittel, die man seiner Ernährung wieder zuführt (fragen Sie nur meine Freunde Nina und Sam). Wenn Sie die Phasen 1 und 2 strikt befolgt haben, dann ist Ihr Körper jetzt wie ein sauberer trockener Schwamm. Trinken Sie jetzt Alkohol – egal in welcher Form – wird Ihr Körper ihn wie ein Schwamm aufsaugen. Sie werden kurz nach dem Alkoholgenuss bemerken, dass Sie sich aufgebläht fühlen und Ihre Haut geschwollen wirkt. Deshalb empfehle ich, sich an Rotwein zu halten. Sein intensiver Geschmack hält automatisch dazu an, ihn langsam und in kleinen Schlucken zu trinken. Abgesehen davon enthält er deutlich weniger Kalorien und Kohlenhydrate als andere alkoholische Getränke. (Weitere Tipps zum Thema Alkohol finden Sie in Kapitel 9.)

■ **Brot.** Über Brot gibt es prinzipiell nichts Gutes zu sagen. Selbst Vollkornbrot enthält oft ziemlich viel Weißmehl. Heben Sie sich Brot für Ihre Mogel-Mahlzeit auf und selbst dann sollten Sie so wenig davon essen wie möglich. Wenn Sie zum Beispiel eine Pizza bestellen, wählen Sie eine mit dünnem Boden. Wenn Sie ein Sandwich essen, bestellen Sie es mit nur einer Scheibe Brot statt den üblichen zwei. Wenn Sie essen gehen, nehmen Sie nur eine Scheibe Brot aus dem Korb und lassen Sie den Korb dann wieder vom Tisch entfernen. Sauerteig- und Vollkornbrot werden vom Körper etwas langsamer verwertet als andere Varianten und sind daher im Vergleich zu Weißbrot die bessere Wahl.

■ **Stärkereiche Kohlenhydrate.** Stärkereiche Kohlenhydrate sind insgesamt nicht zu empfehlen. Halten Sie sich lieber an vollwertige Varianten wie Quinoa, Linsen, Bohnen, brauner Reis und Hafermehl mit langer Kochdauer.

■ **Milchprodukte.** Wählen Sie Milchprodukte aus biologischer Herstellung und greifen Sie auf fettarme oder -freie Varianten zurück. Setzen Sie diese überwiegend als Rezeptzutat ein und betrachten sie etwa Joghurt nicht als eigenständige Portion innerhalb einer Mahlzeit. Verwenden Sie zum Beispiel fettfreien Naturjoghurt anstelle von Mayonnaise. Vermeiden Sie aber Fruchtjoghurts, denn aufgrund ihres hohen Zuckeranteils stellen sie gleich zwei verbotene Lebensmittel in einem dar. Dasselbe gilt für Schokomilch. Obwohl Schokomilch absolut tabu ist, gibt es bestimmte Hersteller von Kakaopulver, die ungesüßte und ziemlich schmackhafte Produkte anbieten. Zwei meiner Lieblingsmarken sind Ghirardelli und Droste.

■ **Süßigkeiten und Süßspeisen.** Es gibt kein gutes Naschwerk. Heben Sie sich Süßigkeiten daher für Ihren Mogel-Tag auf.

■ **Früchte und die meisten Fette.** Wählen Sie Obstsorten wie Blaubeeren, Erdbeeren, Kantaloupe-Melone, Kiwi, Äpfel oder Birnen aus, die kohlenhydrat- und kalorienarm sind. Halten Sie sich von süßen tropischen Früchten wie Papaya, Mango und Ananas fern. Was Fette angeht, wählen Sie am besten fettreichen Fisch wie Wildlachs oder auch Nüsse, Avocados und Olivenöl. Rohe Mandeln, Walnüsse und rohe Erdnüsse aus biologischem Anbau sind gesunde Alternativen. Auch das Fett in Leinsamen und Leinsamenöl ist sehr bekömmlich.

Davids Liste erlaubter Snacks

Suchen Sie sich Ihren Vormittagssnack aus den nachfolgenden Möglichkeiten aus. Versuchen Sie so oft es geht, Lebensmittel aus dem Abschnitt »Optimal« zu wählen. Betrachten Sie bei Ihrer Tagesplanung jeden Snack aus dem »Noch Gesund«-Abschnitt als einen Punkt Ihrer »A, B, C, D, E und F«-Liste. Auf die Snacks aus der Kategorie »Für den kleinen Heißhunger zwischendurch« sollten Sie hingegen nur ein- oder zweimal pro Woche zurückgreifen.

OPTIMAL
■ Eine kleine Dose (ca. 85 Gramm) Thunfisch in Wasserlake: 90 Kalorien, 20 g

Protein, 0 g Kohlenhydrate, 1 g Fett, 0 g gesättigte Fette, 0 g Ballaststoffe, 0 g Zucker

- Eine kleine Dose (ca. 85 Gramm) Wildlachs: 120 Kalorien, 21 g Protein, 0 g Kohlenhydrate, 2 g Fett, 0 g gesättigte Fette, 0 g Ballaststoffe, 0 g Zucker

- Zwei oder drei hart gekochte Eier (nur das Eiweiß): 50 Kalorien, 11 g Protein, 1 g Kohlenhydrate, 0 g Fett, 0 g gesättigte Fette, 0 g Ballaststoffe, 0 g Zucker

- 10 rohe Mandeln: 70 Kalorien, 3 g Protein, 2 g Kohlenhydrate, 6 g Fett, 0 g gesättigte Fette, 1 g Ballaststoffe, 1 g Zucker

- Ein *pikanter Wasabi-Lachs-Burger: 205 Kalorien, 28 g Protein, 3 g Kohlenhydrate, 9 g Fett, 1 g gesättigte Fette, 1 g Ballaststoffe, 0 g Zucker

- Ein *mexikanischer Putenburger mit Jalapeño-Chili und mexikanischer Salsa: 129 Kalorien, 22 g Protein, 7 g Kohlenhydrate, 2 g Fett, 0 g gesättigte Fette, 2 g Ballaststoffe, 3 g Zucker

- Ein *Lachsbratling: 183 Kalorien, 26 g Protein, 1 g Kohlenhydrate, 7 g Fett, 1 g gesättigte Fette, 0 g Ballaststoffe, 1 g Zucker

- Ein *Wildlachsburger: 179 Kalorien, 26 g Protein, 2 g Kohlenhydrate, 7 g Fett, 1 g gesättigte Fette, 0 g Ballaststoffe, 0 g Zucker

- Eine Portion *Hähnchensticks mit Sesam: 195 Kalorien, 26 g Protein, 2 g Koh-

lenhydrate, 8 g Fett, 1 g gesättigte Fette, 2 g Ballaststoffe, 0 g Zucker

- Eine Portion *Davids fettarmer Eiersalat: 91 Kalorien, 14 g Protein, 3 g Kohlenhydrate, 2 g Fett, 1 g gesättigte Fette, 1 g Ballaststoffe, 0 g Zucker

- Eine Portion *Rührei (ohne Eigelb) mit Shiitakepilzen und Putenspeck: 130 Kalorien, 16 g Protein, 2 g Kohlenhydrate, 6 g Fett, 1 g gesättigte Fette, 0 g Ballaststoffe, 1 g Zucker

- Eine Portion *Rührei (ohne Eigelb) mit Putenhack und Tomatenwürfeln: 92 Kalorien, 18 g Protein, 3 g Kohlenhydrate, 1 g Fett, 0 g ungesättigte Fette, 0,5 g Ballaststoffe, 2 g Zucker

- *Frittata mit Wildbrokkoli, sonnengetrockneten Tomaten und Parmesan: 151 Kalorien, 16 g Protein, 7 g Kohlenhydrate, 7 g Fett, 3 g gesättigte Fette, 1 g Ballaststoffe, 2 g Zucker

- *Eiweiß-Frittata mit Putenspeck und Spinat: 72 Kalorien, 10 g Protein, 2 g Kohlenhydrate, 3 g Fett, 1 g gesättigte Fette, 0 g Ballaststoffe, 1 g Zucker

- *Frittata mit Putenspeck, Süßkartoffel und Frühlingszwiebel: 96 Kalorien, 9 g Protein, 9 g Kohlenhydrate, 2 g Fett, 1 g gesättigte Fette, 2 g Ballaststoffe, 4 g Zucker

- *Thunfischsalat mit körnigem Senf und Wasserkastanien: 113 Kalorien,

22 g Protein, 3 g Kohlenhydrate, 1 g Fett, 0 g gesättigte Fette, 1 g Ballaststoffe, 1 g Zucker

NOCH GESUND

- ¼ Tasse Nüsse, Samen oder Kerne nach Wahl (zum Beispiel Kürbiskerne): 187 Kalorien, 8 g Protein, 6 g Kohlenhydrate, 16 g Fett, 3 g gesättigte Fette, 1 g Ballaststoffe, 0 g Zucker
- ½ Tasse Edamame (grüne Sojabohnen) mit Schale, leicht gesalzen: 100 Kalorien, 8 g Protein, 9 g Kohlenhydrate, 3 g Fett, 0 g gesättigte Fette, 4 g Ballaststoffe, 1 g Zucker
- Eine Selleriestange mit (vorzugsweise) einem Teelöffel Mandelbutter oder naturbelassener Erdnussbutter: 109 Kalorien, 3 g Protein, 6 g Kohlenhydrate, 9 g Fett, 1 g gesättigte Fette, 2 g Ballaststoffe, 1 g Zucker
- Eine Selleriestange mit einer halben Tasse *fettfreiem Hummus: 124 Kalorien, 7 g Protein, 23 g Kohlenhydrate, 2 g Fett, 0 g gesättigte Fette, 6 g Ballaststoffe, 3 g Zucker
- Eine Orange: 80 Kalorien, 1 g Protein, 21 g Kohlenhydrate, 0 g Fett, 0 g gesättigte Fette, 7 g Ballaststoffe, 14 g Zucker
- Ein Apfel: 80 Kalorien, 0 g Protein, 22 g Kohlenhydrate, 0 g Fett, 0 g gesättigte Fette, 5 g Ballaststoffe, 16 g Zucker

- Eine halbe Tasse gemischtes Beerenobst: 35 Kalorien, 0,5 g Protein, 8 g Kohlenhydrate, 0 g Fett, 0 g gesättigte Fette, 2 g Ballaststoffe, 5 g Zucker
- Halber Apfel, in Scheiben geschnitten und (vorzugsweise) mit einem Esslöffel Mandelbutter oder ungesüßter Erdnussbutter bestrichen: 140 Kalorien, 2 g Protein, 14 g Kohlenhydrate, 9 g Fett, 1 g gesättigte Fette, 4 g Ballaststoffe, 9 g Zucker
- ¼ Tasse fettfreier Hüttenkäse gemischt mit einer viertel Tasse gemischtem Beerenobst: 58 Kalorien, 7 g Protein, 7 g Kohlenhydrate, 0 g Fett, 0 g gesättigte Fette, 1 g Ballaststoffe, 5 g Zucker
- Eine kleine, im Mikrowellenherd zubereitete Süßkartoffel mit Schale (110 g): 103 Kalorien, 2 g Protein, 24 g Kohlenhydrate, 0 g Fett, 0 g gesättigte Fette, 4 g Ballaststoffe, 10 g Zucker
- Fünf Kashi-TLC-7-Mehrkorncracker mit einer halben Tasse *fettfreiem Hummus zum Dippen: 157 Kalorien, 7 g Protein, 27 g Kohlenhydrate, 3 g Fett, 0 g gesättigte Fette, 6 g Ballaststoffe, 3 g Zucker
- Fünf Kashi-TLC-7-Mehrkorncracker mit einer viertel Tasse (4 Esslöffel) *Paprika-Mandel-Dip: 146 Kalorien, 4 g Protein, 12 g Kohlenhydrate, 10 g Fett, 1 g gesättigte Fette, 4 g Ballaststoffe, 4 g Zucker

- Fünf Kashi-TLC-7-Mehrkorncracker mit einer halben Tasse *Süßkartoffelaufstrich als Dip: 140 Kalorien, 4 g Protein, 27 g Kohlenhydrate, 2 g Fett, 0 g gesättigte Fette, 5 g Ballaststoffe, 7 g Zucker
- Vollkorn-Pittabrotecken (eine halbe Pitta) mit einer viertel Tasse *Paprika-Mandel-Dip: 163 Kalorien, 5 g Protein, 17 g Kohlenhydrate, 0 g Fett, 1 g gesättigte Fette, 5 g Ballaststoffe, 3 g Zucker
- Vollkorn-Pittabrotecken (eine halbe Pitta) mit einer halben Tasse *fettfreiem Hummus als Dip: 174 Kalorien, 8 g Protein, 32 g Kohlenhydrate, 3 g Fett, 0 g gesättigte Fette, 7 g Ballaststoffe, 2 g Zucker
- Vollkorn-Pittabrotecken (eine halbe Pitta) mit einer halben Tasse *Süßkartoffelaufstrich als Dip: 157 Kalorien, 5 g Protein, 32 g Kohlenhydrate, 2 g Fett, 0 g gesättigte Fette, 6 g Ballaststoffe, 6 g Zucker
- Ein Wasa-Mehrkorn-Knäckebrot, bestrichen mit einer halben Tasse *fettfreiem Hummus: 149 Kalorien, 7 g Protein, 29 g Kohlenhydrate, 2 g Fett, 0 g gesättigte Fette, 7 g Ballaststoffe, 2 g Zucker
- Ein Wasa-Mehrkorn-Knäckebrot, bestrichen mit einer viertel Tasse *Paprika-Mandel-Dip: 138 Kalorien, 4 g Protein, 14 g Kohlenhydrate, 9 g Fett, 1 g gesättigte Fette, 5 g Ballaststoffe, 3 g Zucker
- Ein Wasa-Mehrkorn-Knäckebrot, bestrichen mit einer halben Tasse Mandelbutter: 135 Kalorien, 3 g Protein, 12 g Kohlenhydrate, 9 g Fett, 1 g gesättigte Fette, 3 g Ballaststoffe, 1 g Zucker
- Gurken/Karotten/Sellerie mit einer halben Tasse *fettfreiem Hummus als Dip: 134 Kalorien, 7 g Protein, 26 g Kohlenhydrate, 2 g Fett, 0 g gesättigte Fette, 7 g Ballaststoffe, 3 g Zucker
- Gurken mit einer halben Tasse *Süßkartoffelaufstrich als Dip: 105 Kalorien, 3 g Protein, 22 g Kohlenhydrate, 1 g Fett, 0 g gesättigte Fette, 4 g Ballaststoffe, 7 g Zucker
- Zwei Scheiben gegrillte Putenbrust: 45 Kalorien, 10 g Protein, 1 g Kohlenhydrate, 0 g Fett, 0 g gesättigte Fette, 0 g Ballaststoffe, 0 g Zucker

FÜR DEN KLEINEN HEISSHUNGER ZWISCHENDURCH

- Eine drittel Tasse Kashi Cinnamon Harvest Cereal, ohne alles: 63 Kalorien, 1 g Protein, 15 g Kohlenhydrate, 0 g Fett, 0 g gesättigte Fette, 2 g Ballaststoffe, 3 g Zucker
- Ein kleiner Cappuccino (240 ml) mit fettarmer Milch, ohne Zucker: 55 Kalorien, 5 g Protein, 7 g Kohlenhydrate, 0 g Fett, 0 g gesättigte Fette, 0 g Ballaststoffe, 7 g Zucker

- Eine Kashi-TLC-Tiefkühl-Vollkornwaffel, getoastet, mit einer viertel Tasse Erdbeeren (frisch oder aus der Tiefkühltruhe): 97 Kalorien, 4 g Protein, 20 g Kohlenhydrate, 2 g Fett, 0 g gesättigte Fette, 4 g Ballaststoffe, 4 g Zucker
- Ein kleiner Becher fettfreier Naturjoghurt (230 g): 100 Kalorien, 10 g Protein, 19 g Kohlenhydrate, 0 g Fett, 0 g gesättigte Fette, 0 g Ballaststoffe, 13 g Zucker
- Mikrowellenpopkorn Marke »Pop Secret Light Butter Premium« (entspricht fünf Tassen aufgeplatztem Mais): 125 Kalorien, 3 g Protein, 20 g Kohlenhydrate, 5 g Fett, 1 g gesättigte Fette, 4 g Ballaststoffe, 0 g Zucker
- 13 »Guiltless Gourmet Spicy Black Bean Tortilla Chips« mit zwei Esslöffeln Salsa als Dip: 90 Kalorien, 3 g Protein, 18 g Kohlenhydrate, 1 g Fett, 0 g gesättigte Fette, 2 g Ballaststoffe, 1 g Zucker
- 14 Stück 100 % Weizenvollkorn-Knabbergebäck: 123 Kalorien, 2 g Protein, 18 g Kohlenhydrate, 5 g Fett, 1 g gesättigte Fette, 2 g Ballaststoffe, 3 g Zucker
- Fünf fettarme »Health Valley«-Vollkorncracker: 50 Kalorien, 2 g Protein, 8 g Kohlenhydrate, 1 g Fett, 0 g gesättigte Fette, 2 g Ballaststoffe, 1 g Zucker
- Zwei Wasa-Mehrkorn-Knäckebrote: 70 Kalorien, 2 g Protein, 18 g Kohlenhydrate, 0 g Fett, 0 g gesättigte Fette, 4 g Ballaststoffe, 0 g Zucker
- 19 Cascadian Farms Pommes Frites aus biologischem Anbau mit einem Esslöffel Ketchup: 152 Kalorien, 2 g Protein, 26 g Kohlenhydrate, 4 g Fett, 1 g gesättigte Fette, 2 g Ballaststoffe, 4 g Zucker
- Eine kleine Packung gebackene Kartoffelchips (Tüte mit ca. 30 g Inhalt): 110 Kalorien, 2 g Protein, 23 g Kohlenhydrate, 2 g Fett, 0 g gesättigte Fette, 2 g Ballaststoffe, 2 g Zucker
- 28 g »Snyder of Hanover's« Sauerteig-Mini-Brezeln (oder Brezeln eines anderen Herstellers): 100 Kalorien, 3 g Protein, 23 g Kohlenhydrate, 0 g Fett, 0 g gesättigte Fette, 1 g Ballaststoffe, 0 g Zucker
- Ein kleiner Becher heiße Schokolade mit fettfreier Milch (240 ml): 152 Kalorien, 9 g Protein, 30 g Kohlenhydrate, 1 g Fett, 1 g gesättigte Fette, 1 g Ballaststoffe, 27 g Zucker
- Zwei Oreo-Doppelkekse: 107 Kalorien, 1 g Protein, 15 g Kohlenhydrate, 5 g Fett, 1 g gesättigte Fette, 1 g Ballaststoffe, 9 g Zucker
- Eine kleine halbe Scheibe Schokoladenkuchen ohne Zuckerguss (55 g): 165 Kalorien, 3 g Protein, 27 g Kohlenhydrate, 6 g Fett, 3 g gesättigte Fette, 1 g Ballaststoffe, 18 g Zucker

- Ein halber Donut mit Geleefüllung: 120 Kalorien, 2 g Protein, 16 g Kohlenhydrate, 5g Fett, 1 g gesättigte Fette, 0,5 g Ballaststoffe, 6 g Zucker
- Ein kleiner Fruchtjoghurt (170 g): 170 Kalorien, 5 g Protein, 33 g Kohlenhydrate, 2 g Fett, 1 g gesättigte Fette, 0 g Ballaststoffe, 27 g Zucker
- Zwei Schokolacenstücke oder Pralinen: 90 Kalorien, 2 g Protein, 10 g Kohlenhydrate, 5 g Fett, 3 g gesättigte Fette, 0 g Ballaststoffe, 9 g Zucker

Davids Vorschläge für die Mogel-Mahlzeit

In Phase 3 können Sie sich einmal pro Woche eine Mogel-Mahlzeit genehmigen. Zu dieser Mahlzeit können Sie essen, was immer Sie möchten. Das wird Ihnen helfen, den Rest der Woche motiviert zu bleiben, Heißhunger auf ein Minimum zu reduzieren und Essattacken vorzubeugen. Sollten Sie also Gelüste nach einer besonders verführerischen Leckerei verspüren, so heben Sie sich diese für Ihre Mogel-Mahlzeit auf. Wenn es dann so weit ist, dann genießen Sie ohne schlechtes Gewissen. Studien haben ergeben, dass der Körper bei gelegentlichen Schlemmereien seinen Stoffwechsel aktiviert und überschüssige Kalorien verbrennt. Sie können also problemlos

einmal in der Woche über die Stränge schlagen, ohne gleich Hüftspeck fürchten zu müssen. Doch halten Sie sich stets vor Augen, dass mehr als eine Mogel-Mahlzeit pro Woche katastrophale Auswirkungen haben kann.

Auch das gedankenlose Verschlingen von Leckereien gilt es zu vermeiden. Was auch immer Sie in Phase 3 zu sich nehmen – genießen Sie stets bewusst. Schmecken Sie es. Kosten Sie es aus. Vermeiden Sie, etwa beim Telefonieren oder Fernsehen, den geistesabwesenden Griff in die Chipstüte. Ein solches Verhalten läuft nur darauf hinaus, dass man mehr isst als ursprünglich geplant und das Essen nicht genießt. Kurzum, Sie verschwenden Ihre Mogel-Mahlzeit. Genießen Sie beim Mogeln das, was Sie zu sich nehmen – lassen Sie es sich schmecken und schätzen Sie es, statt es in Sekundenbruchteilen in sich hineinzuschaufeln.

Nachfolgend habe ich meine bevorzugten Mogel-Mahlzeiten aufgelistet:

- Hähnchen-Burrito mit einer Beilage aus schwarzen Bohnen und Salsa (nehmen Sie wenn möglich einen Vollkorn-Burrito) zählt zu meinen Favoriten. Es gibt nichts Besseres als eine ordentliche Portion frischer Guacamole mit vielen Jalapeño-Chilis und frischem Koriandergrün.

■ Weitere Leibspeisen sind Barbecue Beef Ribs oder Macaroni mit Käse im New Yorker Blue Smoke. Das Blue Smoke bietet meiner Meinung nach auch die besten gerösteten Erdnüsse der Stadt an.

■ Wenn mich die Lust packt, genehmige ich mir auch mal ein Stück Pizza (aber ohne Fleisch, Salami, Schinken und extra Käse) mit einem Beilagensalat; Bonuspunkte gibt es für Gemüsebelag. Ich ziehe Pizza aus dem Holzofen vor, da sie nicht nur kleiner und fettärmer ist, sondern auch dünner ausgerollt als die traditionellen teigigen und fettigen Pizzas, mit denen wir (vor allem Vorstädter wie ich) aufgewachsen sind.

■ Wenn ich Heißhunger auf etwas Süßes bekomme, steuere ich eines von Danny Meyers Restaurants an – Madison Park Nummer 11 – um das köstlichste Schokoladensoufflé zu genießen, das ich jemals gekostet habe. Das Gemeine an der Sache ist, dass Dannys Belegschaft mich sehr gut kennt und nicht damit rechnet, ich könne ein Dessert haben wollen. Wenn ich mir dann doch eins bestelle, bekomme ich oft schelmische Kommentare zu hören. Aber das gehört wohl zum Leben eines Fitness- und Wellness-Gurus dazu.

Was auch immer Sie sich als Mogel-Mahlzeit aussuchen, denken Sie daran: Sie müssen den Teller nicht leer essen. Genießen Sie bewusst und hören Sie auf das Signal, das Ihr Magen dem Gehirn sendet. Wenn es Ihnen wie mir geht, dann reichen Ihnen womöglich schon ein oder zwei Bissen vom Schokoladensoufflé oder dem Pecan-Nusskuchen.

Menüs für PHASE 3

TAG 29

Frühstück
Wahlweise *Davids Energy Boost, *Davids Protein-Shake oder *Frühstücksshake (für Davids Rezepte

TAG 30

Frühstück
Wahlweise *Davids Energy Boost, *Davids Protein-Shake oder *Frühstücksshake (für Davids Rezepte

siehe Index, für die Kriterien zur Auswahl eines anderen geeigneten Shakes siehe Kapitel 3)

Snack
ausgewählt aus der Liste erlaubter Snacks

Mittagessen
*Hähnchen-Bohnen-Salat

Snack
zwei oder drei hart gekochte Eiweiß

Abendessen
*Gebackener Heilbutt mit einer Kruste aus sonnengetrockneten Tomaten und eine Tasse gedämpfter Brokkoli; eine Weißweinschorle (gemischt aus 90 ml Weißwein und 90 ml Mineralwasser)

Gesamt
833 Kalorien, 107 g Protein, 57 g Kohlenhydrate, 12 g Fett, 4 g gesättigte Fette, 18 g Ballaststoffe, 14 g Zucker

siehe Index, für die Kriterien zur Auswahl eines anderen geeigneten Shakes siehe Kapitel 3)

Snack
ausgewählt aus der Liste erlaubter Snacks

Mittagessen
*Thunfisch-Quinoa-Salat

Snack
10 rohe Mandeln

Abendessen
*Putenhackbraten, grüner Mischsalat (mit Gemüsezugabe nach Wahl) und eine Tasse sautierter Spinat

Gesamt
903 Kalorien, 85 g Protein, 60 g Kohlenhydrate, 38 g Fett, 6 g gesättigte Fette, 19 g Ballaststoffe, 16 g Zucker

TAG 31

Frühstück
Wahlweise *Davids Energy Boost, *Davids Protein-Shake oder *Frühstücksshake (für Davids Rezepte siehe Index, für die Kriterien zur Auswahl eines anderen geeigneten Shakes siehe Kapitel 3)

Snack
ausgewählt aus der Liste erlaubter Snacks

Mittagessen
*Klein gehackter Salat mit Hähnchenbrust und Tomaten

TAG 32

Frühstück
Wahlweise *Davids Energy Boost, *Davids Protein-Shake oder *Frühstücksshake (für Davids Rezepte siehe Index, für die Kriterien zur Auswahl eines anderen geeigneten Shakes siehe Kapitel 3)

Snack
ausgewählt aus der Liste erlaubter Snacks

Mittagessen
vom Vortag übrig gebliebener *Mandel-Linsen-Braten mit grünem Mischsalat

Snack

eine Dose Thunfisch

Abendessen

*Mandel-Linsen-Braten mit *Blumenkohl-Pilz-Püree und grünem Mischsalat; eine Weißweinschorle (gemischt aus 90 ml Weißwein und 90 ml Mineralwasser)

Gesamt

899 Kalorien, 96 g Protein, 74 g Kohlenhydrate, 20 g Fett, 4 g gesättigte Fette, 25 g Ballaststoffe, 19 g Zucker

Snack

*Rührei (ohne Eigelb) mit Putenhack und Tomatenwürfeln

Abendessen

*Putenhackbraten, grüner Mischsalat (mit Gemüsezugabe nach Wahl) und eine Tasse sautiertem Spinat

Gesamt

955 Kalorien, 92 g Protein, 83 g Kohlenhydrate, 31 g Fett, 6 g gesättigte Fette, 28 g Ballaststoffe, 24 g Zucker

TAG 33

Frühstück

Wahlweise *Davids Energy Boost, *Davids Protein-Shake oder *Frühstücksshake (für Davids Rezepte siehe Index, für die Kriterien zur Auswahl eines anderen geeigneten Shakes siehe Kapitel 3)

Snack

ausgewählt aus der Liste erlaubter Snacks

Mittagessen

*Pochierte Hähnchenbrust und grüner Mischsalat (mit Gemüsezugabe nach Wahl)

Snack

zwei oder drei hart gekochte Eiweiß

Abendessen

Mogel-Mahlzeit

TAG 34

Frühstück

*David Kirschs Power-Pfannkuchen mit einer ¼ Tasse Beerenobst

Snack

ausgewählt aus der Liste erlaubter Snacks

Mittagessen

*Warmer Linsen-Lachs-Salat

Snack:

*Hähnchensticks mit Sesam

Abendessen

*Davids fettarmer Barbecue-Burger mit *Blumenkohl-Pilz-Püree und grünem Mischsalat

Gesamt

560 Kalorien, 91 g Protein, 23 g Kohlenhydrate, 10 g Fett, 4 g gesättigte Fette, 9 g Ballaststoffe, 6 g Zucker (Abendessen nicht eingeschlossen)

Gesamt

1058 Kalorien, 124 g Protein, 88 g Kohlenhydrate, 25 g Fett, 9 g gesättigte Fette, 28 g Ballaststoffe, 24 g Zucker

TAG 35

Frühstück

*Frittata mit Wildbrokkoli, sonnengetrockneten Tomaten und Parmesan

Snack

ausgewählt aus der Liste erlaubter Snacks

Mittagessen

*Gebackene Falafel mit Joghurt-Minz-Dressing und grünem Mischsalat

Snack

*Davids fettarmer Eiersalat

Abendessen

*Hähnchen-Satay mit einer Tasse sautiertem Spinat und grünem Mischsalat

Gesamt

997 Kalorien, 104 g Protein, 87 g Kohlenhydrate, 29 g Fett, 7 g gesättigte Fette, 28 g Ballaststoffe, 22 g Zucker

TAG 36

Frühstück

Wahlweise *Davids Energy Boost, *Davids Protein-Shake oder *Frühstücksshake (für Davids Rezepte siehe Index, für die Kriterien zur Auswahl eines anderen geeigneten Shakes siehe Kapitel 3)

Snack

ausgewählt aus der Liste erlaubter Snacks

Mittagessen

übrig gebliebene *gebackene Falafel mit Joghurt-Minz-Dressing vom Vortag und grüner Mischsalat

Snack:

*Lachsbratling

Abendessen

*Paillard vom Huhn mit Shiitakepilzen, eine Tasse gedünsteter Brokkoli und grüner Mischsalat

Gesamt

984 Kalorien, 116 g Protein, 90 g Kohlenhydrate, 20 g Fett, 4 g gesättigte Fette, 30 g Ballaststoffe, 32 g Zucker

TAG 37

Frühstück
Wahlweise *Davids Energy Boost, *Davids Protein-Shake oder *Frühstücksshake (für Davids Rezepte siehe Index, für die Kriterien zur Auswahl eines anderen geeigneten Shakes siehe Kapitel 3)

Snack
ausgewählt aus der Liste erlaubter Snacks

Mittagessen
*Hähnchen-Bohnen-Salat mit grünem Mischsalat

Snack
zwei oder drei hart gekochte Eiweiß

Abendessen
*Sautierte Garnelen nach thailändischer Art mit einer Tasse gedämpftem Brokkoli und grünem Mischsalat

Gesamt
907 Kalorien, 104 g Protein, 86 g Kohlenhydrate, 17 g Fett, 4 g gesättigte Fette, 29 g Ballaststoffe, 22 g Zucker

TAG 38

Frühstück
Wahlweise *Davids Energy Boost, *Davids Protein-Shake oder *Frühstücksshake (für Davids Rezepte siehe Index, für die Kriterien zur Auswahl eines anderen geeigneten Shakes siehe Kapitel 3)

Snack
ausgewählt aus der Liste erlaubter Snacks

Mittagessen
*Pochierte Hähnchenbrust mit (im Mikrowellenherd zubereiteter) Süßkartoffel

Snack
10 rohe Mandeln

Abendessen
*Asiatisches Pfefferhuhn mit *pfannengerührtem Brokkoli nach asiatischer Art und einer halben Tasse Tiefkühl-Edamame (nach Packungsanleitung gekocht)

Gesamt
1002 Kalorien, 131 g Protein, 63 g Kohlenhydrate, 24 g Fett, 5 g gesättigte Fette, 20 g Ballaststoffe, 20 g Zucker

TAG 39

Frühstück
Wahlweise *Davids Energy Boost, *Davids Protein-Shake oder *Frühstücksshake (für Davids

TAG 40

Frühstück
Wahlweise *Davids Energy Boost, *Davids Protein-Shake oder *Frühstücksshake (für Davids

Rezepte siehe Index, für die Kriterien zur Auswahl eines anderen geeigneten Shakes siehe Kapitel 3)

Snack
ausgewählt aus der Liste erlaubter Snacks

Mittagessen
*Mandel-Linsen-Braten mit grünem Mischsalat

Snack
*Hähnchensticks mit Sesam

Abendessen
*Gekräuterte Putenbrust mit einer Tasse sautiertem Spinat und grünem Mischsalat

Gesamt
1038 Kalorien, 123 g Protein, 71 g Kohlenhydrate, 30 g Fett, 4 g gesättigte Fette, 27 g Ballaststoffe, 14 g Zucker

Rezepte siehe Index, für die Kriterien zur Auswahl eines anderen geeigneten Shakes siehe Kapitel 3)

Snack
ausgewählt aus der Liste erlaubter Snacks

Mittagessen
*Warmer Linsen-Lachs-Salat mit grünem Mischsalat

Snack
*Mexikanischer Putenburger mit Jalapeño-Chili und mexikanischer Salsa

Abendessen
Mogel-Mahlzeit mit einem Glas Wein

Gesamt
754 Kalorien, 77 g Protein, 55 g Kohlenhydrate, 16 g Fett, 4 g gesättigte Fette, 20 g Ballaststoffe, 13 g Zucker (Abendessen nicht eingeschlossen)

TAG 41

Frühstück
*David Kirschs Power-Pfannkuchen

Snack
ausgewählt aus der Liste erlaubter Snacks

Mittagessen
*Sautierte Garnelen nach thailändischer Art mit einer Tasse gedämpftem Brokkoli und grünem Mischsalat

Snack
10 rohe Mandeln

TAG 42

Frühstück
*Eiweiß-Frittata mit Putenspeck und Spinat

Snack
ausgewählt aus der Liste erlaubter Snacks

Mittagessen
*Salat mit Ingwer und Rinderlende nach thailändischer Art, einer Tasse gedämpftem Brokkoli und grünem Mischsalat

Snack
zwei oder drei hart gekochte Eiweiß

Abendessen

*Davids fettarmer Barbecue-Burger mit *Blumenkohl-Haschee und grünem Mischsalat

Gesamt

881 Kalorien, 103 g Protein, 78 g Kohlenhydrate, 22 g Fett, 7 g gesättigte Fette, 22 g Ballaststoffe, 22 g Zucker

Abendessen

*Gekräuterte Putenbrust mit einer Tasse gedämpftem Spargel und grünem Mischsalat; eine Weißweinschorle (gemischt aus 90 ml Weißwein und 90 ml Mineralwasser)

Gesamt

1088 Kalorien, 117 g Protein, 85 g Kohlenhydrate, 24 g Fett, 6 g gesättigte Fette, 19 g Ballaststoffe, 20 g Zucker

TAG 43

Frühstück

*Davids Energy Boost, *Davids Protein-Shake oder *Frühstücksshake (für Davids Rezepte siehe Index, für die Kriterien zur Auswahl eines anderen geeigneten Shakes siehe Kapitel 3)

Snack

ausgewählt aus der Liste erlaubter Snacks

Mittagessen

*Hähnchen-Bohnen-Salat

Snack

*Davids fettarmer Eiersalat

Abendessen

*Gebackener Heilbutt mit einer Kruste aus sonnengetrockneten Tomaten, eine Tasse gedämpfter Brokkoli und grüner Mischsalat

Gesamt

871 Kalorien, 113 g Protein, 69 g Kohlenhydrate, 14 g Fett, 5 g gesättigte Fette, 23 g Ballaststoffe, 17 g Zucker

TAG 44

Frühstück

Wahlweise *Davids Energy Boost, *Davids Protein-Shake oder *Frühstücksshake (für Davids Rezepte siehe Index, für die Kriterien zur Auswahl eines anderen geeigneten Shakes siehe Kapitel 3)

Snack

ausgewählt aus der Liste erlaubter Snacks

Mittagessen

*Rote Paprikaschoten mit Quinoa-Füllung, *pochierte Hähnchenbrust und grüner Mischsalat

Snack

eine Dose Thunfisch

Abendessen

*Marinara-Garnelen und grüner Mischsalat (mit Gemüsezugabe nach Wahl)

Gesamt

1020 Kalorien, 138 g Protein, 77 g Kohlenhydrate, 18 g Fett, 5 g gesättigte Fette, 21 g Ballaststoffe, 27 g Zucker

TAG 45

Frühstück
Wahlweise *Davids Energy Boost, *Davids Protein-Shake oder *Frühstücksshake (für Davids Rezepte siehe Index, für die Kriterien zur Auswahl eines anderen geeigneten Shakes siehe Kapitel 3)

Snack
ausgewählt aus der Liste erlaubter Snacks

Mittagessen
*Mandel-Linsen-Braten mit einer Tasse gedämpftem Brokkoli und grünem Mischsalat

Snack
*Pikanter Wasabi-Lachs-Burger

Abendessen
Mogel-Mahlzeit

Gesamt
751 Kalorien, 74 g Protein, 64 g Kohlenhydrate, 24 g Fett, 4 g gesättigte Fette, 22 g Ballaststoffe, 13 g Zucker (Abendessen nicht eingeschlossen)

TAG 46

Frühstück
Wahlweise *Davids Energy Boost, *Davids Protein-Shake oder *Frühstücksshake (für Davids Rezepte siehe Index, für die Kriterien zur Auswahl eines anderen geeigneten Shakes siehe Kapitel 3)

Snack
ausgewählt aus der Liste erlaubter Snacks

Mittagessen
*Garnelen auf Vollkornpasta mit Rucola-Dressing und grünem Mischsalat (mit Gemüsezugabe nach Wahl)

Snack
*Hähnchensticks mit Sesam

Abendessen
*Asiatisches Pfefferhuhn mit *pfannengerührtem Brokkoli nach asiatischer Art

Gesamt
930 Kalorien, 116 g Protein, 71 g Kohlenhydrate, 19 g Fett, 4 g gesättigte Fette, 23 g Ballaststoffe, 16 g Zucker

TAG 47

Frühstück
Wahlweise *Davids Energy Boost, *Davids Protein-Shake oder *Frühstücksshake (für Davids Rezepte siehe Index, für die Kriterien zur Auswahl eines anderen geeigneten Shakes siehe Kapitel 3)

TAG 48

Frühstück
*David Kirschs Power-Pfannkuchen

Snack
ausgewählt aus der Liste erlaubter Snacks

Snack

ausgewählt aus der Liste erlaubter Snacks

Mittagessen

*Ingwerglacierter Heilbutt mit *Couscous-Salat und einer halben Tasse Tiefkühl-Edamame (nach Packungsanleitung gekocht)

Snack

zwei oder drei hart gekochte Eiweiß

Abendessen

*Davids fettarmer Barbecue-Burger mit *Blumenkohl-Haschee und grünem Mischsalat

Gesamt

867 Kalorien, 110 g Protein, 76 g Kohlenhydrate, 13 g Fett, 3 g gesättigte Fette, 18 g Ballaststoffe, 18 g Zucker

Mittagessen

*Gebackene Falafel mit Joghurt-Minz-Dressing und grünem Mischsalat

Snack

10 rohe Mandeln

Abendessen

*Gekräuterte Putenbrust mit einer Tasse gedämpftem Spargel und grünem Mischsalat; eine Weißweinschorle (gemischt aus 90 ml Weißwein und 90 ml Mineralwasser)

Gesamt

942 Kalorien, 104 g Protein, 90 g Kohlenhydrate, 14 g Fett, 5 g gesättigte Fette, 26 g Ballaststoffe, 25 g Zucker

TAG 49

Frühstück

*Frittata mit Wildbrokkoli, sonnengetrockneten Tomaten und Parmesan

Snack

ausgewählt aus der Liste erlaubter Snacks

Mittagessen

übrig gebliebene *gebackene Falafel mit Joghurt-Minz-Dressing vom Vortag und grüner Mischsalat

Snack

*Wildlachsburger

TAG 50

Frühstück

Wahlweise *Davids Energy Boost, *Davids Protein-Shake oder *Frühstücksshake (für Davids Rezepte siehe Index, für die Kriterien zur Auswahl eines anderen geeigneten Shakes siehe Kapitel 3)

Snack

ausgewählt aus der Liste erlaubter Snacks

Mittagessen

*Putenchili mit grünem Mischsalat

Snack

*Thunfischsalat mit körnigem Senf und Wasserkastanien

Abendessen

*Putenhackbraten mit grünem Mischsalat und *Blumenkohl-Haschee

Gesamt

948 Kalorien, 90 g Protein, 90 g Kohlenhydrate, 28 g Fett, 7 g gesättigte Fette, 24 g Ballaststoffe, 28 g Zucker

Abendessen

*Pochierte Hähnchenbrust mit *gebackenem Blumenkohl und grünem Mischsalat

Gesamt

959 Kalorien, 131 g Protein, 59 g Kohlenhydrate, 21 g Fett, 7 g gesättigte Fette, 21 g Ballaststoffe, 20 g Zucker

TAG 51

Frühstück

Wahlweise *Davids Energy Boost, *Davids Protein-Shake oder *Frühstücksshake (für Davids Rezepte siehe Index, für die Kriterien zur Auswahl eines anderen geeigneten Shakes siehe Kapitel 3)

Snack

ausgewählt aus der Liste erlaubter Snacks

Mittagessen

*Rote Paprikaschoten mit Quinoa-Füllung und grüner Mischsalat

Snack

*Davids fettarmer Eiersalat

Abendessen

*Sautierte Garnelen nach thailändischer Art mit grünem Mischsalat; ein Glas Weißwein

Gesamt

875 Kalorien, 78 g Protein, 81 g Kohlenhydrate, 18 g Fett, 3 g gesättigte Fette, 23 g Ballaststoffe, 25 g Zucker

TAG 52

Frühstück

Wahlweise *Davids Energy Boost, *Davids Protein-Shake oder *Frühstücksshake (für Davids Rezepte siehe Index, für die Kriterien zur Auswahl eines anderen geeigneten Shakes siehe Kapitel 3)

Snack

ausgewählt aus der Liste erlaubter Snacks

Mittagessen

*Gekräuterte Putenbrust mit einer Tasse gedämpftem Brokkoli und grünem Mischsalat

Snack

*Frittata mit Wildbrokkoli, sonnengetrockneten Tomaten und Parmesan

Abendessen

Mogel-Mahlzeit

Gesamt

655 Kalorien, 94 g Protein, 40 g Kohlenhydrate, 14 g Fett, 5 g gesättigte Fette, 15 g Ballaststoffe, 10 g Zucker (Abendessen nicht eingeschlossen)

TAG 53

Frühstück
Wahlweise *Davids Energy Boost, *Davids Protein-Shake oder *Frühstücksshake (für Davids Rezepte siehe Index, für die Kriterien zur Auswahl eines anderen geeigneten Shakes siehe Kapitel 3)

Snack
ausgewählt aus der Liste erlaubter Snacks

Mittagessen
*Hähnchen-Bohnen-Salat

Snack
zwei oder drei hart gekochte Eiweiß

Abendessen
*Davids fettarmer Barbecue-Burger mit *Blumenkohl-Pilz-Püree und grünem Mischsalat

Gesamt
822 Kalorien, 107 g Protein, 72 g Kohlenhydrate, 11 g Fett, 4 g gesättigte Fette, 23 g Ballaststoffe, 21 g Zucker

TAG 54

Frühstück
Wahlweise *Davids Energy Boost, *Davids Protein-Shake oder *Frühstücksshake (für Davids Rezepte siehe Index, für die Kriterien zur Auswahl eines anderen geeigneten Shakes siehe Kapitel 3)

Snack
ausgewählt aus der Liste erlaubter Snacks

Mittagessen
*Sesam-Buchweizennudeln mit fettarmer Erdnuss-Soße, grünem Mischsalat und einer Tasse gedämpftem Brokkoli

Snack
10 rohe Mandeln

Abendessen
*Branzino (Wolfsbarsch) Puttanesca mit grünem Mischsalat; zwei Schokoladenstücke oder Pralinen

Gesamt
1077 Kalorien, 86 g Protein, 106 g Kohlenhydrate, 32 g Fett, 7 g gesättigte Fette, 26 g Ballaststoffe, 29 g Zucker

TAG 55

Frühstück
*David Kirschs Power-Pfannkuchen

Snack
ausgewählt aus der Liste erlaubter Snacks

TAG 56

Frühstück
Eiweiß-Frittata mit Putenspeck und Spinat

Snack
ausgewählt aus der Liste erlaubter Snacks

Mittagessen

*Gebackene Falafel mit Joghurt-Minz-Dressing und grünem Mischsalat

Snack

*Hähnchensticks mit Sesam

Abendessen

*Wildlachsburger mit *Blumenkohl-Haschee und grünem Mischsalat

Gesamt

975 Kalorien, 105 g Protein, 92 g Kohlenhydrate, 21 g Fett, 7 g gesättigte Fette, 25 g Ballaststoffe, 24 g Zucker

Mittagessen

*Gekräuterte Putenbrust, *Süßkartoffel-Mandel-Salat mit Senf-Vinaigrette und grüner Mischsalat

Snack

*Wildlachsburger

Abendessen

*Pochierte Hähnchenbrust mit *Blumenkohl-Pilz-Püree und grünem Mischsalat

Gesamt

1099 Kalorien, 148 g Protein, 74 g Kohlenhydrate, 23 g Fett, 4 g gesättigte Fette, 19 g Ballaststoffe, 17 g Zucker

Herzlichen Glückwunsch! Schon seit acht Wochen leben Sie nun mit gesunden neuen Essgewohnheiten, die Sie Ihr ganzes Leben lang beibehalten werden. Denn inzwischen dürften Sie erstaunliche Ergebnisse an sich festgestellt haben, die Sie von meiner Methode überzeugt haben. Ich bin sicher, Sie haben mittlerweile auch die nötigen Fähigkeiten entwickelt, um auch noch den Rest des Weges zu beschreiten. Von jetzt an können Sie sich in viele verschiedene Richtungen entwickeln – und ich ermutige Sie ausdrücklich dazu, sich nun auch alleine auf diese Reise zu begeben. Erfinden Sie Ihre eigenen Rezepte und Snacks entlang der Ultimativen New York

Diät. Mischen und kombinieren Sie Speisen nach Belieben. Wenn Ihnen ein Rezept besonders zusagt, bereiten Sie es einfach häufiger zu. Ich hoffe, es gab kein Rezept, das Ihnen nicht geschmeckt hat, aber wenn dies der Fall sein sollte, dann kochen Sie es einfach nicht mehr nach.

Sie selbst haben es in der Hand, was als Nächstes passiert. In den folgenden Kapiteln finden Sie Tipps, die Ihnen helfen werden, sich den alltäglichen Herausforderungen zu stellen, die naturgemäß auftauchen, sobald Sie den bisher genau festgeschriebenen Mahlzeitenplan absetzen und wirklich beginnen, Ihre neue Ernährungsweise zu *leben*. Sie erhalten wertvolle Ratschläge, wie man in Restaurants die richtige Speisewahl trifft, Cocktailpartys gefahrlos übersteht und vieles mehr.

Also lesen Sie weiter und bleiben Sie dran. Sie haben es acht Wochen lang geschafft. Es gibt nichts, was Sie nicht bewältigen können!

DIE ULTIMATIVEN NEW YORK REZEPTE

Als ich Ende der 1990er meinen Lieferdienst *One of a Kind Food* gründete, war ich fest entschlossen, ein für alle Mal mit der Ausrede »Ich habe keine Zeit, um eine gesunde Mahlzeit vorzubereiten« aufzuräumen. Damals glaubte ich – und das tue ich auch heute noch – dass man fast jedes Nahrungsmittel auf gesunde Weise zubereiten kann. Ich gehe zum Beispiel gerne in Restaurants und bestelle mir alle Arten von leckeren Vorspeisen, bei deren Namen allein mir das Wasser im Mund zusammenläuft. Zu Hause mache ich mich dann daran, diese Gerichte ohne die viele Butter, ohne üppige Soßen – und praktisch allen anderen fetthaltigen Zutaten – selbst nachzukochen. Wenn man mit frischen, sauberen – und wo immer möglich – biologisch angebauten Nahrungsmitteln arbeitet, ist es ganz einfach, ihre einzelnen

Aromen zur Geltung zu bringen, ohne sie in Butter, Öl, Salz und vor Fett triefenden Soßen zu ertränken.

Heute liefert *One of a Kind Food* überall im New Yorker Stadtgebiet Hunderte fertig zubereiteter Speisen aus – entweder einzelne Gerichte oder Mahlzeiten für den ganzen Tag. Auf den folgenden Seiten finden Sie meine Lieblingsrezepte, die auch meine Klienten immer wieder aufs Neue bestellen. Tatsächlich wurden einige dieser Gerichte – wie das Putenchili oder die Eiweiß-Frittata mit Putenspeck und Spinat – schon per 24-Stunden-Eilservice bis nach Las Vegas geliefert (ein Weg, der sich auf jeden Fall gelohnt hat!).

Die unter »Phase 1« beschriebenen Mahlzeiten können Sie das gesamte Programm hindurch essen. Wenn ein Rezept im Phase-2- oder im Phase-3-Abschnitt aufgeführt ist, ist es zwar immer noch bekömmlich, kann aber Quinoa, Obst oder eine andere gesunde Zutat enthalten, die etwas gehaltvoller ist und von der ich deshalb in den ersten zwei Wochen des Diätplans abrate.

Durch die Zubereitung dieser leichten, leckeren und nahrhaften Mahlzeiten werden Sie lernen, ihre »Angst« vor der gesunden Küche und dem ernährungsbewussten Kochen abzubauen. In den Rezepten, die auf den folgenden Seiten beschrieben sind, habe ich einige Mahlzeiten abgewandelt, andere hingegen von Grund auf neu erstellt; aber alle bieten mit nur wenig Aufwand ein großes Geschmackserlebnis. Sie sehen nicht nur optisch ansprechend aus, sondern schmecken auch hervorragend und sind Ihrem Wohlbefinden und Hüftumfang gleichermaßen zuträglich. Diese Rezepte zeigen, wie köstlich man mit Kräutern und Gewürzen kochen kann – anstatt mit Fetten, Käse und Soßen. Diese Fähigkeit trägt dazu bei, die Nahrungsmittel besser zu schätzen, die man isst, und gleichzeitig Hunderte von Kalorien sowie überflüssige Gramm Fett zu sparen.

Rezepte für Phase 1

Die Rezepte für Phase 1 sind leicht zuzubereiten, köstlich und nahrhaft. Sie werden Ihnen den Treibstoff geben, den Sie brauchen, um den ganzen Tag voller Energie zu sein.

Frühstück

DAVIDS (MAHLZEITENERSATZ-) PROTEIN-SHAKE

Dieser schnell und leicht anzurührende Shake dient in der gesamten Phase 1 als Frühstück. Wenn sie möchten, können Sie ihn auch anstelle eines Abendessens zu sich nehmen.

300 ml	stilles Mineralwasser
5	Eiswürfel
1	Messlöffel Molke-Proteinpulver mit Vanillegeschmack*

Wasser, Eiswürfel und Molke-Proteinpulver in einem Mixer auf hoher Stufe 45 Sekunden lang verquirlen. Sofort servieren.

Ergibt 1 Portion.

* Pro Portion herkömmlichen Proteinpulvers: 90 Kalorien, 18 g Protein, 2 g Kohlenhydrate, 1,5 g Fett, 1,5 g gesättigte Fette, 0 g Ballaststoffe, 2 g Zucker

* Pro Päckchen »David Kirschs Vanille-Proteinpulver«: 180 Kalorien, 25 g Protein, 10 g Kohlenhydrate, 3,5 g Fett, 1,5 g gesättigte Fette, 5 g Ballaststoffe, 3 g Zucker

RÜHREI (OHNE EIGELB) MIT PUTENHACK UND TOMATEN-WÜRFELN

Dieses herzhafte Gericht, bei dem man »was Ordentliches zwischen die Rippen bekommt«, ist eine von Linda Evangelistas Leibspeisen. Es ist fettarm und gibt Ihnen die nötige Power für einen energiegeladenen Start in den Tag.

	Fettfreies Kochspray auf pflanzlicher Basis
60 g	Putenbrusthack
1	Prise Koriander, gemahlen
1	Prise Cayennepfeffer
¼	Tasse frische Tomaten, gewürfelt
3	Eiweiß
1	EL Wasser
	Salz
	Pfeffer

Eine mittelgroße beschichtete Pfanne (24 cm Ø) mit Kochspray einsprühen und auf mittelhoher Stufe erhitzen. In einer kleinen Schüssel das Putenbrusthack mit Koriander und Cayennepfeffer vermengen. Die Putenmischung in die Pfanne geben und ca. 1 Minute anbraten. Die Tomatenwürfel zufügen und unter häufigem Rühren mit anbraten. Ca. 3 Minuten garen bzw. so lange, bis das Fleisch durch ist. Putenbrusthack und Tomaten aus der Pfanne nehmen.

Eiweiß mit etwas Wasser in einer kleinen Schüssel schaumig schlagen. Nach Bedarf mit Salz und Pfeffer abschmecken.

Die Eiermischung in die Pfanne geben und etwa 1 Minute garen oder bis die Ränder fest werden.

Eier, Putenhack und Tomaten auf einem Teller anrichten und sofort servieren.

Ergibt 1 Portion.

Pro Portion: 92 Kalorien, 18 g Protein, 3 g Kohlenhydrate, 1 g Fett, 0 g gesättigte Fette, 0,5 g Ballaststoffe, 2 g Zucker

RÜHREI (OHNE EIGELB) MIT SHIITAKEPILZEN UND PUTENSPECK

Im Madison Square Club gibt sich niemand mit einem schlichten Rührei aus Eiweiß zufrieden. Wir haben dieses Frühstücksgericht deshalb mit angebratenen Shiitakepilzen und Putenspeck aufgepeppt.

	Fettfreies Kochspray auf pflanzlicher Basis
2	Streifen Putenspeck
1	Shiitakepilzhut, in feine Streifen geschnitten
3	Eiweiß
1	EL Wasser
	Schwarzer Pfeffer, frisch gemahlen
¼	TL frische Petersilie zum Garnieren, gehackt

Eine mittelgroße beschichtete Pfanne (24 cm Ø) mit Kochspray einsprühen und auf mittelhoher Stufe erhitzen. Den Putenspeck hineingeben und knusprig braten, etwa 1 bis 2 Minuten pro Seite. Den Speck aus der Pfanne nehmen und beiseitestellen.

Den Pilzhut in dieselbe Pfanne geben und ebenfalls 1 bis 2 Minuten anbraten. Vom Herd nehmen und beiseitestellen.

Das Eiweiß mit etwas Wasser in einer kleinen Schüssel schaumig schlagen. Nach Belieben mit Pfeffer abschmecken. Die Eiermischung in die beschichtete Pfanne geben und unter Rühren etwa 1 Minute garen (ggf. auch länger), bis sie stockt. Das Rührei nicht zu trocken werden lassen. Die Eier mit den

Pilzen auf einem Teller anrichten und mit Petersilie und Putenspeck garnieren.

Ergibt 1 Portion.

Pro Portion: 130 Kalorien, 16 g Protein, 2 g Kohlenhydrate, 6 g Fett, 1 g gesättigte Fette, 0 g Ballaststoffe, 1 g Zucker

Tipp: Verwenden Sie Putenschinken, wenn kein Putenspeck erhältlich ist.

Hauptgerichte

ASIATISCHES PFEFFERHUHN
Spargel (übrigens ein hervorragendes natürliches Entwässerungsmittel), Zwiebel und Pilze werten das Hähnchenbrustfleisch, das in der *Ultimativen New York Diät* eine wichtige Rolle spielt, zusätzlich auf.

	Fettfreies Olivenöl-Kochspray
170 g	Hähnchenbrustfilet ohne Haut und Knochen, in ca. 1 cm breite Streifen geschnitten
2	Spargelstangen, geschält und in ca. 2,5 cm lange Stücke geschnitten
¼	kleine rote Zwiebel, in Scheiben geschnitten
2	Shiitakepilze, abgespült und in Scheiben geschnitten
½	TL rote Chiliflocken, zerstoßen
½	EL schwarzer Pfeffer, frisch gemahlen
½	Tasse Wasser

Eine große beschichtete Pfanne mit Kochspray einsprühen und auf mittelhoher Stufe erhitzen. Die Hähnchenstreifen in die Pfanne geben und unter häufigem Rühren ca. 1 bis 3 Minuten anbraten, bis sie gar sind. Das Fleisch in eine Schüssel geben und zugedeckt warm halten. Die Pfanne erneut mit Kochspray einsprühen und alle Zutaten mit Ausnahme von Wasser hineingeben. 5 bis 10 Minuten garen und mit einem Holzlöffel umrühren, bis das Gemüse zart und heiß ist. Hähnchenstreifen und Wasser hinzufügen und unter vorsichtigem Rühren alles gut erhitzen.

Ergibt 1 Portion.

Pro Portion: 217 Kalorien, 36 g Protein, 8 g Kohlenhydrate, 4 g Fett, 1 g gesättigte Fette, 2 g Ballaststoffe, 2 g Zucker

BRANZINO (WOLFSBARSCH) PUTTANESCA
Bei diesem frischen und schmackhaften Hauptgericht kommen unweigerlich Gedanken an einen Capri-Urlaub auf.

½	TL Olivenöl
1	Knoblauchzehe, fein gehackt
1	Tasse Tomaten (mit Saft, ungewürzt), gewürfelt
¼	Tasse trockener Weißwein
	Salz
	Pfeffer
1	EL schwarze Oliven, entsteint und gehackt
½	TL Kapern
170 g	Wolfsbarschfilet

Olivenöl in einer tiefen Pfanne auf mittelhoher Stufe erhitzen und den Knoblauch ca. 30 Sekunden anbraten. Tomaten und Wein dazugeben und mit Salz und Pfeffer abschmecken. Die Mischung kurz aufkochen und 10 Minuten köcheln lassen, bis sie eindickt. Oliven und Kapern einrühren. Wolfsbarsch auf die Mischung geben und Pfanne abdecken. 10 Minuten weiterköcheln lassen, bis der Fisch gar ist.

Ergibt 1 Portion.

Pro Portion: 277 Kalorien, 33 g Protein, 10 g Kohlenhydrate, 7 g Fett, 1 g gesättigte Fette, 2 g Ballaststoffe, 5 g Zucker

GEKRÄUTERTE PUTENBRUST

Bereiten Sie von diesem Gericht immer mehr als nötig zu und verwerten Sie die Reste in einem Salat oder für einen schnellen und fettarmen Snack.

2	EL frischer Thymian, gehackt
2	EL Dijonsenf
1	EL frischer Oregano, gehackt
1	TL frischer Rosmarin, gehackt
½	TL schwarzer Pfeffer, frisch gemahlen
1	ganze Putenbrust (ca. 1,8 bis 2,3 Kilo)

Den Backofen auf 180°C erhitzen. Thymian, Senf, Oregano, Rosmarin und Pfeffer in einer kleinen Schüssel gut miteinander vermischen. Putenbrust mit der Hautseite nach oben in einen Bräter geben und die Kräutermischung gleichmäßig darüber verteilen. 1 ¼ bis 1 ½ Stunden garen, bis der Saft klar heraustritt und ein Fleischthermometer, das an der tiefsten Stelle eingesetzt wird, ca. 80°C anzeigt. Vor dem Servieren die Haut entfernen.

Ergibt 6 Portionen.

Pro Portion: 212 Kalorien, 46 g Protein, 1 g Kohlenhydrate, 2 g Fett, 0 g gesättigte Fette, 0 g Ballaststoffe, 0 g Zucker

LACHS MIT MEERRETTICHKRUSTE

Dieser herrlich knusprige Fisch ist nach nur 1 oder 2 Minuten Vorbereitung servierfertig. Reichen Sie ihn zum Abendessen nach einem hektischen Arbeitstag, wenn Sie zu müde sind, um noch viel Zeit mit aufwendigem Schneiden und Würfeln zu verbringen.

170 g	Wildlachsfilet, ohne Haut
	Salz
	Pfeffer
1	EL weißer Meerrettich
1	EL frischer Zitronensaft
	Fettfreies Olivenöl-Kochspray

Den Backofen auf 190°C vorheizen. Lachs auf beiden Seiten mit Salz und Pfeffer würzen. Auf einem kleinen Teller Meerrettich mit Zitronensaft verrühren. Eine feuerfeste Auflaufform mit Kochspray einsprühen, das Lachsfilet hineingeben und die Meerrettich-Mischung darauf verteilen. 20 Minuten backen und anschließend für ca. 2 Minuten unter den Grill legen, bis die Kruste goldgelb ist.

Ergibt 1 Portion.

Pro Portion: 253 Kalorien, 34 g Protein, 3 g Kohlenhydrate, 11 g Fett, 2 g gesättigte Fette, 1 g Ballaststoffe, 2 g Zucker

MEXIKANISCHER PUTENBURGER MIT JALAPEÑO-CHILI UND MEXIKANISCHER SALSA

Der Putenburger ist aus meiner Küche nicht mehr wegzudenken und kommt in diesem Rezept mexikanisch-feurig daher. Die Zugabe von Jalapeño-Chilis und Salsa verleiht diesem überaus beliebten Gericht einen Extrakick Würze.

Mexikanische Salsa

½	Tasse Tomaten, gewürfelt
1	EL Frühlingszwiebel, gehackt (nur den weißen Teil verwenden)
½	EL frische Korianderblätter, gehackt
1	TL Weißweinessig

Putenburger

110 g	Putenbrusthack
1	EL Frühlingszwiebel, gehackt (nur den weißen Teil verwenden)
½	TL Jalapeño-Chili, fein gehackt und ohne Samen
½	TL Knoblauch, gehackt
¾	TL Chilipulver
¼	TL Kreuzkümmel, gemahlen
1	Prise Salz

Für die Salsa alle Zutaten in eine mittelgroße Schüssel geben, gut miteinander vermengen und zugedeckt kühl stellen. Dieser Rezeptteil kann im Voraus zubereitet werden und hält sich 2 bis 3 Tage im Kühlschrank.

Pute, Frühlingszwiebel, Jalapeño-Schote, Knoblauch, Chilipulver, Kreuzkümmel und Salz in eine mittelgroße Schüssel geben und alles gründlich miteinander vermischen. Aus dem Teig anschließend ein Patty formen. Den Putenburger auf jeder Seite 4 bis 5 Minuten grillen, bis er gar ist.

Vor dem Servieren Salsa auf den Burger geben.

Ergibt 1 Portion.

Pro Portion: 129 Kalorien, 22 g Protein, 7 g Kohlenhydrate, 2 g Fett, 0 g gesättigte Fette, 2 g Ballaststoffe, 3 g Zucker

POCHIERTE HÄHNCHENBRUST

Mit diesem einfachen Rezept wird die Hähnchenbrust herrlich zart und saftig. Bereiten Sie einige Filets auf Vorrat zu, um sie zu Salaten zu reichen oder zu anderen Gerichten zu verarbeiten, die in diesem Buch beschrieben sind.

2	Tassen stilles Mineralwasser
2	Tassen fett- und salzarme

	Hühnerbrühe
2	EL bunte Pfefferkörner
230 g	Hähnchenbrustfilet, ohne Haut und Knochen

Wasser und Hühnerbrühe in einen Topf oder eine tiefe Pfanne geben. Vorsichtig aufkochen lassen. Pfeffer und Hähnchenbrust hinzufügen und darauf achten, dass das Fleisch vollständig mit Flüssigkeit bedeckt ist. (Falls erforderlich mehr Wasser oder Brühe zugeben.) Die Temperatur reduzieren und das Hähnchen 12 Minuten köcheln lassen, bis es zart ist und in der Mitte nicht mehr rosa. Vermeiden Sie es, das Fleisch zu verkochen, da es sonst zu trocken wird.

Ergibt 1 Portion.

Pro Portion: 273 Kalorien, 52 g Protein, 1 g Kohlenhydrate, 6 g Fett, 2 g gesättigte Fette, 0 g Ballaststoffe, 0 g Zucker

LACHSBRATLING

Dieses Rezept beweist, dass Lachs nicht nur gut fürs Herz ist, sondern auch ganz schön vielseitig und schmackhaft.

1	Eiweiß
110 g	Wildlachsfilet, fein gemahlen

1 TL frische Petersilie, gehackt
1 TL Weißweinessig
½ TL Worcestershire-Soße
¼ TL rote Chiliflocken
Fettfreies Kochspray auf
pflanzlicher Basis

Eiweiß in einer großen Schüssel steif schlagen. In einer anderen Schüssel Lachs, Petersilie, Essig, Worcestershire-Soße und rote Chiliflocken miteinander vermengen. Das Eiweiß vorsichtig unterheben.

Eine mittelgroße beschichtete Pfanne mit Kochspray einsprühen und auf mittlerer Stufe erhitzen. Die Mischung löffelweise in die Pfanne geben und so verteilen, dass ein ca. 10 cm breiter und 2,5 cm hoher Bratling entsteht. Wenn das Fischfilet halb durchgebraten und innen noch rosa sein soll, auf mittlerer Stufe zunächst 3 Minuten garen, dann wenden und 2 weitere Minuten braten.

Ergibt 1 Portion.

Pro Portion: 183 Kalorien, 26 g Protein, 1 g Kohlenhydrate, 7 g Fett, 1 g gesättigte Fette, 0 g Ballaststoffe, 1 g Zucker

HÄHNCHENSTICKS MIT SESAM

Dieses einfache Gericht eignet sich bestens als Partysnack. Mit Brokkoli serviert ergibt es auch eine tolle und leichte Hauptmahlzeit. Mir persönlich schmeckt es besonders in Kombination mit »Davids fettarmer Erdnusssoße« (siehe Index), die bei den Rezepten für die Phasen 2 und 3 zu finden ist.

¼ TL helle Sojasoße
¼ TL Dijonsenf
1 TL Wasser
1 TL Kurkuma
110 g Hähnchenbrustfilet, ohne Haut und Knochen, in 4 Streifen geschnitten
1 EL schwarzer und weißer Sesam, geröstet

Sojasoße, Senf, Wasser und Kurkuma in einer kleinen Schüssel gut miteinander vermengen. Die Hähnchenstreifen ca. 1 Stunde darin marinieren und anschließend mit Sesam panieren.

Den Backofen auf 180°C vorheizen. Die Sesamstäbchen auf ein beschichtetes Backblech geben und ca. 12 bis 15 Minuten backen, bis sie durch sind.

Ergibt 1 Portion.

Pro Portion: 195 Kalorien, 26 g Protein, 2 g Kohlenhydrate, 8 g Fett, 1 g gesättigte Fette, 2 g Ballaststoffe, 0 g Zucker

THUNFISCH MIT SESAMKRUSTE

Thunfisch schmeckt köstlich, wenn er scharf angebraten wird und beim Verzehr in der Mitte noch roh ist. Verkochen Sie den Fisch nicht, da er sonst zu trocken wird.

170 g	Ahi-Thunfischfilet
¼	Tasse Ingwer-Soja-Dressing (siehe Index)
1	EL Sesam
¼	TL Wasabi-Senf Fettfreies Olivenöl-Kochspray

Das Thunfischfilet auf einen flachen Teller geben und das Dressing darübergießen. Wenden und auch die andere Seite mit der Flüssigkeit bedecken. In den Kühlschrank stellen und 30 Minuten ziehen lassen. Sesam und Wasabi in einer kleinen Schüssel verrühren und die Mischung auf beiden Seiten des marinierten Fischs verteilen. Eine beschichtete Pfanne mit Kochspray einsprühen und auf mittelhoher Stufe erhitzen. Den Fisch pro Seite 3 Minuten scharf anbraten bzw. so lange, bis er außen knusprig, innen aber noch schön saftig und rosa ist.

Ergibt 1 Portion.

Pro Portion: 309 Kalorien, 43 g Protein, 9 g Kohlenhydrate, 11 g Fett, 1 g gesättigte Fette, 0 g Ballaststoffe, 4 g Zucker

PAILLARD VOM HUHN MIT SHIITAKEPILZEN

Pilze und Knoblauch geben diesem schmackhaften Gericht eine Extraportion gesundheitsfördernde und abwehrstärkende Nährstoffe.

170 g	Hähnchenbrustfilet, ohne Haut und Knochen
	Salz
	Pfeffer
	Fettfreies Kochspray
60 g	Shiitakepilze, in Streifen geschnitten
1	Knoblauchzehe, gehackt
2	EL Rotweinessig
¼	Tasse fett- und salzarme Hühnerbrühe
1	TL frischer Thymian, gehackt

Hähnchenbrust zwischen zwei Frischhaltefolien legen und mit einem Fleischklopfer bearbeiten, bis es ca. 3 mm dünn ist. Auf beiden Seiten mit Salz und Pfeffer würzen. Eine große beschichtete Pfanne auf mittelhoher Stufe erhitzen und mit dem Kochspray einsprühen. Das Hähnchen auf die eine Seite der erhitzten Pfanne geben, Pilze und Knoblauch auf die andere. Das Hähnchen 2 Minuten braten, bis es gebräunt ist. Wenden und 3 weitere Minuten braten, bis es durch ist. In der Zwischenzeit auch Pilze und Knoblauch 3 bis 4 Minuten anbraten, bis sie ebenfalls leicht gebräunt sind. Huhn und Pilz-Knoblauch-Mischung auf einem Teller anrichten.

Rotweinessig, Brühe und Thymian in eine Pfanne geben. Auf hoher Stufe kurz aufkochen lassen, auf mittlere bis niedrige Stufe runterschalten und 30 Sekunden köcheln lassen, bis die Flüssigkeit leicht eindickt. Über das Fleisch geben und sofort servieren.

Ergibt 1 Portion.

Pro Portion: 221 Kalorien, 38 g Protein, 8 g Kohlenhydrate, 4 g Fett, 1 g gesättigte Fette, 1 g Ballaststoffe, 0 g Zucker

MARINARA-GARNELEN

Wenn sie eine leckere Alternative zu den zahlreichen Rezepten mit Hähnchenfleisch suchen, versuchen Sie doch einfach einmal dieses leckere Garnelengericht.

1	TL Olivenöl
1	Knoblauchzehe, fein gehackt
1	TL rote Paprika, gewürfelt
⅛	TL getrockneter Oregano
⅛	TL getrockneter Majoran
2	Tassen Tomaten (mit Saft, ungewürzt), gewürfelt
340 g	Garnelen, ohne Schale und Darm

Öl in einer mittelgroßen Pfanne auf mittelhoher Stufe erhitzen. Knoblauch, Pfeffer, Oregano und Majoran zugeben und unter häufigem Rühren anbraten, bis der Knoblauch goldgelb ist. Tomaten mit Saft beimengen und langsam aufkochen lassen, ggf. die Temperatur etwas reduzieren. 20 Minuten kochen, bis die Mischung eingedickt ist. Garnelen hinzufügen und in ca. 4 Minuten gar kochen. Sofort servieren.

Ergibt 2 Portionen.

Pro Portion: 189 Kalorien, 29 g Protein, 9 g Kohlenhydrate, 4 g Fett, 1 g gesättigte Fette, 2 g Ballaststoffe, 5 g Zucker

PFEFFERHUHN NACH WESTERN-ART

Tabasco und Jalapeño-Chili verleihen diesem Gericht den richtigen Kick, um nicht nur Ihre Geschmacksnerven, sondern auch Ihren Stoffwechsel auf Touren zu bringen.

1	Hähnchenbrustfilet, ohne Haut und Knochen, in ca. 1 cm breite Scheiben geschnitten
2	Spritzer Tabasco
1	TL frischer Jalapeño-Chili, gehackt
	Salz
	Pfeffer
	Fettfreies Kochspray
1	rote Paprika, entkernt und in ca. 1 cm breite Streifen geschnitten
1	Tasse Tomaten (mit Saft, ungewürzt), eingekocht

In einer kleinen Schüssel Hähnchenscheiben mit Tabasco, Jalapeño-Schote, Salz und Pfeffer abschmecken. Eine große, beschichtete Pfanne mit Kochspray einsprühen und auf mittelhoher Stufe erhitzen. Fleisch hineingeben und 4 Minuten anbraten, bis es durch ist. Aus der Pfanne nehmen und beiseitestellen. Die Paprikaschote in die Pfanne geben und ca. 2 bis 3 Minuten anbraten. Die Tomaten zugeben und aufkochen lassen. Unter gelegentlichem Rühren 2 Minuten weiterkochen lassen. Das Hähnchen wieder in die Pfanne geben und alle Zutaten gründlich erhitzen.

Ergibt 1 Portion.

Pro Portion: 210 Kalorien, 30 g Protein, 19 g Kohlenhydrate, 2 g Fett, 0 g gesättigte Fette, 2 g Ballaststoffe, 9 g Zucker

PIKANTER WASABI-LACHS-BURGER

Dies ist einer meiner Lieblingsburger. Er eignet sich mit Spinat hervorragend als Mittagessen oder auch als Nachmittagssnack.

1	TL Wasser
1	TL Wasabi-Pulver
½	TL Dijonsenf
110 g	Wildlachsfilet, in ca. 1 cm große Würfel geschnitten
1	Eiweiß, leicht geschlagen
½	EL salzarme Sojasoße
1	TL schwarzer Sesam

Wasser und Wasabi-Pulver in eine mittelgroße Schüssel geben und schaumig schlagen. Senf, Lachs, Eiweiß, Sojasoße und Sesam zugeben und alles gründlich miteinander vermischen. Burger daraus formen und auf jeder Seite 2 bis 3 Minuten (oder bis zur gewünschten Garstufe) grillen.

Ergibt 1 Portion.

Pro Portion: 205 Kalorien, 28 g Protein, 3 g Kohlenhydrate, 9 g Fett, 1 g gesättigte Fette, 1 g Ballaststoffe, 0 g Zucker

GEBACKENER HEILBUTT MIT EINER KRUSTE AUS SONNENGE-TROCKNETEN TOMATEN

Dieser leicht vorzubereitende und bekömmliche Fisch schmeckt hervorragend auf einem Bett aus sautiertem Spinat.

2	Heilbuttfilets à 170 g
	Fettfreies Kochspray
2	EL sonnengetrocknete Tomaten, abgespült, abgetropft und gehackt
1	Tasse Wasser

Den Backofen auf 110°C vorheizen. Fischfilets leicht mit Kochspray einsprühen und mit je 1 EL Tomate belegen. Wasser in eine feuerfeste Auflaufform füllen, die Filets hineingeben und ca. 20 Minuten backen bzw. bis sie gar sind.

Ergibt 2 Portionen.

Pro Portion: 196 Kalorien, 36 g Protein, 2 g Kohlenhydrate, 4 g Fett, 1 g gesättigte Fette, 0 g Ballaststoffe, 1 g Zucker

PUTENCHILI

Nehmen Sie die doppelte Menge an Zutaten und kochen Sie zu Wochenanfang einen großen Topf von diesem Chili. Immer wenn Sie in Eile sind und keine Zeit haben, um ein aufwendigeres Mittag- oder Abendessen zuzubereiten, können Sie sich einfach hiervon bedienen. Aufgewärmt schmeckt das Chili ohnehin besser als frisch gekocht.

	Fettfreies Kochspray
450 g	mageres Putenhack
	Salz
	Pfeffer
1	Tasse Karotten, geschält und gerieben (in Phase 1 weglassen)
⅔	Tasse Zwiebel, gewürfelt
⅔	Tasse Stangensellerie, in Scheiben geschnitten
1	Knoblauchzehe, fein gehackt
2	TL Chilipulver
1	TL Paprikapulver
1	TL Kreuzkümmel, gemahlen
⅛	TL Cayennepfeffer, gemahlen
400 g	Eiertomaten mit Saft aus der Dose
½	Tasse fett- und salzarme Hühnerbrühe
1	Lorbeerblatt

Einen beschichteten Topf auf hoher Stufe erhitzen und mit Kochspray einsprühen. Pute hineingeben und mit Salz und Pfeffer abschmecken. 2 bis 3 Minuten anbraten und das Hackfleisch mit einer Gabel zerteilen, bis es körnig und gebräunt ist. In eine Schüssel geben und zum Warmhalten mit Alufolie bedecken.

Die Temperatur reduzieren und Karotten, Zwiebeln, Sellerie und Knoblauch in den Topf zugeben. 3 bis 5 Minuten kochen, bis das Gemüse anfängt, weich zu werden. Chilipulver, Paprika, Kreuzkümmel und Cayennepfeffer hinzufügen. Unter Umrühren eine Minute garen. Die Temperatur auf mittlere Stufe erhöhen und Tomaten, Brühe und Lorbeerblatt hinzufügen. Auf hoher Stufe kurz aufkochen und auf mittlerer Stufe zugedeckt 15 Minuten weiterköcheln lassen.

Das angebratene Putenhack dazugeben und für weitere 5 Minuten mitkochen. Vor dem Servieren Lorbeerblatt entfernen.

Ergibt 4 Portionen.

Pro Portion: 240 Kalorien, 23 g Protein, 15 g Kohlenhydrate, 10 g Fett, 3 g gesättigte Fette, 4 g Ballaststoffe, 8 g Zucker

PUTENHACKBRATEN

Dieses Gericht passt hervorragend zu gedämpftem Spinat oder Blumenkohl-Haschee (siehe Index) und schmeckt aufgewärmt auch am nächsten Tag noch köstlich.

	Fettfreies Kochspray
½	Tasse Zwiebeln, gehackt
¼	Tasse Stangensellerie, gehackt
¼	Tasse Karotten, gehackt (in Phase 1 weglassen)
½	TL Paprikapulver
½	TL Salz
⅛	TL Cayennepfeffer, gemahlen
⅛	TL schwarzer Pfeffer, frisch gemahlen
230 g	mageres Putenhack
1	Eiweiß
¾	Tasse Eiertomaten aus der Dose mit Saft, gewürfelt

Den Backofen auf 180°C vorheizen. Eine mittelgroße beschichtete Pfanne auf mittlerer Stufe erhitzen und mit Kochspray einsprühen. Zwiebeln, Sellerie und Karotten hineingeben und drei Minuten kochen, bis das Gemüse weich wird. Paprikapulver, Salz, Cayennepfeffer und schwarzen Pfeffer einrühren und eine Minute lang mitkochen. In eine mittelgroße Schüssel füllen und kurz abkühlen lassen.

Putenfleisch, Eiweiß und Tomaten ebenfalls in die Schüssel geben und alle Zutaten gut miteinander vermengen. Die Masse zu einem Hackbraten formen und in eine feuerfeste Backform oder einen Bräter geben. 30 bis 40 Minuten backen bzw. bis der Hackbraten in der Mitte nicht mehr rosa ist und ein eingesetztes Fleischthermometer ca. 75 °C anzeigt.

Ergibt 2 Portionen.

Pro Portion: 232 Kalorien, 23 g Protein, 12 g Kohlenhydrate, 10 g Fett, 3 g gesättigte Fette, 2 g Ballaststoffe, 8 g Zucker

WILDLACHSBURGER
Reichen Sie diesen Burger pur oder mit Salsa – je nachdem, ob Sie ihn als Imbiss oder Hauptmahlzeit genießen.

230 g	Wildlachsfilet, gehackt
1	EL Dijonsenf
1	Spritzer Tabasco
1	Eiweiß, geschlagen
1	TL Kapern, abgetropft
1	TL Zitronensaft, frisch gepresst
1	TL frischer Dill, gehackt
1	TL weißer Meerrettich
	Salz und Pfeffer zum Abschmecken
	Fettfreies Kochspray auf pflanzlicher Basis

Alle Zutaten mit Ausnahme des Kochsprays in eine große Schüssel geben. Gut miteinander vermengen und 2 Pattys daraus formen. Eine beschichtete Pfanne mit Kochspray einsprühen und auf mittlerer Stufe erhitzen. Die Burger hineingeben und auf jeder Seite 3 bis 4 Minuten goldbraun braten.

Ergibt 2 Portionen.

Pro Portion: 179 Kalorien, 26 g Protein, 2 g Kohlenhydrate, 7 g Fett, 1 g gesättigte Fette, 0 g Ballaststoffe, 0 g Zucker

Beilagen

PFANNENGERÜHRTER BROKKOLI NACH ASIATISCHER ART
Verwenden Sie dieses schmackhafte – und überaus kalziumreiche – Gericht als gesunde Beilage zu fettarmem Protein. Es lässt sich hervorragend mit allen hier vorgestellten Fisch- und Fleischgerichten kombinieren.

	Fettfreies Olivenöl-Kochspray
2	Tassen Brokkoliröschen, gewaschen
1	Knoblauchzehe, fein gehackt
1	TL Ingwerwurzel, gerieben
¼	Tasse stilles Mineralwasser

2 TL salzarme Sojasoße
⅛ TL Sesamöl

Eine große beschichtete Pfanne auf hoher Stufe erhitzen und mit Kochspray einsprühen. Brokkoli zugeben und unter Rühren 2 Minuten anbraten. Knoblauch und Ingwer dazu geben und eine weitere Minute mitbraten. Wasser, Sojasoße und Sesamöl hinzufügen. Zugedeckt 2 bis 3 Minuten kochen lassen, bis der Brokkoli gar, aber noch bissfest ist.

Ergibt 1 Portion.

Pro Portion: 59 Kalorien, 5 g Protein, 9 g Kohlenhydrate, 1 g Fett, 0 g gesättigte Fette, 4 g Ballaststoffe, 3 g Zucker

BLUMENKOHL-HASCHEE

Man kann diesem Rezept auch gegrillte Hähnchen- oder Putenbrustwürfel hinzufügen und so ein komplettes Hauptgericht daraus machen. Das Haschee passt aber auch gut zu gedämpftem Spinat.

Fettfreies Kochspray
¼ Tasse Schalotten, gehackt
1 Tasse Blumenkohlröschen, gedämpft
⅓ Tasse Stangensellerie, gehackt

⅓ Tasse gegrillte Paprika, in Streifen geschnitten (fertig gekauft oder selbst zubereitet, fürs Rezept siehe Index)
1 TL frischer Thymian, gehackt
Salz
Pfeffer

Eine mittelgroße beschichtete Pfanne auf mittlerer Stufe erhitzen und mit Kochspray einsprühen. Schalotten zugeben und 1 bis 2 Minuten anbraten, bis sie weich werden. Blumenkohl und Sellerie hinzufügen und 3 bis 5 Minuten mit anbraten, bis das Gemüse leicht anbräunt. Gegrillte Paprika und Thymian dazugeben und 2 weitere Minuten kochen lassen. Mit Salz und Pfeffer abschmecken.

Ergibt 2 Portionen.

Pro Portion: 41 Kalorien, 2 g Protein, 9 g Kohlenhydrate, 0 g Fett, 0 g gesättigte Fette, 2 g Ballaststoffe, 2 g Zucker

BLUMENKOHL-PILZ-PÜREE

Dieses Gericht gleicht Kartoffelpüree in Aussehen, Konsistenz und Geschmack – allerdings ohne die schnell verdaulichen Kohlenhydrate und überflüssigen Kalorien und das damit verbundene schlechte Gewissen.

Fettfreies Kochspray
½ Tasse Pilze, in Scheiben geschnitten
1 EL Schalotten, gehackt
1 Tasse Blumenkohlröschen, gedämpft
1 TL körniger Senf
1 EL frische Petersilie, gehackt
Schwarzer Pfeffer, frisch gemahlen

Eine kleine beschichtete Pfanne auf hoher Stufe erhitzen und mit Kochspray einsprühen. Pilze und Schalotten hineingeben und 2 bis 3 Minuten anbraten. In einen Mixer füllen und etwas abkühlen lassen. Blumenkohl und Senf ebenfalls in den Mixer geben und alles zu einer glatten Masse verarbeiten. Wenn das Püree zu fest ist, 1 bis 2 EL Wasser hinzufügen. Gehackte Petersilie und Pfeffer zum Abschmecken einrühren.

Ergibt 1 Portion.

Pro Portion: 58 Kalorien, 4 g Protein, 10 g Kohlenhydrate, 1 g Fett, 0 g gesättigte Fette, 5 g Ballaststoffe, 3 g Zucker

GEBACKENER ROSENKOHL

Dies ist eines meiner Lieblingsgemüserezepte (und auch meine Schwester Elise schätzt es sehr). Es harmoniert bestens mit der gekräuterten Putenbrust (siehe Index).

1 Tasse Rosenkohl, halbiert
1 TL Zitronensaft*
1 TL Schnittlauch, gehackt
Salz
Pfeffer

Den Backofen auf 200°C vorheizen. Rosenkohl auf ein großes Stück Alufolie legen. Mit Zitronensaft beträufeln und mit Schnittlauch, Salz und Pfeffer würzen. Die Folie zusammenfalten und das Gemüse gut darin einpacken. Auf ein Backblech legen und 30 Minuten lang backen, bis der Rosenkohl gar und leicht gebräunt ist. Sofort aus der Folie nehmen und anrichten.

* Verwenden Sie Zitronensaft nur in den Phasen 2 und 3 des Ernährungsplans. Verzichten Sie darauf in Phase 1.

Ergibt 1 Portion.

Pro Portion: 39 Kalorien, 3 g Protein, 8 g Kohlenhydrate, 0 g Fett, 0 g gesättigte Fette, 3 g Ballaststoffe, 2 g Zucker

GEGRILLTE PAPRIKASCHOTEN

Mittlerweile gibt es in den meisten Lebensmittelgeschäften gegrillte Paprikaschoten für die schnelle und einfache Küche. Falls keine erhältlich sind, können Sie mit diesem Rezept zu Hause selbst welche zubereiten.

---

3 rote Paprikaschoten

Den Backofengrill vorheizen. Paprika von Strünken, Kerngehäuse und Häutchen befreien und die Schoten der Länge nach vierteln. Mit der Hautseite nach oben in eine flache Ofenpfanne oder Auflaufform legen. Grillen, bis die Haut Blasen wirft und schwarz wird, dann aus der Hitze nehmen. Wenn die Paprikaschoten abgekühlt sind, die Haut mit einem Schälmesser vorsichtig abziehen. Die Paprikas können sofort verzehrt oder in einem luftdichten Plastikbeutel bis zu 3 Wochen eingefroren werden.

Ergibt 3 Portionen.

Pro Portion: 44 Kalorien, 1 g Protein, 11 g Kohlenhydrate, 0 g Fett, 0 g gesättigte Fette, 3 g Ballaststoffe, 4 g Zucker

GEBRATENE GEMÜSE-CAPONATA

Dieses vielseitige Gericht aus dem Mittelmeerraum eignet sich hervorragend als Beilage oder als Hauptgang für die Vegetarier unter Ihnen.

1	mittelgroße Aubergine
	Fettfreies Kochspray
½	Tasse Vidalia-Zwiebeln, gehackt
½	Tasse Fenchelknolle, gehackt
¼	Tasse Stangensellerie, gehackt
1	Knoblauchzehe, fein gehackt
⅓	Tasse gegrillte Paprika, in Streifen geschnitten (fertig gekauft oder selbst zubereitet, fürs Rezept siehe Index)
4	Eiertomaten aus der Dose, gehackt
½	Tasse Saft der Dosentomaten
½	Tasse stilles Mineralwasser
1	EL frische Petersilie, grob gehackt
4	frische Basilikumblätter
2	TL Babykapern (optional)

Den Backofen auf 200°C vorheizen. Aubergine in Alufolie wickeln und 50 bis 60 Minuten backen, bis sie weich ist und auf Druck nachgibt. Abgekühlte Aubergine halbieren und das weiche Gemüsefleisch herauslöffeln. Beiseitestellen.

Eine mittelgroße beschichtete Pfanne auf mittlerer Stufe erhitzen und mit Kochspray einsprühen. Zwiebeln hineingeben und 3 bis 4 Minuten glasig dünsten. Fenchel, Sellerie und Knoblauch hinzufügen und 3 Minuten mit anbraten. Auberginenmasse, gegrillte Paprika, Eiertomaten, Tomatensaft, Petersilie und Basilikum untermischen. 15 bis 20 Minuten köcheln lassen, bis die Flüssigkeit reduziert und das Gemüse gar ist. Basilikumblätter entfernen und nach Wunsch Kapern hinzufügen. Vom Herd nehmen und auf Zimmertemperatur abkühlen lassen. Zugedeckt im Kühlschrank bis zu 2 Wochen haltbar. Zimmerwarm servieren.

Ergibt 2 Portionen.

Pro Portion: 86 Kalorien, 3 g Protein, 20 g Kohlenhydrate, 1 g Fett, 0 g gesättigte Fette, 5 g Ballaststoffe, 10 g Zucker

Salate

KLEIN GEHACKTER SALAT MIT HÄHNCHENBRUST UND TOMATEN

Dieser lecker-leichte Salat eignet sich hervorragend als Mittag- oder Abendessen – vor allem, wenn Sie es eilig haben.

1	Tasse Babyspinat, ohne Stiele
1	Tasse grüner Mischsalat, klein gehackt
1	Tasse Kirschtomaten, halbiert
1	Frühlingszwiebel, in dünne Scheiben geschnitten
2	EL »Davids Rotwein-Vinaigrette«

1	Hähnchenbrustfilet, ohne Haut und Knochen, gekocht und in ca. 2,5 cm breite Streifen geschnitten

Spinat und Salat waschen und gut abtropfen lassen. Mit Tomaten und Frühlingszwiebel in einer mittelgroßen Schüssel vermengen. Dressing dazugeben und alle Zutaten gründlich vermischen. Zum Schluss das Hähnchenfleisch auf dem Salat anrichten.

Ergibt 1 Portion.

Pro Portion: 200 Kalorien, 29 g Protein, 13 g Kohlenhydrate, 4 g Fett, 1 g gesättigte Fette, 4 g Ballaststoffe, 5 g Zucker

KLEIN GEHACKTER SALAT MIT LACHS

Dieser Salat ähnelt dem vorangegangenen Rezept. Das Hähnchen wird aber durch gesunden Wildlachs ersetzt, der besonders gut fürs Herz ist. Ergänzt wird er außerdem mit Walnüssen, die dem Salat den nötigen Biss verleihen und für eine Extraportion Ballaststoffe und Vitamin E sorgen.

1	Tasse Babyspinat, ohne Stiele
1	Tasse grüner Mischsalat, klein gehackt
1	Tasse Kirschtomaten, halbiert

1	Frühlingszwiebel, in dünne Scheiben geschnitten
2	EL »Davids Rotwein-Vinaigrette« (siehe Index)
100 g	Wildlachs aus der Dose
2	TL Walnüsse, gehackt

Spinat und Salat waschen und gut abtropfen lassen. In einer mittelgroßen Schüssel mit Tomaten und Frühlingszwiebel vermengen. Dressing dazugeben und alle Zutaten gründlich miteinander vermischen. Zum Schluss den Lachs darübergeben und mit gehackten Walnüssen bestreuen.

Ergibt 1 Portion.

Pro Portion: 211 Kalorien, 25 g Protein, 16 g Kohlenhydrate, 7 g Fett, 0 g gesättigte Fette, 4 g Ballaststoffe, 5 g Zucker

DAVIDS FETTARMER EIERSALAT

Das perfekte Frühstück zum Mitnehmen, das sich zudem auch als Vormittagssnack eignet. Sollten Sie mehr Zeit haben, können Sie den Eiersalat auch auf einem Bett aus gemischtem Blattsalat anrichten.

3	hart gekochte Eiweiß, grob gehackt
¼	Tasse Stangensellerie, gehackt
1	TL Dijonsenf

1	EL frische Petersilie, gehackt
1	Streifen knusprig gebratener Putenspeck, grob in kleine Stücke zerbröckelt

Alle Zutaten in einer kleinen Schüssel gut miteinander vermengen.

Ergibt 1 Portion.

Pro Portion: 91 Kalorien, 14 g Protein, 3 g Kohlenhydrate, 2 g Fett, 1 g gesättigte Fette, 1 g Ballaststoffe, 0 g Zucker

SALAT MIT BASILIKUM UND GEGRILLTER PUTE

Das frisch und herb schmeckende Basilikum ist die perfekte Ergänzung zum leichten Putenfleisch.

2	EL frisches Basilikum, gehackt
1	EL frische Petersilie, gehackt
170 g	gegrillte Putenbrust, in Streifen geschnitten
2 ½	Tassen Romana-Salat, gewaschen und zerpflückt
2	EL »Davids Rotwein-Vinaigrette« (siehe Index)

Basilikum und Petersilie in eine mittelgroße Schüssel geben. Mit der Löffelrückseite zu einer groben Paste zerdrücken, ggf. einige Tropfen Wasser hinzufügen. Das Putenfleisch dazugeben und gut mit der Kräuterpaste verrühren. Den Salat auf einem Teller anrichten und das gewürzte Putenfleisch darübergeben. Kurz vor dem Anrichten mit etwas Vinaigrette beträufeln.

Ergibt 1 Portion.

Pro Portion: 262 Kalorien, 53 g Protein, 7 g Kohlenhydrate, 2 g Fett, 0 g gesättigte Fette, 3 g Ballaststoffe, 2 g Zucker

Dressings

DAVIDS ROTWEIN-VINAIGRETTE

Dieses Dressing sorgt in fast jedem Salat für einen feinen, erlesenen Geschmack. In Phase 2 kann man das Dressing mit etwas Honig »aufpeppen« und den Rotweinessig durch Balsamico ersetzen. In Phase 1 jedoch sollten Sie für Ihre Salate dieses Rezept oder wahlweise 1 TL einer herkömmlichen Essig-Öl-Mischung verwenden.

¼	Tasse Rotweinessig
2	EL stilles Mineralwasser
1	EL Zitronensaft
1	TL frischer Thymian, gehackt
1	TL frischer Dill, gehackt

1	TL frische Petersilie, gehackt
	Schwarzer Pfeffer, frisch gemahlen

Essig, Wasser, Zitronensaft und Kräuter in eine kleine Schüssel oder ein Schraubglas geben und mit Pfeffer abschmecken. Die Zutaten mit dem Schneebesen verrühren oder durchschütteln, bis sie gut vermischt sind. Das Dressing kann sofort verwendet werden und hält im Kühlschrank etwa 1 Woche.

Ergibt 8 Portionen.

Pro Portion: 3 Kalorien, 0 g Protein, 1 g Kohlenhydrate, 0 g Fett, 0 g gesättigte Fette, 0 g Ballaststoffe, 0 g Zucker

INGWER-SOJA-DRESSING

Dieses vielseitige Dressing passt hervorragend zu Fisch, Huhn und fast allen Salaten. In Phase 1 des Programms sollten Sie allerdings auf den im Rezept enthaltenen Honig verzichten.

2	EL Reisessig
2	EL stilles Mineralwasser
1	EL salzarme Sojasoße
1	TL Sesamöl
1	TL Honig*
1	TL frische Ingwerwurzel, gerieben
1	TL Sesam, geröstet

Alle Zutaten in eine kleine Schüssel oder ein Schraubglas geben. Mit dem Schneebesen verrühren oder durchschütteln, bis sie gut miteinander vermischt sind. Das Dressing kann sofort verwendet werden und hält im Kühlschrank etwa 1 Woche.

* In Phase 1 den Honig weglassen.

Ergibt 5 Portionen.

Pro Portion: 21 Kalorien, 0 g Protein, 2 g Kohlenhydrate, 1 g Fett, 0 g gesättigte Fette, 0 g Ballaststoffe, 1 g Zucker

Rezepte für die Phasen 2 und 3

In diesen Phasen wird Ihr Speiseplan mit bestimmten ausgewählten Kohlenhydraten wie Quinoa, Linsen und Süßkartoffeln ergänzt. Auch jetzt sind alle Rezepte leicht zuzubereiten und die Gerichte äußerst schmackhaft – wenn auch etwas gehaltvoller als in Phase 1.

Frühstück

FRÜHSTÜCKSSHAKE

Gönnen Sie sich diese Extradosis frisches Obst in Ihrem morgendlichen Shake, wenn Sie Lust auf einen etwas reichhaltigeren Fruchtshake zum Tagesstart haben.

240	ml stilles Mineralwasser
5	Eiswürfel
½	Tasse gefrorenes Beerenobst
1	Messlöffel Molke-Proteinpulver mit Vanille- oder Schokogeschmack*

Wasser, Eiswürfel, Beeren und Molke-Proteinpulver in einem Mixer auf hoher Stufe 45 Sekunden lang verquirlen. Sofort servieren.

Ergibt 1 Portion.

* Pro Portion herkömmlichen Proteinpulvers (Vanille): 125 Kalorien, 19 g Protein, 10 g Kohlenhydrate, 1,5 g Fett, 0,5 g gesättigte Fette, 2 g Ballaststoffe, 7 g Zucker

* Pro Portion herkömmlichen Proteinpulvers (Schoko): 135 Kalorien, 18 g Protein, 10 g Kohlenhydrate, 2,5 g Fett, 1 g gesättigte Fette, 2 g Ballaststoffe, 7 g Zucker

* Pro Päckchen »David Kirschs Vanille-Proteinpulver«: 215 Kalorien, 26 g Protein, 18 g Kohlenhydrate, 3,5 g Fett, 1,5 g gesättigte Fette, 7 g Ballaststoffe, 8 g Zucker

DAVID KIRSCHS POWER-PFANNKUCHEN

Normalerweise bestehen Pfannkuchen aus Weißmehl, Zucker und Milch, die schwer im Magen liegen und Sie schon am Morgen träge und müde machen. Meine Power-Pfannkuchen sind jedoch reich an Protein und vollem Korn. Sie sind ein prima Start in den Tag und eignen sich besonders fürs Wochenende, wenn man gerade eine schweißtreibende morgendliche Trainingseinheit hinter sich gebracht hat.

½	Tasse grobes Hafermehl, gekocht
2	Eiweiß
½	Tasse Wasser
¼	TL Zimt
1	Messlöffel Molke-Proteinpulver* Fettfreies Kochspray
1	EL fettfreier Naturjoghurt (optional)**
¼	Tasse frische Erdbeeren, in Scheiben geschnitten (optional)**

Hafermehl, Eiweiß, Wasser, Zimt und Proteinpulver in eine große Schüssel geben und gut miteinander vermengen. Eine mittelgroße, beschichtete Pfanne auf mittelhoher Stufe vorheizen und mit Kochspray einsprühen. 2 gehäufte EL der Teigmasse in die Pfanne geben. Zirka 3 Minuten braten lassen oder bis der Pfannkuchen aufgeht und die Ränder fest werden. Wenden und die andere Seite braten, bis der Pfannkuchen goldbraun ist. Mit Joghurt oder Erdbeeren servieren.

Ergibt 1 Portion.

* Pro Portion herkömmlichen Proteinpulvers (Vanille): 200 Kalorien, 28 g Protein, 16 g Kohlenhydrate, 3 g Fett, 0,5 g gesättigte Fette, 2 g Ballaststoffe, 4 g Zucker

* Pro Päckchen »David Kirschs Vanille-Proteinpulver«: 290 Kalorien, 35 g Protein, 24 g Kohlenhydrate, 5 g Fett, 2 g gesättigte Fette, 7 g Ballaststoffe, 5 g Zucker

** Extrazutaten sind in der Nährwertanalyse nicht berücksichtigt.

Tipp: Verwenden Sie feine Haferflocken und fettreduzierten Naturjoghurt, falls kein grobes Hafermehl und kein völlig fettfreier Naturjoghurt erhältlich sind.

DAVIDS ENERGY BOOST

Ich bin kein Freund von Kaffee, aber ich empfehle diese gesunde Alternative zu Kaffee für jene Tage, an denen Sie einen zusätzlichen »Tritt in den Allerwertesten« benötigen.

180	ml sehr starker Kaffee
60	ml fettfreie Milch
5	Eiswürfel
1	Messlöffel Molke-Proteinpulver mit Schoko- oder Vanille- geschmack*

Kaffee, Milch, Eiswürfel und Molke-Proteinpulver in einem Mixer auf hoher Stufe 45 Sekunden lang verquirlen. Sofort servieren.

Ergibt 1 Portion.

* Pro Portion herkömmlichen Proteinpulvers (Vanille): 113 Kalorien, 20 g Protein, 5 g Kohlenhydrate, 1,5 g Fett, 0,5 g gesättigte Fette, 0 g Ballaststoffe, 5 g Zucker

* Pro Portion herkömmlichen Proteinpulvers (Schoko): 123 Kalorien, 19 g Protein, 5 g Kohlenhydrate, 2,5 g Fett, 1 g gesättigte Fette, 0 g Ballaststoffe, 5 g Zucker

* Pro Päckchen »David Kirschs Proteinpulver«: 203 Kalorien, 27 g Protein, 13 g Kohlenhydrate, 3,5 g Fett, 1,5 g gesättigte Fette, 5 g Ballaststoffe, 6 g Zucker

Tipp: Verwenden Sie möglichst fettarme Milch, wenn keine völlig fettfreie Milch erhältlich ist.

FRITTATA MIT WILDBROKKOLI, SONNENGETROCKNETEN TOMATEN UND PARMESAN

Wenn Sie dieses von der italienischen Küche inspirierte Frühstücksgericht genießen, fühlen Sie sich automatisch in die morgendliche Toskana versetzt.

	Fettfreies Kochspray auf pflanzlicher Basis
230 g	Wildbrokkoli, gewaschen, zurecht geschnitten und in ca. 2,5 cm große Stücke geteilt
1	mittelgroße Knoblauchzehe, fein gehackt oder durch die Knoblauchpresse gedrückt
11	Eiweiß
1	ganzes Ei
⅛	TL rote Chiliflocken
85 g	in Öl eingelegte sonnengetrocknete Tomaten, abgetropft und grob gehackt
¼	Tasse fettfreie Milch (oder Wasser) Salz Pfeffer
85 g	Parmesan, frisch gerieben

Eine mittelgroße beschichtete und feuerfeste Pfanne vorheizen und mit Kochspray einsprühen. Brokkoli sautieren, bis er zart, aber noch bissfest ist. Den Knoblauch dazugeben und weitere 2 bis 3 Minuten braten. Beiseitestellen. In einer großen Schüssel Eiweiß, Ei, rote Pfefferflocken, Tomatenstücke und Milch (bzw. Wasser) mit dem Schneebesen verrühren. Mit Salz und Pfeffer abschmecken. Die Eiermasse zum Gemüse in die Pfanne geben und zugedeckt 10 Minuten stocken lassen, bis sich eine feste Schicht gebildet hat. Den geriebenen Käse darüberverteilen. Den Backofengrill vorheizen und die Pfanne 3 Minuten darunter stellen, bis die Frittata goldbraun ist.

Ergibt 6 Portionen.

Pro Portion: 151 Kalorien, 16 g Protein, 7 g Kohlenhydrate, 7 g Fett, 3 g gesättigte Fette, 1 g Ballaststoffe, 2 g Zucker

EIWEISS-FRITTATA MIT PUTEN-SPECK UND SPINAT

Im Vergleich zum klassischen Spiegelei mit Speck liefert dieses leckere Gericht nur wenige Kalorien.

	Fettfreies Kochspray
1	Tasse frischer Spinat, ohne Stiele
11	Eiweiß
1	ganzes Ei
¼	Tasse fettfreie Milch (oder Wasser)
	4 Streifen Putenspeck, gebraten und in kleine Stücke zerbröckelt

Salz
Pfeffer

Eine große, feuerfeste Pfanne auf mittelhoher Stufe erhitzen und mit Kochspray einsprühen. Spinat 2 bis 3 Minuten sautieren und beiseitestellen. In einer großen Schüssel Eiweiß, Ei und Milch (oder Wasser) mit dem Schneebesen verrühren. Spinat, in kleine Stücke zerbröckelten Putenspeck, Salz und Pfeffer in die Masse hineinrühren. Den Backofengrill vorheizen. Die Eiermischung in die Pfanne geben und 10 Minuten stocken lassen, bis sich eine feste Schicht gebildet hat. Die Pfanne 3 Minuten unter den Grill stellen, bis die Frittata goldbraun ist.

Ergibt 6 Portionen.

Pro Portion: 72 Kalorien, 10 g Protein, 2 g Kohlenhydrate, 3 g Fett, 1 g gesättigte Fette, 0 g Ballaststoffe, 1 g Zucker

FRITTATA MIT PUTENSPECK, SÜSSKARTOFFEL UND FRÜHLINGSZWIEBELN

Sparen Sie sich wegen der Süßkartoffel dieses Gericht für Phase 2 und danach auf. Es ist eine hervorragende Art, den Tag mit einer großen Portion Protein und Ballaststoffen zu beginnen.

	Fettfreies Kochspray auf pflanzlicher Basis
1	große Süßkartoffel, geschält und in ca. 1 cm große Würfel geschnitten
1	Tasse Frühlingszwiebeln, gehackt
11	Eiweiß
1	ganzes Ei
¼	Tasse fettfreie Milch (oder Wasser)
4	Streifen Putenspeck, gebraten und in kleine Stücke zerbröckelt
	Salz
	Pfeffer

Eine mittelgroße, feuerfeste Pfanne mit Kochspray einsprühen. Süßkartoffelwürfel 15 bis 20 Minuten gar braten. Frühlingszwiebeln dazugeben und weitere 2 bis 3 Minuten braten. Beiseitestellen. In einer großen Schüssel Eiweiß, Ei und Milch (oder Wasser) mit dem Schneebesen verrühren. Zerbröckelten Putenspeck, Salz und Pfeffer in die Masse hineinrühren. Den Backofengrill vorheizen. Die Eiermischung in die Pfanne zur Süßkartoffel und den Zwiebeln geben und 10 Minuten stocken lassen, bis sich eine feste Schicht gebildet hat. Die Pfanne abschließend 3 Minuten unter den Grill stellen, bis die Frittata goldbraun ist.

Ergibt 6 Portionen.

Pro Portion: 96 Kalorien, 9 g Protein, 9 g Kohlenhydrate, 2 g Fett, 1 g gesättigte Fette, 2 g Ballaststoffe, 4 g Zucker

Hauptgerichte

MANDEL-LINSEN-BRATEN

Wer braucht schon das Fett und die Kalorien eines herkömmlichen Hackbratens, wenn es eine so köstliche und fettarme Alternative gibt?

3	Tassen Wasser
1	Tasse getrocknete Linsen
1	TL Olivenöl
½	Tasse Zwiebeln, gehackt
1	Knoblauchzehe, gehackt
⅔	Tasse Karotten, gehackt
⅓	Tasse Stangensellerie, gehackt
2	Eiweiß, leicht geschlagen
1	EL Vollkornmehl
¾	Tasse ungesalzene rohe Mandeln
1	TL getrockneter Thymian

Das Wasser in einer mittelgroßen Pfanne aufkochen. Die Linsen dazugeben und zugedeckt ca. 45 Minuten köcheln lassen, bis sie weich sind. Beiseitestellen. Öl in einer beschichteten Pfanne auf mittelhoher Stufe erhitzen. Zwiebeln und Knoblauch zugeben und unter häufigem Rühren glasig dünsten. Karotte und Sellerie zugeben. Die Temperatur reduzieren und zugedeckt 10 bis 15 Minuten kochen, bis die Karotten gar sind. Abkühlen lassen.

Den Backofen auf 180°C vorheizen. Linsen, Gemüsemischung und übrige Zutaten in einer großen Schüssel miteinander vermengen. Die Masse in eine gefettete Auflaufform geben und ca. 45 Minuten backen, bis sie fest geworden ist. Warm servieren.

Ergibt 6 Portionen.

Pro Portion: 254 Kalorien, 15 g Protein, 29 g Kohlenhydrate, 10 g Fett, 1 g gesättigte Fette, 7 g Ballaststoffe, 5 g Zucker

HÄHNCHEN-SATAY

Dies ist ein Gericht, das sich hervorragend für Partys eignet. Ihre Gäste werden keine Ahnung haben, wie gesund diese leckeren Spieße sind.

---

170 g Hähnchenbrust, ohne Haut
    und Knochen
½ TL Currypulver
¼ TL Cayennepfeffer, gemahlen
⅛ TL schwarzer Pfeffer, frisch gemahlen
3 EL »Davids fettarme Erdnusssoße«
    (siehe Index)

Hähnchenbrust in sechs Streifen teilen und in eine kleine Schüssel geben. Currypulver, Cayennepfeffer und schwarzen Pfeffer dazugeben und gut miteinander vermengen. Zugedeckt im Kühlschrank 1 bis 2 Stunden ziehen lassen.

Den Backofengrill vorheizen. Hähnchen auf Holz- oder Metallspieße fädeln und auf der zweiten Schiene von oben auf beiden Seiten jeweils 2 bis 3 Minuten gar grillen. Erdnusssoße dazu reichen.

Ergibt 1 Portion.

Pro Portion: 312 Kalorien, 46 g Protein, 7 g Kohlenhydrate, 11 g Fett, 3 g gesättigte Fette, 2 g Ballaststoffe, 2 g Zucker

GEBACKENE FALAFELN MIT JOGHURT-MINZ-DRESSING

Falafeln triefen normalerweise vor Fett. Weil diese Variante aber gebacken und nicht frittiert wird, ist sie leicht und lecker zugleich.

Falafel

½ Tasse getrocknete Kichererbsen
¼ Tasse Frühlingszwiebel, gehackt
¼ Tasse frische Petersilie, gehackt
½ TL Backpulver
½ TL Koriander, gemahlen

½   TL Kreuzkümmel, gemahlen

¼   TL getrocknetes Basilikum

¼   TL getrockneter Thymian

¼   TL scharfe Pfeffersoße

⅛   TL Salz

⅛   TL schwarzer Pfeffer, gemahlen

⅛   TL roter Pfeffer, gemahlen

2   große Eiweiß

1   Knoblauchzehe, gehackt
    Fettfreies Kochspray auf
    pflanzlicher Basis

Relish

1   Tasse Eiertomaten, entkernt und
    gehackt

½   Tasse Vespergurke, entkernt und
    gehackt

1   EL Frühlingszwiebel, gehackt

1   TL frische Petersilie, gehackt

1   TL Zitronensaft, frisch gepresst

½   Serrano-Chili, gehackt

Joghurtdressing

½   Tasse fettfreier Naturjoghurt

⅛   TL Salz

1   TL frische Minzeblätter,
    gehackt

1   Knoblauchzehe, fein
    gehackt

Die Kichererbsen in einen großen Topf geben, mit Wasser bedecken und über Nacht stehen lassen. Am nächsten Tag das Wasser weggießen.

Den Backofen auf 180°C vorheizen. Kichererbsen und alle Zutaten für die Falafeln mit Ausnahme von Knoblauch, Eiweiß und Kochspray in einen Mixer geben und fein pürieren. Die Mischung in eine mittelgroße Schüssel geben und Knoblauch hinzufügen. Eiweiß dazugeben und gut verrühren. 15 Minuten ruhen lassen. Die Masse in acht gleich große Portionen teilen, aus diesen gleich große Bratlinge formen und auf ein mit Kochspray eingesprühtes Backblech legen. Bei 180°C ca. 10 Minuten backen, bis sie leicht gebräunt sind.

Für das Relish alle Zutaten miteinander vermengen.

Für das Dressing alle entsprechenden Zutaten zusammengeben und verrühren, bis sie gut vermischt sind.

Ergibt 2 Portionen.

Pro Portion: 246 Kalorien, 17 g Protein, 41 g Kohlenhydrate, 3 g Fett, 0 g gesättigte Fette, 11 g Ballaststoffe, 12 g Zucker

INGWERGLACIERTER HEILBUTT

Der süßlich-scharfe Ingwer verleiht diesem fettarmen, eiweißreichen Gericht eine besondere asiatische Note.

	Fettfreies Kochspray
¾	EL eingelegter Ingwer
½	TL Dijonsenf
½	TL salzarme Sojasoße
½	TL Ingwerwurzel, frisch gerieben
	Schwarzer Pfeffer, grob gemahlen
680 g	Heilbuttfilet

Den Backofengrill vorheizen und das Grillblech mit Kochspray einsprühen. Eingelegten Ingwer, Dijonsenf, Sojasoße, Ingwer und Pfeffer (nach Bedarf) in einer kleinen Schüssel miteinander vermengen. Mit einem Backpinsel die Ingwermischung über den Fisch streichen. 10 Minuten grillen, bis der Fisch gar ist oder sich leicht löst, wenn man mit einer Gabel hineinsticht.

Ergibt 2 Portionen.

Pro Portion: 148 Kalorien, 24 g Protein, 6 g Kohlenhydrate, 3 g Fett, 0 g gesättigte Fette, 0 g Ballaststoffe, 4 g Zucker

DAVIDS FETTARMER BARBECUE-BURGER

Rotes Fleisch muss nicht immer zu viele gesättigte Fette enthalten. Büffelfleisch schmeckt genauso gut wie Rind, ist aber wesentlich magerer. Außerdem ist es auch schneller gar.

110 g	mageres Büffelhack
110 g	mageres Putenbrusthack
1	EL Worcestershire-Soße
2	EL Dijonsenf
2	EL zucker- und salzarme Barbecuesoße
2	Eiweiß, leicht geschlagen
	Fettfreies Kochspray auf pflanzlicher Basis

Alle Zutaten mit Ausnahme des Kochsprays in einer großen Schüssel miteinander verrühren. Aus der Masse zwei Burger formen. Den Backofengrillrost oder eine beschichtete Pfanne mit dem Kochspray einsprühen und auf mittlerer Stufe erhitzen. Die Burger auf den Grill legen bzw. in die Pfanne geben und auf jeder Seite ca. 8 Minuten braten, wenn das Fleisch innen noch leicht rosa sein soll. Die Garzeit verlängern, wenn es ganz durchgebraten sein soll.

Ergibt 2 Portionen.

Pro Portion: 185 Kalorien, 33 g Protein, 8 g Kohlenhydrate, 3 g Fett, 1 g gesättigte Fette, 0,5 g Ballaststoffe, 4 g Zucker

SESAM-BUCHWEIZENNUDELN MIT FETTARMER ERDNUSSSOSSE

Servieren Sie dieses leicht zuzubereitende Gericht mit gedämpften Garnelen oder gewürfelter Hähnchenbrust als komplette Mahlzeit.

110 g	Sesam-Buchweizennudeln
3	EL »Davids fettarme Erdnusssoße« (siehe Index)

Buchweizennudeln nach Packungsanleitung kochen. In einem Sieb abtropfen lassen und anschließend gut mit der Erdnusssoße vermengen. Sofort servieren.

Ergibt 2 Portionen.

Pro Portion: 291 Kalorien, 13 g Protein, 41 g Kohlenhydrate, 9 g Fett, 1 g gesättigte Fette, 5 g Ballaststoffe, 3 g Zucker

GARNELEN AUF VOLLKORNPASTA MIT RUCOLA-DRESSING

Vollkornpasta hat eine etwas andere Konsistenz als herkömmliche Pasta aus Weißmehl und ist deshalb auch etwas schneller gar. Beachten Sie also die auf der Packung angegebene Kochzeit genau.

1	Tasse Bio-Vollkorn-Öhrchen-nudeln, gekocht (entspricht einer halben Tasse ungekochter Pasta)
110 g	Garnelen, abgespült, gekocht und in mundgerechte Stücke zerteilt
½	Tasse Tiefkühlerbsen, aufgetaut
½	Vespergurke, geschält und gewürfelt
¼	rote Paprika, gewürfelt
1	Frühlingszwiebel, in dünne Scheiben geschnitten Joghurt-Rucola-Dressing (siehe Index)

Pasta, Garnelen, Erbsen, Gurke, Paprika und Frühlingszwiebel in einer großen Schüssel gut miteinander vermengen. Das Joghurt-Rucola-Dressing einrühren und sofort servieren.

Ergibt 2 Portionen.

Pro Portion: 222 Kalorien, 21 g Protein, 31 g Kohlenhydrate, 2 g Fett, 0 g gesättigte Fette, 6 g Ballaststoffe, 5 g Zucker

SAUTIERTE GARNELEN NACH THAILÄNDISCHER ART

Was für ein vielseitiges und schmackhaftes Gericht! Es enthält nicht nur kalziumreichen Brokkoli, sondern auch Knoblauch, der gut fürs Herz ist. Dieses Essen ist also gesund und köstlich zugleich.

	Fettfreies Olivenöl-Kochspray
170 g	Garnelen, ohne Schale und Darm
1	Tasse Brokkoliröschen
½	Tasse rote Paprika, in ca. 1 cm breite Streifen geschnitten
½	Tasse Zuckerschoten, geputzt und halbiert
1	TL Chili-Knoblauch-Soße
⅓	Tasse »Davids fettarme Erdnusssoße« (siehe Index)

Eine große beschichtete Pfanne mit Kochspray einsprühen und auf mittelhoher Stufe erhitzen. Garnelen in die Pfanne geben und 1 bis 3 Minuten unter häufigem Rühren braten, bis sie durch sind. In eine Schüssel geben und zugedeckt warm halten. Die Pfanne abermals einsprühen und Gemüse und Chili-Knoblauch-Soße hinzufügen. Mit einem Holzlöffel unter häufigem Rühren ca. 5 bis 10 Minuten braten, bis das Gemüse gar ist. Garnelen und Erdnusssoße zur Gemüsemischung geben und verrühren, bis Garnelen und Gemüse gleichmäßig von Soße umgeben sind.

Ergibt 2 Portionen.

Pro Portion: 216 Kalorien, 27 g Protein, 10 g Kohlenhydrate, 9 g Fett, 1 g gesättigte Fette, 3 g Ballaststoffe, 3 g Zucker

Beilagen

ROTE PAPRIKASCHOTEN MIT QUINOA-FÜLLUNG

Hier verbinden sich zwei Glanzlichter zu einem köstlichen Gericht. Rote Paprika ist reich an Vitamin C und in Kombination mit den essenziellen Aminosäuren der nährstoffreichen Quinoa ein garantierter Volltreffer.

¼	Tasse Quinoa
1	Tasse stilles Mineralwasser
2	rote Paprikaschoten
½	grüner Apfel, entkernt und in Würfel geschnitten
1	EL Zitronensaft, frisch gepresst
1 ½	EL frische Petersilie, gehackt
1 ½	EL frische Minze, gehackt
1	Knoblauchzehe, gehackt
1	Tasse Tomaten (mit Saft, ungewürzt), gewürfelt

3	Frühlingszwiebeln, in dünne Scheiben geschnitten
½	TL Olivenöl
	Meersalz
	Schwarzer Pfeffer, frisch gemahlen

Quinoa in ein feines Sieb geben und unter fließendem Wasser abspülen, bis es klar abläuft. Wasser in einer kleinen Pfanne aufkochen. Quinoa dazugeben und 15 Minuten auf mittlerer bis niedriger Stufe kochen, bis das Wasser vollkommen aufgesogen ist. Beiseitestellen.

Paprika der Länge nach halbieren und von Häutchen und Kerngehäuse befreien. Strünke nicht wegschneiden, damit die Schoten ihre Form behalten und die Füllung später nicht auslaufen kann. Mit der Schalenseite nach unten in eine feuerfeste Form geben.

Apfel und Zitronensaft in einer mittelgroßen Schüssel miteinander vermischen. Quinoa, Kräuter, Knoblauch, Tomaten, Frühlingszwiebel und Öl dazugeben. Mit Salz und Pfeffer abschmecken und alles gut verrühren.

Den Backofen auf 180°C vorheizen. Die Quinoa-Masse gleichmäßig aufteilen und in die halbierten Paprikaschoten füllen. Etwas Wasser in die Auflaufform geben, um die Paprikaschoten herum, und 20 Minuten backen, bis die Füllung dampfend heiß ist.

Ergibt 2 Portionen.

Pro Portion: 174 Kalorien, 6 g Protein, 35 g Kohlenhydrate, 3 g Fett, 0 g gesättigte Fette, 6 g Ballaststoffe, 13 g Zucker

Salate

COUSCOUS-SALAT
Versuchen Sie diesen Salat in den Phasen 2 und 3 des Plans als Beilage zu einem fettarmen Fleisch- oder Fischgericht.

½	Tasse Couscous, gekocht
1 ½	EL fettfreier Naturjoghurt
1	EL rote Paprika, gehackt
1	EL Tomate, gewürfelt
1	EL Frühlingszwiebel, gehackt
1	TL frische Petersilie, gehackt
¼	TL Zitronenschale, gerieben
	Schwarzer Pfeffer, frisch gemahlen

Couscous, Joghurt, Paprika, Tomatenwürfel, Frühlingszwiebel, Petersilie und Zitronenschale in einer mittelgroßen Schüssel gut miteinander vermischen. Nach Bedarf mit schwarzem Pfeffer abschmecken. Sofort servieren oder im Kühlschrank aufbewahren und am nächsten Tag verzehren.

Ergibt 1 Portion.

Pro Portion: 106 Kalorien, 4 g Protein, 22 g Kohlenhydrate, 0 g Fett, 0 g gesättigte Fette, 2 g Ballaststoffe, 2 g Zucker

HÄHNCHEN-BOHNEN-SALAT

Um sich die Zubereitung Ihrer Mahlzeiten zu erleichtern, sollten Sie am Anfang der Woche einige Portionen Hähnchenbrust im Voraus grillen oder pochieren, die Sie dann für verschiedene Rezepte verwenden können. Zum Beispiel für diesen leckeren Salat, der sich auch hervorragend als leichtes Mittagessen eignet.

1	Tasse Kichererbsen aus der Dose, abgespült und abgetropft
1	Tasse Kidneybohnen aus der Dose, abgespült und abgetropft
1	kleine rote Zwiebel, gehackt
230	Gramm gegrillte oder pochierte Hähnchenbrust, ohne Haut und Knochen, in mundgerechte Stücke geschnitten
½	Tasse Dijon-Vinaigrette (siehe Index)

Kichererbsen, Bohnen, Zwiebel und die vorbereitete Hähnchenbrust in einer Schüssel gut durchmischen. Vinaigrette zugeben und alles gründlich miteinander vermengen. Den Salat zugedeckt über Nacht im Kühlschrank ziehen lassen, damit sich die Aromen der einzelnen Zutaten voll entfalten. Vor dem Anrichten den Salat in eine andere Schüssel geben. Zum Umfüllen am besten einen perforierten Salatlöffel oder einen Schaumlöffel verwenden, damit möglichst viel von der Vinaigrette abtropfen kann.

Ergibt 3 Portionen.

Pro Portion: 292 Kalorien, 31 g Eiweiß, 32 g Kohlenhydrate, 3 g Fett, 1 g gesättigte Fette, 8 g Ballaststoffe, 8 g Zucker.

QUINOA-SALAT

Genießen Sie in den Phasen 2 oder 3 des Ernährungsplans diesen Salat als leckere vollwertige Ergänzung zu einem fettarmen und proteinreichen Mittagessen.

½	Tasse Quinoa
1	Tasse stilles Mineralwasser
¼	Tasse Gurke, gewürfelt
¼	Tasse Tomaten, geschält, entkernt und gewürfelt

3   Orangenspalten, grob zerhackt
2   EL Stangensellerie, gehackt
2   EL Zitronen-Koriander-Dressing
    (siehe Index)
    Frische Korianderblätter zum
    Garnieren

Quinoa in ein feines Sieb geben und unter fließendem Wasser spülen, bis es klar abläuft. Wasser in einer kleinen Pfanne aufkochen. Quinoa dazugeben und 15 Minuten auf mittlerer bis niedriger Stufe kochen, bis das Wasser vollkommen aufgesogen ist.

In der Zwischenzeit Gurken- und Tomatenwürfel, Orangenspalten, Sellerie und Dressing in eine mittelgroße Schüssel geben. Quinoa unterheben und alle Zutaten vorsichtig mischen. In den Kühlschrank stellen und abkühlen lassen. Mit Korianderblättern garnieren und gekühlt servieren.

Ergibt 2 Portionen.

Pro Portion: 179 Kalorien, 6 g Protein, 33 g Kohlenhydrate, 3 g Fett, 0 g gesättigte Fette, 3 g Ballaststoffe, 3 g Zucker

SÜSSKARTOFFEL-MANDEL-SALAT MIT SENF-VINAIGRETTE

Als junger Anwalt und Bodybuilder hatte ich stets einige Süßkartoffeln in meinen Anzugtaschen. Diese schmackhafte Beilage ist reich an Betacarotin und vereint darüber hinaus die Vorteile von Vitamin E und Ballaststoffen.

---

680 g Süßkartoffeln
       (1 bis 2 mittelgroße Kartoffeln)
1   TL Dijonsenf
1   TL körniger Senf
2   TL Weißweinessig
⅛   TL Salz
1   TL Olivenöl
1   Stangensellerie, in dünne
       Scheiben geschnitten
2   EL rohe Mandeln, gehobelt
2   Frühlingszwiebeln, in dünne
       Scheiben geschnitten

Süßkartoffeln der Länge nach halbieren und in ca. 2,5 cm große Würfel schneiden. In kochendes Wasser geben und 10 bis 12 Minuten garen, bis sie weich sind.

In einer mittelgroßen Schüssel die beiden Senfarten, Essig und Salz mit einem Schneebesen verrühren. Öl langsam dazugießen und so lange schaumig schlagen, bis die Masse cremig ist. Kartoffelwürfel,

Sellerie und Mandeln hinzufügen und alles vorsichtig miteinander vermischen. Auf Zimmertemperatur abkühlen lassen und vor dem Anrichten mit Frühlingszwiebeln garnieren.

Ergibt 3 Portionen.

Pro Portion: 191 Kalorien, 4 g Protein, 36 g Kohlenhydrate, 4 g Fett, 0 g gesättigte Fette, 6 g Ballaststoffe, 7 g Zucker

SALAT MIT INGWER UND RINDERLENDE NACH THAILÄNDISCHER ART

Dieser Salat schmeckt sowohl warm als auch kalt hervorragend. In gekühltem Zustand ist das Fleisch nicht ganz so würzig, geben Sie ihm daher ½ TL rote Chiliflocken zu. Warm serviert benötigen Sie dagegen nur ¼ TL. Falls kein Baby Bok Choy erhältlich ist, können Sie stattdessen mehr von der Blattsalat-Mischung verwenden.

170 g	Rinderfilet, ohne überschüssiges Fett
1	TL frische Ingwerwurzel, gerieben
1	Knoblauchzehe, gehackt
¼ – ½	TL rote Chiliflocken
	Saft einer ½ Limette
	Fettfreies Kochspray
1	Baby Bok Choy, in Scheiben geschnitten (ergibt ca. 1 Tasse)
1	Tasse Blattsalat-Mischung, gewaschen und abgetropft
1	EL Karotte, gerieben
¼	Tasse Bohnensprossen
3	EL Ingwer-Soja-Dressing (siehe Index)

Lende in ca. 1 cm breite Scheiben schneiden und in eine kleine Schüssel geben. Ingwer, Knoblauch und Chiliflocken hinzufügen. Limettensaft über das Fleisch träufeln und alles gut miteinander verrühren. Bei Zimmertemperatur ca. 10 bis 15 Minuten durchziehen lassen.

In der Zwischenzeit eine mittelgroße beschichtete Pfanne auf mittelhoher Stufe erhitzen und mit Kochspray einsprühen. Den Bok Choy zugeben und 1 bis 2 Minuten garen, bis die Blätter zusammenfallen, aber der Kohl noch bissfest ist. Auf einem Teller anrichten.

Die Pfanne mit Küchenpapier auswischen und erneut mit Kochspray einsprühen. Auf hoher Stufe erhitzen. Lendenscheiben in die Pfanne geben und auf jeder Seite 30 Sekunden anbraten. Wenn das Fleisch nicht rosa, sondern durchgebraten sein soll, pro Seite 20 Sekunden mehr einplanen. Beiseitestellen.

Einen Teller mit Bok Choy, Blattsalat-Mischung, Karotten und Bohnensprossen anrichten. Das Steak über den Salat geben. Sofort servieren oder bis zu 6 Stunden abgedeckt kühl stellen und gekühlt servieren. Unmittelbar vor dem Verzehr mit Dressing beträufeln.

Ergibt 1 Portion.

Pro Portion: 363 Kalorien, 33 g Protein, 18 g Kohlenhydrate, 15 g Fett, 5 g gesättigte Fette, 3 g Ballaststoffe, 9 g Zucker

THUNFISCH-QUINOA-SALAT

Bereiten Sie in Phase 2 dieses einfache Gericht stets am Vorabend zu, damit Sie am nächsten Tag auf ein gesundes Mittagessen zurückgreifen können, das reich an Ballaststoffen und fettarmem Protein ist.

½	Tasse Quinoa, gekocht
170 g	Thunfisch in Wasserlake, abgespült, abgetropft und zerteilt
¼	Tasse Kirschtomaten
¼	Tasse italienische Petersilie, fein gehackt
⅛	Tasse Walnüsse, gehackt
1	EL Zitronensaft, frisch gepresst
½	EL Olivenöl, Extra Vergine
¼	TL koscheres Salz
1	Prise schwarzer Pfeffer, grob gemahlen

Alle Zutaten in eine große Schüssel geben und vorsichtig miteinander vermischen.

Ergibt 2 Portionen.

Pro Portion: 281 Kalorien, 26 g Protein, 18 g Kohlenhydrate, 12 g Fett, 1 g gesättigte Fette, 2 g Ballaststoffe, 1 g Zucker

Tipp: Verwenden Sie ein grobes und nicht jodiertes Salz, wenn kein koscheres Salz erhältlich ist.

THUNFISCHSALAT MIT KÖRNIGEM SENF UND WASSERKASTANIEN

Wer braucht schon Mayonnaise? Sie sicher nicht! Dieses Gericht ist aromareich, aber fettarm.

1	Dose Thunfisch in Wasserlake
1	TL körniger Senf
1	TL fettfreier Naturjoghurt
3	Wasserkastanien, grob gehackt
1	Stangensellerie, grob gehackt
1	TL Zitronensaft, frisch gepresst

Alle Zutaten in eine kleine Schüssel geben und gut miteinander vermischen.

Ergibt 2 Portionen.

Pro Portion: 113 Kalorien, 22 g Protein, 3 g Kohlenhydrate, 1 g Fett, 0 g gesättigte Fette, 1 g Ballaststoffe, 1 g Zucker

WARMER LINSEN-LACHS-SALAT

Wenn Sie diesen leckeren Salat schon am Vorabend zubereiten, dann haben Sie am nächsten Tag ein protein- und ballaststoffreiches Mittagessen, das Ihnen die nötige Energie für den Nachmittag liefert.

	Fettfreies Kochspray
½	Tasse rote Paprika, gehackt
¼	Tasse Schalotten, gehackt
1	Dose Sockeye-Lachs (oder eine andere Art von wildem Lachs), abgespült und abgetropft
1	Tasse Linsen, gekocht
	Salz
	Schwarzer Pfeffer, frisch gemahlen

Eine beschichtete Pfanne mit Kochspray einsprühen und auf mittelhoher Stufe erhitzen. Paprikaschoten und Schalotten 2 bis 3 Minuten andünsten. Lachs dazugeben und 3 bis 5 Minuten braten, bis er gut erhitzt ist. Vom Herd nehmen, Linsen zur Lachsmischung geben und alles vorsichtig

miteinander vermengen. Mit Salz und Pfeffer abschmecken.

Ergibt 2 Portionen.

Pro Portion: 288 Kalorien, 27 g Protein, 26 g Kohlenhydrate, 10 g Fett, 2 g gesättigte Fette, 9 g Ballaststoffe, 4 g Zucker

Soßen, Dips und Dressings

BALSAMICO-VINAIGRETTE

Nehmen Sie in Phase 1 statt Balsamico-Essig herkömmlichen Rotweinessig und lassen Sie den Honig weg.

¼	Tasse Balsamico-Essig
2	EL stilles Mineralwasser
1	EL Zitronensaft
1	TL Honig
1	TL frischer Thymian, gehackt
1	TL frischer Dill, gehackt
1	TL frische Petersilie, gehackt
	Schwarzer Pfeffer, frisch gemahlen

Essig, Wasser, Zitronensaft, Honig und Kräuter in eine kleine Schüssel oder ein Schraubglas geben. Mit Pfeffer abschmecken. Mit dem Schneebesen verrühren bzw. durchschütteln, bis alle Zutaten gut vermischt sind. Sofort verwenden oder im Kühlschrank lagern und im Laufe einer Woche aufbrauchen.

Ergibt 8 Portionen.

Pro Portion: 9 Kalorien, 0 g Protein, 2 g Kohlenhydrate, 0 g Fett, 0 g gesättigte Fette, 0 g Ballaststoffe, 2 g Zucker

ZITRUS-KORIANDER-DRESSING

In Phase 1 ist dieses Dressing aufgrund des Orangensafts tabu. So oder so ist es aber viel gesünder als viele herkömmliche, im Supermarkt fertig erhältliche Dressings.

2	EL frischer Orangensaft
1	EL stilles Mineralwasser
2	TL frischer Limettensaft
2	TL frischer Zitronensaft
1	TL körniger Senf
½	TL Orangenschale, gerieben
½	TL Korianderblätter, gehackt
½	TL Olivenöl (optional)

Orangensaft, Wasser, Limetten- und Zitronensaft, Senf, Orangenschale, Koriander und – je nach Wunsch – Öl in eine kleine Schüssel oder ein Schraubglas geben. Mit dem Schneebesen verrühren oder durchschütteln, bis alle Zutaten gut vermischt sind. Sofort verwenden oder im Kühlschrank lagern und im Laufe einer Woche aufbrauchen.

Ergibt 5 Portionen.

Pro Portion: 6 Kalorien, 0 g Protein, 1 g Kohlenhydrate, 0 g Fett, 0 g gesättigte Fette, 0 g Ballaststoffe, 1 g Zucker

DAVIDS GESUNDE MEERES-FRÜCHTE-SOSSE

Wer braucht schon Mayonnaise und Fett strotzende Tartarsoße, wenn er diese köstliche fettfreie Soße zum Fisch genießen kann?

½	Tasse fettfreier Naturjoghurt
1	EL Kapern, abgespült und abgetropft
1	EL Dillgurken aus dem Glas, abgespült, abgetropft und gehackt
1	TL Cornichons, abgespült, abgetropft und gehackt
1	EL frischer Zitronensaft
1	EL frischer Dill, gehackt
2	EL Dijonsenf
2	EL weißer Meerrettich, aus dem Glas
	Salz und Pfeffer zum Abschmecken

Alle Zutaten in eine mittelgroße Schüssel geben und gut miteinander verrühren. Bis zum Verzehr zugedeckt im Kühlschrank aufbewahren.

Ergibt 2 Portionen.
Pro Portion: 57 Kalorien, 6 g Protein, 12 g Kohlenhydrate, 0 g Fett, 0 g gesättigte Fette, 1 g Ballaststoffe, 5 g Zucker

DAVIDS FETTARME ERDNUSS-SOSSE

Diese fett- und zuckerarme Soße schmeckt hervorragend zu pochierter Hähnchenbrust (siehe Index), Vollkornpasta oder als Dip zu frischem Gemüse.

- ¼ Tasse ungesüßte Erdnussbutter
- ¼ Tasse stilles Mineralwasser
- 2 EL Limettensaft, frisch gepresst
- 1 EL salzarme Sojasoße
- ½ TL Limettenschale, gerieben
- ½ TL Knoblauchzehe, gehackt
- ½ TL frische Ingwerwurzel, gerieben
- ½ TL thailändische Chilipaste

Alle Zutaten in eine kleine Schüssel oder einen Mixer geben. Pürieren, bis eine glatte Masse entsteht. Sofort verzehren. Die verbleibende Soße hält sich gekühlt bis zu 3 Tage.

Ergibt 10 Portionen.

Pro Portion: 40 Kalorien, 2 g Protein, 2 g Kohlenhydrate, 3 g Fett, 0,5 g gesättigte Fette, 0 g Ballaststoffe, 0 g Zucker

DIJON-VINAIGRETTE

Dieses Dressing wertet den Geschmack der meisten herkömmlichen Salate erheblich auf. Verwenden Sie in Phase 1 statt des Balsamico-Essigs Rotweinessig und lassen Sie den Honig weg.

- ¼ Tasse Balsamico-Essig
- 2 EL stilles Mineralwasser
- 1 EL Zitronensaft
- 1 TL Dijonsenf
- 1 TL Honig
  Schwarzer Pfeffer, frisch gemahlen

Essig, Wasser, Zitronensaft, Senf und Honig in eine kleine Schüssel oder ein Schraubglas geben. Mit Pfeffer abschmecken und alle Zutaten mit dem Schneebesen verrühren bzw. durchschütteln, bis sie gut durchgemischt sind. Sofort verwenden oder im Kühlschrank lagern und im Laufe einer Woche aufbrauchen.

Ergibt 8 Portionen.

Pro Portion: 9 Kalorien, 0 g Protein, 2 g Kohlenhydrate, 0 g Fett, 0 g gesättigte Fette, 0 g Ballaststoffe, 2 g Zucker

FETTFREIES HUMMUS

Servieren Sie diese Paste in den Phasen 2 oder 3 als Snack mit Stangensellerie, Vollkorn-Crackern oder Gurkenscheiben. Für mehr Pfiff kann man etwas Cayennepfeffer oder einige Tropfen scharfe Pfeffersoße dazugeben.

1 ½	Tassen Kichererbsen, gekocht oder aus der Dose, abgespült und abgetropft
¼	Tasse fettfreier Naturjoghurt
1	EL gehackte Petersilie
1	EL gehackte Knoblauchzehe
¼	TL gemahlener Kreuzkümmel
¼	TL gemahlener Cayennepfeffer
¼	Tasse Zitronensaft, frisch gepresst

Alle Zutaten in einen Mixer geben und zu einer glatten Masse verarbeiten. Sofort verzehren oder gekühlt maximal 3 Stunden aufbewahren.

Ergibt 2 Portionen.

Pro Portion: 227 Kalorien, 12 g Protein, 40 g Kohlenhydrate, 3 g Fett, 0 g gesättigte Fette, 10 g Ballaststoffe, 4 g Zucker

PAPRIKA-MANDEL-DIP

Reichen Sie diesen köstlichen Dip mit Stangensellerie, Gurkenscheiben oder Vollkorncrackern als leckeren Vormittagssnack.

	Fettfreies Kochspray auf pflanzlicher Basis
1	große Knoblauchzehe, zerdrückt
½	TL rote Chiliflocken, zerstoßen
3	gegrillte rote Paprikaschoten, halbiert und vom Kerngehäuse befreit
½	Tasse rohe Mandeln aus biologischem Anbau, grob gehackt
1	EL Olivenöl
	Salz
	Pfeffer

Eine mittelgroße beschichtete Pfanne mit Kochspray einsprühen. Knoblauch und Chiliflocken dazugeben und auf niedriger Stufe 10 Minuten erhitzen.

Abgekühlte, gegrillte Paprikaschoten in einen Mixer geben und grob pürieren. Mandeln, Knoblauch und Chiliflocken hinzufügen und erneut verquirlen, bis alles grob verarbeitet ist. Öl langsam dazugeben und die Masse ein- oder zweimal kräftig durchmixen. Nach Bedarf mit Salz und Pfeffer abschmecken.

Ergibt 3 Portionen.

Pro Portion: 227 Kalorien, 7 g Protein, 15 g Kohlenhydrate, 17 g Fett, 2 g gesättigte Fette, 6 g Ballaststoffe, 8 g Zucker

SÜSSKARTOFFEL-AUFSTRICH

Reichen Sie dieses Gericht entweder zimmerwarm oder gekühlt. Es ist ein hervorragender Snack mit Gurkenscheiben oder (wenn Sie mal wieder über die Stränge schlagen wollen und sich nicht in Phase 1 der Diät befinden) Vollkorn-Pittabrotecken.

	Fettfreies Kochspray auf pflanzlicher Basis
3	große Süßkartoffeln (ca. 900 g), geschält und in ca. 2,5 cm große Würfel geschnitten
1	kleine gelbe Zwiebel, gehackt
1	Tasse Kichererbsen aus der Dose, abgespült und abgetropft
¾	TL Salz
¼	TL Currypulver
¼	TL Kreuzkümmel, gemahlen
2	EL Wasser

Den Backofen auf 200°C erhitzen. Einen flachen Bräter mit Kochspray einsprühen. Süßkartoffelwürfel dazugeben, mit Folie abdecken und 15 Minuten backen. Die Folie entfernen und ca. 30 Minuten weiterbacken, bis sie gar sind. Beiseitestellen.

In der Zwischenzeit die Zwiebel in einer mittelgroßen beschichteten Pfanne auf mittlerer Stufe dünsten, bis sie glasig wird (2 bis 3 Minuten). Kichererbsen dazugeben und 1 bis 2 Minuten unter häufigem Rühren weiterbraten. Beiseitestellen. Zwiebelmischung in einen Mixer geben und pürieren. Süßkartoffelwürfel, Salz, Currypulver und Kreuzkümmel hinzufügen und die Masse nochmals gut mixen. Bei Bedarf etwas Wasser zugeben, bis die Mischung glatt ist.

Ergibt 4 Portionen.

Pro Portion: 193 Kalorien, 6 g Protein, 41 g Kohlenhydrate, 1 g Fett, 0 g gesättigte Fette, 7 g Ballaststoffe, 11 g Zucker

JOGHURT-RUCOLA-DRESSING

Dieses Dressing eignet sich hervorragend als Dip oder zum Salat. Sie werden den pfeffrigen Geschmack des jungen Rucola lieben.

⅛	Tasse fettfreier Naturjoghurt
1	TL Zitronensaft, frisch gepresst
¼	Tasse abgepackte junge Rucola-Blätter, ohne Stiele
1	Prise getrockneter Oregano
1	Prise getrockneter Majoran
	Salz und Pfeffer zum Abschmecken

Alle Zutaten in einen Mixer geben und zu einer glatten Masse verarbeiten.

Ergibt 2 Portionen.

Pro Portion: 9 Kalorien, 1 g Protein, 2 g Kohlenhydrate, 0 g Fett, 0 g gesättigte Fette, 0 g Ballaststoffe, 1 g Zucker

STRATEGIEN FÜR DEN NEW YORKER GROSSSTADTALLTAG

Ich schreibe dieses Kapitel kurz nach Thanksgiving. Zu diesem uramerikanischen Fest der herbstlichen Schlemmereien habe ich mir ein schönes Stück Pecan-Nusskuchen, hausgemachte Maisbrotfüllung und einen guten Rotwein gegönnt. Das Leben ist einfach zu kurz, um ganz auf solche kulinarischen Genüsse zu verzichten. An dieser Stelle sollte ich vielleicht noch anmerken, dass mein Sternzeichen

Steinbock ist und ich daher grundsätzlich sehr ordnungsliebend und diszipliniert bin. Wenn ich mich bewusst ernähre und nur in Maßen Alkohol trinke, sehe ich nicht nur frischer aus, ich fühle mich auch insgesamt wohler und denke klarer.

Nach Feiertagen wie Thanksgiving, an denen ich über die Stränge schlage, lege ich längere und härtere Lauf-, Rad- und Rudereinheiten ein als sonst. Außerdem trinke ich mehr Wasser und esse bevorzugt solche Nahrungsmittel, die den Körper beim Abbau der angesammelten Schlackenstoffe unterstützen. Ich vertrete uneingeschränkt die Haltung »Wer feiert, muss auch arbeiten können«. Gelegentliche Ausrutscher wie Cheeseburger mit Pommes gleiche ich daher mit meinen Protein-Shakes, Vitamindrinks und Eiweiß-Frittaten wieder aus.

In diesem Kapitel werde ich Sie mit einer Strategie vertraut machen, mit der Sie ohne Reue in den Genuss praktisch aller Lebensmittel kommen können. Sie werden dabei lernen, alle Vorzüge des New Yorker Großstadtlebens auszukosten – das schnelle Tempo, das hervorragende Essen, die tollen Partys –, ohne sich mit den negativen Folgen herumzuschlagen, die dieser Lebensstil oft nach sich zieht: Stress, Kopfschmerzen nach einer durchzechten Nacht und einige Pfunde zu viel auf den Hüften.

Das New Yorker Nachtleben überstehen

Es gibt einen guten Grund, warum Alkohol auf meiner »A, B, C, D, E und F«-Liste steht (siehe Kapitel 2). Reiner Alkohol enthält etwa 7 Kalorien pro Gramm, d. h. er ist fast doppelt so kalorienhaltig wie Kohlenhydrate oder Protein (die beide 4 Kalorien pro Gramm enthalten). Wenn Sie einen Cocktail trinken, sollten Sie auch an die Kalorien denken, die sich im Saft, in der Limonade oder den anderen süßen Inhaltsstoffen befinden. Diese Bestandteile ergeben in Verbindung mit dem Alkohol insgesamt oft mehr Kalorien als ein normal großes Stück Schokoladenkuchen. Nachdem Sie nun über den hohen Kaloriengehalt von Alkohol Bescheid wissen, die gute Nachricht: In Phase 3 der Ultimativen New York Diät können Sie sich getrost einmal einen Drink genehmigen, wenn Sie die folgenden Ratschläge zum vernünftigen Umgang mit Alkohol beherzigen.

1. Erst essen, dann trinken – und zwar immer

Vor nicht allzu langer Zeit ignorierte ich diese Regel und musste bitter dafür büßen. Es war Halloween, und ich hätte mich wohl besser an meinen eigenen Ratschlag gehalten. Ich ging auf eine Party, auf der es nur Alkohol zu trinken gab. Dummerweise hatte ich zuvor nichts gegessen und leider auch keine Flasche mit Wasser dabei. Entsprechend war ich schnell durstig und nahm daher einige Drinks zu mir. Ich würde ja gerne behaupten, dass man mich zum Trinken überredet hätte, aber lassen wir das lieber. Schließlich bin nur ich allein für mein Leben und die Entscheidungen, die ich treffe, verantwortlich. Später fand ich mich dann in einem Nachtrestaurant wieder und verschlang Putenburger mit Pommes in dem verzweifelten Versuch, den Alkohol zumindest halbwegs zu neutralisieren. Bevor ich ins Bett ging, trank ich schließlich noch an die vier Flaschen Mineralwasser. Leider bewahrten mich weder Essen noch Wasser davor, am nächsten Tag mit einem sehr schmerzhaften und irgendwie auch etwas peinlichen Kater aufzuwachen. Ich muss wohl nicht extra erwähnen, dass ich am nächsten Morgen die Quittung für mein Trinkverhalten vom Vorabend bekam. Als ich mit stechenden Kopfschmerzen aufwachte, musste ich über mich selbst lachen. »Du hättest es wirklich besser wissen sollen«, dachte ich mir. »Was habe ich mir nur dabei gedacht?« Man ist eben nie zu alt, um aus seinen Fehlern zu lernen. In meinem Fall waren weder der Alkohol noch die Süßigkeiten und die in Wodka eingelegten Cranberrys eine gute Idee gewesen.

Wenn Sie etwas Vernünftiges im Magen haben, gelangt der Alkohol langsamer ins Blut. Gut, ich gebe es ja zu – so richtig in die Vollen gehen kann man auf diese Weise vielleicht nicht, dafür hilft diese Maß-

nahme garantiert dabei, den Kopfschmerz am nächsten Tag zu vermeiden. Außerdem schützen Sie dadurch Ihre Organe vor dem Schaden, der durch die giftige Wirkung des Alkohols entstehen kann.

Bevor Sie also das nächste Mal das Haus verlassen, um eine Bar oder Cocktailparty aufzusuchen, nehmen Sie am besten einen Protein-Shake oder Multivitamin-Drink zu sich. Der Shake wird ihren Magen wie einen Schutzmantel umhüllen und die Aufnahme des Alkohols ins Blut verzögern. Das Multivitamin-Mineralstoff-Präparat versorgt Ihren Körper mit Antioxidantien, welche die freien Radikale binden, die durch den Alkohol entstehen – vor allem dann, wenn Sie es übertreiben. Trinken Sie danach ein Glas Wasser, um Ihren Wasserhaushalt aufzubessern. Alkohol entwässert – das erklärt auch, warum viele so häufig austreten müssen, wenn sie einmal einen über den Durst trinken. Um Dehydrierung zu vermeiden – die für sich genommen schon katerähnliche Symptome hervorrufen kann, – sollten Sie zu Beginn sowie im Laufe des Abends ausreichend Wasser zu sich nehmen. Trinken Sie nach jedem Glas Alkohol zwei Gläser Wasser – Sie sorgen so dafür, dass Ihr Körper dauerhaft hydriert bleibt; außerdem trinken Sie auf diese Weise automatisch weniger Alkohol.

Wenn Sie nun einen Schritt weitergehen möchten, um einem morgendlichen Kater vorzubeugen, können Sie auch den nachfolgenden Rat beherzigen. Ich hatte vor Jahren einmal eine Bekannte, die sich hin und wieder gerne einen Cocktail oder zwei genehmigte. Bevor sie abends ausging, trank sie stets zwei Esslöffel pures Olivenöl, um ihren Magen damit wie mit einem Schutzfilm zu überziehen. Sie beteuerte, mit dieser Methode nie verkatert aufgewacht zu sein.

2. Informieren Sie sich über die Zusammensetzung Ihres Drinks

Um sich die zeitgemäße kohlenhydratarme Ernährungsweise zunutze zu machen, drücken viele Hersteller von Hochprozentigem ihren Produkten den Stempel »kohlenhydratfrei« auf. Obwohl diese Behauptung nicht direkt falsch ist, ist sie dennoch irreführend. Spirituosen sind grundsätzlich gebrannt und enthalten daher keine Kohlenhydrate. Wenn man aber Wodka oder Whiskey mit dem Prädikat »kohlenhydratfrei« bewirbt, dann ist das so ähnlich, wie wenn man einen Schokoriegel als »cholesterinfrei« deklariert. Dick macht er trotzdem.

Statt darauf zu achten, aus wie vielen Kohlenhydraten ein alkoholisches Getränk besteht, sollten Sie lieber darauf achten, wie viele Kalorien es enthält. 150 ml Wein enthalten für gewöhnlich ca. 110 Kalorien, die aus 5 g Kohlenhydraten und etwa 13 g Alkohol stammen. Meiner Meinung nach ist Wein daher allen anderen alkoholischen Getränken vorzuziehen. In Maßen getrunken wirkt sich Wein nicht nur positiv aufs Herz aus (eine Wirkung, die auf den pflanzlichen Wirkstoffen der Trauben beruht), sein Alkohol gelangt auch langsamer ins Blut als gemixte Drinks (die meist mit kohlensäurehaltigen Getränken gemischt werden). Da liebliche Weine in der Regel mehr Zucker und damit auch mehr Kalorien, enthalten, sollten Sie auf trockene Weine zurückgreifen. Ein Glas trockener Weißwein enthält zum Beispiel etwa 120 Kalorien, ein lieblicher Dessertwein dagegen geschlagene 270 Kalorien. Wenn man den Wein mit Mineralwasser versetzt und eine Schorle daraus macht, sinkt die Kalorienzahl sogar noch weiter.

Die zweitbeste Wahl fällt auf Champagner. Mit nur ca. 100 Kalorien pro Glas ist das schäumende Getränk so leicht wie erfrischend. Dabei muss man allerdings bedenken, dass die Kohlensäure dafür sorgt, dass der Alkohol schneller ins Blut gelangt, was wiederum zu einem mörderischen Kater führen kann, wenn man unvorsichtig ist.

Danach kommt Bier. Light-Varianten enthalten zwar weniger Kalorien als herkömmliches Bier, doch sie schmecken oft nicht besonders intensiv. Wenn Sie ein Bierkenner sind, sollten Sie bei der Marke Ihrer Wahl bleiben, Ihren Bierkonsum aber auf ein Glas beschränken. Und dieses dann auch in vollen Zügen genießen.

Alkoholische Mischgetränke kommen mit Abstand am schlechtesten weg. Sie enthalten nicht nur die Kalorien aus dem Alkohol, sondern auch noch die aus den anderen Zutaten. Wenn Sie aber auf einen Drink mit buntem Schirmchen nicht verzichten können, dann sollten Sie zumindest die besonders zuckerhaltigen Zutaten wie Saft oder Limonade durch kalorienarme bzw. -freie Alternativen ersetzen, wie zum Beispiel eisgekühlten schwarzen/grünen Tee oder Mineralwasser.

Bei der Auswahl des Drinks sollten Sie auch die Größe des Glases bedenken, in der die Bar oder das Restaurant die Getränke üblicherweise ausschenkt. Je größer der Drink, desto höher der Kaloriengehalt. Viele Bars servieren oft badewannengroße Margaritas – was erklärt, warum diese Drinks mehr als 400 Kalorien enthalten können. Aus diesem Grund sind Martinis und Cosmopolitans – die in kleineren Gläsern serviert

werden – grundsätzlich den genannten Margaritas vorzuziehen.

Die folgende Tabelle wird Sie bei einer klugen Getränkewahl unterstützen. Für alle aufgelisteten Cocktails werden 45 ml hochprozentiger gebrannter Alkohol veranschlagt (es sei denn, es ist anders angegeben):

Div. hochprozentige Spirituosen (40 %)	45 ml	100 Kalorien
Bier	360 ml	150 Kalorien
Rotwein	180 ml	128 Kalorien
Weißwein	180 ml	120 Kalorien
Roséwein	180 ml	128 Kalorien
Dessertwein (lieblich)	180 ml	270 Kalorien
Champagner	120 ml	105 Kalorien
Margarita	150 ml	550 Kalorien
Mudslide	135 ml	417 Kalorien
Long-Island-Eistee	240 ml	380 Kalorien
Piña Colada	180 ml	293 Kalorien
Bacardi Silver	360 ml	225 Kalorien

3. Trinken Sie in Maßen

Ich persönlich bin der Meinung, dass man pro Woche nicht mehr als ein- oder zweimal Alkohol trinken sollte. Aber ich lebe auch nicht auf dem Mond und weiß ganz genau, dass einige von Ihnen das obligatorische Gläschen Wein zum Abendessen niemals oder nur höchst widerwillig aufgeben würden – ungeachtet dessen, was ich Ihnen zu diesem Thema auch immer predige.

Wenn Sie zu dieser Gruppe gehören, sollten Sie zumindest versuchen, sich an den von der US-Regierung herausgegebenen Dietary Guidelines for Americans *(Ernährungsrichtlinien für die amerikanische Bevölkerung)* zu orientieren, die einige Anhaltspunkte für einen gefahrlosen, maßvollen Umgang mit Alkohol bieten. Insgesamt sollten Frauen pro Tag nicht mehr als ein alkoholisches Getränk zu sich nehmen, Männer maximal zwei. Diese Menge entspricht in etwa 360 ml Bier, 300 ml süßer Weinschorle, 150 ml Wein oder 45 ml hochprozentigem Alkohol.

Warum diese Grenze? Alkohol schlägt sich nicht nur rein äußerlich in Form von Hüftspeck nieder, sondern kann auch das Risiko für eine Vielzahl von Erkrankungen erhöhen. Auch wenn neuere Studien ergeben haben, dass maßvolles Trinken (d. h. ein oder zwei Gläser pro Tag) die Gefahr von Herzerkrankungen mindert und Ihnen am Ende eines anstrengenden Arbeitstages sicher beim Ausspannen hilft, kann

übermäßiges Trinken gesundheitsschädigende Wirkungen haben und zu Leberzirrhose oder Brustkrebs führen.

4. Trinken Sie Wasser nach jedem Glas Alkohol

Okay, ich habe Sie gerade dazu angehalten, in Maßen zu trinken, was für Frauen bedeutet, es bei einem alkoholischen Getränk zu belassen. Auf der anderen Seite bin ich aber auch Realist. Ich weiß, dass es einige Anlässe gibt – wie zum Beispiel Silvester, der eigene Geburtstag oder womöglich Halloween –, an denen Sie jede Vorsicht in den Wind schlagen. Versuchen Sie in diesen Situationen nach jedem Glas Alkohol ein oder zwei Gläser Wasser zu trinken. Das Wasser hält Ihren Flüssigkeitshaushalt stabil und reduziert darüber hinaus auch die Geschwindigkeit, mit der man normalerweise Alkohol trinkt. Vor dem Schlafengehen sollten Sie abschließend noch ein weiteres Glas Wasser zu sich nehmen, damit Sie am nächsten Tag nicht unter Dehydrierungskopfschmerz leiden.

5. Entgiften Sie Ihren Körper am Morgen danach

Wenn man Alkohol trinkt, badet das Gehirn in Ethanol. Die dort befindlichen Zellen passen sich schnell an diesen Zustand an: Sobald die Zufuhr gedrosselt wird und der Alkoholpegel in Blut und Gehirn abfällt, ist man praktisch *auf Entzug*. Typische Entzugserscheinungen sind Kopfschmerzen, Übelkeit, trockener Mund, geschwollene Augen, verstärkte Schweißbildung und ein unruhiger Magen. Diese Symptome nehmen zu, wenn der Alkoholspiegel im Blut sinkt, und erreichen ihren Höhepunkt, wenn er auf dem Nullpunkt ist.

Je nachdem, wie viele und welche alkoholischen Getränke Sie am Vorabend getankt haben, fällt es Ihnen umso schwerer, am nächsten Morgen aufzustehen. Alles, was ich dazu sagen kann, ist: Jammern hilft nicht. Stehen Sie auf. Trinken Sie viel Wasser, nehmen Sie einen Protein-Shake und ein Vitamin-/Mineralstoffpräparat zu sich und bewegen Sie Ihren Hintern nach draußen für eine Extrarunde Powerwalking.

Gehen Sie in flottem Tempo, um ins Schwitzen zu kommen. (Ich kann durchaus verstehen, wenn Sie nicht auf- und abhüpfen oder ruckartige Bewegungen machen wollen, ich bin ja kein Sadist.) Das Training wird Ihnen helfen, Ihren Körper zu entgiften und den Restalkohol sowie überflüssige Kalorien abzubauen, die Sie am Vorabend in flüssiger Form zu sich genommen haben. Wenn Sie es wirklich übertrieben haben, werden Sie riechen, wie der Alkohol über Ihre Schweißdrüsen entweicht. In diesem Fall sollten Sie einfach weiter walken, bis der Geruch Ihres letzten Martinis verschwunden ist.

Als Nächstes gibt es Frühstück. Vermutlich werden Sie Heißhunger auf fettes Essen verspüren. Statt zu Burger und Pommes sollten Sie jedoch lieber zu Puten- bzw. Büffelburger oder Putenchili greifen. Diese werden nicht nur Ihren Körper, sondern auch Ihr Nervenkostüm beruhigen – und das ganz ohne das viele Fett und die Kalorien der Lebensmittel, nach denen Sie jetzt vielleicht gieren. Wenn Ihr Magen es verträgt, sollte auch etwas Gemüse auf Ihrem Teller sein. Es wird Ihnen dabei helfen, die Säure zu binden, die sich im Laufe der Nacht in Ihrem Körper gebildet hat. Ich kann mir gut vorstellen, dass Essen wahrscheinlich das Letzte ist, woran Sie jetzt denken, aber es ist wirklich wichtig, Ihren Körper mit hochwertigem Protein und Kohlenhydraten zu versorgen, nachdem Sie genug Wasser getrunken und Sport getrieben haben.

Aufwachen in New York

In Manhattan scheint es fast so, als hätte jeder Häuserblock eine oder mehrere Kaffeebars – voll mit New Yorkern, die für ihre tägliche Dosis Koffein, Milch und Zucker artig Schlange stehen.

Jeder, der mich kennt, weiß, dass ich kein großer Freund von Kaffee bin. Dieses Getränk hindert die Organe daran, Wasser

---

Davids Survival-Tipps für Cocktailpartys

Ganz gleich, ob Sie nun auf eine Cocktailparty eingeladen sind oder selbst eine geben: Sie können einige ganz gezielte Maßnahmen ergreifen, um sicherzustellen, dass Sie kulinarisch auf Ihre Kosten kommen und sich dennoch stets im Griff haben. Wenn Sie selbst eine Party geben, ist es optimal, denn in diesem Fall sind Sie selbst für das Essen verantwortlich und können gesunde Kost anbieten, die auf die Ultimative New York Diät abgestimmt ist. Wenn Sie eingeladen sind, sollten Sie Rücksicht auf den Gastgeber nehmen und vorher telefonisch anfragen, ob Sie vielleicht etwas zu essen mitbringen können. Nachfolgend eine Liste meiner liebsten Partyhäppchen:

- ■ eine Schale mit gemischten Nüssen (am besten Mandeln und Walnüsse)
- ■ gedünstete Edamame, leicht gesalzen
- ■ Sashimi (in einem renommierten japanischen Restaurant gekauft, das für seinen erstklassigen frischen Fisch bekannt ist)
- ■ Rohkost (Blumenkohl, Brokkoli, Gurke, Stangensellerie, Zuckerschoten) und Vollkorn-Pittabrotecken, die zu folgenden Dips gereicht werden: *Paprika-Mandel-Dip, *fettfreies Hummus, pürierte Edamame mit Korianderblättern und *Süßkartoffel-Brotaufstrich

Zum Trinken sollten Sie viel Mineralwasser anbieten (bzw. mitbringen). Dieses wird Ihnen und Ihren Gästen dabei helfen, Ihren Flüssigkeitshaushalt in Balance zu halten, wenn Sie sich einen Schluck Wein oder Bier genehmigen.

aufzunehmen, und trägt so zur Austrocknung des Körpers bei. Es hat zwar durchaus eine anregende Wirkung, diese wirkt sich allerdings negativ auf das allgemeine Wohlbefinden aus. Eine Tasse Kaffee macht zwar eindeutig wacher, aber sie macht zugleich auch fahriger, reizbarer und senkt die Frustrationstoleranz.

Sollten Sie also auf Kaffee, Red Bull und andere stark koffeinhaltige Getränke verzichten? Das wäre vermutlich die beste Entscheidung. Aber natürlich dürfen Sie sich trotzdem ab und zu eine Tasse Kaffee genehmigen. Dies führt geradewegs zu einem meiner Lieblingsleitsätze: »Mehr muss nicht gleich besser sein.« Der gelegentliche Espresso schadet zwar nicht, aber wer glaubt, sich mehrmals am Tag mit einem »Grande Latte« von Starbucks versorgen zu müssen, hat ein ernsthaftes Problem.

Lassen Sie uns zuerst darüber reden, wie Sie von dem Zeug loskommen können. Ich selbst habe es so oft in meinem Leben durchgemacht, dass ich mit Fug und Recht behaupten kann, dass ich weiß, wovon ich rede. Wenn auch Sie mehrere Tassen Kaffee pro Tag trinken und damit aufhören wollen, werden Sie sich zunächst auf Kopfschmerzen und Übelkeit einstellen müssen. Was sagt uns das eigentlich über die

Droge Kaffee, die wir sonst so bedenkenlos wie Wasser in uns hineinschütten? Bei der Entwöhnung brauchen Sie nicht nur einen Ersatz für das Ritual des Kaffeetrinkens, sondern auch für die anregende Wirkung der braunen Bohne. Erfahrungsgemäß eignet sich grüner Tee hierfür besonders gut. Er enthält viel weniger Koffein als Kaffee (statt 120 mg nur etwa 40 mg) und ist außerdem deutlich gesünder, weil er das Risiko von Herzerkrankungen und Krebs verringert. Darüber hinaus kurbelt er auch Stoffwechsel und Fettverbrennung an. Der Übergang von dem einen Getränk zum anderen fällt vielen leichter, wenn sie ihre damit verbundenen, gewohnten Rituale beibehalten und den Tee beispielsweise aus derselben Tasse trinken wie zuvor den Kaffee.

Sie sollten sich außerdem überlegen, zusätzlich zum grünen Tee einige Nahrungsergänzungsmittel zu nehmen, die ich im Kapitel 3 im Abschnitt »Energy Boosters« erwähnt habe. Darüber hinaus sollten Sie viel schlafen und Ihren Alltagsstress minimieren (siehe nächster Abschnitt), da Stress Ihre Energiereserven unnötig erschöpfen kann.

Lassen Sie uns nun über die gelegentliche Tasse Kaffee reden. Wenn Sie einfach nur schwarzen Kaffee trinken, ist alles im grünen Bereich. In der heutigen Welt der Kaffeehäuser und -bars ist dies allerdings relativ selten der Fall. Normalerweise werden Kaffee-Mischgetränke angeboten, die mit Milch und Zucker versetzt sind – zwei Zutaten, die in der Ultimativen New York Diät absolut tabu sind. Um den Schaden in Grenzen zu halten, sollten Sie daher folgende Ratschläge beherzigen:

◼ Trinken Sie lieber einen kleinen als einen mittelgroßen oder großen Becher.

◼ Bestellen Sie lieber einen Cappuccino statt einen Café latte oder Café au lait, da er mehr Schaum und weniger Milch enthält als die beiden letztgenannten Getränke.

◼ Bestellen Sie statt Vollmilch stets fettarme Milch.

◼ Lassen Sie die Finger von Kaffees mit aromatisiertem Sirup, denn ein solcher Sirup besteht aus reinem Zucker. Wenn Sie partout nicht darauf verzichten können, dann bitten Sie bei der Bestellung wenigstens darum, dass Ihrem Kaffee nur die Hälfte des üblicherweise verwendeten Sirups beigemischt wird.

◼ Finden Sie ein Café, das den Kaffee frisch gemahlen und gebrüht anbietet und ihn nicht den ganzen Tag über in der Kanne stehen lässt. Abgestandener Kaffee schmeckt nicht nur widerlich, er ist auch extrem säurehaltig – und kann dadurch wiederum den Stoffwechsel verlangsamen.

◼ Versuchen Sie, statt der üblichen Sorte lieber schonend entkoffeinierten Kaffee zu trinken. Das soll aber nicht heißen, dass Sie davon unbegrenzte Mengen trinken können.

Abbau von Großstadtstress

Viele meiner Klienten verwenden Ihre Lofts und Apartments ausschließlich zum Schlafen. Sie stehen am frühen Morgen auf, gehen zeitig aus dem Haus und sind den ganzen Tag über auf Achse, bis sie spät abends todmüde ins Bett fallen. Ganz gleich, ob Firmenvorsitzender oder Vollzeit-Eltern – sie alle haben einen strikt durchgeplanten Tagesablauf und hetzen von einem Termin zum nächsten. Für sie vergeht die Zeit wie im Fluge. Ihr Terminkalender gestattet ihnen keine auch noch so kleine Auszeit.

Dieses hohe Lebenstempo führt entweder dazu, dass man euphorisch ist und stets Oberwasser hat, oder aber, dass man sich gleichzeitig aufgedreht und abgespannt fühlt. Ein solcher Rhythmus kann dem Leben entweder Sinn und Selbstbewusstsein verleihen – oder aber alle negativen Auswirkungen von Stress mit sich bringen, wie zum Beispiel Schlaflosigkeit, eine schlechte gesundheitliche Verfassung und fahles Aussehen.

Warum spielt Stress in einem Ernährungsbuch überhaupt eine Rolle? Weil ein Körper, der hohem Stress ausgesetzt ist, mehr Cortisol und andere Stresshormone produziert, die wiederum den Drang nach zucker- und fettreicher Nahrung erhöhen. Dauerhaft hohe Hormonwerte führen – besonders an Bauch und Hüften – zu Gewichtszunahme. Es geht mir aber nicht nur um Ihr Aussehen, sondern auch um Ihr allgemeines Wohlbefinden – und chronischer Stress steht nicht zuletzt auch in Verbindung mit Herzerkrankungen, Krebs, Diabetes, Schlaflosigkeit sowie zu niedrigen Energiereserven und Immunerkrankungen.

Das Problem ist nicht der Stress an sich, sondern vielmehr wie man damit umgeht. Gehören auch Sie zu der Sorte von Menschen, die, wenn sie im Stau stehen, vor sich hinbrüten und sich über ihr Missgeschick ärgern? Oder gehören Sie zu denjenigen, die das Beste aus jeder Situation machen und die Zeit zum Beispiel nutzen, um die verbleibenden Stunden des Tages zu planen, Anrufe zu erledigen oder eine Radiosendung zu hören, für die Sie sonst keine Zeit finden? Dieser letztere Menschenschlag profitiert eindeutig von der Energie, die New York zu bieten hat. Die anderen dagegen geraten in Gefahr, von der Stadt aufgerieben zu werden und darin unterzugehen.

Auch wenn Sie zu diesen Menschen gehören, können Sie sich ändern. Ich kann davon ein Lied singen, weil ich diese Verwandlung bei vielen meiner Klienten miterlebt habe. Die Ultimative New York Diät wird Ihnen helfen, Stress abzubauen. Wenn Sie sich gesund und vollwertig ernähren, setzen Sie Ihren Körper weniger Stress aus. Wenn Sie regelmäßig trainieren, treiben Sie den Stress regelrecht aus Ihrem Körper. Viele meiner Klienten haben mir erzählt, dass sich ihre Stimmung aufgehellt hat, nachdem Sie mit diesem Programm begonnen hatten.

Um den Stress so gut wie möglich zu reduzieren, sollten Sie folgende Maßnahmen ergreifen.

■ **Lernen Sie, sich zu entspannen.** Um in spannungsreichen Situationen gelassen zu reagieren, ist es unabdingbar, regelmäßig Entspannungstechniken einzuüben.

Investieren Sie daher 5 Minuten täglich und entspannen Sie sich bewusst in dieser Zeit. Setzen Sie sich Kopfhörer auf und lauschen Sie Ihrer Lieblingsmusik. Setzen Sie sich aufrecht hin, sammeln Sie sich und achten Sie auf Ihre Atmung. Unterschätzen Sie nicht die Macht der Atmung und ihr Potenzial, Körper, Geist und Seele in Einklang zu bringen. Legen Sie sich flach auf den Boden und entspannen Sie systematisch alle Muskeln Ihres Körpers – fangen Sie bei den Fußspitzen an und arbeiten Sie sich bis zum Kopf hoch. Experimentieren Sie mit verschiedenen Methoden und wählen Sie jene aus, die Ihnen am besten zusagen.

■ **Finden Sie konstruktive Handlungsalternativen für belastende Situationen.** Sie können nicht beeinflussen, ob Ihr Vorgesetzter an die Decke geht oder die U-Bahn in einem Tunnel stecken bleibt, aber Sie können sehr wohl Ihre Einstellung solchen Situationen gegenüber verändern. Sitzen Sie in einem Taxi, das im Stau steht? Steigen Sie einfach aus und gehen Sie zu Fuß weiter. Haben Sie gerade eine E-Mail von einem Kollegen erhalten, über die Sie sich fürchterlich aufregen könnten? Statt Ihre Zeit damit zu vergeuden, herumzusitzen und vor Wut zu schäumen, sollten Sie sich ins Treppenhaus begeben und ein Stockwerk hoch- und wieder runterrennen

(oder sich wahlweise auf den Boden begeben und einen Satz Liegestütze machen), bis Sie sich wieder abgeregt haben. Gerade nach einem anstrengenden Bürotag nach Hause gekommen? Statt gierig nach einem Martini zu greifen, sollten Sie sich Ihre Laufschuhe schnüren und eine Runde joggen, sich sammeln und meditieren oder zum Yoga-Unterricht gehen.

Musik hat in meinem Leben schon immer eine große Rolle gespielt. Abgesehen davon, dass sie für mich praktisch eine dokumentarische Funktion übernimmt und ich mich immer daran erinnern kann, wo ich war oder was ich gerade getan habe, als ich ein bestimmtes Lied zum ersten Mal hörte, brauche ich Musik, um einen Gang herunterzuschalten oder aufzudrehen – je nachdem, was gerade angesagt ist. Es gibt am frühen Morgen nichts Besseres als meinen Lieblingsradiosender WKTU 103.5 anzuschalten und mit meinem Hund Houston herumzutoben. Diese Übung heizt mir mehr ein als die stärkste Tasse Espresso! Um Stress und Aggressionen abzubauen, höre ich hingegen lieber etwas Ella Fitzgerald oder Etta James, deren Musik eine ungemein beruhigende Wirkung auf mich ausübt.

■ **Führen Sie ein tägliches Ritual der Selbstliebe ein.** Ich kenne einige Eltern, die nicht berufstätig sind und viel Zeit investieren, um ihre Kinder hübsch anzuziehen. Sie selbst aber vernachlässigen ihr eigenes Äußeres. Glauben Sie mir, Ihr Erscheinungsbild spielt eine wichtige Rolle. Es trägt viel dazu bei, wie selbstbewusst und gut Sie sich fühlen. Sich um das äußere Auftreten zu kümmern hilft auch dabei, sich auf alle jene Dinge zu besinnen, die man in der eigenen Hand hat – anstatt sich immer nur auf das zu konzentrieren, was man selbst nicht kontrollieren kann, wie etwa den Verkehr. Putzen Sie sich also jeden Morgen die Zähne, machen Sie sich jeden Tag die Haare, tragen Sie Make-up auf und kleiden Sie sich gepflegt – auch wenn Sie gar nicht vorhaben, das Haus zu verlassen.

■ **Verwenden Sie mobile Kommunikationsmittel gezielt.** Je nachdem, wie man damit umgeht, reduzieren Mobiltelefone, Pager, Handhelds und andere technische Errungenschaften den Stress – oder tragen unnötigerweise dazu bei. Handys machen es beispielsweise möglich, ein wichtiges geschäftliches Gespräch telefonisch zu führen, wenn man gerade im Verkehr steckt (oder auf dem Bürgersteig, wenn man sich gerade auf dem Weg ins Büro befindet). Auf diese Weise kann man mithilfe der Technik den

Stress reduzieren, den das Warten im Stau mit sich bringt, und so die zur Verfügung stehende Zeit optimal nutzen. Abgesehen davon ist es aber wichtig sich bewusst zu machen, dass es Situationen gibt, in denen man einmal alle Kommunikationsmittel ausschalten sollte, um den eigenen inneren Akku aufzuladen. Nicht nur im Kino (in dem wir unsere Handys, Pager und Blackberrys ohnehin ausschalten) sollten wir uns eine Auszeit gönnen, sondern auch zu anderen Gelegenheiten. Ich denke da an eine Art Mußestunde, in der wir einfach mal nicht so ohne Weiteres verfügbar sind. Da ich selbst ohne meinen Blackberry kaum mehr auskomme, fällt es auch mir sehr schwer, diese Vorgabe zu befolgen. Aber ich zwinge mich dazu und schalte ihn hin und wieder für einige Zeit aus.

Wie man seine Esslust in den Griff bekommt

Im Leben gibt es viele Nahrungsmittel, ohne die man wunderbar auskommt. Komischerweise gibt es dann aber auch wieder andere Speisen, die das Leben erst lebenswert machen. Ich für meinen Teil kann problemlos auf viele Dinge verzichten, die auf meiner »A, B, C, D, E und F«-Liste stehen. Käse, Milch und Kartof-

Fortsetzung auf Seite 340

Heidi Klum

Ich arbeite seit Jahren mit Heidi zusammen und betrachte sie mittlerweile eher als gute Freundin und weniger als Klientin. Als sie mir erzählte, dass sie vorhatte, nur acht Wochen nach der Geburt ihres Sohnes bei der Victoria's-Secret-Modenschau auf den Laufsteg zu treten, wusste ich, dass dieses äußerst enge Zeitlimit die Wirksamkeit der New York Diät ernsthaft auf die Probe stellen würde. Heidi hat zwei Kinder, die ihrem Alter nach nur 15 Monate auseinanderliegen – was wiederum bedeutet, dass sie fast zwei Jahre lang entweder schwanger war oder gestillt hat – und daher zwangsläufig nicht besonders intensiv trainiert hatte. Mir blieb schlicht die Luft weg, als ich sah, wie schnell sie ihren Körper für die Modenschau verändern konnte.

F: Was dachten Sie bei den Vorbereitungen für die Show über sich und Ihren Körper?

A: Erst nachdem man ein Kind auf die Welt gebracht hat, erkennt man, wie wundersam der eigene Körper ist. Als Model bin ich es gewohnt mir Gedanken darüber zu machen, wie mein Körper aussieht, aber die Schwangerschaft und Stillzeit führten mir vor Augen, was mein Körper alles leisten kann. Als ich anfing für die Show zu trainieren, war mein allgemeiner Energiepegel verständlicherweise ziemlich niedrig. Ich war übermüdet, weil ich jeden Tag drei Stunden pro Nacht (wenn überhaupt) schlafen konnte. Abgesehen von dem Baby habe ich noch ein 17 Monate altes Kleinkind, das dauernd durch die Gegend flitzt und beschäftigt werden will. Deshalb konnte ich mich auch tagsüber nicht hinlegen. Nachts ging ich vollkommen erschöpft um 22 Uhr ins Bett. Ich stand mehrmals zum Stillen auf und war dann um 7 Uhr morgens wieder auf den Beinen.

F: Die Victoria's-Secret-Modenschau war acht Wochen nach der Geburt. Hatten Sie jemals Bedenken, dass die Zeit nicht ausreichen würde, um für die Dessous wieder in Form zu kommen?

A: Die Victoria's-Secret-Modenschau gilt als größte Herausforderung für jedes Model. Sie findet live vor Publikum statt und deshalb kann man nicht nachträglich retuschiert werden. Man läuft in Dessous den Laufsteg entlang und jeder bekommt genau mit, wie man aussieht.

Mir persönlich hilft es, eine Terminfrist zu haben. Wenn mir diese Frist gefehlt hätte, hätte ich möglicherweise nicht so hart trainiert. Trotzdem steht meine

Familie an oberster Stelle und deshalb habe ich keine Übungen gemacht, die meine Fähigkeit zum Stillen meines Sohnes beeinträchtigt hätten. Ich ließ mir etwas Spielraum.

Die ersten Wochen nach der Geburt ging ich nicht an meine Grenzen. Ich sparte mir meine Kraft für mein Kind und mich auf. Dann fing ich wieder locker an mit David zu trainieren, da mir klar war, dass ich bis zur Show fertig werden musste. Niemand kann erwarten, dass man in so kurzer Zeit so blendend wie vor der Schwangerschaft aussehen kann, deshalb tat ich mit Davids Hilfe, was ich konnte, und fühlte mich gut dabei. David und ich arbeiten nun schon seit Jahren zusammen und deshalb weiß er genau, wie weit er mich beim Training an die Grenzen treiben kann und was ich tun muss, um in Form zu kommen.

F: Wie veränderte sich Ihre Ernährung, als Sie sich für die Show vorbereiteten?

A: Ich liebe fettes Essen. Mir schmecken einfach Burger, Fruchtgummi, Pommes, Schokolade, Butterbrot, Milchkaffee und Käse. Ich esse zwar nicht viel davon, aber ich nasche gerne. Als ich schwanger war, trank ich täglich einen Liter Milch. Ich liebe Milch – und zwar Vollmilch, keine Magermilch. Trotzdem ging ich nicht auf wie ein Hefekuchen, als ich schwanger war. Ich gab meinem Körper einfach das, was er brauchte.

Bei den Vorbereitungen für die Modenschau verzichtete ich auf alle genannten Leckereien. Jeder Tag begann und endete mit einem von Davids Protein-Shakes. Dazwischen aß ich alle 3 bis 4 Stunden gesunde, ausgewogene Mahlzeiten und verzichtete dabei auf Bananen, Äpfel, Mais, Nudeln, Reis und Brot, um schneller abzunehmen.

F: Wie ging es Ihnen, als Sie zum ersten Mal nach der Babypause wieder den Laufsteg betraten?

A: Es ist einem immer etwas mulmig zumute, wenn man vor Hunderten von Leuten (bzw. Millionen am Fernseher) in Dessous auftritt! Ich fühlte mich aber großartig. Ich hatte hart gearbeitet, um mich für die Show vorzubereiten, und fühlte mich wirklich selbstbewusst. Keines meiner Outfits war zu knapp, und ich fühlte mich in allen Sachen wohl. Doch nicht nur während, sondern auch nach der Show fühlte ich mich hervorragend. Es dauert seine Zeit, bis man den Körper hat, den man vor der Schwangerschaft hatte, aber das ist nun einmal so, und ich habe kein Problem damit.

F: Was haben Sie aus der Trainingsvorbereitung für die Show gelernt, das Sie für sich mitnehmen können?

A: Ich bin nicht unbedingt die eifrigste Sportskanone, wenn es um einen Workout geht. Wenn ich jemanden dafür bezahlen könnte, der die Arbeit für mich erledigt, würde ich keinen Moment zögern. Doch natürlich weiß ich, dass ich selbst etwas dafür tun muss. Modeln ist mein Beruf, und dazu gehört nun einmal auch ein körperliches Training, um gut auszusehen. Ich bin nie an meine äußersten Grenzen gegangen. Meine Familie hat für mich

die oberste Priorität, und abgesehen davon bin ich gerne fit und gesund – für mich und mein Leben, und nicht für einen einzelnen Auftritt.

HEIDIS RAT AN SIE: Füllen Sie Ihren Kühlschrank mit den richtigen Dingen. Wenn er nicht ausschließlich gesunde und hochwertige Lebensmittel enthält, fangen Sie schließlich nur wieder an, nach Chips und anderen Dickmachern zu greifen. Legen Sie sich also einen Vorrat an gesunden Snacks zu, wie hart gekochtes Eiweiß, und verbannen Sie alle verführerischen Nascherein aus Ihrer Küche.

NACHTRAG: *Es ist mir immer ein besonderes Vergnügen, mit Heidi zu arbeiten. Sie ist mit der Zeit eine gute Freundin geworden und ich bewundere, wie sie es schafft, für ihre Familie da zu sein und trotzdem die nötige Energie für mich und unsere gemeinsamen Trainingseinheiten aufzubringen. Ich bin sehr stolz auf sie und ihre Leistung. An alle da draußen, die glauben, dass es nicht möglich ist: Denkt noch einmal darüber nach!*

felchips misse ich kein bisschen, aber ich könnte zum Beispiel nie auf meinen Hähnchen-Burrito oder meine Biscotti verzichten.

Daher habe ich gelernt, damit umzugehen. Ich treffe bewusst die Entscheidung, diese Dinge zu essen. Indem ich mich ausdrücklich dafür entscheide – statt sie maßlos und unwillkürlich in mich hineinzuschlingen – bin ich in der Lage, solche Schlemmereien gezielt in meinen Tagesablauf einzubeziehen. Wenn Sie sich bewusst für eine Leckerei entscheiden, dann bleibt das schlechte Gewissen aus, das wiederum zu Völlerei und unkontrolliertem Essverhalten führt.

Jeder hat eine Schwäche für bestimmte Nahrungsmittel. Meine Klientinnen Sara Rotman und Sue Blake zum Beispiel kommen ohne eine gelegentliche Tasse Kaffee mit Milch nicht aus. Normalerweise trinken sie Grün- oder Kräutertee, aber manchmal muss es einfach Kaffee sein. Bei Perry Wolfman ist es dagegen ein Pastagericht, das er sich ein- oder zweimal in der Woche genehmigt.

Um sich diese und ähnliche kulinarische Ausschweifungen leisten zu können, ohne wieder an Gewicht zuzulegen, müssen Sie sich an folgende Regeln halten:

■ **Finden Sie Ihr Maß.** Eine der großen Ungerechtigkeiten im Leben ist die einfache Tatsache, dass manche Menschen mehr schlemmen können als andere und trotzdem schlank bleiben. Für manche bleibt eine Eistüte eine Ausnahme, die keine Konsequenzen nach sich zieht. Bei anderen schlägt sich diese Nascherei sofort auf den Hüften nieder. Wenn Sie sich in Phase 3 exakt an die Richtlinien dieses Buches halten, können Sie sich sicher sein, dass jede Mogel-Schlemmerei genau das ist und bleibt – eine Besonderheit, die man ohne Reue genießt. Viele meiner Klienten betreten aber auch die unbekannten Regionen jenseits der für Phase 3 geltenden Regeln. Sie versuchen herauszufinden, wie oft sie welche Nahrungsmittel wieder in ihren Ernährungsalltag einbeziehen können, ohne dass sie wieder zunehmen. Zwar ermuntere auch ich Sie zu solchen Experimenten, aber Sie müssen das mit Bedacht tun. Schreiben Sie sich auf, was Sie täglich zu sich nehmen, wie viel Sie wiegen und – vielleicht der wichtigste Punkt – welche Kleidergröße Sie tragen. Wenn Ihre Hosen anfangen zu kneifen, haben Sie es wahrscheinlich übertrieben.

Fortsetzung auf Seite 344

Davids Survival-Tipps für die Feiertage

Vor Kurzem habe ich in der Frühstücksfernsehsendung »Fox and Friends« in einem Beitrag mitgewirkt, der meinen Landsleuten zeigen sollte, wie man sich an Thanksgiving gesund ernähren kann. Sie haben mich richtig verstanden – ich rede von einem gesunden Thanksgiving-Menü. Dieses Menü enthält einige alte Familienklassiker wie gebratenen Truthahn, Cranberry-Soße und ein Dessert – aber einige Schlüsselzutaten fehlen. Zu den Nahrungsmitteln, die Sie für ein gesundes Festtagsmahl nicht verwenden sollten, gehören Butter, Zucker und überflüssiges Fett. Ihr Herz und Ihre Arterien, aber auch Ihre Hüften, werden es Ihnen ewig danken.

Ein gesundes Festessen lässt sich mit nur einigen wenigen kleineren Änderungen gestalten.

- ◼ Als Häppchen vor dem eigentlichen Mahl empfehle ich statt Käse und Cracker – oder Chips mit Dip – lieber fettarme Alternativen wie Hummus mit Rohkost und Garnelen mit Cocktailsoße.

- ◼ Beim Hauptgang – dem Truthahn – sollte man kurz über das Thema Einlegen nachdenken. Ob man Geflügel in Salzlake einlegen soll oder nicht, das ist eine Frage, die sich auch einige der besten Küchenchefs der Welt stellen. Nachdem ich die beiden Truthahnexperten Martha Stewart und Danny Meyer zurate gezogen habe, bin ich zu dem Schluss gekommen, dass dies die richtige Entscheidung ist. Das Einlegen garantiert, dass man am Ende der Garzeit mit einem saftigen, würzigen und schmackhaften Geflügel belohnt wird. Früher war ich dafür bekannt, dass ich ein Seihtuch in geschmolzener Butter – diesem Arterienkiller – tränkte und den Vogel darin einwickelte. Auf das Küchentuch verzichte ich heute und gare stattdessen den Truthahn langsam, wobei ich ihn mit einer Mischung aus Putenbrühe, Weißwein, Karotten, Sellerie, Zwiebeln, Pastinaken und Äpfeln regelmäßig übergieße. Um schließlich eine herrlich goldbraune und krosse Haut hinzubekommen, die spielend das Titelblatt jeder Gourmetzeitschrift zieren könnte, pinsle ich den Vogel 30 bis 45 Minuten vor Ende der Garzeit mit etwas Olivenöl ein.

- ◼ Als Beilagen sind gebackener Rosenkohl, grüne Bohnen mit Zitronenschale und Mandeln oder Süßkartoffelpüree mit Zimt und Balsamico-Essig wesentlich gesündere Alternativen als die herkömmlichen Nebengerichte. In Zukunft wird es für Sie keine Marshmallows mehr geben. Aber auch ohne sie sind die Süßkartoffeln süß genug.

■ Eingangs habe ich ja schon zugegeben, dass ich mir zu Thanksgiving eine dünne Scheibe Pecan-Nusskuchen zum Dessert gegönnt habe. Statt Kuchen und Eis wäre allerdings Bitterschokolade mit Beerenobst sicher die bessere Wahl gewesen.

■ Ich habe mir auch eine einzigartige Neuversion des alten Weihnachtsklassikers ausgedacht:

Davids gesunder Eggnog

Hier ist eine gesunde Variante des alten Klassikers. Er schmeckt wie der klassische amerikanische Eierpunsch, hat aber wesentlich weniger Kalorien, Zucker oder Fett.

1	Packung (oder ein Messlöffel) meines Proteinpulvers (David Kirschs Proteinpulver, Geschmackrichtung Vanille)
240	ml kaltes Wasser
2	EL fettfreie Milch
4 oder 5	Eiswürfel
1	Prise frisch gemahlener Muskat
1	Prise frisch gemahlener Zimt

Proteinpulver, Wasser, Milch und Eiswürfel in einem Mixer auf hoher Stufe 1 Minute lang verquirlen, bis die Masse glatt und schaumig ist. In eine Tasse füllen und mit Muskat und Zimt bestreuen.

Ergibt 2 Portionen. Pro Portion: 95 Kalorien, 13 g Protein, 6 g Kohlenhydrate, 2 g Fett, 1 g gesättigte Fette, 3 g Ballaststoffe, 3 g Zucker

■ **Seien Sie sich darüber klar, welchen Pakt Sie mit dem Teufel schließen.** Viele Menschen schlemmen ohne Reue – und nehmen zu. Sie entscheiden sich für dick machende Nahrungsmittel und tun dies aus purer Unwissenheit. Sie haben keinen Schimmer, wie sehr sie das Stück Kuchen zurückwirft. Daher rate ich Ihnen: Schlemmen Sie, aber tun Sie es mit Bedacht. Sie müssen wissen, was Sie essen und wie viele Kalorien es hat. Um Sie darin zu unterstützen, sollten Sie folgende Gleichungen bedenken:

Cheeseburger mit Pommes = 88 Minuten Aerobic

Backfisch mit Pommes = 68 Minuten Joggen bei einer Geschwindigkeit von 8 km/h

Drei Pfannkuchen mit Butter und Sirup = 104 Minuten Walken

Ein Donut ohne Füllung = 20 Minuten Joggen bei einer Geschwindigkeit von 8 km/h

Ein Blaubeer-Muffin (ca. 45 g) = 23 Minuten Schwimmen

Cheddar-Käse (ca. 30 g) = 13 Minuten Joggen bei einer Geschwindigkeit von 8 km/h

Eisbecher mit Schokoladensoße = 58 Minuten Walken

Eistüte = 41 Minuten Joggen bei einer Geschwindigkeit von 8 km/h

Französisches Salatdressing (2 EL) = 28 Minuten Tanzen

Bier (360 ml) = 17 Minuten Joggen bei einer Geschwindigkeit von 8 km/h

Bagel (9 cm groß) = 25 Minuten Aerobic

■ **Ergreifen Sie ausgleichende Maßnahmen, wenn Sie über die Stränge schlagen.** Wenn ich zum Beispiel mit Freunden in ein Restaurant gehe und ein bisschen zu viel Pasta esse (eine sehr seltene Gaumenfreude), mache ich danach einen langen Spaziergang. Ich gehe so lange, bis das körperliche und geistige Gefühl der Übersättigung verschwindet; und ich möchte, dass Sie es mir gleichtun.

■ **Genießen Sie jeden Bissen.** Schlemmereien verleiten dazu, die Nahrungsaufnahme in Völlerei ausarten zu lassen, wenn man das Essen unbewusst in sich hineinschlingt. Immer wenn Sie etwas von meiner »A, B, C, D, E und F«-Liste zu sich nehmen, sollte dies eine bewusste Entscheidung sein. Schalten Sie den Fernseher aus, halten Sie inne und schließen Sie wenn möglich sogar die Augen. Konzentrieren Sie sich auf den Geschmack, den Duft und die Beschaffenheit der Speisen. (Dies gilt für alle Nahrungsmittel, die Sie essen, vor allem aber für besondere Leckereien). Wenn Sie so essen, schmeckt alles viel intensiver – Süßes erscheint süßer, Salziges salziger und Knuspriges noch knuspriger. Indem Sie sich mehr aufs Essen konzentrieren und es stärker wahrnehmen, werden Sie sich außerdem schneller satt fühlen – und dadurch letztlich auch weniger essen.

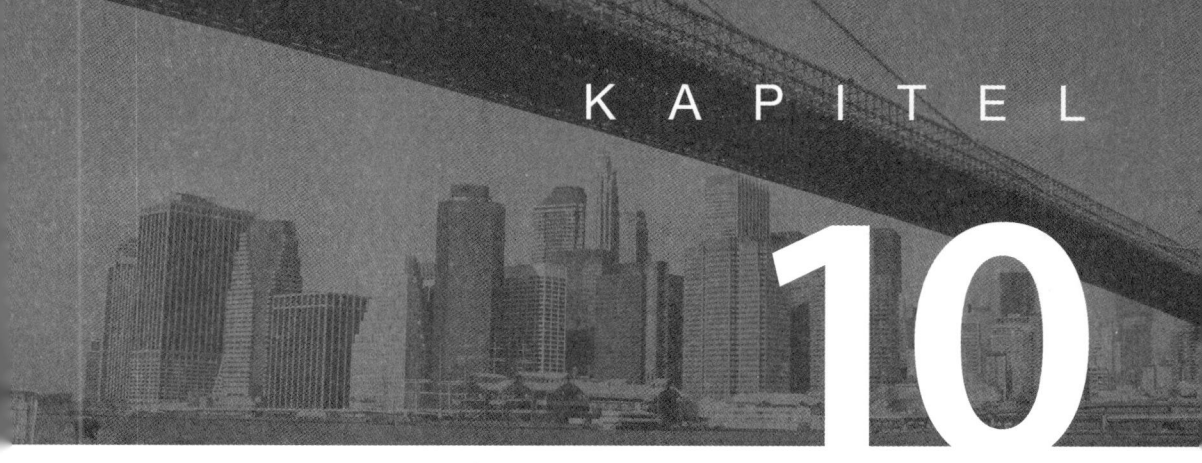

ESSEN GEHEN

In meinem letzten Buch gab ich meinen Lesern den Rat, während des zweiwöchigen Mahlzeitenplans – der im Wesentlichen wie die Phase 1 der Ultimativen New York Diät aufgebaut war – aufs Essengehen zu verzichten. Mein Argument war damals (und diese Ansicht vertrete ich nach wie vor), dass Selberkochen der sicherste Weg ist, um sicherzustellen, dass Ihre Mahlzeiten dem vorgegebenen Ernährungsplan entsprechen.

Wenn man essen geht, weiß man nicht nur nicht genau, welche Zutaten der Koch verwendet, sondern man begibt sich regelrecht in Teufels Küche, indem man dem Anblick und dem Duft vieler verführerischer Speisen ausgesetzt ist. Abgesehen davon werden in vielen Restaurants (vor allem in den USA) riesige Portionen serviert, und es bleibt dem Gast selbst überlassen, sich in Selbstbeherrschung zu üben.

Seit meinem letzten Buch haben mir jedoch auch zahlreiche Klienten und Leser berichtet, dass sie sehr wohl in der Lage waren, den Plan umzusetzen, obwohl sie fast nur auswärts aßen. Dies veranlasste mich dazu, meine Ansicht zu überdenken. Schließlich lebe ich in New York City, einer Stadt, die nicht umsonst von dem bekannten Reiseführer Fodor's als »Welthauptstadt der Gastronomie« bezeichnet wird. Allein in Manhattan gibt es an die 6000 Restaurants, und im Schnitt sind jährlich 250 Neueröffnungen zu verzeichnen – man könnte also theoretisch jahrelang jede Mahlzeit auswärts einnehmen, ohne ein Lokal zweimal aufsuchen zu müssen. Hinzu kommt, dass man in New York praktisch jede Art von Essen bekommt – nicht nur internationale Speisen, etwa aus Indonesien, Indien, Russland, Griechenland oder Sambia, sondern auch die vielen verschiedenen regionalen Köstlichkeiten Nordamerikas, wie Barbecue oder klassische Südstaatenkost. Nimmt man alle diese Faktoren zusammen, wird schnell klar, warum in New York so gut wie niemand zu Hause kocht.

Dennoch: Ich bin nach wie vor davon überzeugt, dass man im Idealfall seine Mahlzeiten selbst zubereiten sollte. Doch sind wir einmal realistisch. Wenn Sie schon keine Wahl haben und außer Haus essen müssen, dann seien Sie wenigstens aufmerksam und denken Sie darüber nach, wie und warum Sie etwas essen. Nur dann werden Sie es im Nachhinein nicht bereuen, essen gegangen zu sein. Dieses Kapitel soll Ihnen dabei helfen, sich für die richtigen Speisen zu entscheiden.

Worauf man achten sollte

Auf den folgenden Seiten finden sich meine persönlichen Empfehlungen – sowie einige Strategien, die von meinen Klienten entwickelt wurden, um mit den in Restaurants angebotenen Gerichten sicher umzugehen. Sie werden erfahren, worauf man bei der Bestellung achten muss und wie man gut isst, ohne gleich die Kontrolle über sein Essverhalten zu verlieren. Das Geheimnis, wie man zwar essen gehen, aber trotzdem gesund bleiben kann, beruht auf den folgenden acht Regeln für das Essen in Restaurants.

REGEL NR. 1: MACHEN SIE IHRE HAUSAUFGABEN

Nachdem mein Klient Richard Jones die »A, B, C, D, E und F«-Liste kennengelernt hatte, war ihm zunächst etwas mulmig zumute bei dem Gedanken, sich der Welt der Gastronomie auszusetzen. Ihm blieb aber keine andere Wahl, als auswärts essen zu gehen. Als Präsident und Hauptgeschäftsführer eines Unternehmens lud er viele seiner Klienten zu Geschäftsessen ein und war oft auf Dienstreisen. Er musste irgendwie einen Weg finden, um seine außer Haus eingenommenen Mahlzeiten mit den Regeln der Ultimativen New York Diät abzustimmen. Neulich erzählte er mir, dass essen gehen gar nicht so schwer sei, wie er ursprünglich angenommen hatte. »Ich habe gelernt, dass es in keinem Restaurant der Welt allzu schwer ist, gesund zu essen. Fast alle Restaurants sind dazu bereit, einfachen Kundenwünschen nachzukommen. Ich ernähre mich fast ausschließlich mit auswärts eingenommenen Mahlzeiten oder Mitnahmegerichten. Man kann sich wirklich überall an diese Diät halten, egal wo man ist«, bemerkte er.

Wie viele meiner Klienten kann Richard deshalb so oft essen gehen, weil er seine Hausaufgaben gemacht hat. Er weiß, welche Lokale seinen neuen Ansprüchen an gesunde Ernährung genügen und welche nicht. Auch Sie müssen dies in Erfahrung bringen – und zwar nicht nur, wenn Sie sich zu Hause in Ihrer örtlichen Gastronomieszene bewegen, sondern auch wenn Sie unterwegs sind.

Zu Hause: Suchen Sie sich einige Restaurants in Ihrer Gegend, die Mahlzeiten anbieten, die denen der Ultimativen New York Diät möglichst ähneln, bzw. Restaurants, die Ihre besonderen Wünsche berücksichtigen (wie zum Beispiel separat gereichte Dressings oder Soßen). Nur keine falsche Scheu. Ich hatte schon mit Klienten zu tun, die um alle möglichen Dinge baten und deren Wünsche stets anstandslos erfüllt wurden. Einer von ihnen, Kevin Sayers, brachte ein Lebensmittelgeschäft mit Imbiss-Theke in der Nähe seiner Arbeitsstelle dazu, den Grill zu reinigen, bevor man ihm ein Eiweißomelett zubereitete, gefüllt mit Gemüse, das er sich zuvor von der hauseigenen Salatbar ausgesucht hatte. Seine Salatbar-Ei-Kreationen standen zwar nicht auf der Speisekarte, und die Reinigung des Grills beanspruchte gewiss auch die Zeit des Küchenpersonals, aber Kevin aß dort jeden Tag eine seiner selbst kreierten Mahlzeiten und deshalb kam die Geschäftsleitung seinen Wünschen gerne nach.

Unterwegs: Vor etwa einem Jahr arbeitete ich an einem Fernsehprojekt und landete in einem Vorort außerhalb von Columbus, Ohio. Es war schon Jahre her, dass ich die freundlichen Gefilde von Long Island vor den Toren New Yorks zum letzten Mal verlassen hatte. Ich befand mich sofort in einem Dilemma. In dieser vor Columbus gelegenen Stadt standen drei Restaurants zur Verfügung: Abgesehen von einem McDonald's und einem anderen Fastfood-Lokal gab es noch eine Olive-Garden-Filiale, die aus meiner Sicht die beste Wahl darstellte. Ich traf die Entscheidung, wo ich essen sollte, indem ich abwog, was jedes Restaurant mir zu bieten hatte. Auch Sie sollten dasselbe tun, wenn Sie unterwegs essen gehen. Bei Frühstückslokalen sollten Sie darauf achten, dass man Ihnen statt ganzen Eiern nur Eiweiß und statt Schweinespeck und -würstchen Produkte aus Putenfleisch serviert. Mittlerweile bieten viele US-Lokale Eiweiß oder Eier-Ersatz an. Wenn Sie Ihr Mittagessen zu sich nehmen, sollten Sie nach Gerichten Ausschau halten, die aus Salat und fettarmem Fleisch bestehen und mit einer getrennt gereichten Vinaigrette serviert werden. Was das Abendessen angeht, sollte die Wahl auf gegrillte Hähnchenbrust oder gegrillten Fisch mit einer Beilage aus gedämpftem Gemüse fallen.

Unabhängig davon, ob Sie nun in heimischen Gefilden sind oder fernab von zu Hause, sollten Sie das Empfangspersonal, den Oberkellner oder Restaurantleiter Folgendes fragen:

- Gehen Sie bei der Zubereitung Ihrer Speisen auch auf Kundenwünsche ein?

- Können Sie die Speisen auch ohne Geschmacksverstärker, Salz, Soßen, Butter, Öl und andere üppige Beigaben zubereiten? Ich würde sogar so weit gehen und dem Kellner gegenüber behaupten, ich leide an einer Butterallergie und würde schwer erkranken, sollte bei der Zubereitung meines Gerichts welche verwendet werden (Steaks werden beispielsweise oft mit einem großen Stück Butter darauf serviert, weshalb ich immer ausdrücklich darauf hinweise, dass ich mein Steak trocken gegrillt wünsche).

- Reichen Sie die Dressings und Soßen separat?

- Erlauben Sie Ihren Gästen, eigene Salatdressings mitzubringen?

- Ist es möglich, meinen Protein-Shake mixen und servieren zu lassen? Gegen ein kleines Entgelt erklären sich viele Lokale dazu bereit.

- Schneiden Sie auf Wunsch sichtbares Fett vom Fleisch und entfernen Sie vor dem Kochen auch die Haut von Geflügel?

- Können Sie mein Essen auch grillen, backen, dünsten oder pochieren, statt braten?

REGEL NR. 2: ESSEN SIE ZU HAUSE EINE KLEINIGKEIT, BEVOR SIE ESSEN GEHEN

Wenn man hungrig ist, sehen nicht nur alle Speisen verführerisch aus, sie duften auch köstlich. Sie haben vielleicht vor, gegrillte Hähnchenbrust mit gedämpftem Wildbrokkoli zu ordern, hören sich aber selbst »Ein Prime-Rib-Steak mit Knoblauchkartoffelbrei!« sagen, sobald der Kellner an den Tisch kommt, um Ihre Bestellung entgegenzunehmen. Deshalb empfehle ich, den ersten Gang zu Hause einzunehmen. Ziehen Sie dem Hunger den Stachel, indem Sie vorab einen kleinen Protein-Shake, einen Eiweißriegel oder ein hart gekochtes Ei ohne Eigelb zu sich nehmen. (Übrigens bezieht sich dieser Rat auch auf das Einkaufen im Supermarkt. Wenn man hungrig einkaufen geht, ist die Wahrscheinlichkeit relativ hoch, dass man den Einkaufswagen mit Eiscreme, Käse, Kartoffelchips und Keksen füllt.) Etwas Essen im Magen verringert außerdem die Gefahr, sich im Restaurant an kalorienreichen Vorspeisen zu vergreifen.

REGEL NR. 3: LASSEN SIE GRATISKNABBEREIEN VOM TISCH ENTFERNEN

Viele Restaurants schmücken die Tischmitte mit Speisen, die auf der »A, B, C, D, E und F«-Liste stehen. Normalerweise handelt es sich dabei um knuspriges Salzgebäck, das man beiläufig knabbert, während man sich unterhält und auf die Bestellung wartet.

Wenn man zum Beispiel mexikanisch essen geht, findet man häufig eine große Schüssel mit frittierten Tortillachips und Salsa vor. Das wäre mein Untergang; wenn ich mich also besonders am Riemen reißen will, lasse ich den Korb mit Chips von meinem Tisch entfernen.

Bevor das Empfangspersonal Sie also zum Tisch führt, sollten Sie ihm Ihre Wünsche mitteilen. Sagen Sie zum Beispiel »Für mich bitte kein Brot« oder welche Gratisknabbereien sonst angeboten werden. Glauben Sie mir, sobald Sie erst einmal Platz genommen haben und das Brot, die knusprig frittierten Wan-Tans oder Cracker mit Käse sehen, wird es Ihnen 10-mal schwerer fallen, dieselbe Bitte zu äußern.

REGEL NR. 4: HEBEN SIE SICH DEN ALKOHOL FÜR DAS HAUPT-GERICHT AUF

Für Phase 1 des Plans gilt: kein Alkohol. In den Phasen 2 oder 3 sollten Sie den Alkoholkonsum auf ein Minimum reduzieren – die Gründe dafür wurden bereits in Kapitel 9 ausführlich erläutert. Wenn man bereits vor der Bestellung ein alkoholisches Getränk zu sich nimmt, sinkt die Hemmschwelle, auch beim Essen über die Stränge zu schlagen. Deshalb sollte man, wenn überhaupt, nur mit dem Hauptgericht einen Drink zu sich nehmen – vor allem aber nicht vor der Bestellung.

REGEL NR. 5: VERZICHTEN SIE AUF EINE VORSPEISE

Wenn alle am Tisch sich Vorspeisen bestellen und Sie schlichtweg nicht die Willenskraft aufbringen können, um Nein zu sagen, wählen Sie am besten einen gemischten Salat oder eine Brühe. Der Salat enthält Ballaststoffe, die appetithemmende Wirkung haben und Ihnen dabei helfen, während des Hauptgangs weniger zu essen. Bestellen Sie Essig und Öl getrennt davon und bitten Sie zusätzlich um eine Zitronenspalte. Brühe wirkt ebenfalls sättigend. Vergewissern Sie sich, dass nichts aus der »A, B, C, D, E und F«-Liste im Salat oder in der Suppe ist. Sie könnten die Liste auch mit dem Kellner oder der Kellnerin durchgehen, weil die Speisekarte nicht unbedingt alle Salat- oder Suppenzutaten angibt. Seien Sie besonders vorsichtig bei Crackern, Croûtons, geriebenem Käse, Bohnen und Nudeln. Es ist viel besser, wenn Sie sicherstellen können, dass diese Speisen nicht auf dem Teller oder der Schüssel vor Ihnen landen. Nur wenige Zeitgenossen besitzen meiner Erfahrung nach die Willenskraft, Croûtons aus dem Salat herauszusuchen und sie am Tellerrand liegen zu lassen. Manche Restaurants bieten Vorspeisen an, die sich bestens in Ihren Mahlzeitenplan einfügen, wie zum Beispiel Sashimi (roher Fisch) oder Gemüse. Wenn Sie italienisch essen gehen (eine meiner liebsten Länderküchen), nehmen Sie sich vor den kalten Gemüse-Antipasti in Acht: Sie schwimmen oft regelrecht in Olivenöl und überfrachten Ihr ansonsten unschuldig wirkendes Gericht mit vielen unnötigen Kalorien.

REGEL NR. 6: BESTELLEN SIE FETTARME FISCH- ODER FLEISCH-GERICHTE MIT GEMÜSE

Unter fettarmen Fisch- oder Fleischgerichten verstehe ich gegrillten oder pochierten Fisch, Hähnchen, Pute oder magere Rinderlende. Vorsicht vor allem, was als frittiert, mit Fett begossen, geschmort, gratiniert, knusprig, überbacken, kurzgebraten, angeschwitzt und pfannengeröstet beschrieben wird. Sie sollten sich auch nicht von dem Ausdruck »leichte Sahnesoße« blenden lassen. Eine solche Soße hat vielleicht eine leichte Konsistenz, ist aber in der Regel trotzdem sehr fett- und kalorienreich.

Wenn Ihr Gericht mit einer Soße oder Bratensaft serviert wird, sollten Sie sich diese separat reichen lassen, da sie normalerweise reichlich Salz, Käse, Butter, Öl, Zucker oder Sahne enthält. Vergewissern Sie sich auch, dass Sie kein Gemüse bestellen, das auf der »A, B, C, D, E und F«-Liste steht. Hierzu zählen in Phase 1 Ihres Mahlzeitenplans auch Kartoffeln oder Karotten jeder Art. Wählen Sie lieber Brokkoli, Spinat, grüne Bohnen, Rucola und Bok Choy. Wenn Ihr Gericht eine stärkereiche Beilage – wie zum Beispiel Reis, Pasta oder Kartoffeln – einschließt, dann fragen Sie nach, ob Sie stattdessen nicht alternativ ein kalorienarm zubereitetes Gemüse bestellen können.

REGEL NR. 7: HÖREN SIE AUF IHRE INNERE STIMME

Es ist nicht schwer den Teller leer zu essen, wenn man sich gerade im Familien- oder Freundeskreis unterhält. Damit man sich nicht bis zum Völlegefühl satt isst, sollte man sich von vornherein auf eine bestimmte Portionsgröße festlegen. Nehmen Sie sich zum Beispiel vor ein Fleischstück zu essen, das nicht größer als Ihre Handfläche ist. Sobald der Teller Ihren Tisch erreicht, überprüfen Sie die Portionsgröße, schneiden Überschüssiges ab und bitten den Kellner bzw. die Kellnerin darum, diesen Rest zum späteren Mitnehmen für Sie bereitzulegen.

Während der Mahlzeit sollten Sie langsam essen und auf Ihr Hungergefühl achten. Mutter hatte Recht: Sie sollten *Ihr Essen kauen*. Studien haben ergeben, dass Menschen, die ihre Nahrung länger kauen, durchschnittlich weniger essen und die Speisen zudem besser verdauen und verwerten können als diejenigen, die ihr Essen unbedacht in sich hineinschlingen. Lässt man sich hingegen mehr Zeit zum Essen, gibt man dem Magen die Gelegenheit, dem Gehirn entsprechend Mitteilung zu machen, sobald sich ein Sättigungsgefühl einstellt. Normalerweise gibt es in der Informationsvermittlung zwischen Magen und Gehirn eine zeitliche Verzögerung, die durch das langsame und gründliche Kauen überbrückt wird. Ich habe außerdem herausgefunden, dass es durchaus hilfreich ist, eine enge Hose anzuziehen, um auch auf diese Weise eine kleine Rückmeldung zu erhalten.

REGEL NR. 8: FINGER WEG VON DER DESSERTKARTE

Wenn Sie die Dessertkarte oder den Dessertwagen sehen, werden Sie mit Sicherheit etwas entdecken, das Sie gerne haben möchten. Lassen Sie sich nicht von sogenannten fettarmen Süßspeisen wie Sorbets oder gedeckten Obstkuchen täuschen. Sie sind meistens mit Zucker und Kalorien überfrachtet.

Fortsetzung auf Seite 356

Gewicht verlieren – und schlank bleiben

Wenn Sie mein Buch *Der Ultimative New York Body Plan* gelesen haben, erinnern Sie sich vielleicht an die Erlebnisberichte von Sam Shahid, Kenna DuBose und Michele Perritt. Sie alle hatten im Laufe meines zweiwöchigen Plans erstaunlich viel Gewicht verloren (bis zu 13 Pfund). Noch bemerkenswerter ist jedoch die Tatsache, dass sie alle schlank geblieben sind. Es ist nun etwa drei Jahre her, dass sie das ursprüngliche zweiwöchige Programm bewältigt haben. Lesen Sie hier, was die drei über das Geheimnis ihres anhaltenden Erfolgs zu sagen haben.

KENNA

»Ich sehe jetzt sogar noch besser aus als vor zwei Jahren, als David mich zum ersten Mal in seinem Buch porträtierte. Ich war

in der Lage, die Ergebnisse zu bewahren – und sogar weiter abzunehmen – weil das Programm für mich mehr als nur eine Diät ist. Das Fitnesstraining ist für mich zu einer Art Lebenseinstellung geworden. So wie ich jeden Tag aufstehe und weiß, dass ich meine Zähne putzen werde, stehe ich nun auf und habe die Gewissheit, dass ich Sport treiben werde. Ich mache nach wie vor Davids besondere Übungen; es ist einfach genial, wie sein Workout zwei Fliegen mit einer Klappe schlägt und sowohl Kraft- als auch Ausdauertraining beinhaltet. Kein anderer Workout beansprucht mich so wie seins. Was meine Ernährungsweise betrifft, so esse ich die meiste Zeit über Dinge, die gut für mich sind. Je bewusster ich mich ernähre, umso weniger Lust habe ich auf ungesunde Sachen. Früher war ich zum Beispiel ganz verrückt nach Schokolade, aber heutzutage habe ich kein Verlangen mehr danach. Früher aß ich täglich Schokoladenkekse und M&Ms, aber mittlerweile kann ich mich gar nicht mehr daran erinnern, wann ich so etwas das letzte Mal gegessen habe. Ich vermute, es muss so an die drei Jahre her sein. Vor einer Weile habe ich angefangen, Davids Nahrungsergänzungsmittel einzunehmen. Eines seiner Produkte nennt sich Hoodia, und es zügelt den Appetit wirklich gut. Die anderen Ergänzungsmittel sind aber auch prima. Ich nehme zum Beispiel seinen Schokoladenshake immer mit auf die Arbeit. Ich mische ihn im Voraus, bewahre ihn dann im Kühlschrank auf und trinke ihn statt eines Mittagessens oder gönne ihn mir als Snack zwischendurch.«

KENNAS ERFOLGSGEHEIMNIS:

»An meinem Kühlschrank zu Hause haftet ein Kalender, auf dem ich jeden Tag notiere, an dem ich meine Übungen mache. Außerdem schreibe ich auf, welche Übungen ich mache und wie lange ich insgesamt trainiere. Jede Woche zähle ich dann die Stunden zusammen, die ich mit Workout zugebracht habe. Das erfüllt mich mit Stolz und führt mir bildlich vor Augen, was ich alles geleistet habe, um weiterhin auf Erfolgskurs zu bleiben.«

SAM

»Ich habe es geschafft, weil es mir schlecht ging. Ich habe hart an mir gearbeitet und werde keine Rückschritte zulassen. Außerdem habe ich mir neue Kleidung in kleineren Konfektionsgrößen gekauft, und das fühlt sich toll an. Und abgesehen davon bekomme ich dauernd zu hören, wie fabelhaft ich aussehe. Alles das trägt dazu bei, dass ich weiterhin am Ball bleibe. Ich habe auch gelernt, mich – in Maßen – kleinen Genüssen hinzugeben. Im Sommer hatte ich eines Nachts zum Beispiel Lust auf Eiscreme. Diesem Bedürfnis gab ich nach und genehmigte mir einige Löffel, die ich mir dann aber richtig auf der Zunge zergehen ließ. Ich mag einfach auch nicht mehr so über die Stränge schlagen wie früher, als

ich dieses Programm noch nicht begonnen hatte. Ich mag es schlichtweg nicht mehr, mir täglich Süßigkeiten hineinzustopfen oder am Abend fünf Gläser Wein zu trinken. Meine Lebenseinstellung hat sich von Grund auf geändert. Wenn ich mir jetzt etwas gönne, dann ist es für mich etwas ganz Besonderes. Einmal in der Woche kommen ein paar Freunde vorbei und wir trinken einen Martini, bevor wir zusammen essen gehen. Auf diesen Abend voller bewusster Genüsse freue ich mich jede Woche wieder aufs Neue.«

SAMS ERFOLGSGEHEIMNIS:

»Ich bin geschäftlich viel unterwegs. Ich nehme immer meine Laufschuhe und Shorts mit, damit ich mindestens 3 Kilometer täglich laufen kann. Wenn ich nicht unterwegs bin, stehe ich jeden Morgen um 6 Uhr auf, um zu trainieren. Natürlich gibt es Tage, an denen ich lieber ausspannen und es mir mit Kaffee und einer Zeitung gemütlich machen würde, aber ich ziehe es trotzdem vor zu trainieren, weil ich weiterhin einen tollen Körper haben will. Um nachhaltig motiviert zu bleiben, ist der Wille der entscheidende Faktor.«

MICHELE

»Das vergangene Jahr war sehr belastend für mich, weil ich meine Mutter, meinen Bruder und meinen Onkel verlor, die mir alle sehr nahe standen. Solche Schicksalsschläge können einen hart treffen. Ich kann nicht wirklich behaupten, dass ich mich in den Wochen nach den Trauerfällen strikt an Davids Mahlzeitenplan gehalten habe. Ich ließ andere für mich kochen und aß die Nudelgerichte und Sandwiches, die man mir vorsetzte. Das führte dazu, dass ich an die 9 Pfund zunahm. Ich habe eine Lieblingsjeans und stellte fest, dass sie langsam anfing zu kneifen. Ich wollte nicht losziehen und größere Kleidung kaufen oder meine neue schlanke Figur verlieren, für die ich so hart gearbeitet hatte, und deshalb widmete ich mich dem Plan aufs Neue. Wenn ich mich jetzt zu niedergeschlagen zum Kochen fühle, mische ich mir einen von Davids Protein-Shakes mit einem Vitaminpräparat statt auf Fertigessen zurückzugreifen. Ich erinnere mich immer wieder daran, dass ich wegen meiner persönlichen Verluste vielleicht Trauer empfinden mag, aber dass ich dennoch am Leben bin und deshalb auf mich Acht geben muss. Ach ja: Es dauerte auch nicht lange, bis mir meine Lieblingsjeans wieder passten und ich genau an dem Punkt angelangt war, an dem ich sein wollte.«

MICHELES ERFOLGSGEHEIMNIS:

»Man wacht jeden Tag auf und weiß nicht, was auf einen zukommt. Man kann das Leben zwar nicht kontrollieren, aber man kann seine Chancen wesentlich verbessern, indem man sich körperlich fit hält. Ich erinnere mich jeden Morgen daran, dass es irgendwann einmal vielleicht kein Morgen mehr für mich gibt, wenn ich nicht auf meinen Körper und meine Gesundheit achte.«

Tipps für verschiedene Länderküchen und Speiselokale

Etwas weiter unten in diesem Kapitel finden sich meine Vorschläge für die besten und schlechtesten Gerichte, die Sie in den großen amerikanischen Restaurantketten bestellen können. Diese Liste wird Ihnen helfen, in allen McDonald's- und Olive-Garden-Filialen dieser Welt die richtige Menüwahl zu treffen.

Aber was tun, wenn Sie sich in einem kleineren, vom Küchenchef selbst geleiteten Gastronomiebetrieb wiederfinden? Keine Sorge. Sie finden hier auch einige allgemeine Empfehlungen für verschiedene Restauranttypen und Länderküchen. Wenn Sie diese Vorschläge zusammen mit jenen Tipps beherzigen, die ich auf den vorigen Seiten gegeben habe, können Sie keinen Fehler machen.

CAJUN

In der Cajun-Küche werden in der Regel viele Gewürze verwendet, die hervorragend die Gewichtsabnahme unterstützen. Die Forschung hat gezeigt, dass würziges Essen den Stoffwechsel ankurbelt und zugleich den Appetit zügelt. Diese Kochkunst stammt ursprünglich aus Südfrankreich und wurde im Süden Louisianas heimisch. Deshalb ist der Hauptbestandteil der meisten Cajun-Gerichte Fett, Fett und noch mehr Fett.

Gehen Sie gebratenen Meeresfrüchten und frittierten Maisbällchen, den sogenannten »Hush Puppies«, aus dem Weg. Sie sollten auch auf geschwärzte Hauptgerichte verzichten, die üblicherweise in Butter oder Öl getaucht werden, bevor sie mit Gewürzen paniert und kurz gebraten werden. Bitten Sie darum, dass man Ihnen Soßen und Bratensaft getrennt serviert.

Eine gute Wahl sind dagegen gekochte oder gegrillte Flusskrebse, Garnelen und andere Meeresfrüchte.

CHINESISCH

Obwohl chinesisches Essen früher als gesunde Alternative zur typisch amerikanischen Kost galt, ist mittlerweile bekannt, dass es eine Menge Geschmacksverstärker, Öl und geschälten weißen Reis (eine stark behandelte Kohlenhydratquelle) enthält. Bitten Sie den Koch darum, weniger Öl zu verwenden, wenn er pfannengerührte oder andere Gerichte zubereitet. Da die Portionen in China-Restaurants üblicherweise sehr groß ausfallen und meist für zwei Personen ausreichen, sollten Sie weniger Hauptspeisen bestellen als Gäste am Tisch sitzen.

Wählen Sie Hauptgerichte mit Hähnchenfleisch oder Garnelen und viel Gemüse. Ich bestelle üblicherweise das gedünstete Mu-Shu-Hähnchen und Garnelen mit Hoisin-Soße und zwei Pfannkuchen, die separat dazu gereicht werden. Obwohl die Mahlzeit überwiegend aus Chinakohl und Hähnchen oder Garnelen besteht, betrachte ich sie wegen der Pfannkuchen als Mogel-Gericht.

Bitten Sie den Kellner darum, keinen Reis zu servieren, der normalerweise als Beilage mit dem Hauptgericht aufgetragen wird. Wenn Sie auf Reis nicht verzichten wollen, dann bestellen Sie zumindest die gedämpfte Variante (statt der gebratenen) und fragen Sie nach, ob Sie statt weißem auch braunen Reis bekommen können.

FAMILIENRESTAURANTS

Diese Art von Speiselokalen bieten ein bisschen von allem an – gerade deshalb sind sie bei Familien so beliebt. Vermeiden Sie Gerichte, die mit viel Käse, Sahne und Mayonnaise gereicht werden. Statt nach frittierten Austern, Kalamari, gebratenem Fisch oder Huhn sollten Sie nach gekochten und gewürzten Garnelen sowie nach Fisch oder Hähnchen Ausschau halten, die gebacken, gekocht oder gegrillt sind. Viele solche Restaurants bieten hervorragende Salate an. Wählen Sie einen mit viel Blattsalat und Gemüse als Beilage zu Ihrem Hähnchen oder Fisch. Lassen Sie auch hier das Dressing separat reichen.

Eine gute Auswahl an Vorspeisen, die man in Familienrestaurants recht häufig bekommt, sind Garnelen mit Schale, Brühen (achten Sie auf den Salzgehalt) oder Salate. Als Hauptgericht eignen sich Gemüse- oder Hähnchenburger ohne Brötchen, gegrillter Fisch oder Hähnchen und als Beilage gedämpftes Gemüse und angemachter Salat.

FRANZÖSISCH

Wie die bereits besprochenen Cajun-Gerichte sind auch viele französische Speisen sehr fett- und vor allem butterhaltig. Sie sollten daher nach französischen Restaurants Ausschau halten, die damit werben, dass sie »nouvelle cuisine« anbieten – es handelt sich dabei um eine neue, leichtere Art zu kochen. Die Portionen bei derart zubereiteten französischen Gerichten sind grundsätzlich auch kleiner.

Wenn man französisch essen geht, sollte man darauf achten, schlichte und leichte Gerichte zu wählen. Muscheln schmecken zum Beispiel hervorragend mit Weißwein und Knoblauch, und auch Fisch ist eine gute Wahl, wenn er nur mit Zitrone und Olivenöl gegrillt ist. Steak Frites (ohne Pfeffer-Rahmsoße), Nizza-Salat (mit getrennt gereichtem Essig, Öl und Dijonsenf) oder ein gemischter grüner Salat als Vorspeise eignen sich ebenfalls bestens. Hüten Sie sich aber vor Gerichten mit der Bezeichnung »française«, da diese Speisen in der Regel viel Butter enthalten.

FRÜHSTÜCKSLOKALE

Wenn Sie in Phase 1 sind, sollten Sie auf praktisch alles verzichten, was die Karte anzubieten hat, einschließlich Pfannkuchen, Waffeln und Frühstücksflocken. In den Phasen 2 und 3 können Sie in ausgesuchten Frühstückslokalen gesunde Alternativen zu diesen kohlenhydratreichen Nahrungsmitteln erhalten, etwa in Form von Vollkornpfannkuchen oder grobem Hafermehl.

Am besten wählen Sie ein Eiergericht aus. Fragen Sie (vorzugsweise) nach Eiweiß oder Eiersatz. Nehmen Sie ein Eiweißomelett, das mit Gemüse (wie Zwiebeln, Paprika, Spinat, Spargel usw.) gefüllt ist. Statt eines Eiweißomeletts können Sie auch hart gekochtes Eiweiß, Spiegeleier, gewendete Spiegeleier oder Rührei bestellen (stellen Sie sicher, dass die Rühreier keine Milch oder Sahne enthalten). Wenn das Lokal Putenspeck oder -würstchen anbietet, können Sie auch etwas davon nehmen. Bitten Sie den Kellner darum, *keine* kohlenhydratreichen Beilagen wie Toast oder Bratkartoffeln zu servieren, die üblicherweise zu den Eiern gereicht werden. Trinken Sie dazu Wasser statt Orangensaft.

GRIECHISCH/ORIENTALISCH

Wählen Sie Fisch, der auf der Speisekarte in großer Auswahl vorhanden sein sollte. In Phase 1 sollten Sie auf die folgenden Gerichte verzichten: frittierte Kalamari, Dolmas (gefülltes Gemüse), Baba Ganusch (Auberginenpüree), Tzatziki, Couscous, Moussaka (Auberginen-Hackfleisch-Auflauf), Gyros, Spanakopitta (Spinatpastete) und süße Pasteten. Wenn Sie in Phase 2 oder 3 sind, fügen sich viele Gerichte auf der griechischen Speisekarte gut in Ihren Mahlzeitenplan ein. Meine Favoriten sind Tzatziki, Baba Ganusch und der im Ganzen gebratene Fisch. Erkundigen Sie sich, ob das Restaurant auch Plaki serviert, ein mit Tomaten, Knoblauch und Zwiebeln gekochter Fisch.

INDISCH

Indisches Essen neigt grundsätzlich dazu, kohlenhydrat- und gewürzreich, aber proteinarm zu sein. Außerdem werden die Speisen normalerweise mit Ghee (geklärter Butter) zubereitet oder in Sesam- oder Kokosnussöl gebraten bzw. sautiert. All das macht es nicht gerade leicht, sich beim Besuch eines indischen Restaurants an die Regeln der Ultimativen New York Diät zu halten – das gilt vor allem für Phase 1. Wählen Sie in Phase 1 des Mahlzeitenplans ein Gericht mit Hähnchen oder Meeresfrüchten und vermeiden Sie Rind- oder Lammfleisch. In den Phasen 2 oder 3 können Sie auch mageres Rind- oder sogar Lammfleisch bedenkenlos essen. Tandoori-Hähnchen oder -Fisch sind aber vermutlich die beste Wahl. Bitten Sie darum, dass man Ihnen die Gerichte auch ohne Ghee zubereitet. Bestellen Sie eine Proteinquelle und eine Gemüsebeilage, um Fett und Kalorien einzusparen. Wovon Sie auf jeden Fall die Finger lassen sollten, sind Samosas, Pappadams, Saag Paneer und Pakoras.

ITALIENISCH

In Italien isst man eigentlich viel weniger Nudelgerichte als in den USA und dafür mehr Fisch. Daher gibt es in vielen authentischen italienischen Restaurants eine tolle Auswahl an köstlichen Fischgerichten. Viele Lokale bieten als Vorspeise schmackhafte gegrillte Paprikaschoten an – ein Gericht, das sich bestens mit der Ultimativen New York Diät vereinbaren lässt.

Sardinen sind grundsätzlich sehr gesund und stellen eine hervorragende Kalziumquelle dar, darüber hinaus sind sie fettarm und weisen einen niedrigen Quecksilbergehalt auf (viele bekanntere Fischsorten wie Lachs und Thunfisch haben viel höhere Werte). Wenn Sie lieber etwas anderes essen wollen, dann versuchen Sie doch den Branzino, einen im Mittelmeerraum beheimateten Wolfsbarsch, der gegrillt und entweder im Ganzen oder filetiert aufgetragen wird. Dieses Gericht schmeckt nicht nur gut, sondern sättigt auch bestens und ist darüber hinaus eine hochwertige, aber fettarme Proteinquelle. Ich liebe Biscotti (italienische Kekse, die normalerweise mit Vino Santo, also süßem italienischem Dessertwein serviert werden). Ein oder zwei Kekse am Ende der Mahlzeit setzen ein perfektes Schlusslicht und sind gewiss eine klügere Wahl als Tiramisu (das wörtlich »Zieh mich hoch« bedeutet).

JAPANISCH

Wenn Sie Sushi mögen, dann gibt es nichts Besseres als japanisches Essen. Bestellen Sie Sashimi (rohen Fisch ohne Reis) mit Edamame (Sojabohnen). Vermeiden Sie dagegen Lebensmittel, die frittiert, paniert oder gebraten sind. Fragen Sie nach, ob man Gerichte mit Rindfleisch für Sie abändern kann und stattdessen mit Garnelen, Jakobsmuscheln oder Huhn serviert.

Wenn Sie sich eine besondere Gaumenfreude machen wollen, dann können Sie sich handgeschnittene Sushi-Röllchen mit Seetang oder Gurke bestellen, die keinen weißen Reis enthalten. Einige Restaurants bieten mittlerweile Sushi mit braunem Reis an, der in den Phasen 2 und 3 durchaus erlaubt ist. Vermeiden Sie in Phase 1 jedoch salzige Speisen wie Miso-Suppe, Sojasoßen (auch die salzarmen Varianten) und Sake, und gönnen Sie sich diese auch in den späteren Phasen nur gelegentlich.

MEXIKANISCH

Ich bin ein begeisterter Anhänger der mexikanischen Küche, daher kenne ich nur allzu gut die Versuchungen, denen man ausgesetzt ist, sobald man einen Fuß in ein mexikanisches Restaurant setzt. Viele mexikanische Hauptgerichte werden mit Tortillas (einer Kohlenhydratquelle) und Käse (einem Milchprodukt) gereicht. Anstelle eines typisch mexikanischen Gerichts wie Burritos oder Enchiladas sollten Sie lieber ein Hühner- oder Fischgericht wählen –

wie zum Beispiel Hähnchen mit Mole oder Hähnchen Vera Cruz (mit Tomatensoße). Gegrillter Fisch eignet sich auch hervorragend. Salsa, ein weiteres typisches Gericht aus der mexikanischen Küche, ist fett- und kalorienarm und ideal, um fade Gerichte aufzupeppen und Ihnen mehr Schärfe zu verleihen. Lassen Sie nur die Chips weg.

STEAKHÄUSER

Wenn Sie sich selbst dazu überwinden können, dann sollten Sie es in Erwägung ziehen, Hähnchen oder Fisch zu bestellen – viele Steakhäuser leisten wirklich gute Arbeit bei der Zubereitung dieser Speisen. Doch sind wir ehrlich: In ein Steakhaus geht man üblicherweise, um ein Steak zu essen. In diesem Fall sollten Sie das kleinste, magerste Fleischstück auswählen, zu denen Filet Mignon, Steaks aus der Hüfte oder Flanke, London Broil und Lende gehören. Vermeiden Sie fette Fleischstücke wie das Porterhouse Steak. Bitten Sie darum, sichtbares Fett vorab herauszuschneiden und halten Sie den Kellner nachdrücklich (aber höflich) dazu an, dass die Zubereitung des Steaks ohne jegliche Butter erfolgen soll.

Bestellen Sie gedämpftes Gemüse oder einen gemischten Salat als Beilage. Wenn Sie sich etwas Üppigeres gönnen wollen, dann bestellen Sie in Olivenöl sautierten Spinat, der viel bekömmlicher ist als die Rahmvariante. In den Phasen 2 und 3 kann man sich als besonderen Leckerbissen ab und zu auch eine Ofenkartoffel ohne Soße genehmigen. Dabei muss man allerdings bedenken, dass die Portionen in Steakhäusern oft riesengroß sind. Wenn Ihnen also eine pfundschwere »Mutanten-Ofenkartoffel« serviert wird, dann halbieren Sie sie einfach und bieten die Hälfte jemandem an, der mit Ihnen am Tisch sitzt – oder lassen Sie sie vom Kellner wieder mitnehmen. Warum sich unnötig der Versuchung aussetzen?

VEGETARISCH

Ich liebe vegetarisches Essen, aber ich möchte an dieser Stelle alle Vegetarier warnen, die sich der Ultimativen New York Diät unterziehen wollen. Ich behaupte nicht, dass man unbedingt Fleisch essen muss, um meinen Mahlzeitenplan erfolgreich zu bewältigen. Aber viele vegetarische Gerichte sind fett- und kalorienreich und enthalten Unmengen von Kohlenhydraten. Daher könnte es zu Konflikten mit Ihren bisherigen Essgewohnheiten kommen. Viele Speisen der normalen vegetarischen Küche sind stärkereich und bestehen aus Kartoffeln, Pasta, Bohnen, Reis, Käse und Sojaprotein als Fleischersatz. Daher sind sie laut »A, B, C, D, E und F«-Liste ebenfalls tabu.

Ich bin kein großer Freund von Sojaprotein, da es nicht so leicht vom Körper verwertet werden kann wie tierisches Protein. Außerdem kann es Blähungen hervorrufen und dem Körper vermehrt Progesteron zuführen (dies ist höchstens für Frauen in ihren Wechseljahren erstrebenswert, die unter den typischen hormonmangelbedingten Beschwerden leiden). Wählen Sie Nahrungsmittel, die fett-, kalorien- und salzarm sind. Achten Sie besonders auf Portionsgrößen, Soßen und stark salzige Suppen. Selbst in den Phasen 2 und 3 sind einige Lebensmittel wie Nayonnaise (ein Mayonnaise-Ersatz) problematisch, weil sie mehr Fett enthalten, als man gemeinhin annimmt.

Davids Liste der besten und schlechtesten Speisen

Die nachfolgende Liste ist keineswegs vollständig, aber ich hoffe, Sie erhalten eine ungefähre Vorstellung davon, welche Gerichte gut sind und welche Sie lieber vermeiden sollten, wenn Sie in einer der in den USA landesweit vertretenen Restaurantketten essen gehen.

McDonald's

Eher gut

> Beilagensalat mit fettarmer Balsamico-Vinaigrette
>
> Hamburger ohne Brötchen
>
> Kalifornischer Cobb-Salat mit Huhn
>
> Klassisches Grillhuhn-Sandwich ohne Brötchen

Eher schlecht

> Viertelpfünder mit Käse (in Deutschland als »Hamburger Royal mit Käse« bekannt)

Burger King

Eher gut

> Veggie Burger ohne Brötchen oder Majo (in Deutschland als »Country Burger« bekannt)
>
> Beilagensalat mit leichtem italienischem Dressing
>
> Tendergrill-Gartensalat mit leichtem italienischem Dressing (Käse weglassen)
>
> Kohlenhydratarmer Angus Steak Burger

Eher schlecht

> Double Whopper mit Käse

Wendy's

Eher gut

Kleines Chili

Kleiner Caesar's Salad ohne Dressing

Mandarinhuhn-Salat (knusprige Nudeln, Mandeln und Dressing weglassen)

Junior Hamburger ohne Brötchen

Beilagensalat mit fettreduziertem Ranch-Dressing

Eher schlecht

Big Bacon Classic

KFC

Eher gut

Hähnchenbrust ohne Haut oder Panade

Grüne Bohnen als Beilage

Eher schlecht

Zwei extraknusprige Stücke Hähnchenbrust

Boston Market

Eher gut

85 g gegrillte Pute, von Hand gelöst und ohne Knochen

Gedämpfte Gemüsemischung

Eher schlecht

Rinderhackbraten mit zwei Soßen und Bratensaft

Subway

Eher gut

Salat mit gegrillter Hähnchenbrust, Babyspinat und fettfreiem italienischem Dressing

Eher schlecht

15-cm-Sandwich mit Hackfleischbällchen in Tomatensoße

Taco Bell

Eher gut

Knuspriger Taco, *fresco style* (das heißt mit Salsa statt Käse oder Soße)

Eher schlecht

Fiesta Taco Salad (mit Käse und saurer Sahne)

Chili's

Eher gut

Gegrillter Lachs mit Gemüse (Knoblauchbrot weglassen)

Eher schlecht

Country-fried Steak (Rindfleisch im Backteig mit Kartoffelbrei, Toast und Soße)

Perkins

Eher gut

Denver-Omelett

Eher schlecht

Granny's Country-Omelett (mit Käse, Soße und Kartoffelpuffern)

Bob Evans

Eher gut

Rührei-Ersatz mit einer Light-Bratwurst

Gegrillte Pute mit Brokkoli-Röschen

Eher schlecht

Sunshine Skillet (Omelett mit Käse, Wurst, Bratkartoffeln, Soße und Buttermilch-Brötchen)

Olive Garden

Eher gut

Hähnchen Giardino

Eher schlecht

Gefülltes Marsala-Huhn mit Knoblauchkartoffelbrei

Outback Steakhouse

Eher gut

Victorias Filet, aus der Mitte geschnitten (200 g Steak)

Nordatlantischer Lachs

Eher schlecht

Melbourne Porterhouse (550 g Steak)

Pizza Hut

Eher gut

Ein Stück Pizza mit grüner Paprika, roten Zwiebeln und Tomatenwürfeln

Salat mit leichtem italienischem Dressing

Eher schlecht

Pepperoni Lover's Personal Pan Pizza (mit Pepperoni-Salami, extra Käse und dickem Teigboden)

Applebee's

Eher gut

Blackened Chicken Salad (Salat mit pikantem Huhn)

Eher schlecht

Crispy Orange Skillet (Pfanne mit orangenglaciertem paniertem Hähnchen, Reis, Gemüse und Nudeln)

Arby's

Eher gut

Martha's-Vineyard-Salat (Käse weglassen)

Eher schlecht

Hähnchensticks-Combo mit Pommes-Spiralen und pikanter Barbecue-Soße

Don Pablo's

Eher gut

Kohlenhydratarme Mahi Mahi Fajitas (Fisch im Salat-Wrap)

Eher schlecht

Conquistador Combo (Platte mit diversen Teigtaschen)

Ruby Tuesday

Eher gut

Hähnchenchili mit weißen Bohnen, ohne Beilagen

Kleiner Caesar's Salad

Eher schlecht

Hang off the Plate Ribs (Große Portion Spareribs) mit pikanter Honig-Barbecue-Soße

ANHANG

Umrechnung von Volumenangaben

Amerikanisch	Metrisch	
¼ Teelöffel	1,25	Milliliter
½ Teelöffel	2,50	Milliliter
¾ Teelöffel	3,75	Milliliter
1 Teelöffel	0,50	Milliliter
1 Esslöffel	15,00	Milliliter
¼ Tasse	62,50	Milliliter
½ Tasse	125,00	Milliliter
¾ Tasse	187,50	Milliliter
1 Tasse	250,00	Milliliter

BIBLIOGRAFIE

Adam, T.C., und M.S. Westerterp-Plantenga: »Glucagon-like peptide-1 release and satiety after a nutrient challenge in normal-weight and obese subjects.« *British Journal of Nutrition* 93, Nr. 6 (Juni 2005): S. 845–51.

Alvarado, R., S. Contreras, N. Segovia-Riquelme und J. Mardones: »Effects of serotonin uptake blockers and of 5-hydroxytryptophan on the voluntary consumption of ethanol, water and solid food by UChA and UChB rats.« *Alcohol: An International Biomedical Journal* 7, Nr. 4 (Juli–August 1990): S. 315–19.

Arora, S.K., und S.I. McFarlane: »The case for low carbohydrate diets in diabetes management.« *Nutrition and Metabolism (London)* 14, Nr. 2 (Juli 2005): S. 16.

Astrup, A.: »Atkins and other low-carbohydrate diets: Hoax or an effective tool for weight loss?« *Lancet* 364, Nr. 9, 437 (4.–10. September, 2004): S. 897–99.

Bell, S.J.: »A functional food product for the management of weight.« *Critical Reviews in Food Science and Nutrition* 42, Nr. 2 (März 2002): S. 163–78.

Birdstall, T.C.: »5-Hydroxytryptophan: A clinically-effective serotonin precursor.« *Alternative Medicine Review* 3, Nr. 4 (August 1998): S. 271–80.

Bolton, R.P.: »The role of dietary fiber in satiety, glucose, and insulin: Studies with fruit and fruit juice.« *American Journal of Clinical Nutrition* 32, Nr. 2 (Februar 1981): S. 211–17.

Butki, B.D., J. Baumstark und S. Driver: »Effects of a carbohydrate-restricted diet on affective responses to acute exercise among physically active participants.« *Perceptual and Motor Skills* 96, Nr. 2 (April 2003): S. 607–15.

Dansinger, M.L., J.A. Gleason, J.L. Griffith, H.P. Selker und E.J. Schaefer: »Comparison of the Atkins, Ornish, Weight Watchers, and Zone diets for weight loss and heart disease risk reduction: A randomized trial.« *Journal of the American Medical Association* 293, Nr. 1 (5. Januar 2005): S. 43–53.

Dhuley, J.N.: »Anti-oxidant effects of cinnamon (*Cinnamonum verum*) bark and greater cardamom (Amomum subulatum) seeds in rats fed high fat diet.« *Indian Journal of Experimental Biology* 37, Nr. 3 (März 1999): S. 238–42.

Docherty, J.P., D.A. Sack, M. Roffman, M. Finch und J.R. Komorowski: »A double-blind, placebo-controlled, exploratory trial of chromium picolinate in atypical depression: Effects on carbohydrate craving.« *Journal of Psychiatry Practice* 11, Nr. 5 (September 2005): S. 302–14.

Ernouf, D., M. Daoust, D. Poulain und G. Narcisse: »Triptosine, an L-5-hydroxytryptophan derivative, reduces alcohol consumption in alcohol-preferring rats.« *Alcohol and Alcoholism* 27, Nr. 3 (Mai 1992): 273–76.

Evans, E., und D. S. Miller: »Bulking agents in the treatment of obesity.« *Nutrition and Metabolism* 18, Nr. 4 (1975): S. 199–203.

Foster, G. D., H. R. Wyatt, J. O. Hill, B. G. McGuckin, C. Brill, B. S. Mohammed, P. O. Szapary, D. J. Rader, J. S. Edman und S. Klein: »A randomized trial of a low-carbohydrate diet for obesity.« *New England Journal of Medicine* 348, Nr. 21 (22. Mai 2003): S. 2082–90.

Fuhr, J. P., H. He, N. Goldfarb und D. B. Nash: »Use of chromium picolinate and biotin in the management of type 2 diabetes: An economic analysis.« *Disease Management* 8, Nr. 4 (August 2005): S. 265–75.

Grieger, J. A., J. B. Keogh, M. Noakes, P. R. Foster und P. M. Clifton: »The effect of dietary saturated fat on endothelial function.« *Asia Pacific Journal of Clinical Nutrition* 13, Suppl. (2004): S 48.

Han, L. K., Y. N. Zheng, M. Yoshikawa, H. Okuda und Y. Kimura: »Antiobesity effects of chikusetsusaponins isolated from Panax japonicus rhizomes.« *BioMed Central Complementary and Alternative Medicine* 5, Nr. 1 (6. April 2005): S. 9.

Hsu, C. C., M. C. Ho, L. C. Lin, B. Su und M. C. Hsu: »American ginseng supplementation attenuates creatine kinase level induced by submaxial exercise in human beings.« *World Journal of Gastroenterology* 11, Nr. 4 (September 2005): S. 5327–31.

Johnson, C. S., S. L. Tjonn und P. D. Swan: »High-protein, low-fat diets are effective for weight loss and favorably alter biomarkers in healthy adults.« *Journal of Nutrition* 134, Nr. 3 (März 2004): S. 86–91.

Kemps, E., und M. Tiggemann: »Working memory performance and preoccupying thoughts in female dieters: Evidence for a selective central executive impairment.« *British Journal of Clinical Psychology* 44, Teil 3 (September 2005): S. 357–66.

Kim, S. H., S. H. Hyun und S. Y. Choung: »Anti-diabetic effect of cinnamon extract on blood glucose in db/db mice.« *Journal of Ethnopharmacology* 104, Nr. 1–2 (3. Oktober 2005): S. 119–123.

Kovacs, E. M., M. S. Westerterp-Plantenga, W. H. Saris, K. J. Melanson, I. Goossens, P. Geurten und F. Brouns: »The effect of addition of modified guar gum to a low-energy semisolid meal on appetite and body weight loss.« *International Journal* of Obesity Related Metabolic Disorders 25, Nr. 3 (März 2001): S. 307–15.

———— : »The effect of guar gum addition to a semisolid meal on appetite related to blood glucose, in dieting men.« European Journal of Clinical Nutrition 56, Nr. 8 (August 2002): S. 771–78.

Layman, D.K., E. Evans, J.I. Baum, J. Seyler, D. Erickson und R.A. Boileau: »Dietary protein and exercise have additive effects on body composition during weight loss in adult women.« Journal of Nutrition 135, Nr. 8 (August 2005): S. 1903–10.

Lejeune, M., E.M. R. Kovacs und M.S. Westerterp-Plantenga: »Additional protein intake limits weight regain after weight loss in humans.« British Journal of Nutrition 93 (2005): S. 281–89.

Liu, T.P., I.M. Liu und J.T. Cheng: »Improvement of insulin resistance by panax ginseng in fructose-rich chow-fed rats.« Hormone and Metabolic Research 37, Nr. 3 (März 2005): S. 146–51.

MacLean, D.B. und L.G. Luo: »Increased ATP content/production in the hypothalamus may be a signal for energy-sensing of satiety: Studies of the anorectic mechanism of a plant steroidal glycoside.« Brain Research 1020, Nr. 1–2 (10. September 2004): S. 1–11.

McAuley, K.A., C.M. Hopkins, K.J. Smith, R.T. McLay, S.M. Williams, R.W. Taylor und J.I. Mann: »Comparison of high-fat and high-protein diets with a high-carbohydrate diet in insulin-resistant obese women.« Diabetologia 48, Nr. 1 (Januar 2005): S. 8–16. Epub 23. Dezember 2004.

———— : »Long-term effects of popular dietary approaches on weight loss and features of insulin resistance.« International Journal of Obesity (London) 30, Nr. 2 (2006): S. 342–49.

Mita, Y., K. Ishihara, Y. Fukuchi, Y. Fukuya und K. Yasumoto: »Supplementation with chromium picolinate recovers renal cr concentration and improves carbohydrate metabolism and renal function in type 2 diabetic mice.« Biological Trace Element Research 105, Nr. 1–3 (Sommer 2005): S. 229–48.

Nicklos-Richardson, S.M., M.D. Coleman, J.J. Volpe und K.W. Hosig: »Perceived hunger is lower and weight loss is greater in overweight premenopausal women consuming a low-carbohydrate/high-protein vs. high-carbohydrate/low-fat diet.« Journal of the American Dietetic Association 105, Nr. 9 (September 2005): S. 1433–37.

Park, M.Y., K.S. Lee und M.K. Sung: »Effects of dietary mulberry, Korean red ginseng and banaba on glucose homeostasis in relation to PPAR-alpha, PPAR-gamma, and LPL mRNA expressions.« Life Sciences 77, Nr. 26 (12. November 2005): S. 3344–54.

Rabinovitz, H., A. Friedensohn, A. Leibovitz, G. Gabay, C. Rocas und B. Habot: »Effect of chromium supplementation on blood glucose and lipid levels in type 2 diabetes mellitus elderly patients.« *International Journal for Vitamin and Nutrition Research* 74, Nr. 3 (Mai 2004): S. 178–82.

Reay, J. L., D. O. Kennedy und A. B. Scholey: »Single doses of Panax ginseng (G115) reduce blood glucose levels and improve cognitive performance during sustained mental activity.« *Journal of Psychopharmacology* 19, Nr. 4 (Juli 2005): S. 357–65.

Slavin, J. L.: »Dietary fiber and body weight.« *Nutrition* 21, Nr. 3 (März 2005): S. 411–18.

Sullivan, A. C.: »Caloric compensatory responses to diets containing either non-absorable carbohydrate or lipid by obese and lean Zucker rats.« *American Journal of Clinical Nutrition* 31, Nr. 10, Suppl. (Oktober 1978): S261–S266.

Suzuki, Y., T. Unno, M. Ushitani, K. Hayashi, und T. Kakuda: »Antiobesity activity of extracts from *Lagerstroemia speciosa L.* leaves on female KK-Ay mice.« *Journal of Nutritional Science and Vitaminology* (Tokio) 45, Nr. 6 (Dezember 1999): S. 791–95.

Truby, H.: »A randomised controlled trial of 4 different commercial weight loss programmes in the UK in obese adults: Body composition changes over 6 months.« *Asia Pacific Journal of Clinical Nutrition* 13, Supp. (August 2004): S146.

Yang, X. K. Palanichamy, A. C. Ontko, M. N. Rao, C.X. Fang, J. Ren und N. Sreejayan: »A newly synthetic chromium complex – chromium (phenylalanine) 3 improves insulin responsiveness and reduces whole body glucose tolerance.« *FEBS Letters* 579, Nr. 6 (28. Februar 2005): S. 1458–64.

BEZUGSQUELLEN

Im Laufe dieses Buchs bin ich mehrfach auf einige Hilfsmittel zu sprechen gekommen – zum Beispiel auf Gymnastikbälle oder Nahrungsergänzungsmittel –, die erforderlich sind, um mit diesem Programm die bestmöglichen Ergebnisse zu erzielen. Nachfolgend einige Empfehlungen, wonach man im Besonderen Ausschau halten sollte und wo das Zubehör im Einzelnen erhältlich ist.

Ausrüstung

Mein Fitnessansatz ist insofern einzigartig, als ich die Überzeugung vertrete, dass man mit nur wenigen und relativ preiswerten Ausrüstungsgegenständen einen durchaus wirkungsvollen Workout durchführen kann.

GYMNASTIKBÄLLE

Gymnastikbälle gibt es nicht nur von vielen Herstellern, sondern auch in allen möglichen Farben und Größen. Topmarken sind unter anderem Resist-a-Ball, Duraball, Gymnic, Sissel, Gymnastik und Fitball. Kaufen Sie einen stabilen Ball mit GS-Prüfsiegel in der Farbe Ihrer Wahl, der für Ihre Körpergröße geeignet ist. (Siehe dazu die Größentabelle in Kapitel 4.) Sie können Gymnastikbälle im Sportfachhandel oder in folgenden Onlineshops erwerben:

fitness-formel.de
togu.de
thera-band.de
resistaball.com
gymball.com
thesportsauthority.com

MEDIZINBÄLLE

Auch sie gibt es in vielen verschiedenen Farben, Gewichten und Modellen. Wählen Sie abhängig von Ihrer Körperkraft einen Ball, der zwischen 1 und 4 Kilogramm wiegt. Wie die Gymnastikbälle sind auch die Medizinbälle im Sportfachhandel erhältlich. Es gibt sie aber auch in folgenden Onlineshops:

fitness-formel.de
madisonsquareclub.com
theultimatenewyorkbodyplan.com
sissel-online.com
bodytrends.com

KURZHANTELN

Ihre Kurzhanteln sollten zwischen 1 und 2,5 Kilo wiegen. Sie können sie entweder über den Sportfachhandel erwerben oder sich mein eigenes »Gym in a Bag«-Set zulegen, das aus einem Paar Gewichtsmanschetten, einem Medizinball, einer Trainingstasche und einer Fitness-DVD besteht. Es eignet sich besonders für Reisen und kann unter fitness-formel.de bezogen werden. Kurzhanteln gibt es darüber hinaus auf folgenden Websites:

fitness-formel.de
theultimatenewyorkbodyplan.com
dickssportinggoods.com
thesportsauthority.com
megafitness.com
warehousefitness.com
bodytrends.com

Nahrungsergänzungsmittel

Ich bin ein überzeugter Anhänger von Nahrungsergänzungsmitteln. Nachfolgend einige Kriterien, die mir bei der Wahl des geeigneten Präparats besonders wichtig sind, sowie weiterführende Hinweise.

PROTEINPULVER, SHAKES UND RIEGEL

Nehmen Sie ein Proteinpulver, das maximal 5 Prozent (netto) Kohlenhydrate und 25 Gramm Protein enthält. Lassen Sie die Finger von Shakes, die mit künstlichen Süßstoffen wie Aspartam versetzt sind, und entscheiden Sie sich für Pulver und Shakes, die aus Molkeprotein statt aus Soja, Ei oder anderen Arten von Proteinen hergestellt sind. Vermeiden Sie ebenfalls Shakes, die Maltodextrin und fruktosereichen Maissirup enthalten. Was Proteinriegel angeht, empfehle ich nur Produkte der Marke *Bio Chem Ultimate Lo Carb,* die auf den weiter unten angeführten Websites erhältlich sind. Proteinpulver, Energieriegel und Shakes gibt es in Reformhäusern sowie in gut sortierten Drogerien und Supermärkten. Meine eigenen Produkte können Sie unter fitness-formel.de beziehen. Nahrungsergänzungsmittel gibt es aber ebenfalls unter:

affordablesupplements.com
wowsupplements.com
shopping.com

ANDERE PRÄPARATE

In Kapitel 3 empfehle ich eine Reihe von Nahrungsergänzungsmitteln. Sie können unter fitness-formel.de geeignete Supplements aus meiner eigenen Produktreihe erwerben, die bereits alle Nährstoffe in der optimalen Dosis enthalten.

Weitere Präparate gibt es online unter:

vitaminlife.com
affordablesupplements.com
vitacost.com
drugstore.com
vitaminshoppe.com

Weitere mögliche Anschaffungen

Die nachfolgend vorgestellten Anschaffungen gestalten das Training wesentlich angenehmer und wirken unterstützend, sind aber keinesfalls als zwingendes Muss aufzufassen.

BEKLEIDUNG

Es ist nicht erforderlich, sich für diesen Plan besondere Sportbekleidung zuzulegen, Sie sollten aber auf jeden Fall Kleidung mit viel Bewegungsfreiheit tragen. Wenn Sie leicht ins Schwitzen kommen, empfehle ich synthetische Fasern wie CoolMax oder Supplex, die den Schweiß schnell vom Körper abtransportieren. Funktionskleidung für Trainingszwecke gibt es im Fachhandel sowie in der Sport- und Freizeitabteilung der meisten Kaufhäuser. Title 9 Sports (title9sport.com) bietet speziell für Frauen eine große Auswahl an Sportkleidung an.

GYMNASTIKMATTEN

Eine Gymnastikmatte besitzt eine rutschfeste Auflage und dient als Polster, das den Körper vor dem in der Regel eher harten Fußboden schützt. Die meisten Matten lassen sich leicht zusammenrollen und somit platzsparend hinter dem Sofa oder im Kleiderschrank verstauen. Wählen Sie eine Matte, die Sie bequem und optisch ansprechend finden, und achten Sie darauf, dass sie lang und breit genug ist, um komfortabel darauf zu trainieren. Gymnastikmatten können im gut sortierten Fachhandel, in vielen Kaufhäusern sowie den folgenden Onlineshops erworben werden:

fitness-formel.de
dickssportinggoods.com
bodytrends.com
matsuperstore.com
matsmatsmats.com
thera-band.com
thesportsauthority.com

FITNESSBÜCHER UND -DVDS

Das Buch für den Po
erhältlich unter rivaverlag.de, amazon.de oder fitness-formel.de

Sound Mind Sound Body Box
erhältlich unter rivaverlag.de, amazon.de oder fitness-formel.de

Der Ultimative New York Body Plan
erhältlich unter rivaverlag.de, amazon.de oder fitness-formel.de

Sound Mind, Sound Body, Workout-DVD,
erhältlich unter rivaverlag.de, amazon.de oder fitness-formel.de

Der Ultimative New York Body Plan, Workout-DVD,
erhältlich unter rivaverlag.de, amazon.de oder fitness-formel.de

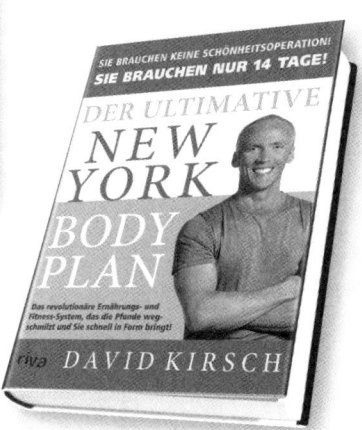

INDEX

Wenn Sie **Interesse** an
unseren Büchern haben,

z. B. als Geschenk für Ihre Kundenbindungsprojekte,

fordern Sie unsere attraktiven Sonderkonditionen an.

Weitere Informationen erhalten Sie bei unserem

Vertriebsteam unter +49 89 651285-154

oder schreiben Sie uns per E-Mail an:

vertrieb@rivaverlag.de

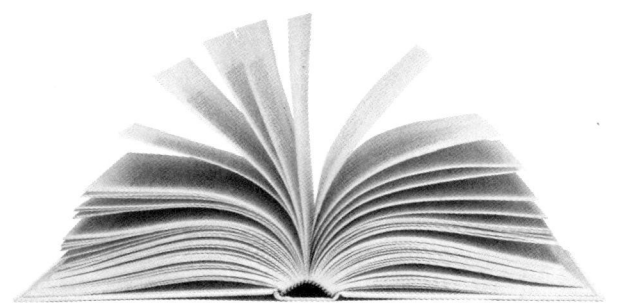

riva